新_韩国美容整形高手18
신(新) 한국 미용성형의 고수 18

Ⅰ,Ⅱ,Ⅲ권의 폭발적 호응에 힘입어
한국 미용성형을 총정리하는 필독서!

新韩国美容整形高手 **18**

신(新) 한국 미용성형의 고수 18

증보판 · 增补版

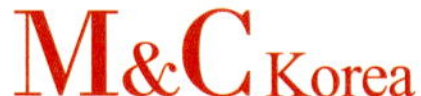

세계 전체의 한류열풍으로
이제 K-의료 한류 미용성형이 주목받고 있다

의료의 해외 진출에 대해서는 역사적으로나 지리적으로 한국과 중국과는 뗄레야 뗄 수 없는 사이입니다. 저는 한국인 의사로는 처음으로 의료진출을 위해 1998년 중국을 방문하였습니다. 우여곡절 끝에 2000년 국내 처음으로 중국 대련에 중국 역사상 처음으로 하지정맥류 전문병원을 설립하고 현재까지 약 25년 동안 중국과 오랜 친분을 쌓아왔습니다.

개원 당시 중국 도시의 생긴 모습이나 환경들은 한국보다 약 20년 전의 형태이었고 무언지는 모르지만, 낯설고 쓸쓸한 느낌이 들었습니다. 그 후 중국을 더욱 자주 왕래하면서 낯설었던 느낌은 점점 더 중국을 사랑하는 마음으로 변했고 중국 현지의 사람들과 친해지게 되었습니다.

많은 중국 환자분들이 현지 병원을 신뢰하고 치료를 받으시면서 중국에서는 저명한 병원이 되었고 2006년도에는 중국 북경에 2호점을 설립할 수 있었고, 비교적 안정적인 병원을 운영할 수 있었습니다. 해외에 의료서비스로 진출하고 싶어하는 많은 한국 의사들에게 제가 드리는 조언은 진출하고자하는 나라를 사랑하는 마음으로 현지인에 의한, 현지인을 위한, 현지인의 병원의 개념을 '가지시'라고 말합니다.

한국으로 오는 의료관광에 대해서는 지금 TV 드라마, 음악으로 시작된 한류 열풍이 세계 전체에 불고 있습니다. 이 열풍의 영향으로 시작된 한류 문화가 한국음식, 화장품 뿐만 아니라 이제 K-의료분야도 한류 미용성형으로도 주목을 받고 있으며,

많은 외국인이 의료관광을 목적으로 한국을 방문하고 있습니다.

한국의 미용성형외과 병원들도 이에 발맞추어 병원 내에 외국인 통역, 외국어 홈페이지, 수술실과 입원실 내의 통역이 가능한 의료진 등을 준비하고 있지만, 양적 팽창에 비해 부족한 인력 및 시설 등에 대해 일부 불만족과 부작 용 등이 있었던 것도 사실입니다.

이제는 아시아에 불고 있는 한류 미용성형을 재점검하고 의료관광을 목적으로 방문하는 외국인 환자들에게 쉽게 접근할 수 있는 온라인 인터넷 상담서비스, 한국에 도착한 후 편리한 이동 서비스 및 숙박시설, 그리고 병원에서는 전문 통역사의 정확한 통역으로 치료전 충분한 상담, 정확한 시술, 치료 후의 철저한 애프터케어로 만족스러운 의료서비스가 될 수 있도록 최선을 다해야 할 것입니다.

「한국 미용성형의 고수 18」은 한국을 대표하는 역량있는 의료진이 각자 세부적으로 전문진료를 하고 있는 미용성형분야를 집필한 책으로서 미용성형에 관심을 가지고 한국을 찾는 많은 외국인에게 올바른 성형 지식과 부작용 예방, 좋은 병원 찾기 등에 필요한 선도적 가이드북이 될 것입니다. 특별히 이 책의 내용을 통해서 국제적으로 서로 미용성형에 대한 최신 정보를 공유하고 상호 교류를 통해 발전시켜 나가면 모두가 건강한 사회, 보다 더 아름다운 사회가 되지 않을까 생각합니다.

끝으로 의료관광으로 한국을 찾는 많은 외국인에게 건강과 행복 그리고 재미까지 더한 만족스러운 한국 방문이 되었으면 하는 바람입니다.

2024년 9월 18일
연세 S의원 원장 **심영기**
의학박사 성형외과 전문의

全世界掀起韩流热潮
现在K–医疗韩流美容整形备受瞩目

对于医院的海外设立,无论从历史上还是地理上, 韩国和中国都是密不可分的关系。我是第一个为了在中国设立医院而于1998年首次访问中国的韩国医生。经过许多过程, 2000年在中国大连成立了中国历史上第一家下肢静脉曲张专科医院,至今已与中国建立了约25年的交情。

开院当时,中国城市的面貌和环境比韩国早20年前,处于开发中的形态,虽然不知道是什么,但感觉很陌生和凄凉。此后, 随着与中国频繁的交往, 原本陌生的感觉也渐渐变成了热爱中国的心, 与当地人民亲近起来。

很多中国患者信任当地医院, 接受治疗, 成为中国著名的医院, 2006年在中国北京设立了2号店, 医院经营状况相对稳定。很多想在海外设立医院的韩国医生问我,我的建议是,要爱护想要设立医院的国家和人们。还有当地人设立的医院、为当地人准备的医院、以当地人为主人的医院,请持有这样的想法。

对于来到韩国的医疗观光,现在全世界都刮起了以电视剧、音乐开始的韩流热潮。受此热潮影响而开始的韩流文化不仅在韩国饮食、化妆品领域,现在K–医疗领域也作为韩流美容整形备受瞩目,很多外国人以医疗观光为目的访问韩国。

　　韩国的美容整形外科医院也相应地准备了医院内外国人翻译、外语网站、手术室和住院室内可翻译的医疗团队等,但是与数量膨胀相比,对人力及设施不足的部分不满和副作用等也是事实。

　　现在应该重新检查在亚洲流行的韩流美容整容,为以医疗观光为目的来访的外国患者提供方便的在线网络咨询服务,到达韩国后提供方便的移动服务及住宿设施,还有医院应该通过专业翻译员的正确翻译,在治疗前进行充分的咨询、正确的手术、治疗后进行彻底的售后服务,尽最大努力成为满意的医疗服务。

　　《韩国美容整形高手18》是代表韩国的有实力的医疗团队各自进行详细专业诊疗的美容整形领域的执笔书,将成为对美容整形感兴趣而来到韩国的众多外国人提供正确的整形知识和预防副作用、寻找好医院等必要的先导性指南。特别是,通过本书的内容在国际上分享美容整形的最新信息,并通过相互交流发展,我相信将会拥有一个更健康、更美丽的社会。

　　最后,我希望来韩国医疗观光的更多外国人能够有一个满意的韩国之旅,给他们带来健康、快乐,以及乐趣。

2024年9月18日

延世S医院 院长 沈荣基

医学博士. 整形外科专家

목차

눈이 커지기 위한 수술(放大眼睛的手术)
눈재수술(眼修复手术)
중년 눈성형(中年眼部整形)
눈썹이 낮은 경우(低眉的情况)

아름다운 눈을 그리다.

绘制美丽的眼睛。

매력적이게 보이는 눈빛은 다른 사람이 봤을 때 분위기는 물론이고 첫인상을 결정할 수 있는 필수 요소다. 본인의 외모에 대한 개선을 하고자 한다면 먼저 눈의 모양, 크기, 주름 등 눈에 변화를 주는 것이 필요하다.

迷人的眼睛是一个基本要素，不仅可以调节气氛，也给他人留下第一印象。如果你想改善自己的外貌，首先要做的就是改变眼睛的形状、大小和皱纹。

그리다성형외과
客丽达整形外科医院

www.gridaprs.com

김현수(金炫秀)

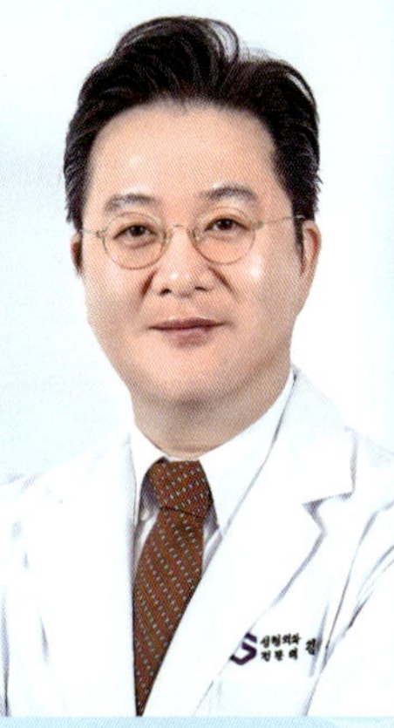

- 성형외과 전문의(整形外科专门医)
- 가톨릭대학교 의과대학 졸업(加图立大学医科大学毕业)
- 가톨릭대학교 의과대학 성형외과 외래교수 및 자문의
  (加图立大学医科大学整形外科门诊教授及顾问医生)
- 대한미용성형외과학회 정회원(大韩美容整形外科学会 正式会员)
- 대한성형외과학회 눈성형연구회 정회원(大韩整形外科学会眼部整形研究会 正式会员)

01-1 보다 젊게! 보다 자연스럽게! 성공적 눈 재수술을 위한 조건

눈 재수술 원인과 두번 실패하지 않기 위해서는 정확한 진단 중요

"눈이 커지고 시원해지고 싶다. 짝눈이다."

"이전에 눈 수술을 했는데 마음에 들지 않는다."

"눈이 처졌다. 눈 밑이 튀어나왔다."

"이마에 주름이 많고, 시야를 가린다."

눈 수술을 위해 성형외과를 방문하시는 분들을 상담하다 보면, 대부분 비슷한 이야기를 많이 듣게 된다. 눈 성형의 경우, 본인의 눈꺼풀의 피부의 두께, 피부의 처짐 정도, 눈썹의 높이, 안구의 돌출 정도 등에 필요로 하는 수술이 달라질 수 있으므로 이에 대한 정확한 분석이 우선이다.

재수술의 경우에는 첫 수술과는 다르게 과거에 수술받은 이력과 그로 인한 현재 눈꺼풀의 피부 및 연부조직의 상태에 따라 필요로 하게 되는 수술 및 결과가 달라질 수 있어 충분한 상담 및 진찰을 통해 수술을 계획하는 것이 좋다.

세월의 흐름으로 인한 처짐 등으로 눈 위 혹은 아래를 수술하는 경우, 가장 중요한 점은 인상이 최대한 변하지 않으며, 자연스럽게 처짐을 개선하는 것이라 할 수 있다. 이를 위해서는 단순히 남는 피부를 많이 잘라내는 것이 중요한 것이 아니고, 과하지 않은 적정한 눈꺼풀 피부의 제거 및 이와 동시에 피부 안 쪽의 연부조직 및 지방 등에 대한 조작을 통해 보다 더 젊게 보이는 눈을 만들 수 있다.

눈이 커지기 위한 수술

대부분의 젊은 사람들의 경우 눈이 커지기 위한 부분이 수술의 첫 번째 목적이 되는 경우가 많다.

눈이 커지기 위한 수술을 할 경우 얼굴 중앙선에서 가까운 속눈썹이 가리지 않고 드러나면서 쌍꺼풀을 만들게 되면 인, 인아웃, 아웃폴드에 관계없이 시원하고 아름다운 눈을 만드는데 도움을 줄 수 있다. 또한 눈가쪽도 트임 수술을 통해 눈꼬리가 좁거나 올라간 모양을 개선할 수 있다.

피부가 처짐이 별로 없으며, 피부가 두껍지 않고, 눈앞머리가 가려 있는 경우 앞트임을 통해서 앞트임을 통해서 앞머리를 노출시키며, 비절개 방법으로 쌍꺼풀을 만들어 시원하고, 또렷해 보이는 눈을 만들 수 있다.

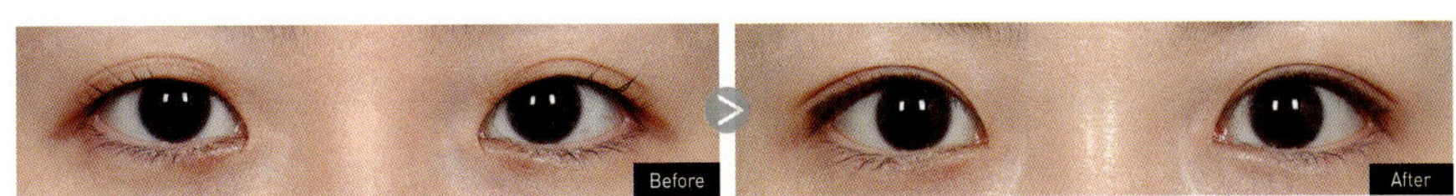

앞트임 비절개 쌍꺼풀 수술전후

비슷한 케이스로, 추가적으로 눈꼬리가 올라가 있는 경우, 듀얼트임(뒷트임, 밑트임)을 통해서 눈이 앞쪽뿐만 아니라 뒤쪽도 시원하고 큰 눈을 만들 수 있다.

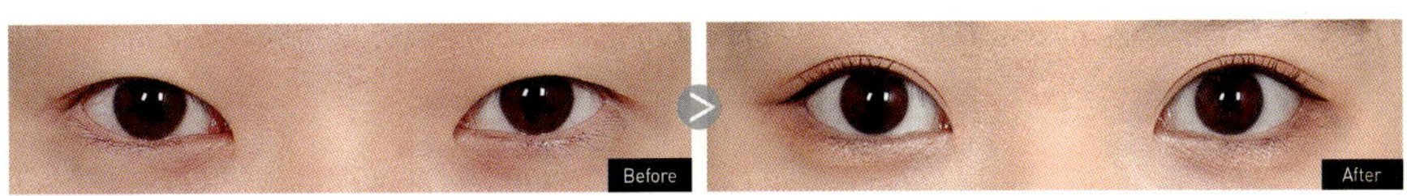

듀얼 트임 쌍꺼풀 수술전후

눈재수술

재수술의 원인들을 살펴보면 쌍꺼풀 높이가 높거나 낮은 경우, 눈동자가 보이는 크기가 작거나 큰 경우, 양쪽 눈의 비대칭, 모양의 불만족, 기능적으로 불편한 경우들이 있다.

성공적인 수술을 위해서는 이전에 받은 수술에 대한 충분한 정보 및 현재 환자가 기대하는 정도에 대한 의견 교환 및 실제로 가능한 결과에 대한 자세한 설명을 통하여 수술을 준비함으로써 수술에 대한 만족도를 높일 수 있다.

쌍꺼풀 수술 및 앞트임 수술을 하였으나 오른쪽 쌍꺼풀(환자의 오른쪽 눈/왼편 사진)의 두꺼움은 물론 눈 앞쪽 라인 낮고 눈꼬리 쪽의 답답함 등으로 양쪽 비대칭을 이루고 있다. 앞트임 재수술을 통해서 눈 앞머리의 날카로운 각도를 보다 부드럽고, 시원하게 개선하였고, 절개법을 통하여 쌍꺼풀의 비대칭 교정. 눈꼬리 또한 뒤트임과 동시에 눈꼬리를 내려줌으로서 훨씬 부드러운 느낌으로 변모하였다.

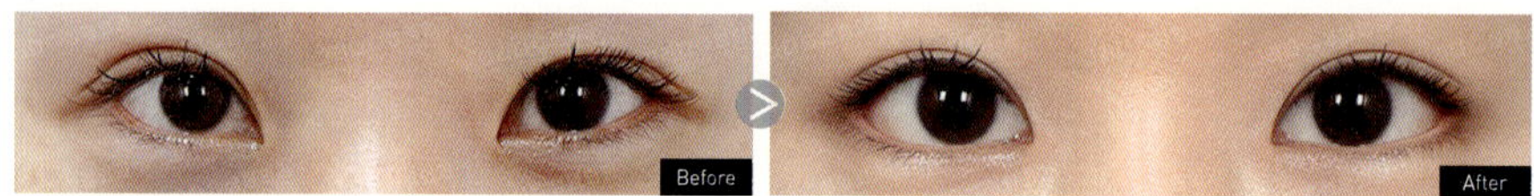

양쪽 비대칭 수술전후

쌍꺼풀 수술을 하였으나 한쪽이 더 낮고 두툼한 느낌이 있어, 절개법으로 눈두덩이를 가볍게 만들고 쌍꺼풀 라인 또한 시원하게 높이면서 비대칭을 맞추었다. 이와 더불어 소위 눈 밑 다크서클에 대하여 결막을 통한 눈 밑 지방 재배치 방법을 통하여 개선하였다.

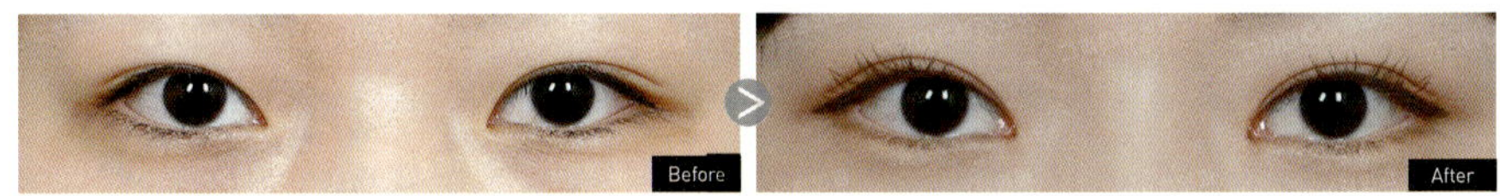

쌍꺼풀 재수술, 눈밑 지방 재배치 수술전후

쌍꺼풀 수술을 하였으나, 눈을 뜨는 근육의 힘이 전체적으로 부족하며, 양쪽 눈의 크기 및 쌍꺼풀의 두께가 다른 소위 '짝눈'인 경우이다. 이 경우에는 오른쪽 눈을 뜨는 힘이 더 약하여 오른쪽 눈이 더 작아 보이며, 보상 작용으로 오른쪽 눈썹을 보다 더 사용하고 이에 따라 쌍꺼풀은 더 두꺼워 보인다. 다만 눈꺼풀의 두께가 두껍지 않아 절개를 하지 않고 비절개를 통한 방법으로 눈 뜨는 힘을 개선하여 맞추어 주면, 비교적 간단한 방법으로 좋은 결과를 기대할 수 있다.

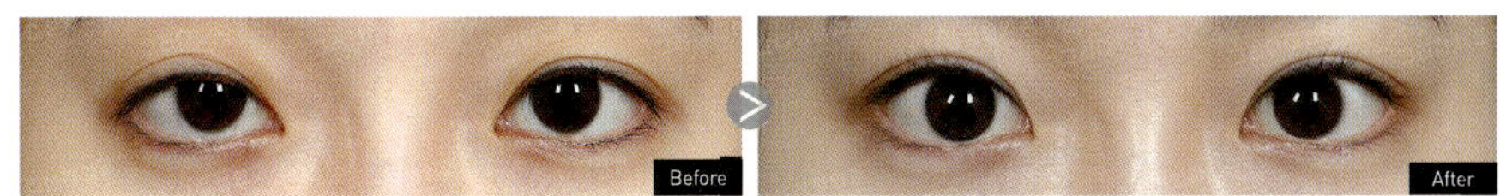

쌍꺼풀의 두께가 다른 짝눈, 수술전후

쌍꺼풀 수술을 하였으나, 한쪽 눈 위에 겹주름이 잡히며, 눈이 더 작아 보이고, 양쪽 눈 위에 눈 지방의 부족으로 인해 꺼짐이 관찰된다. 오른쪽 눈이 더 심하지만, 양쪽 눈 모두 눈을 뜨는 근육인 안검거근의 힘을 보강하였으며, 눈 지방의 부족으로 눈꺼풀이 꺼지고 이로 인한 눈을 뜨는 게 불편해지는 것을 개선하기 위하여 지방이식을 시행하였다. 수술 후 보기에도 또렷해 보이지만, 눈을 뜨는 게 매우 편해진 것을 관찰할 수 있었다.

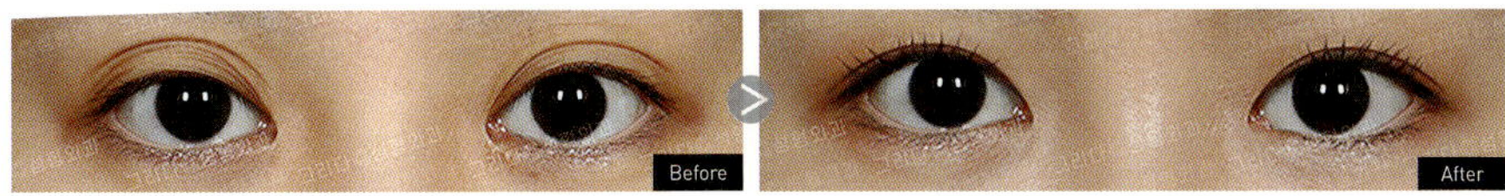

양쪽 눈위, 지방의 부족으로 인해 꺼짐 수술전후

TIP_눈 재수술정보					
수술시간	마취방법	입원여부	실밥제거	회복기간	체류기간
1시간	수면 국소마취	입원없음	7일	1주일	1주일

중년 눈성형

세월이 흐르면 사람의 얼굴은 변한다. 눈꺼풀이 처지게 되면 쌍꺼풀 라인이 낮아지고, 눈 크기도 작아 보이게 된다.

인상이 변하지 않으면서, 인위적이지 않고, 자연스럽게 젊어지게 하는 게 중요하다. 필요에 따라 상안검수술, 눈썹하거상술, 하안검 수술 중에 적절한 방법을 선택한다.

윗 눈꺼풀의 피부가 얇으며 처짐이 심하지 않은 경우에는 간단히 피부를 제거하고 쌍꺼풀 라인을 올려 줌으로서 보다 젊어 보이는 눈매를 만들 수 있다.

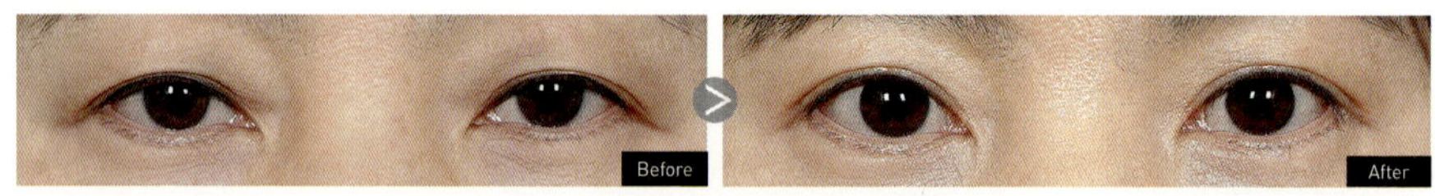

상안검 수술전후

눈밑 피부가 처지고, 눈밑 지방이 많이 튀어나온 경우로, 첫 번째로 개선해야 할 목표는 튀어 나온 눈밑 지방 및 지방 아래로 깊게 골이 진 부분이 되겠다. 단순히 피부를 자르고 지방을 많이 제거하는 방법으로 수술을 하는 것보다는, 전체적으로 눈밑 부위의 볼륨을 유지하면서, 볼륨을 위쪽으로 끌어올려 주며(거상) 수술을 해주는 것이 더욱 젊어 보이는 눈밑을 만들어 준다.

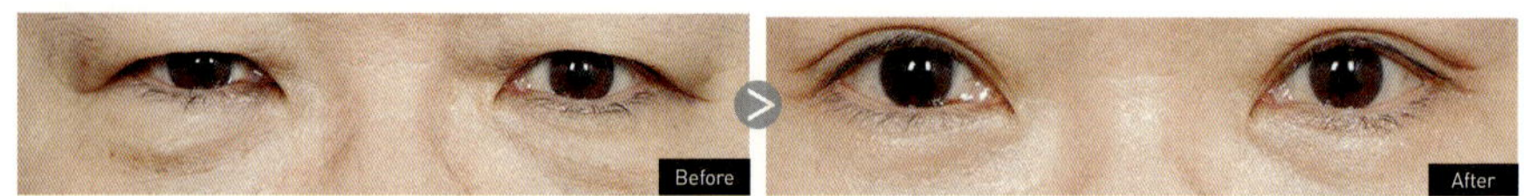

하안검 수술전후

눈 위아래의 처짐이 있으며, 특히 눈가 쪽의 처짐이 많고, 눈꺼풀 위쪽의 꺼짐, 눈밑 지방의 양은 많지 않아 보이나, 그 아래의 골이 강하게 보이는 경우이다. 우선 눈꺼풀 윗부분의 꺼진 부분을 본인의 원래 눈 지방을 내려서 개선함으로써 더욱 젊어 보이는 인상으로 변하며, 눈가 쪽 처진 피부의 경우 충분히 절제하여, 짓무름 등의 개선 및 표정을 지을 때에도 좋은 결과를 기대할 수 있다. 눈 밑의 경우, 눈 밑 지방 제거술이 아닌 지방을 재배치하여 하안검 수술을 함으로서 눈 밑의 볼륨을 유지하며 골진 부분을 개선하였다.

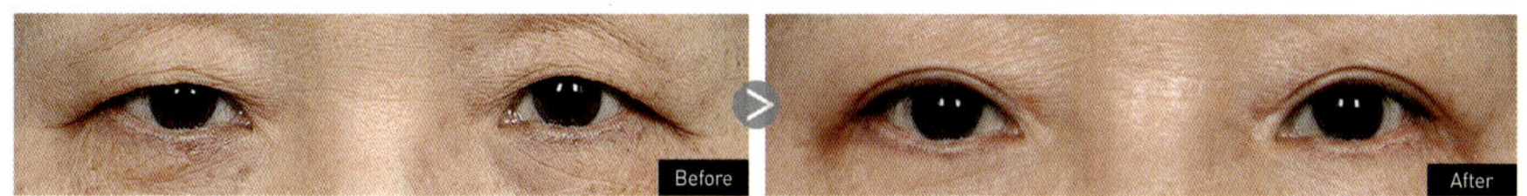

눈 위아래의 처짐 수술전후

TIP_중년 눈성형 수술정보					
수술시간	마취방법	입원여부	실밥제거	회복기간	체류기간
1시간	수면 국소마취	입원없음	7일	1주일	1주일

| 눈썹이 낮은 경우

이마와 눈썹의 위치가 낮은 경우에는 노화와 맞물려 더욱 답답한 인상을 줄 수 있는 만큼 이마거상술이 대안이 될 수 있다.

눈썹이 낮은 경우, 과거에는 두피를 횡으로 가로지르는 절개선을 넣어 수술을 하였으나, 최근에는 대부분의 경우 헤어라인 안쪽에 작은 구멍을 3~5군데 만들어 내시경을 활용한 이마거상술(눈썹거상술)을 활용하여 개선을 하고 있다. 눈썹이 낮은 경우, 이에 대한 개선 없이 원인을 잘 못 파악하여 과하게 눈꺼풀 피부를 제거하게 되면 처짐은 개선되나, 이마 주름을 만들 필요가 없어지며 오히려 눈썹의 위치가 내려가 부자연스러운 인상으로 변하게 된다.

이러한 경우에는 일반적으로 상담을 올 때, 눈 부위만 수술을 마음속으로 계획하고 오더라도 충분한 상담을 통해 수술의 범위를 넓혀 이마거상술과 눈 수술을 함께 하는 것이 훨씬 더 좋은 결과를 얻게 되는 경우가 많다.

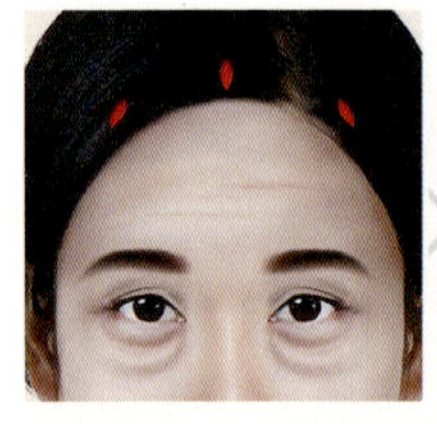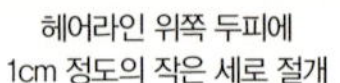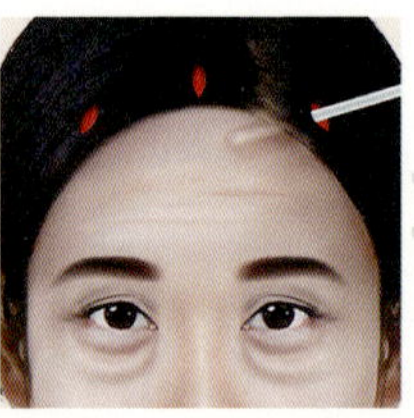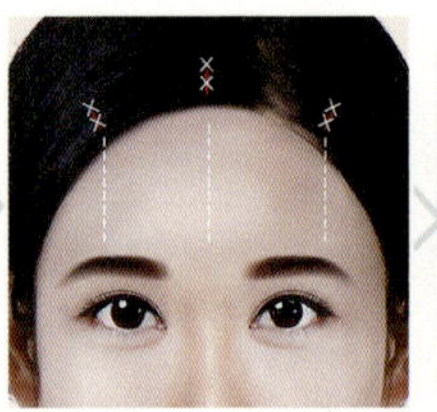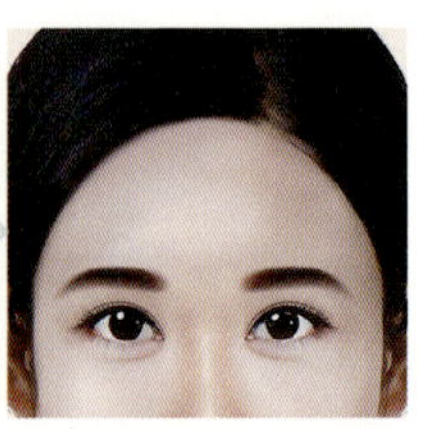

헤어라인 위쪽 두피에
1cm 정도의 작은 세로 절개

Full HD 내시경을 통해 신경과
혈관을 섬세하고 정확하게 박리

근육과 근막을 조절, 고정한 후
눈썹이나 이마 모양을 조절

수술 후

중년의 여성뿐만 아니라, 젊은 여성분들의 경우에도 눈썹의 위치가 낮은 경우가 있다. 내시경 이마거상술의 경우, 보통 중년들이 많이 하지만, 실제로 눈썹이 낮게 위치하는 경우가 중년 여성들이 많아서 중년 여성들이 수술을 받는 빈도 또한 높은 것이지, 젊은 경우에도 눈썹의 위치가 낮은 경우에는 수술의 적응증이 된다.

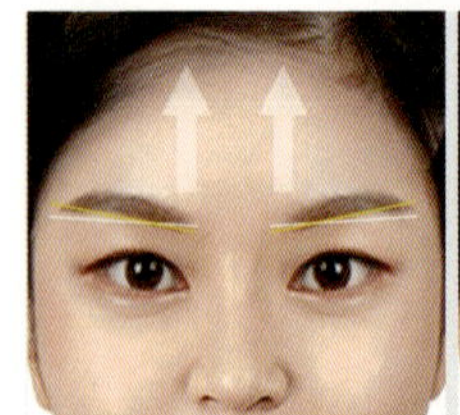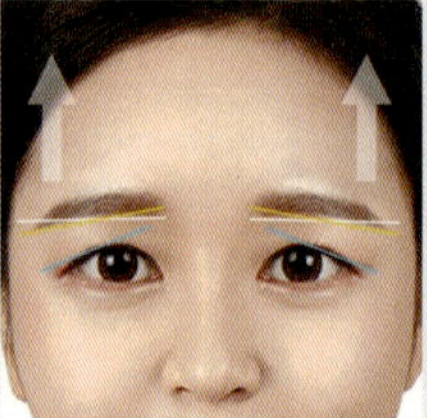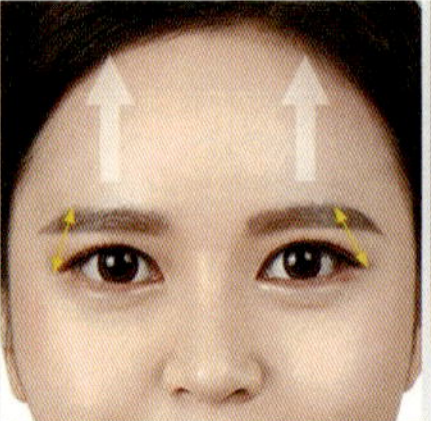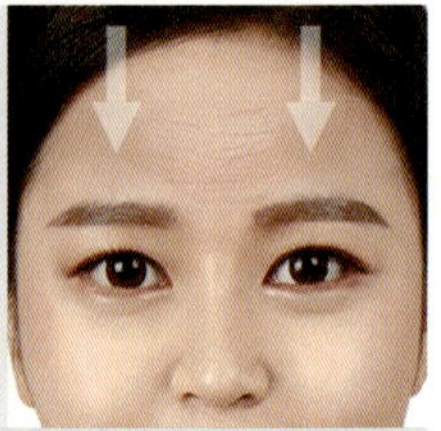

눈썹 위치와 각도 조절로
사나워 보이거나
피곤해 보이는 인상 개선

눈썹, 눈꺼풀 처짐에 의해
작고 답답해 보이는
눈매를 교정

눈썹뼈와 눈의 거리가 가까워
여색한 눈매를 교정

미간과 이마의 주름 해결로
동안 얼굴로 개선

젊은 여성의 경우로 사진상으로는 눈썹이 높아보이나, 실제로는 이마근육을 통하여 눈썹을 올리고 있는 것으로, 쌍꺼풀 수술을 할 경우 눈썹이 내려와 답답한 인상이 될 수 있다. 쌍꺼풀 수술과 이마거상술을 함께 시행함으로서 수술 전에 비해 시원하면서도 커진 눈을 관찰할 수 있다.

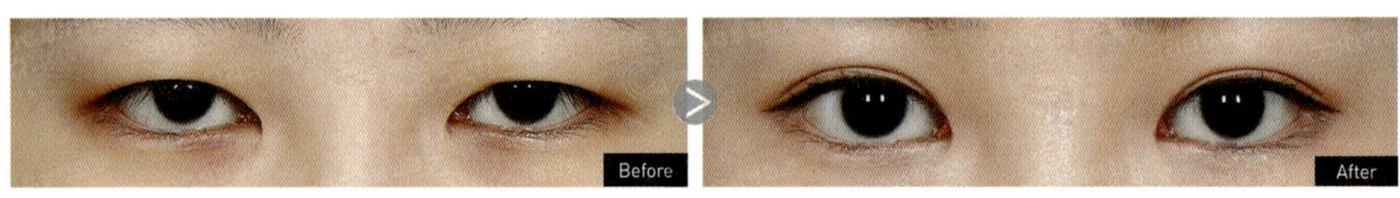

쌍꺼풀 수술과 이마거상술을 함께 시행한 경우

눈썹이 많이 낮으며, 눈꺼풀이 두꺼우면서 처짐이 있으며, 비대칭이 있다. 마찬가지로 이마 근육을 통하여 눈썹을 들어 올리고 있는게 사진상으로 관찰된다. 내시경을 통한 이마거상술을 통하여 눈썹의 위치가 내려가지 않게 올려줌과 동시에 상안검 수술을 통하여 두툼하던 눈꺼풀의 제거 및 쌍꺼풀 라인을 만들어 줌으로 젊어 보이는 눈으로 만들었다.

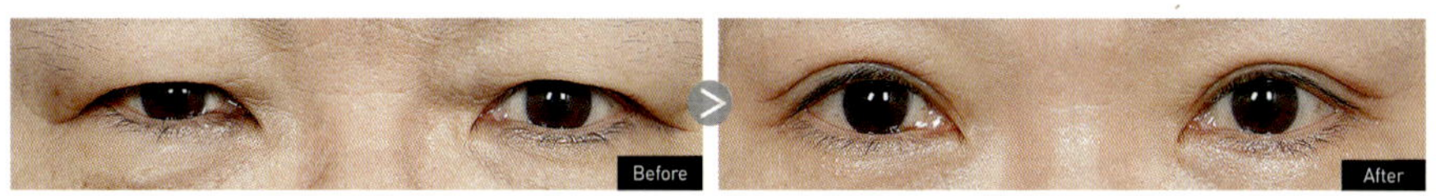

내시경을 통한 이마거상술을 시행한 경우

TIP_이마거상수술정보

수술시간	마취방법	입원여부	실밥제거	회복기간	체류기간
1시간	수면 국소마취	입원없음	10일	10일	10일

01-1 更年轻！更自然！成功重塑眼部的条件

判断眼修复手术的原因和避免再次失败，准确的诊断很重要！

"想让我的眼睛更大更有神, 眼睛不对称"

"以前做过眼部手术, 但我不喜欢"

"眼睛松垂, 眼底突出来了"

"额头上有很多皱纹, 视野也被挡住了"

在整形外科与有眼部手术需求的人进行咨询时, 会听到很多类似的抱怨。就眼部手术而言, 重要的是要准确分析眼睑皮肤的厚度、皮肤的松弛程度、眉毛的高度以及眼球的突出程度, 因为不同因素将决定不同的手术方案。

修复手术与第一次手术不同, 所需的手术和效果可能会因以前的手术史和眼睑皮肤软组织的现状而有所不同, 因此建议通过充分的咨询和诊断来制定手术计划。

对于因年龄增长而下垂的上眼睑或下眼睑手术, 最重要的是尽可能保持原有的印象, 改善下垂的问题且要做得自然。要做到这一点, 并不是简单地去除大量多余的皮肤,而是在不过度的情况下去除适量的眼睑皮肤,同时对皮肤内部的软组织和脂肪进行处理,以创造更年轻的外观。

放大眼睛的手术

对于大多数年轻人来说,放大眼睛通常是手术的首要目标。

做放大眼睛的手术时,做到靠近面部中轴线的眼睫毛不被遮盖进行双眼皮手术的情况下,无论是内双、扇形双眼皮还是外双,都可以塑造清爽、美丽的眼睛。另外,眼角部位可以通过开眼角手术改善眼尾过窄或上翘的形状。

如果皮肤无松垂的问题,皮肤也不厚,内眦赘皮较多时,可通过开内眼角将眼头露出,可通过非切开双眼皮的方法打造明亮有神的眼睛。

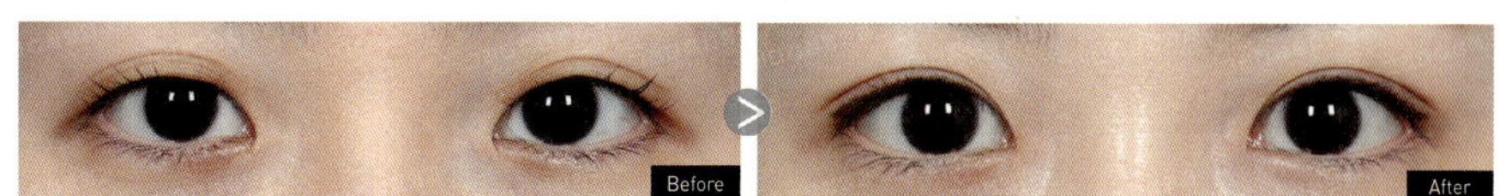

眼角非切开双眼皮手术前后

同样,如果还伴有眼尾上翘的情况,可以通过双重开眼角(外眼角、眼尾下至)的手术,不仅可以改善内眼角的问题,也可以改善眼尾,使眼睛放大并更加清爽。

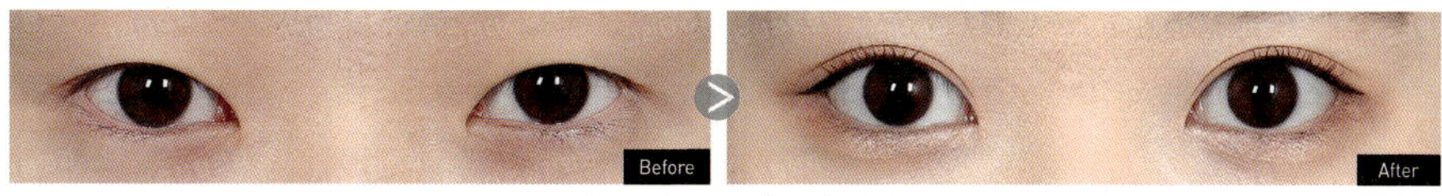

双重开眼角双眼皮手术前后

TIP_放大眼睛的手术信息

手术时间	麻醉方法	是否住院	拆线时间	恢复期	停留时间
一个小时	睡麻+局麻	无需住院	7天	一周	一周

眼修复手术

纵观眼修复手术的原因，大概有以下几种，双眼皮过宽、瞳孔露出过少或过多、两侧眼睛不对称、形状不满意、功能上的不适感等等。

　　要想手术成功，就要充分了解患者以往手术的相关信息，探讨目前患者对手术的期望，并通过详细说明手术可能达到的效果，才能提高患者对手术的满意度。

　　这位患者做了双眼皮手术和内眼角手术，但因右眼双眼皮过宽（患者右眼/左侧图片），而且内眼角线条低，眼尾部位却不够敞亮等问题导致双侧不对称。通过内眼角修复手术，将眼头部位的犀利的角度修复得更加柔和和清爽，又通过切开法矫正了双眼皮的不对称，眼尾部位通过外眼角结合眼尾下至，从而整体上使眼睛变得柔和。

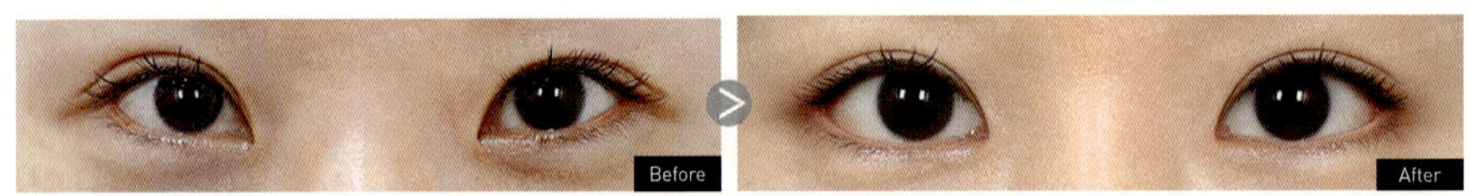

两侧不对称手术前后

　　进行了双眼皮手术，但一侧线条较低、较厚，因此采用切开法使眼皮变得轻薄，将双眼皮线条拉高，从而矫正了不对称。此外，对于所谓眼底黑眼圈的部分，通过眼底脂肪重排进行了改善。

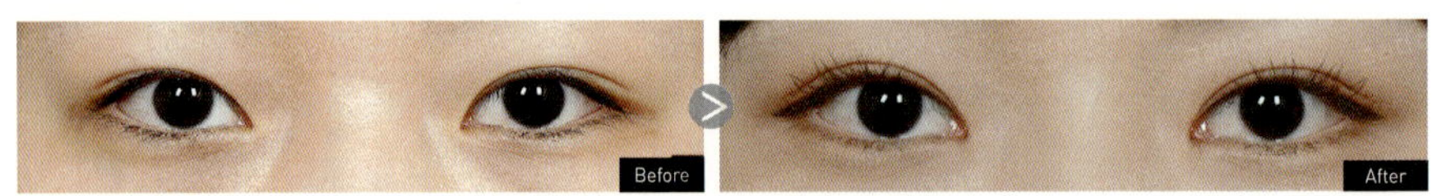

双眼皮修复手术，眼底脂肪重排手术前后

　　这位患者尽管做了双眼皮手术，但整体上睁眼提肌的力量不足，所以导致两侧眼睛的大小以及双眼皮宽窄不同的所谓"不对称"的眼睛。这种情况右侧眼睛的力量更弱，使右侧眼睛看上去更小，作为补偿作用借助于右侧眉毛的力量，因此双眼皮看上去更宽。幸好眼皮并没有那么厚，因此无需切开法，采用非切开的方法对于睁眼提肌进行了改善，可以用比较简单的方法，获得较好的结果。

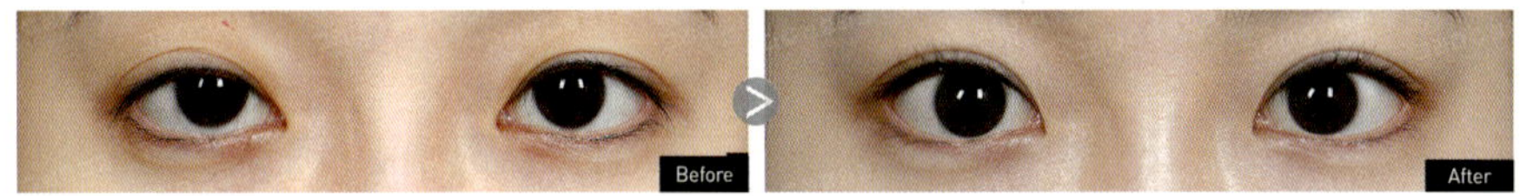

双眼皮大小不对称手术前后

　　这位患者虽然做了双眼皮手术，但一只眼睛的皱褶重叠，眼睛显得更小，两只眼睛都因缺乏脂肪显得凹陷。右眼的情况更为严重，不过，两只眼睛都加强了睁眼肌肉即上睑提肌的力量，并进行了脂肪移植，以改善因缺乏眼部脂肪导致睁眼不适的问题。术后，患者的眼睛看上去更清澈了，睁眼也更舒服了。

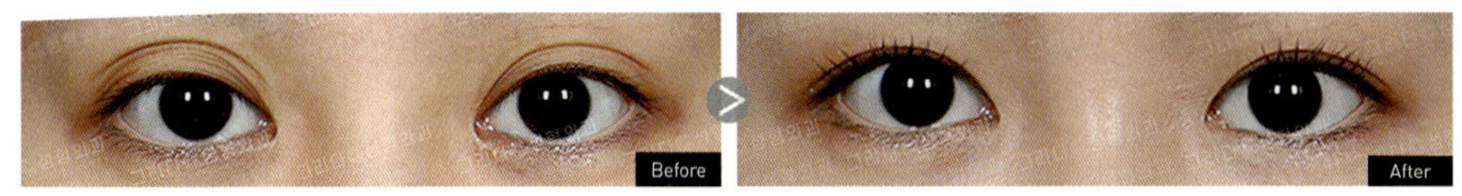

两侧上眼睑因脂肪不足导致凹陷的手术前后

TIP_眼修复手术信息

手术时间	麻醉方法	是否住院	拆线时间	恢复期	停留时间
一个小时	睡麻+局麻	无需住院	7天	一周	一周

中年眼部整形

随着岁月的流逝，我们的面容也会发生变化。眼睑下垂，双眼皮变窄，眼睛看起来变小。

　　重要的是要在不改变印象的情况下，自然地而不是人为地使面部年轻化。我们可以根据自己的需要，选择上眼睑手术、眉下切开提升术、下眼睑手术等。如果上眼睑皮肤较薄，下垂不严重，可以简单地去除皮肤，提高重睑线，打造更年轻的眼形。

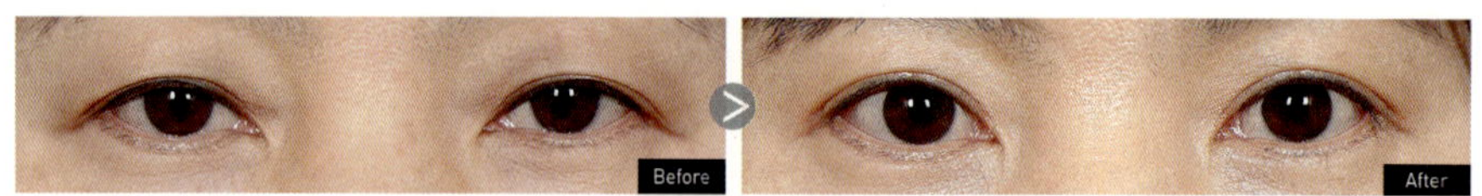

上眼睑手术前后

如果眼下皮肤松弛，眼底脂肪突出的情况，首先要改善的是突出的脂肪和脂肪下的凹陷。与其简单地切除皮肤并去掉大量脂肪相比，更重要的是需要整体地维持眼底饱满度的同时将其向上提拉，才能更好的打造年轻的眼底。

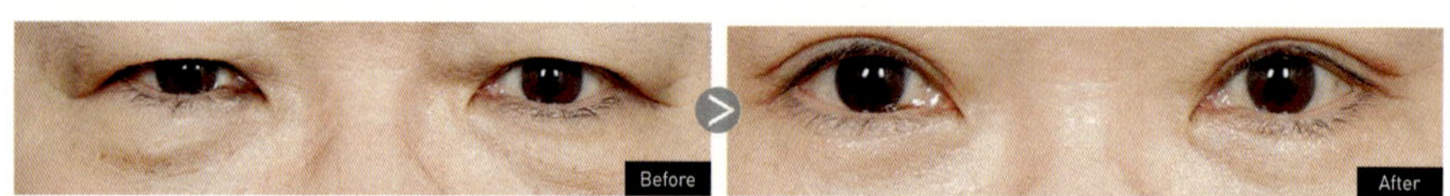

下眼睑手术前后

这位患者上下眼睑都有下垂，尤其是眼尾部位下垂明显，上眼皮凹陷，眼下的脂肪量似乎不多，但眼下的凹陷却非常明显。这种情况下，首先，上眼皮凹陷可以通过降低原有的眼部脂肪来改善，从而打造更年轻的外观。眼尾松垂的部位，需充分切除多余皮肤，从而改善溃烂等问题，以及做表情时也能期待更好的效果。眼底的情况，并不是采用去除眼底脂肪的方法，而是通过脂肪重排的方式进行下眼睑手术，可以维持眼底体积的同时，可改善凹陷的问题。

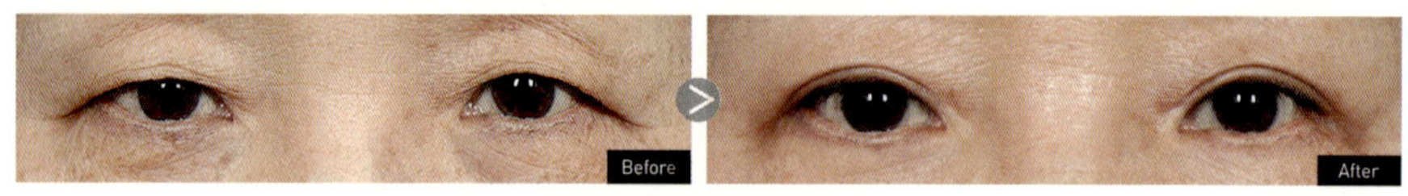

上下眼睑下垂手术前后

TIP_中年眼部整形手术信息

手术时间	麻醉方法	是否住院	拆线时间	恢复期	停留时间
一个小时	睡麻+局麻	无需住院	7天	一周	一周

低眉的情况

如果额头和眉毛都比较低，随着年龄的增长会让印象更显得憋闷，这时额头提升术是另一种选择。

过去，低眉是通过横向头皮切口来进行手术的，但现在，大多数都是采用在发际线内做3-5个小孔，利用内窥镜进行前额提升术（提眉术）来进行改善。眉毛过低的情况下，在没有正确查明原因的情况下过度切除眼睑皮肤可能会改善眉毛下垂的情况，但这并不能消除形成前额的皱纹，反而会降低眉毛的位置，造成不自然的外观。

在这种情况下，即使患者来面诊时只打算做眼部手术，但要通过充分的咨询扩大手术范围，将前额提升术与眼部手术结合起来，效果往往会好得多。

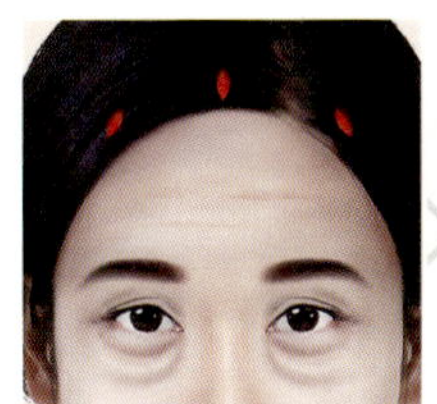

在发际线上方的头皮上做一个约1厘米的垂直小切口

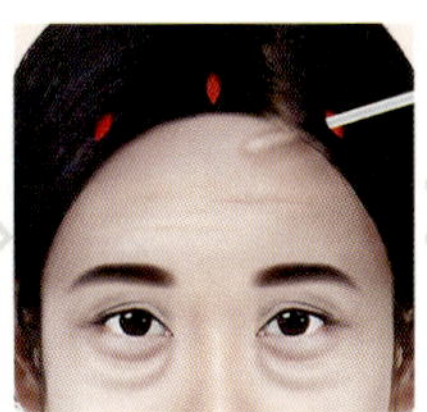

利用全高清内窥镜精细，精确地剥离神经和血管

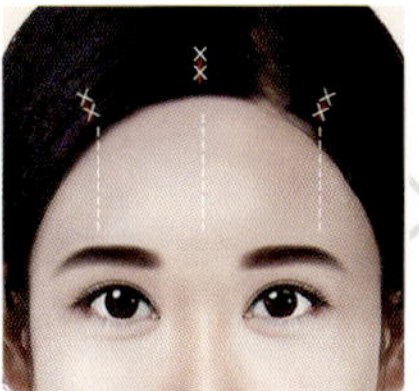

调整肌肉和筋膜，固定后调整眉毛和前额形状的手术

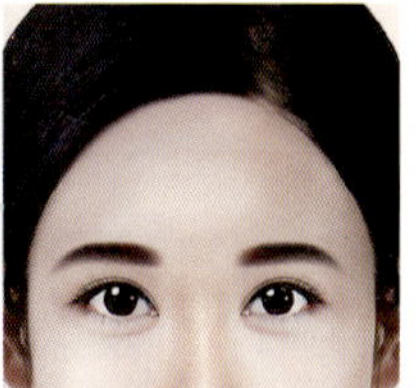

手术后

除了中年女性，年轻女性也有低眉的情况。通常情况下，中年女性做内窥镜前额提升术较多，这是因为实际上很多中年女性都有低眉的问题，因此中年女性接受该手术的频率相对较高，但年轻女性如果有低眉的情况，也是该手术的适应人群。

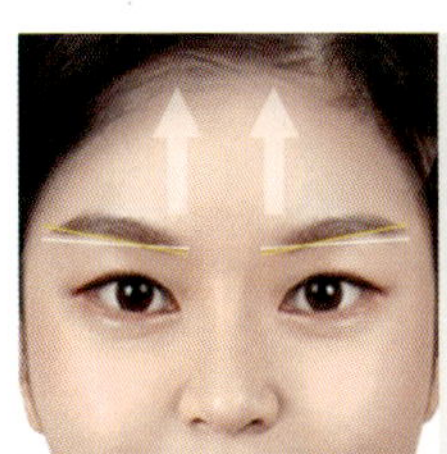

调整眉毛位置和角度，改善凶狠或疲惫的印象

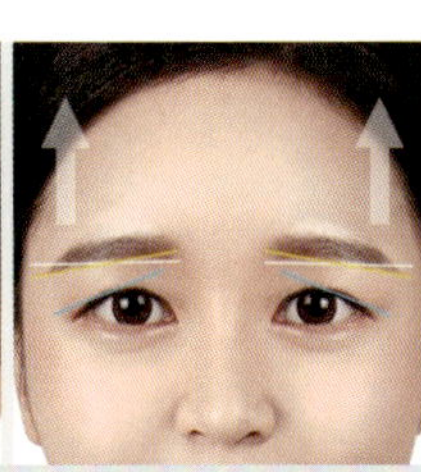

矫正因眉毛和眼睑下垂而导致的眼睛小而憋闷的眼形

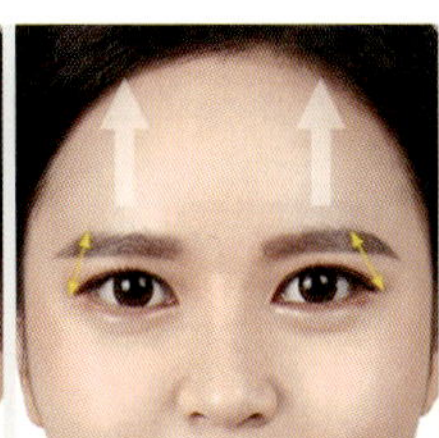

矫正因眉骨与眼睛距离过近而导致的不自然的眼形

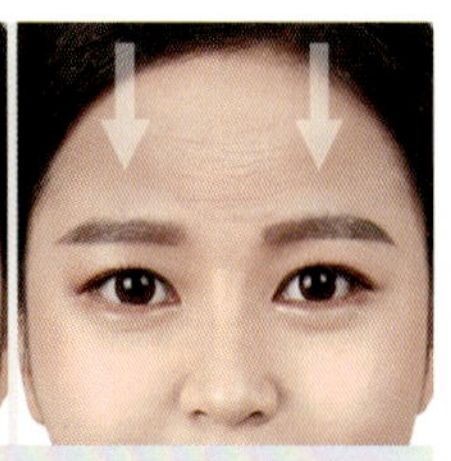

解决眉间和额头皱纹，使面孔更加童颜

这位是年轻女性的情况，照片上看起来眉毛比较高，而实际上是因为使用额肌提眉所致，如果只做双眼皮手术会降低眉毛，反而会导致闷闷不乐的印象。将双眼皮手术和前额提升术并行，相比术前，可以看出术后眼睛变得大而清爽。

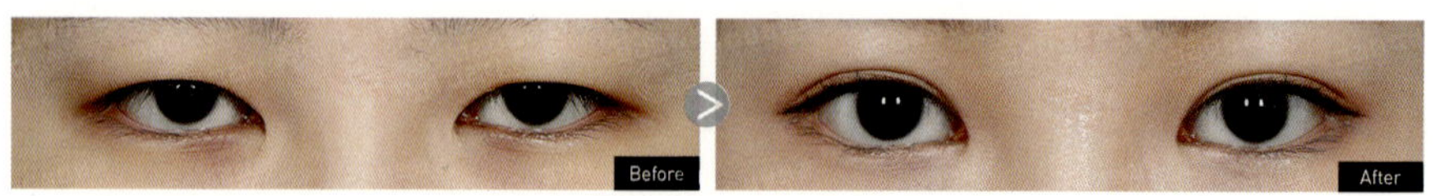

双眼皮手术和前额提升术并行的情况

这位患者眉毛比较低，眼皮厚且有下垂，还有不对称。同样，可以从照片上看出是用额肌来提眉。通过内窥镜的前额提升术，将眉毛位置上提的同时，进行了上眼睑手术，去除厚重的上眼皮并做出了重睑线，打造出年轻的眼睛。

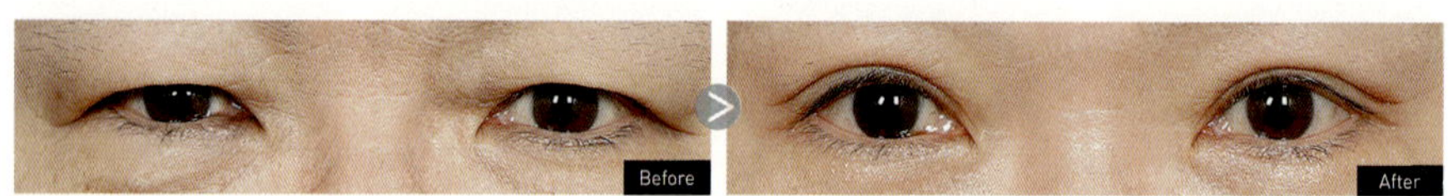

通过内窥镜做前额提升术的情况

TIP_前额提升手术信息

手术时间	麻醉方法	是否住院	拆线时间	恢复期	停留时间
一个小时	睡麻+局麻	无需住院	10天	10天	10天

01-2
앞트임
开 眼 角

매직앞트임(魔法开眼角)

매직앞트임과 함께하는 매몰법, 절개법
(与魔法开眼角一起的埋线法、切开法)

매직앞트임과 함께하는 재수술, 앞라인교정
(与魔法开眼角一起的修复手术以及眼部线条矫正)

> # 섬세한 눈성형,
> # 매직앞트임부터 시작된다.
>
> # 细致的眼部整形，
> # 从魔法开眼角开始。

단순히 쌍꺼풀 라인만을 만들기 보다는 타고난 얼굴형과 눈 모양을 다각도에서 살피고 고려해서,
디자인적 요소와 눈의 기능을 고려한 수술을 시행할 때 원하는 이미지를 만든다.

与其说是简单的做出双眼皮线条，更应该是根据脸型来多角度考虑，
进行设计并且考虑眼部机能来做手术，获取最好的效果。

미고성형외과
Migo整形外科医院

www.migoclinic.com

이강원(李康元)

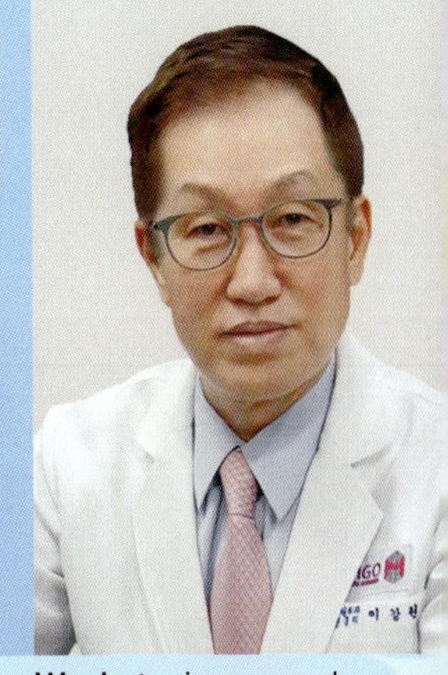

- 성형외과 전문의(整形外科专门医)
- 이화여대 의과대학 외래교수(梨花女大医科大学 门诊教授)
- 대한 성형외과학회 정회원(大韩整形外科学会 正式会员)
- 대한 미용성형외과 정회원(大韩美容整形外科 正式会员)
- 대한 수부외과 정회원(大韩手部外科 正式会员)

Wechat_since-seoul

01-2 쌍꺼풀수술은 눈을 위한 예술이다

각 사람마다 맞는 형태와 모양을 만들어야 가장 어울리는 눈성형이 된다

서양과 한국 여성의 눈은 확연히 다르다. 서양 여성의 눈이 아름다움의 이상이라고 말하기는 어렵지만 그런 눈이 이목을 끈다는 데에는 이견을 제기하지 못할 것이다. 시원한 쌍꺼풀을 가진 연예인이 시선을 사로잡는 것은 어찌 보면 당연한 일이다. 눈꺼풀이 얇고 쌍꺼풀이 선명하며 눈이 커 보이는 특징을 갖고 있는 것이다. 한국 여성은 약 80%가 쌍꺼풀이 없고, 다른 나라 사람에 비해 눈꺼풀이 두껍고 눈 안쪽의 내안각은 피부가 덮여 있는 몽고주름이어서 답답해 보이며 눈과 눈 사이의 거리도 멀어 보인다. 국내에서 가장 많이 이뤄지는 성형도 바로 눈성형이다. 그렇지만 눈에 대한 면밀한 사전 분석 없이 수술을 받을 경우 어울리지 않는 쌍꺼풀이 되거나 수술 전보다 안 좋은 모습으로 비치는 불행한 결과를 초래할 수 있다. 사람에 따라 쌍꺼풀 수술을 안하는 것이 오히려 더 좋은 경우도 있고 수술을 하더라도 얼굴 모양, 눈 뜨는 근육의 힘, 눈꺼풀의 두께나 처짐 정도, 몽고주름 유무에 따라 그에 맞는 방법을 택해야 더 나은 결과를 얻는다. 특히 우리나라 사람들은 몽고주름을 해결하지 않고 그냥 쌍꺼풀 수술을 받을 경우 그 효과가 기대에 못 미칠 수 있다. 몽고주름은 예쁘고 시원한 쌍꺼풀 눈매를 만드는 것을 방해한다.

매직앞트임

눈을 덮고 있는 피부를 제거해 눈 안쪽의 모양이 그대로 밖으로 드러나게 하는 새 수술법인 매직앞트임으로 흉터가 밖으로 드러나지 않고 눈이 커지는 효과를 얻는다.

기존의 흉터로 인해 티가 나는 문제를 해결

　예전 앞트임 수술법과 달리 몽고주름의 직접적인 원인이 되는 구조물에 대한 조작을 통해 몽고주름의 긴장력을 개선한 후 몽고주름의 긴장력으로 발생한 이차적인 섬유화된 밴드조직을 풀어주는 방법으로 눈머리 내안각을 원래의 모양대로 자연스럽게 정위시키는 수술이 매직앞트임이다. 몽고주름이란 눈의 앞구석을 덮고 있는 주름선으로, 몽고주름이 심할수록 눈이 작고 답답해 보이며, 눈 사이가 멀어 보일 수가 있다. 많은 이들이 몽고주름을 가지고 있어 매직앞트임에 대한 관심이 늘어나고 있다. 이 수술방법은 긴장력의 해소를 통해 눈머리를 덮고 있던 몽고주름이 펴지도록 유도하여 피부나 연부조직의 절제 없이 내안각의 적절한 노출효과를 얻을 수 있다. 매직앞트임은 기존의 앞트임 방법이 갖고 있는 흉터로 인해 티가 나는 문제를 해결할 수 있다.

매직 앞트임 어떤 사람에게 효과적일까?

1. 눈의 좌우 폭이 작아 답답한 경우
2. 몽고주름이 너무 심하여 쌍꺼풀 수술을 하지 말라고 권유받은 경험이 있는 경우
3. 눈 사이 거리가 멀어 보여 좋지 않은 인상을 주는 경우(미간거리가 눈의 수평 길이의 1.3배 이상인 경우)
4. 몽고주름이 아래 눈꺼풀로 주름처럼 연장되는 경우
5. 눈 머리 부분의 경사로 인해 눈이 매서워 보이는 경우
6. 눈이 많이 커지면서도 흉을 남기고 싶지 않은 경우

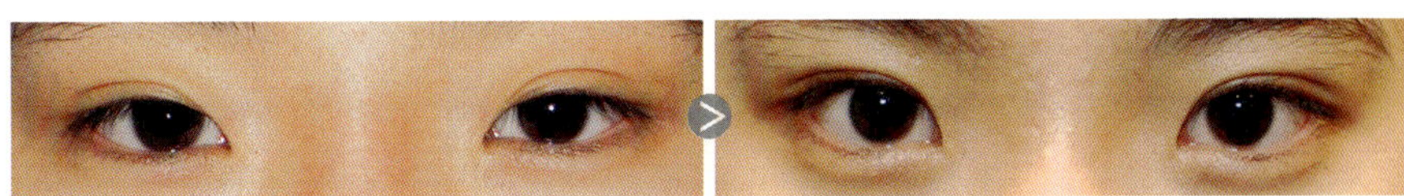

매직앞트임 수술 전후

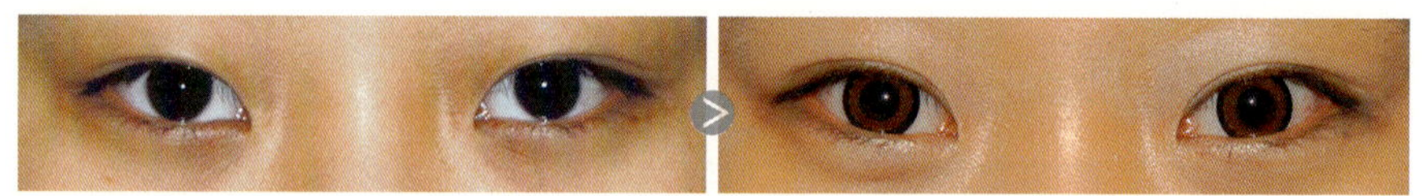

매직앞트임 수술 전후

매직앞트임을 하면 눈이 몰려 보이지 않을까?

간혹 앞트임을 하면 눈이 몰려 보일까봐 걱정을 하는 사람이 많은데, 매직앞트임은 눈의 길이나 눈 사이 간격을 좁히기 위해 수술하는 목적도 있지만, 눈 아래 방향으로 돌아 내려가면서 눈매를 매섭게 하는 몽고주름을 제거하여 눈매를 부드럽게 하는 시술로, 앞트임 후 눈이 몰려 보일 걱정을 별로 할 필요가 없다. 대부분 눈매와 인상이 더욱 선명해지는 효과가 있다.

수술은 얼마나 걸리나?

기존 앞트임 방법이 20~30분이 소요되는 반면 매직앞트임은 섬세한 수술기법과 환자의 피부 상태에 따라 1:1 맞춤 수술이 필요하므로 1시간 정도 국소마취로 진행된다.

수술 후 관리는 어떻게 진행되나?

매직앞트임 후의 붓기는 앞트임 부위의 특성상 쌍꺼풀과는 달리 붓기가 심하지 않다. 수술 직후부터 주의사항만 잘 지키면 붓기가 빠지는 속도가 빨라 수술 후 3일이면 심한 붓기가 빠지고 실밥을 뽑는 5일째면 많이 표시 나지 않는 정도가 되므로 일상생활로의 복귀에 지장을 받는 일이 없다.

TIP_매직앞트임 수술정보

수술시간	마취방법	입원여부	회복기간	체류기간
1~2시간	국소마취	당일퇴원	4~5일	5~7일

매직앞트임과 매몰법, 절개법

쌍꺼풀 수술을 단순히 눈에 쌍꺼풀을 그리는 수술로 여기기보다는 미적, 해부학적 원리를 고려해 눈 모양을 예쁘게 바꾸는 수술로 승화시켜야 당당하게 남 앞에 나설 수 있다.

자연스러운 눈 앞머리 모양

국제미용수술협회의 통계에 따르면 국내의 인구 77명 중 1명 꼴로 성형 수술을 경험한다고 한다. 활발하게 이루어지는 성형수술은 대중화를 이루면서 의료관광사업의 핵심으로 자리잡기도 했는데, 성형수술이 그만큼 사람들의 일상에 스며들 수 있었던 데에는 '눈성형'이 큰 역할을 했다.

국내에서 이루어지는 눈성형의 대부분은 바로 '쌍꺼풀 수술'인데, 눈은 사람들이 매력을 판단하는데 있어서 본능적으로 쳐다보는 신체부위 중 하나로서 얼굴의 이미지를 바꾸는데 큰 역할을 하기 때문에 더욱 인기를 끄는 수술 부위이다. 그래서인지 단순히 쌍꺼풀만 만들면 눈이 크고 예뻐질거라 생각하는 사람들이 많이 있는데, 실질적으로 한국인의 눈 특성상 쌍꺼풀 하나만으로는 원하는 눈 모양으로 변하기 어려운 경우가 많다. 단순히 쌍꺼풀 라인만을 만들기 보다는 자신의 타고난 얼굴형과 눈 모양을 다각도에서 살펴보고 고려해야 하며, 이를 기반으로 디자인적 요소와 눈의 기능을 고려한 수술을 시행할 때 원하는 이미지를 만들 수 있다.

과거엔 단순히 눈을 찢는 방법으로 흉터가 남거나 눈이 커지는 효과가 별로 없는

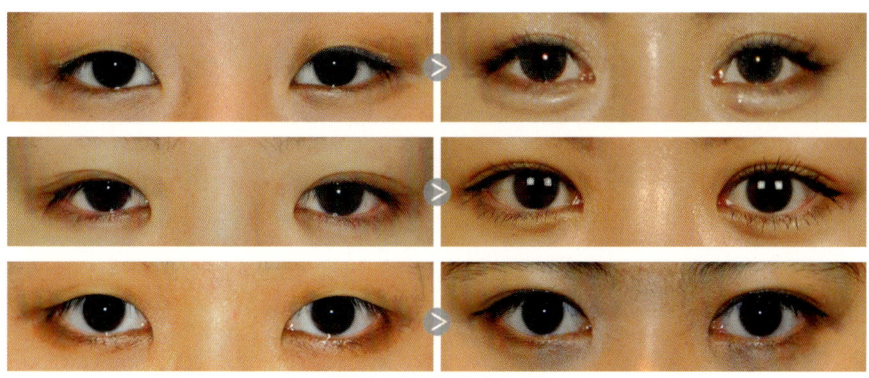

매직앞트임+매몰법 수술 전후

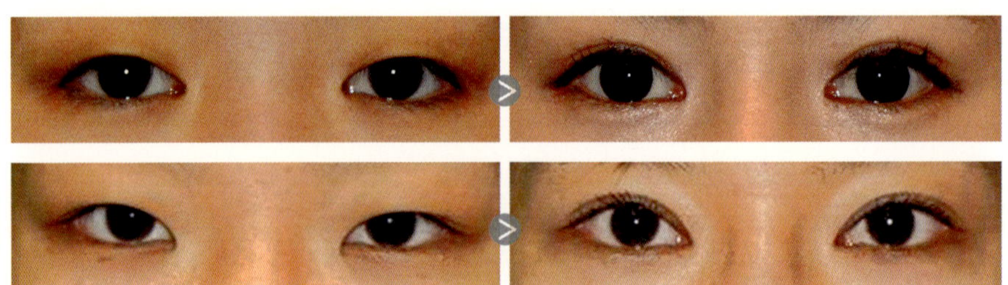

매직앞트임+절개법 수술 전후

앞트임 방법을 시행했다. 일반적인 몽고주름 제거 수술을 받은 대부분 사람들의 고민 부분이 흉터이다. 매직앞트임은 눈꺼풀의 긴장을 없애주고 눈이 답답해 보이는 현상도 완화해주고, 절개선을 최대한 결막 가까이 위치시켜 흉터 노출을 방지하여 티가 나지 않고 매우 자연스러운 눈 앞머리 모양을 만들 수 있다.

TIP_매직앞트임 수술정보

수술시간	마취방법	입원여부	회복기간	체류기간
1~2시간	국소마취	당일퇴원	4~5일	5~7일

매직앞트임과 재수술

눈의 가로 길이가 짧은 경우 쌍꺼풀을 만들어도 높이만 조금 높아질 뿐 폭의 큰 변화가 없어서 원하는 시원스러운 눈이 아니라 본인의 이미지에 잘 어울리지 않는 눈모양이 될 확률이 높다.

눈을 뜨는 근육 기능이 약해 이마나 다른 주변의 근육을 이용하여 눈을 뜨는 안검하수의 경우 쌍꺼풀 라인만 만들 경우 재수술이 필요할 만큼 효과가 없는 경우가 많다. 몽고주름이 심한 경우에도 쌍꺼풀만 만들면 눈매가 오히려 더 답답해져서 재수술을 하는 경우를 종종 볼 수 있다. 재수술은 다양한 문제를 가지고 있기 때문에 수술 중에도 예측할 수 없는 일들이 종종 나타난다. 그렇기 때문에 오랜 경험의 눈성형 의료진을 만나야하는 것은 필수 조건이다.

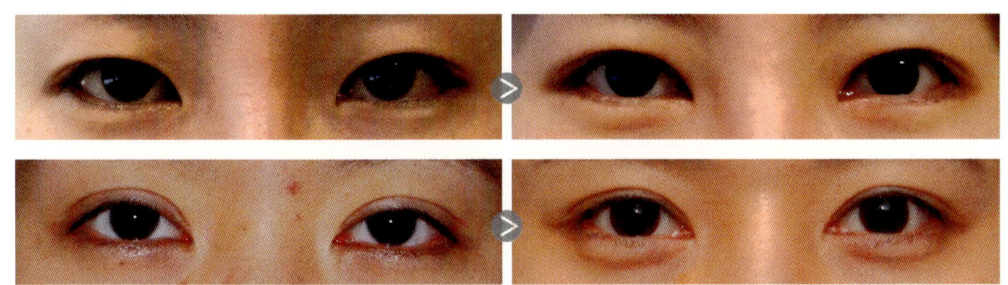

매직앞트임+재수술 전후

매직앞트임과 앞라인 교정

시원한 눈매를 만들면서 앞트임수술을 한것 같지 않기 때문에 쌍꺼풀이 눈 앞머리에 닿혀 라인이 전부 다 보이지 않아 답답해 보이는 인폴드 쌍꺼풀에도 효과적이다.

앞라인 교정술

눈의 가로 길이가 짧거나 안검하수를 앓고 있는 경우는 눈매교정이나 앞트임, 뒷트임과 같은 수술을 해주면 되지만 문제는 몽고주름이 있는 경우이다. 몽고주름이 있을 경우 앞트임을 통해 해결해주는 경우가 많은데, 단순히 눈 앞부분만 확장한다면 흉터가 남거나 보기 싫게 눈 앞이 파여 버린 눈이 된다는 단점이 있었다. 이를 방지하기 위해서는 눈 앞머리 쪽에서부터 피부재배치가 명확하게 이루어져야 하는데, 눈 앞 꼬리에서부터 쌍꺼풀로 이어지는 부분의 앞라인을 교정해주는 동시에 몽고주름을 제대로 제거해 주어야만 한다. 이런 수술을 '앞라인 교정술'이라고 한다.

앞라인 교정술은 과도한 앞트임으로 인상이 사나워지는 것을 방지해주면서 피부재배치를 통해 앞트임 수술 후 느껴지는 불편함을 없애고 자연스러운 눈을 만들어 주는데 효과적인 수술방법이다. 눈을 크게 만들기 위해서 단순히 쌍꺼풀 수술만으로는 안될 때 앞라인 교정술같은 수술을 함께 병행해 준다면 시원스럽고 자연스러운 눈매를 가질 수 있다.

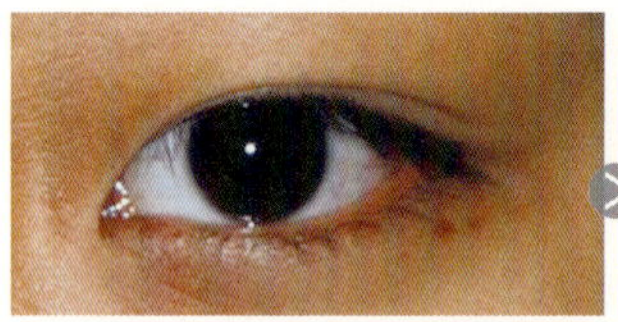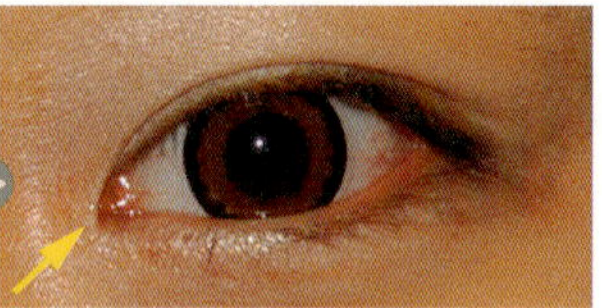

매직앞트임 수술 전후

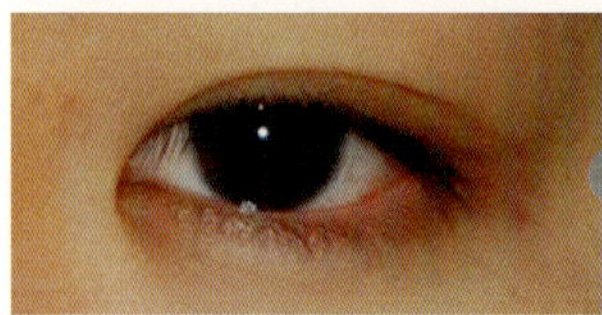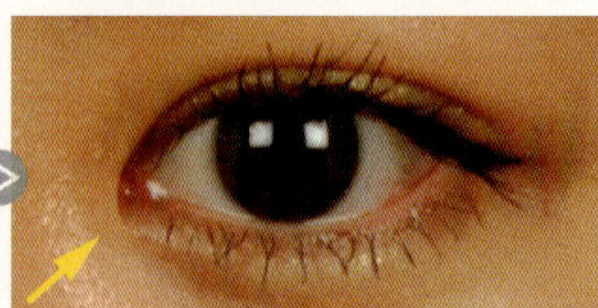

매직앞트임+매몰법 수술 전후

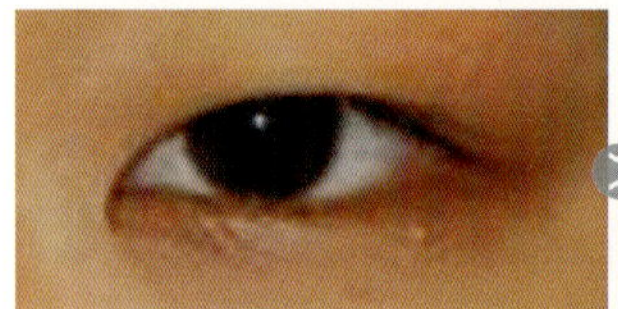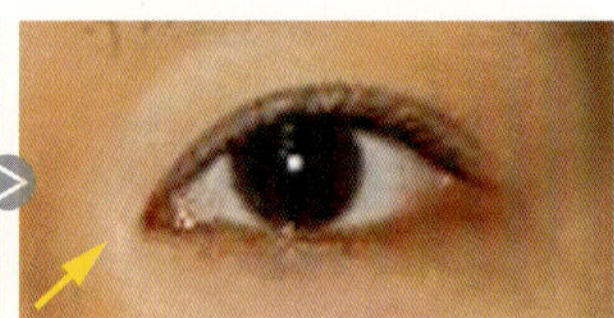

매직앞트임+절개법 수술 전후

매직 앞트임 수술의 목적

1. 눈의 가로 길이가 길어지면서 시원한 인상을 준다.

2. 넓은 미간거리의 비율이 맞춰진다.

3. 내안각을 드러내어 눈이 전체적으로 또렷해 보인다.

4. 몽고주름을 제거해 날카로운 인상에서 벗어날 수 있다.

5. 몽고주름을 제거하면서 답답한 인상을 벗어날 수 있다.

6. 사시의 느낌을 완화시켜 준다.

TIP_매직앞트임 재수술 정보				
수술시간	마취방법	입원여부	회복기간	체류기간
1~2시간	국소마취	당일퇴원	4~5일	5~7일

자신에게 맞는 아름다운 눈성형을 하기 위해서는?

성형외과에서 일년 내내 이루어지는 성형수술들을 살펴보면 각 계절마다 유독 인기가 있는 시술 분야가 있는 것을 확인할 수 있다. 예를 들어 가슴이나 종아리 라인의 경우에는 몸매를 드러내야 하는 여름보다는 가을이나 겨울을 선호하며, 여름에는 수술보다 가벼운 주사시술이나 피부에 관련된 시술이 늘어나는 것을 볼 수 있다. 물론 모든 성형분야가 계절에 따라 선호도가 바뀌는 것은 아니다. 성형분야 중 '눈'의 경우에는 일년 내내 수술을 받고자 하는 사람들로 붐비는데, 그 중에서도 쌍꺼풀 수술의 경우에는 얼굴의 이미지와 매력을 크게 개선할 수 있어 특히나 인기를 끄는 성형 분야 중 하나이다. 그 이유는 사람은 본능적으로 상대방의 매력을 파악하기 위해서 눈을 쳐다보기 때문이다.

한국인을 포함한 동북아시아인의 상당수는 민족적 특성이 그대로 반영되어 쌍꺼풀이 없거나 작고 좁은 눈이 많다. 쌍꺼풀 수술은 미세한 차이만으로도 이미지 변화가 가능하다 보니 오랜 시간 동안 동북아시아에서 이루어지는 대표적인 성형수술로 자리잡을 수 밖에 없는 것이다.

하지만 면밀히 고려해야 할 문제는 쌍꺼풀 수술을 받았다 해도 얼마든지 의사의 실력 부족이나 자신의 판단 잘못 등으로 인해 실패를 할 수 있다는 것이다. 부작용과 같은 심각한 문제뿐만 아니라 애당초 쌍꺼풀 수술은 미적인 부분에 중점을 두고 수술이 이루어지는 경우가 많기 때문에 결과가 자신의 마음에 들지 않으면 재수술을 선택하는 경우가 많다.

그렇기에 성형의료진을 선택할 때, 더욱 신중하고 풍부한 정보 속에서 냉정한 판단이 필요하다. 성공적인 눈성형이 되기 위해서는 자신의 얼굴형에 가장 적합한 형태로 아름다움을 만들어 주고, 시행할 수 있는 실력이 입증되고 검증할 수 있는 의사를 만나는 것이 가장 중요하다.

01-2 双眼皮手术是眼部的艺术

根据每个人的形态与特色来做，才是最好的眼部手术

西方与韩国的女性的眼睛差别非常大。西方女性的眼睛不能说非常美丽，但是她们的双眼确实会让人瞩目。就像拥有的鲜明双眼皮线条的明星们，会非常吸引眼球一般。眼皮较薄，双眼皮线条鲜明，让眼睛看上去更大的特点。韩国女性的80%不是双眼皮，跟别的国家相比，韩国女性的眼皮较厚，蒙古皱纹明显，无神并且还有双眼距离较宽的特点。因此韩国国内做的最多的整形手术就是双眼皮手术。但是术前不进行缜密的分析，会有可能导致效果不适合自己或者不如术前的结果。有些人则是不做双眼皮手术反而更好，就算要做也要考虑脸型、眼部肌肉、眼皮厚度还有下垂情况以及解决蒙古皱纹，否则不会获得最好的效果。蒙古皱纹遮挡了你美丽鲜明的双眼。

魔法开眼角

去除遮盖眼头的皮肤，将内眼角显露出来的新型手术方法-魔法开眼角是将疤痕隐藏，获得眼睛变大的效果。

解决以往疤痕明显的问题

与一般的开眼角手术相比是直接对产生蒙古皱纹的根本原因的构造进行操作，改善蒙古皱纹的牵引力，防止因牵引力产生的二次纤维化的带状组织，将眼头的内眼角做成原始样子一般自然的手术。蒙古皱纹是内眼角处，由上眼睑微微下伸，遮掩泪阜而呈现的小褶皱，蒙古皱纹较明显会显得眼睛小而无神，并且会让眼距更宽。很多人都有蒙古皱纹，因此对魔法开眼角都会有很大的兴趣。

魔法开眼角是消除牵引力展开遮盖眼头的蒙古皱纹，使皮肤或软组织没有切开的痕迹，还可以让内眼角适当显露，从而获得良好的效果。魔法开眼角改善了以往开眼角疤痕明显的问题。

魔法开眼角适合哪种人群？

1. 眼睛左右的宽度较窄的人
2. 因蒙古皱纹严重，因此有被建议不要做双眼皮手术的人
3. 双眼距离较宽的人(两眼间距是眼睛水平长度的1.3倍以上)
4. 蒙古皱纹向下延伸，看起来像皱纹的人
5. 眼头向下，看起来较凶的人
6. 想要眼睛变大，又不想有疤痕的人

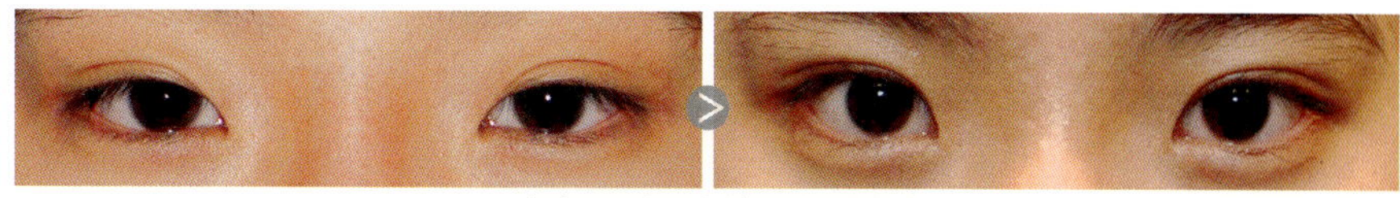

魔法开眼角手术前后对比照片

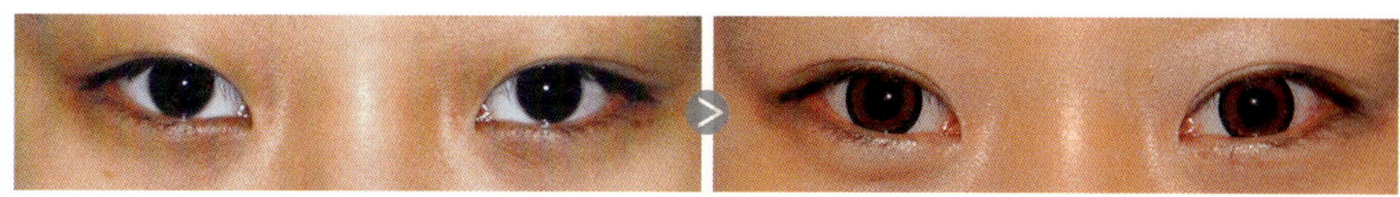

魔法开眼角手术前后对比照片

开眼角的话眼睛距离会不会太近?

也有担心开了眼角导致眼睛距离太窄的人, 魔法开眼角虽然也有以调整眼距为目的的手术, 但主要还是因为眼头向下, 导致印象较凶, 或者是去除蒙古皱纹让眼睛更加柔和的手术。因此基本不必太过担心, 大部分是眼型和印象有很明显改善的效果。

手术时间需要多久?

一般的开眼角手术时间是20~30分钟左右, 但是魔法开眼角需要更细致的手法, 还要根据患者皮肤状态进行1:1定制手术, 所以需要一小时左右的时间, 麻醉是局部麻醉。

术后管理怎么做?

开眼角手术, 不像双眼皮手术, 浮肿不太严重。术后只要遵守注意事项, 消肿速度就会更快, 基本三天就会消肿, 并且第五天拆线后就不太明显, 就可以回到日常生活中。

TIP_魔法开眼角手术信息

手术时间	麻醉方法	住院与否	恢复期间	停留时间
1~2小时	局部麻醉	当日出院	4~5天	5~7天

魔法开眼角与埋线法, 切开法

双眼皮手术不是单纯的在眼皮上画一条线, 而是要考虑美学, 解剖学等原理, 将眼部变得美丽, 可以堂堂正正展示于人前。

自然的眼头形状

　　根据国际美容手术协会的统计, 在韩国, 77名中就有1名会做整形手术。活跃的整形手术变得更加大众化, 并成为医疗观光产业的核心, 这充分说明整形手术已经渗入到大众的生活, 而其中的 "眼部整形" 更是起到很大的作用。

　　韩国大部分的眼部手术都是 "双眼皮手术"。因为眼睛作为判断一个人魅力的重要器官之一, 有着可以改变形象的重要作用, 因此是最受欢迎的手术项目。会有很多人以为只要做了双眼皮手术, 眼睛就会变大变美。但事实上, 从韩国人的眼睛特点来看, 单用双眼皮手术很难做到患者心中所想的效果。比起只做双眼皮线条, 更应该根据自身的脸型, 眼睛的形状, 多角度观察考虑, 结合眼型设计以及眼睛的使用机能再进行手术, 才会获得最好的效果。

　　以往简单的开眼角, 这只会留下疤痕, 并且也没有眼睛变大的效果。一般想做去

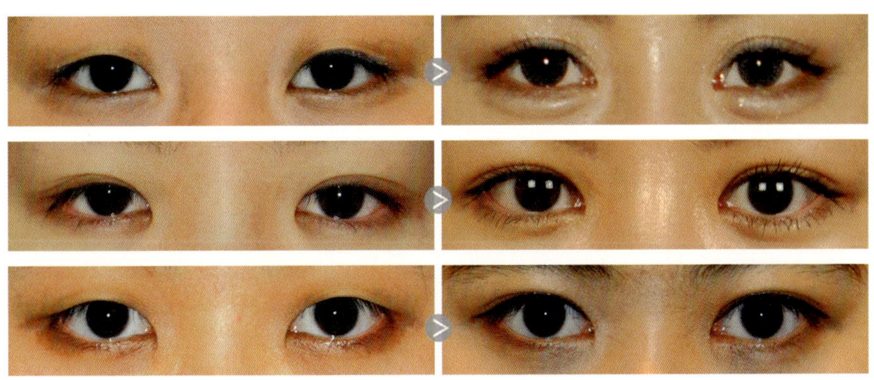

魔法开眼角+埋线法手术前后对比照片

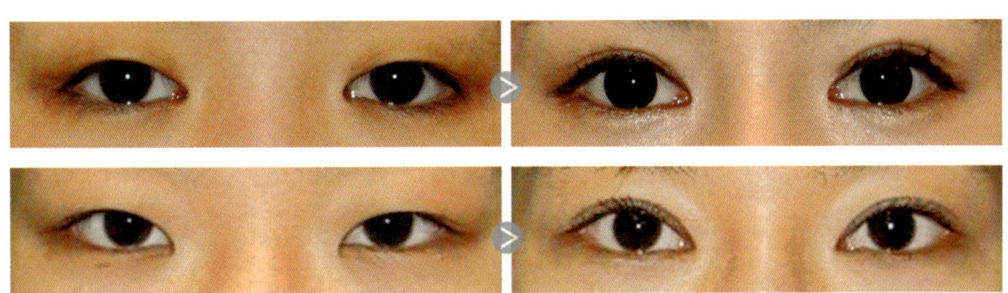

魔法开眼角+切开法手术前后对比照片

除蒙古皱纹手术的人，最担心的就是疤痕的问题。魔法开眼角会改善牵引力，让眼睛变得有神，切开线也是最大的接近结膜的位置，防止疤痕外露，获得自然的眼头。

TIP_魔法开眼角与埋线法，切开法的手术信息				
手术时间	麻醉方法	住院与否	恢复期间	停留时间
1~2小时	局部麻醉	当日出院	4~5天	5~7天

魔法开眼角与修复手术

眼部横向宽度较窄的眼睛，只做双眼皮手术，只会让眼睛变大，不会变宽，因此效果不会很理想，并且还不会适合自己。

　　眼睑下垂是眼睑提肌无力，睁眼时就会更多的利用额头周边的肌肉，做双眼皮手术，很可能效果不到位，需要再做修复手术。蒙古皱纹严重的情况下，只做双眼皮手术，有可能会让双眼变得更加无神。需要修复的情况很多样，因此手术过程中也会有些意想不到的情况发生，因此需要眼部整形经验丰富的医生来做是关键。

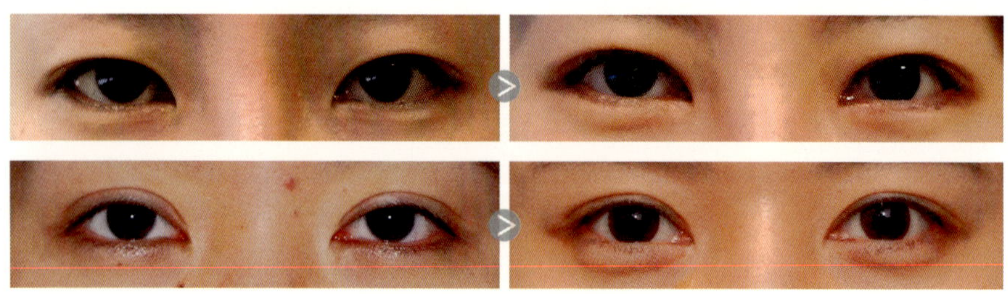

魔法开眼角+修复术手术前后对比

魔法开眼角与眼部线条矫正

会让双眼变得鲜明，并且开眼角痕迹不明显，因此眼头线条被遮盖的enfold双眼皮也有很好的效果。

眼部线条矫正术

眼睛的横向宽度较窄，或者是眼睑下垂的情况下可做眼型矫正或者开前后眼角，其中最麻烦的就是有蒙古皱纹的情况。蒙古皱纹基本都是通过开眼角来解决，但是单纯的只扩张眼头会留下疤痕或者是不自然的凹陷。因此为了防止此类现象，在眼头位置皮肤重置，从眼角开始调整线条做出自然延伸的双眼皮，并同时去除蒙古皱纹。这种手术被称为眼部线条矫正术。

眼部线条矫正术是可以防止开眼角过度导致面相变凶，皮肤重置改善开眼角不自然的手术方法。想要双眼变大，但是简单的双眼皮手术做不到时可以结合眼部线条矫正术，就会获得鲜明自然的双眼。

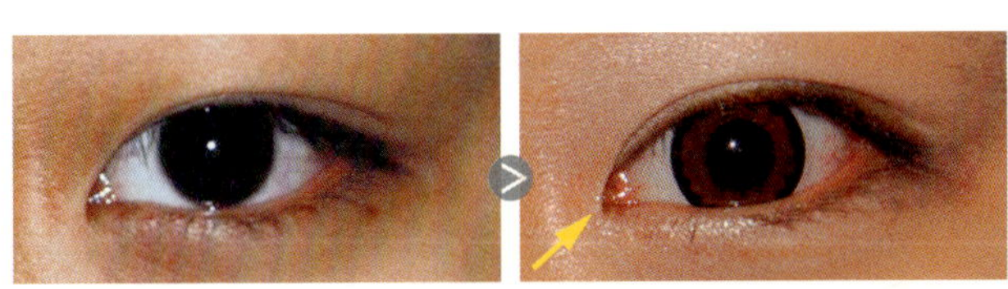

魔法开眼角手术前后对比

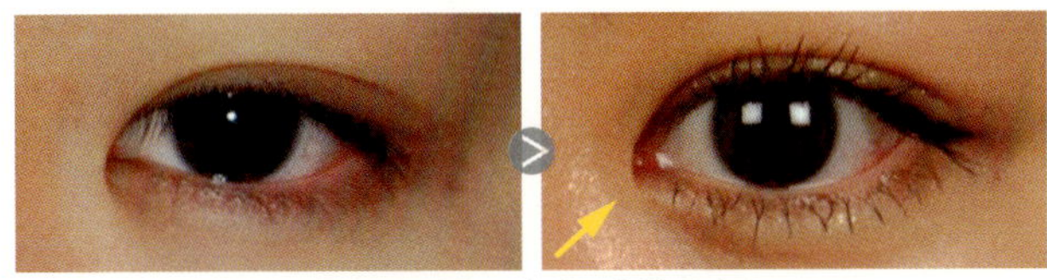

魔法开眼角+埋线法手术前后对比

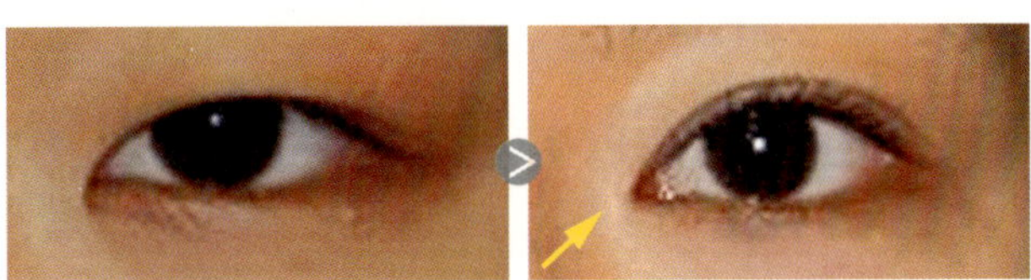

魔法开眼角+切开法手术前后对比

魔法开眼角的目的

1. 将眼睛横向宽度变宽，给人大气的印象。
2. 调整过宽的眼间距。
3. 将内眼角露出，让双眼变得鲜明。
4. 去掉蒙古皱纹，摆脱尖锐的印象。
5. 去掉蒙古皱纹，摆脱无神的印象。
6. 缓解斜视。

TIP_魔法开眼角修复信息				
手术时间	**麻醉方法**	**住院与否**	**恢复期间**	**停留时间**
1~2小时	局部麻醉	当日出院	4~5天	5~7天

想做适合自己，获得美丽双眼的眼部整形，你需要?

　　纵观一个整形医院一年的手术项目，可以发现根据季节变换，热门项目会有所不同。例如，做隆胸或者是瘦小腿手术，很多不会选择拼身材的夏季，而是更多选择在秋冬来做。而夏天，比起手术，更多的是注射类或者是皮肤相关的施术。当然也不是所有的整形项目根据季节变换的，特别是"眼部整形"，一年四季都是热点项目。因为双眼皮手术会让一个人形象与魅力有很大的转变，所以是人气项目之一。因为人们判断一个人有无魅力，首先是先观察眼睛。

　　韩国甚至东北亚地区的人长相基本都是直接反应其民族特色，所以很多都是无双眼皮或者是眼睛小并且窄。双眼皮手术是一项通过细小的差异就可获得形象上很大的转变，因此在东北亚地区的整形手术占有一席之地。

　　但是大家一定要考虑到就算做了双眼皮手术，也有可能因为遇到实力不足的医生或者是因为自身判断的错误导致失败的结果。很多人因为副作用，或是术后的效果与当初设想不一致而选择修复手术。因此在面诊的时候，要慎重的在众多的信息中做出正确的判断。要做出成功的眼部整形是要考虑自身的脸型，找到手术实力经验受到大众认可的医生才是最重要的。

융비술(隆鼻术)
코끝성형(鼻尖整形)
콧볼축소(鼻翼缩小)
흰코 & 넓은코성형(歪鼻&福鼻整形)

얼굴과 조화를 이루는 이상적인 코성형

与脸相协调的鼻部整形

자연스럽고 아름다운 라인의 코를 만들 수 있는 수술방법은 다양하다.
사람마다 얼굴과 코의 특징이 다르기 때문에 각자에게 가장 효과적인 수술법이 있다.

能够打造出自然美丽的鼻部线条手术方法多种多样。
根据个人的脸型与鼻部特征, 选择适合个人的手术方法来进行手术。

CDU청담유성형외과의원
CDU清潭优整形外科医院

www.cheongdamu.co.kr
www.cdups.co.kr

양동준(梁桐准)

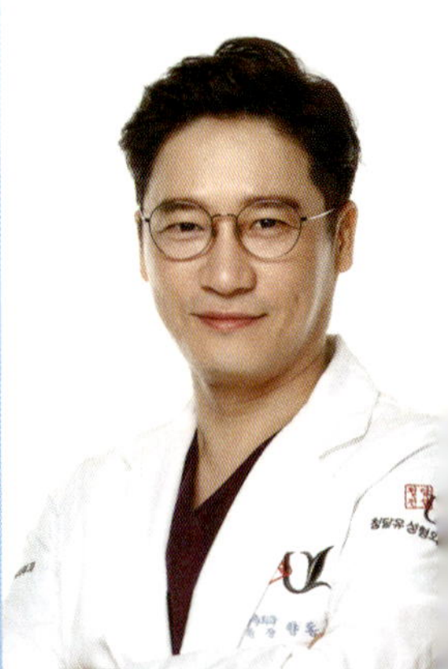

- (현)CDU청담유성형외과 원장(现清潭优整形外科医院 院长)
- 대한성형외과학회 코성형연구회 정회원(大韩整形外科学会 鼻部整形研究会正式会员)
- 대한성형외과학회 눈성형연구회 정회원(大韩整形外科学会 眼部整形研究会正式会员)
- 대한성형외과학회의사회 정회원(大韩整形外科学会医师会正式会员)
- 미국성형외과학회(ASPS) 정회원(美国整形外科学会(ASPS) 正式会员)
- 순천향대학병원 성형외과 외래교수(顺天乡大学医院整形外科 门诊教授)

Wechat_cdu555

얼굴의 중심에서 입체감을 나타내는 코

　코는 얼굴의 중심에서 유일하게 입체감을 나타낼 수 있는 부위이다. 코가 달라지면 얼굴의 전체적인 이미지가 변화된다. 그래서 눈과 함께 가장 많은 사람이 수술하는 부위이기도 하며, 수술을 희망하는 부위이기도 하다.

　과거 높은 콧대가 예쁜 코의 기준일 때가 있었다면 최근에는 본인의 얼굴과 조화를 이루는 자연스러움이 중요해졌다. 코끝이 살짝 들린 버선코, 콧대가 오똑하면서 코끝만 살짝 올라간 반버선코 라인이 유행처럼 퍼졌지만 결국 수술 후 만족도가 가장 높은 예쁜 코라인은 본인의 얼굴과 조화를 이루는 자연스러운 코였다.

　코성형은 무조건 콧대를 높여주는 것이 아니라 매부리코, 들창코, 납작코 등 모양에 따라 각각 다른 시술법이 필요하다. 이때 단순히 코 부위만 개선하는 것이 아니라 반드시 개개인의 얼굴 전체의 비율과 조화를 염두에 두고 수술해야 한다.

융비술

낮은 콧대를 교정하기 위해서 단순히 콧대만 높여주면 되는 것은 아니다. 좌우대칭이 완벽한 콧대와 콧볼,
그리고 코끝이 아름다운 얼굴선을 완성한다.

부드럽고 자연스러운 코라인을 만드는 콧대성형

코성형도 다른 부위 성형과 마찬가지로 결과를 절대적인 수치나 정량적인 결과로
만들어서 비교할 수는 없다. 개개인의 특징과 전체적인 조화를 고려해서 수술하는
것이 중요하다. 특히 코는 얼굴의 중간에서도 가운데에 위치하고 있기 때문에 얼굴
전체의 조화를 깨지 않도록 수술이 이뤄지도록 해야 한다.

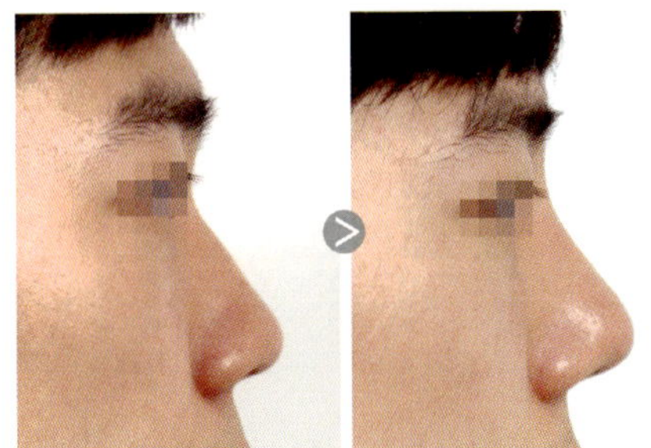

콧대코끝 수술전후

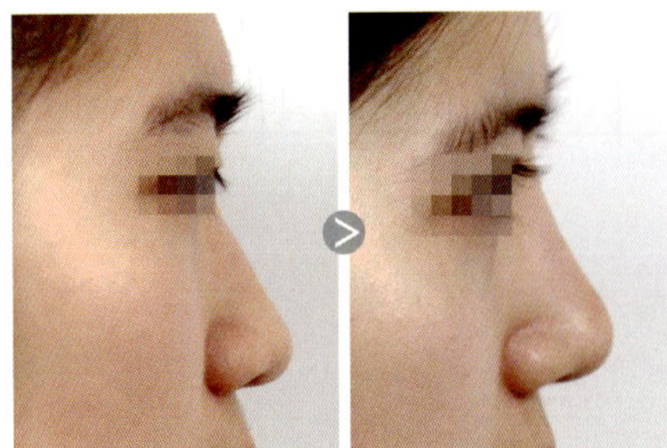

콧대코끝 수술전후

보형물을 이용한 코성형수술

주로 사용되는 보형물은 실리콘, 고어텍스, 인공진피, 늑연골 등이 있다.

01_실리콘 보형물

실리콘 보형물은 보형물의 종류나 제품군이 다양하다. 경우에 따라 적합한 보형물
을 선택하여 알맞게 조각하여 사용할 수 있다. 재수술이나 추가수술이 필요할 경우
고어텍스나 인공진피, 늑연골에 비해 쉽게 박리가 가능하여 수술이 용이하다. 특히
예전과는 달리 보형물의 강도가 부드럽게 개발된 실리콘 보형물이 등장하여 보형물
수술 시에도 연골로 수술한 것처럼 자연스러운 수술결과를 보이고 있다.

비스톨사의 소프트씰(SoftXil)은 '하이 소프트 실리콘(High Soft Silicone)'으로 기존에 나왔던 실리콘 보형물에 비해 더욱 부드러운 강도를 가지고 있다. 또 다양한 코 모양에 부합하는 여러 가지 보형물이 있어 코수술 시 보형물 조각 시간을 짧게 줄여준다. 실제 코수술에서 보형물 조각 시간은 가장 시간이 많이 할애되는 부분으로 이 시간이 단축되면 결과적으로 수술시간이 단축되고 수술 결과가 향상되는 부분이 있다.

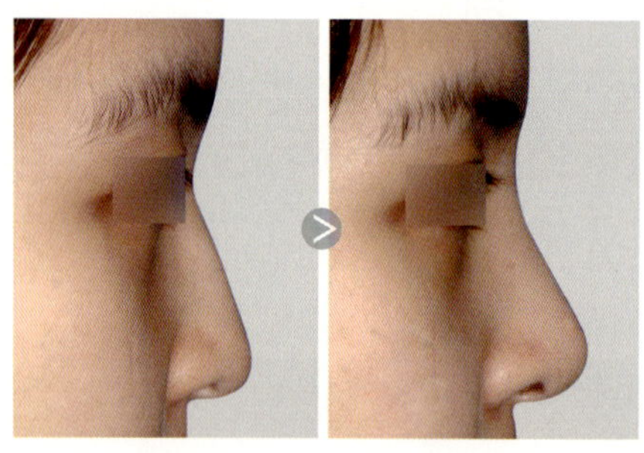

낮은코 수술전후

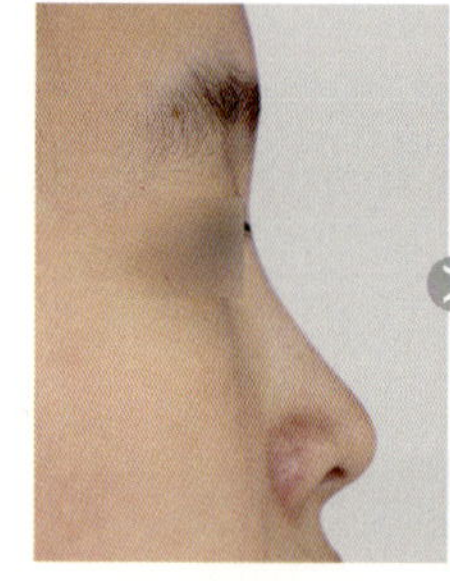

낮은코 수술전후

02_고어텍스 보형물

고어텍스 보형물은 실리콘 보형물이 가진 딱딱함과 인위적인 면을 대신하고자 코성형에 사용되기 시작했다. 실리콘에 비해서 덜 딱딱하고 부드러운 윤곽을 만들 수 있으나, 수술 후 일정기간이 지나면 부피축소와 그로 인한 경화현상이 생길 수 있다. 이런 경우 수술 전과 같은 부드러움은 어려우며 부피축소로 인해 코 높이가 낮아질 수도 있다. 반면 고어텍스는 피하조직과 유착되어 단단히 결합하기 때문에 보형물의 움직임이나 이동 가능성은 적다.

03_인공진피 보형물

인공진피 보형물은 일반적으로 전체적인 윤곽이나 높이를 올리는 데 사용하기보다는 부분적으로 피부가 얇은 부위나 코끝에 연골이식을 대신하여 사용하거나 연골이식과 함께 사용하는 등의 목적으로 이용된다.

일정한 형태를 가지고 있지 않기 때문에 각각의 형태에 맞추어 조각하여 사용한다.

인공진피 보형물은 식염수에 불리는 과정을 거쳐야 하기 때문에 수술 후 높이가 일정 부분 낮아지게 된다. 하지만 다른 보형물이나 연골에 비해서 윤곽이 더 부드럽다.

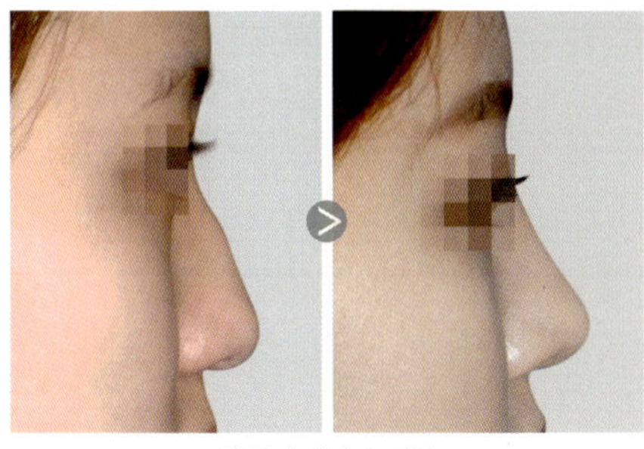
인공진피 수술전후

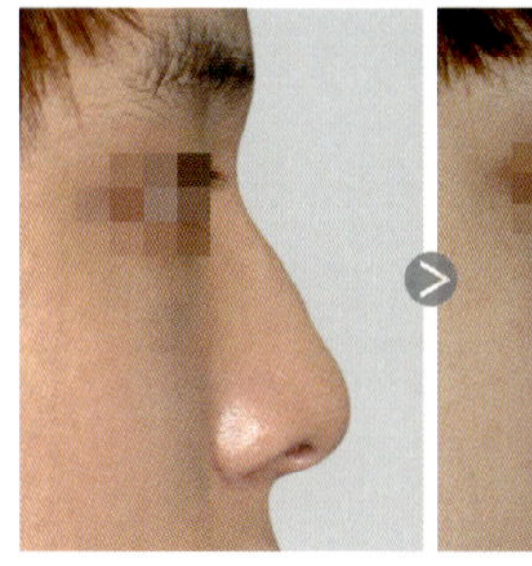
인공진피 수술전후

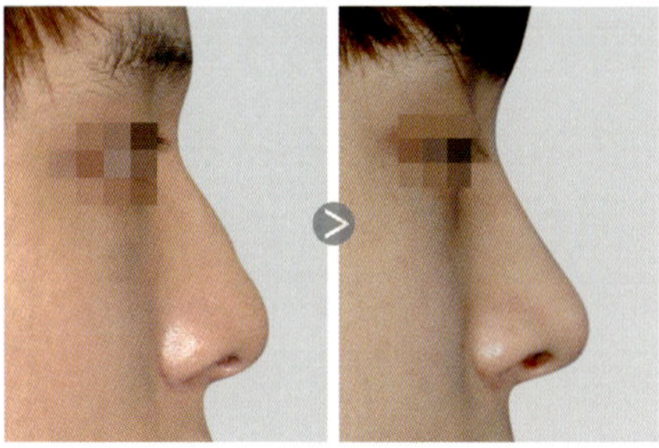

자가조직을 이용한 코성형수술

　보형물을 이용한 수술 외에 자가조직을 이용하여 코성형수술을 시행할 수 있다. 콧대성형을 위해서는 주로 진피지방조직이 이용되며, 코끝수술이나 비중격연장수술에는 귀연골이나 비중격연골, 가슴연골 등이 주로 사용된다. 코의 변형이 심하여 전체적인 재건이 필요한 경우에는 가슴연골을 이용한 재건수술을 하게 된다.

　진피지방조직을 이용한 콧대성형은 주로 첫 번째 수술보다 재수술이나 반복된 수술로 인해 연골이나 다른 보형물을 사용하기 어려운 경우에 시행된다. 보형물로 인해서 일어날 수 있는 대부분의 부작용이 없다는 점에서는 안전한 코수술방법이라고 볼 수 있다.

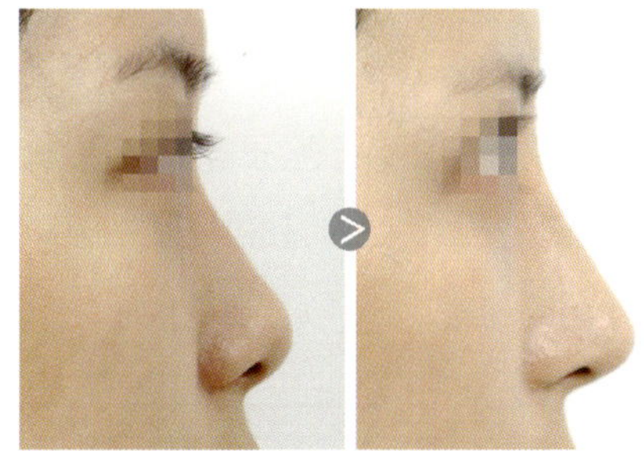
자가조직을 이용한 코성형 수술전후

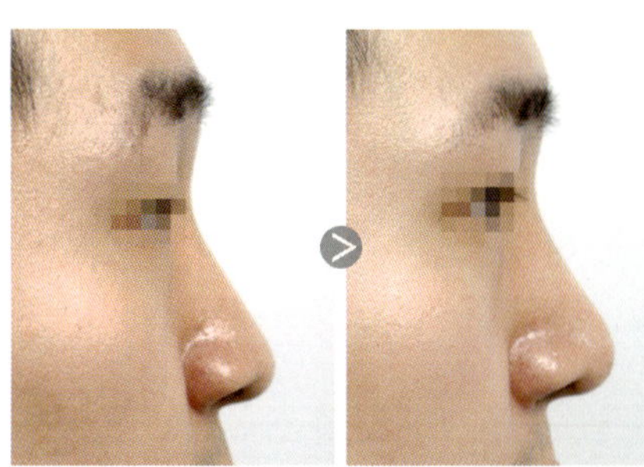
자가조직을 이용한 코성형 수술전후

자가조직을 이용한 수술에서 가장 많이 사용되는 것은 귀연골이나 비중격연골이다. 귀연골은 코끝연골과 비슷한 유연성을 가지고 있으며 부드럽기 때문에, 대부분의 코수술에서 단독 혹은 비중격연골과 함께 사용된다. 주로 코끝성형을 위해서 사용되며 부드러운 특성으로 인해서 자연스러운 코끝 모양을 만드는데 중요한 역할을 한다. 비중격연골은 귀연골에 비해서 단단한 편으로 비중격을 연장하거나 어느 정도 단단함이 필요한 부분에 주로 사용한다. 하지만 비중격연골은 한 번 사용하면 다시 사용할 수 없다는 단점이 있다.

TIP_융비술 수술정보				
수술시간	마취방법	입원여부	회복기간	체류기간
1시간~1시간30분	수면, 부분마취	필요없음	7일	7일

코끝성형

코끝성형술은 전체적인 콧등의 높이는 낮지 않으나 코끝이 낮은 경우에 행해지는 수술이다. 콧대와 이어지는 전체적인 라인을 생각하여 자연스러운 코를 만들어준다.

코끝이 낮은 경우 코성형 수술로

전체적인 콧등의 높이는 낮지 않으나 코끝이 낮은 경우 코끝성형술로 자연스럽고 예쁜 코끝을 만들 수 있다. 이런 경우 대부분 코뼈나 코의 비중격연골, 상외측 연골에 비해서 콧방울 연골이 작거나 약한경우가 많다.

수술은 콧방울 연골을 봉합사를 이용하여 묶어주거나 귀연골을 콧방울 연골 사이에 이식하여 콧방울 연골을 강화시키고 그 위에 귀연골을 이식하여 코끝 높이를 전체적으로 자연스러운 높이까지 올릴 수 있다. 이렇게 수술하면 코끝이 부드럽게 유지되기 때문에 촉감이나 탄력에서도 자연스러운 코와 거의 유사하게 만들 수 있다.

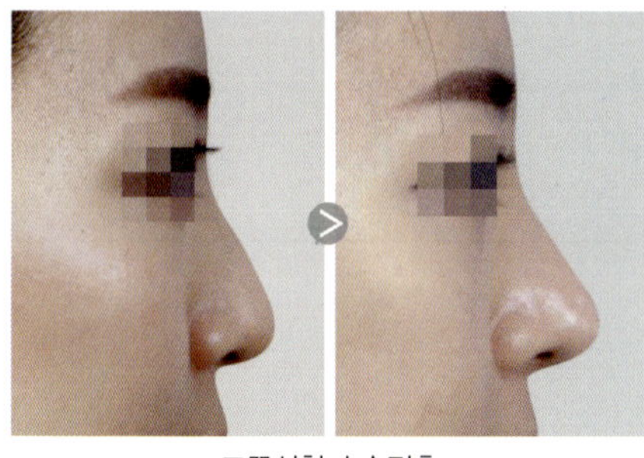
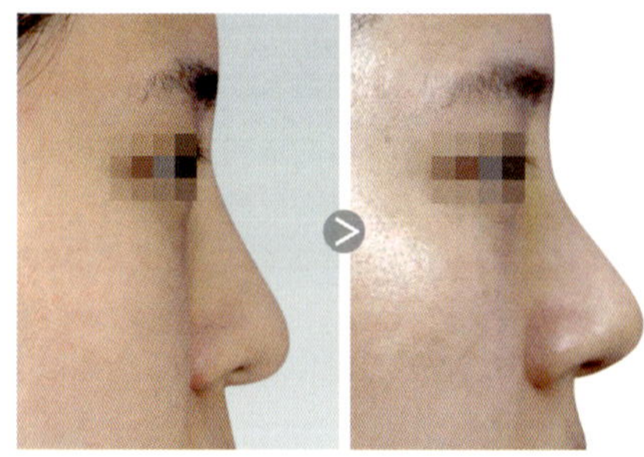

코끝성형 수술전후

코끝성형 수술전후

굽은코로 코끝이 상대적으로 낮은 경우

굽은코는 코끝에 비해서 콧등 부분, 즉 코의 중간 부분이 높아서 코끝이 상대적으로 낮아 보인다. 굽은코가 심한 경우에는 비봉절제술과 함께 절골술이 필요하다.

심하지 않은 경우에는 비봉 부분을 골 줄로 갈아내고 코끝성형술을 통해서 코끝 부위를 원하는 높이까지 높여주면 전체적으로 부드럽고 자연스러운 라인이 된다.

굽은코 부분을 낮추어주는 높이와 코끝 부분을 높여주는 높이의 차이를 적절하게 예측하여 전체적인 라인의 조화를 이룰 수 있도록 만들어주는 것이 중요하다.

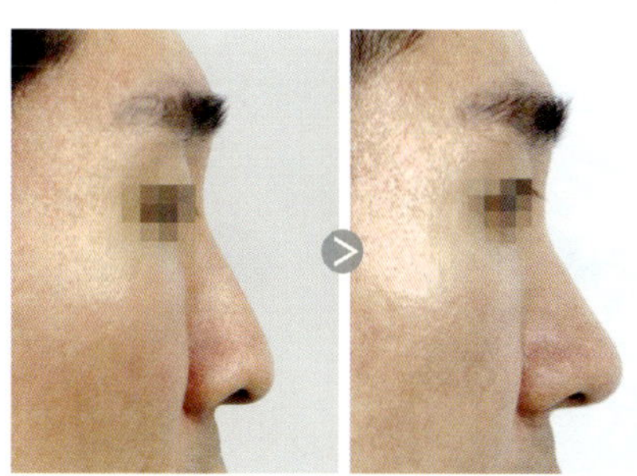
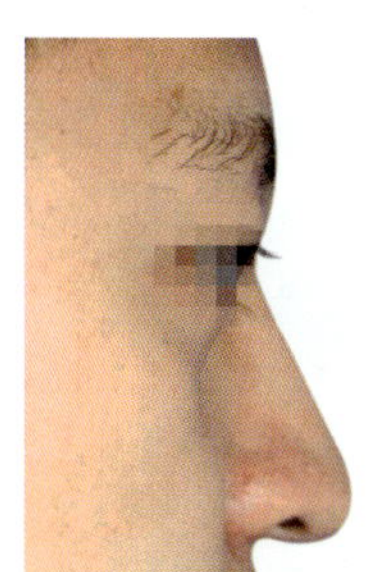
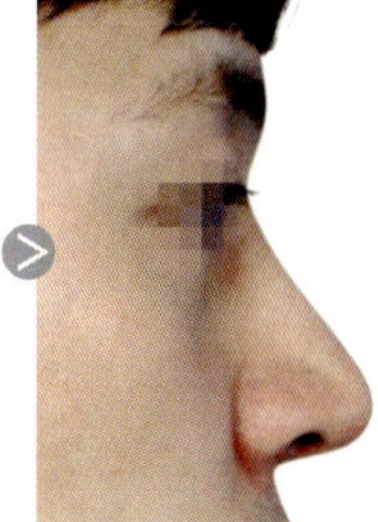

굽은코성형 수술전후

굽은코성형 수술전후

TIP_코끝성형 수술정보

수술시간	마취방법	입원여부	회복기간	체류기간
1시간	수면, 부분마취	필요없음	7일	7일

콧볼축소

동양인의 경우 코끝 연골이 넓게 퍼져 있고, 피부와 지방이 많아 둥근 코끝과 넓은 콧방울을 가진 경우가 많다. 개인의 특성에 따라 적합한 방법으로 둥글고 넓은 콧방울을 축소할 수 있다.

개인 특성에 따라 달라지는 콧볼축소 방법

가장 효과적인 콧볼축소 방법은 개인의 특성에 따라 달라진다. 코끝만 넓은 경우 코끝수술을 통해 연골을 좁혀주고, 연골이식을 통해 높이를 높여주면 충분히 갸름한 코끝을 만들 수 있다.

콧방울은 갸름한 편이나 콧구멍이 넓어 코가 커 보인다면, 코 가장자리에 아주 작은 구멍을 내고 실을 통과시켜 좁혀 주는 비절개콧볼축소 방법이 좋다. 간단한 부분마취를 통해 수술이 가능하며 약 20분 정도로 수술 시간도 짧다. 절개가 없어 회복이 빠르기 때문에 일상생활에 거의 지장을 주지 않는다.

반면 콧방울이 두툼하고 콧구멍도 큰 경우에는 코안 내측 바닥 절개를 통해 약간의 피부를 제거하고 실을 이용하여 양쪽 끝을 좁혀준다. 두툼한 콧방울도 교정이 되면서 콧구멍의 크기도 줄어들고 재발의 위험 없이 효과적으로 교정할 수 있다.

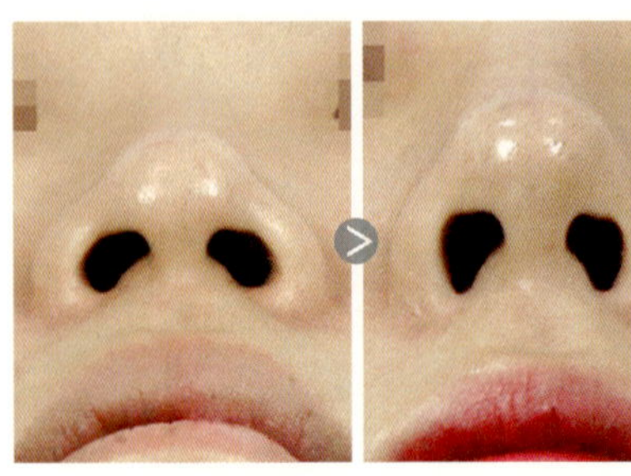

콧볼축소 수술전후

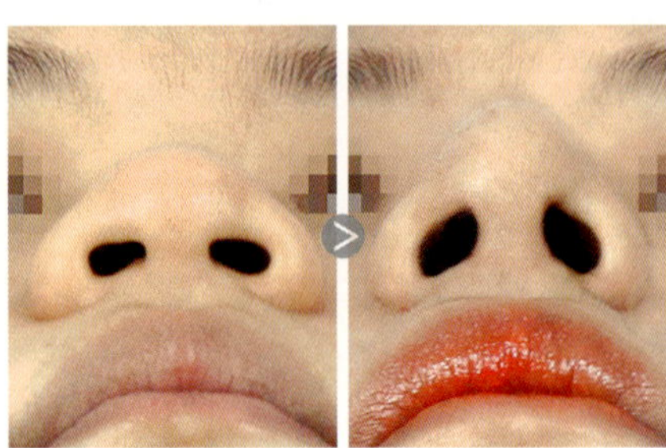

콧볼축소 수술전후

TIP_콧볼축소 수술정보				
수술시간	마취방법	입원여부	회복기간	체류기간
20~30분	부분마취	필요없음	당일	당일

| 휜코 & 넓은코성형

코폭이 넓거나 코가 휜 경우에 필요한 수술이 절골술이다. 절골술은 휜코 교정이나 코줄임술을 위해 코뼈를 잘라 이동시키는 것을 말한다.

절골술(뼈자름술)

절골술은 대부분의 경우 전신마취하에서 시행되는 고난위도의 수술이며, 회복기간도 길다. 절골술 역시 비개방성형술을 이용하여 수술할 수 있으며 개방형성형술에 비해 시야가 좁기 때문에 경험이 없거나 술기가 정확하지 않은 의사는 시행하기 어려운 수술이다. 코뼈의 내측과 외측 절골 후 코뼈를 내측으로 이동시켜 코폭을 줄이고 코의 변형도 교정하게 된다. 휜코 교정의 경우 뼈의 변형뿐만 아니라 연골 부분과 비중격의 변형도 동반된 경우가 많다. 이런 경우 외형적 변형과 호흡장애, 만성비염 및 부비동염과 같은 기능적 장애도 동반되기 때문에 반드시 같이 교정해야 한다.

일반적으로 절골술 후 콧대 보형물을 무조건적으로 삽입하는 경우가 많다. 하지만 콧대가 낮지 않은 환자의 경우 콧대 윤곽을 최대한 보존하면 보형물 삽입 없이도 자연스럽고 날렵한 콧대를 만들 수 있다.

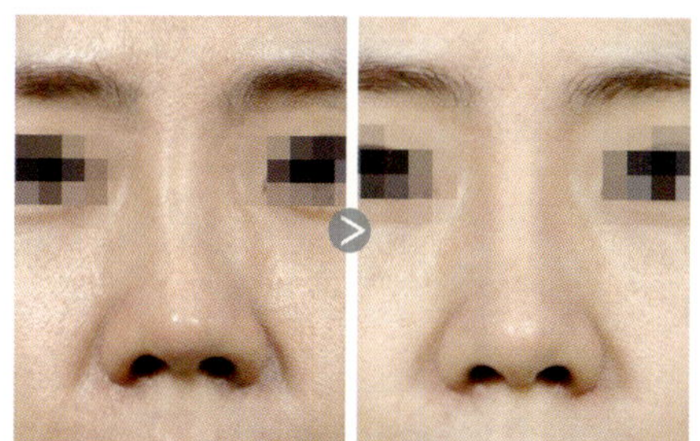

휜코교정 수술전후

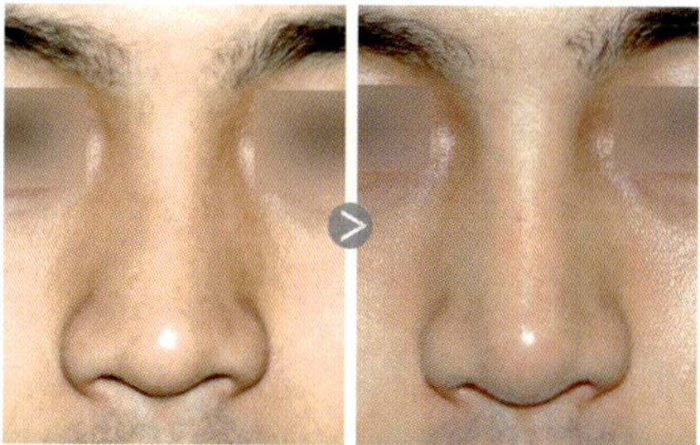

넓은코 수술전후

TIP_절골술 수술정보

수술시간	마취방법	입원여부	회복기간	체류기간
1~2시간	전신마취	필요없음	7~14일	7~14일

02-1 考虑每个人的脸部比例 与之相协调的鼻部手术

脸部中央具有立体感的鼻部

鼻部是唯一在脸部展现立体感的部位之一。鼻部变化可以改变全脸形象。所以，很多人都希望与眼部一起手术从而获得更加精致的五官。

过去以高鼻梁作为美鼻标准的话，近来与本人面部相协调的自然风格变得越来越重要，拥有鼻尖微翘的翘鼻和挺拔鼻梁的同时，鼻尖微微上扬的芭比翘鼻线条开始流行并蔓延开来，结果手术后满意度最高的是鼻部线条与本人的面部相协调的自然鼻型。

鼻整形不能盲目的垫高鼻梁，针对鹰钩鼻、朝天鼻、塌鼻等不同类型需要不同的手术方法进行改善。手术时不能单纯的只改善某个部位，一定要考虑到每个人的整体面部比例相协调后再进行手术。

隆鼻术

鼻部整形不能盲目地垫高鼻梁，需要首先考虑整个脸部比例相协调后再进行手术。左右对称的完美鼻梁、鼻翼和鼻尖才能打造出最完美的五官。

鼻梁整形可以让你拥有柔和自然的鼻部弧线

鼻部整形与其他部位整形不一样，不能将结果和绝对数值或定量结果进行比较。考虑到每个人的个性特点和整体协调进行手术很重要，尤其是在进行位于脸部中央的鼻部整形时，一定要全面考虑脸部的协调。

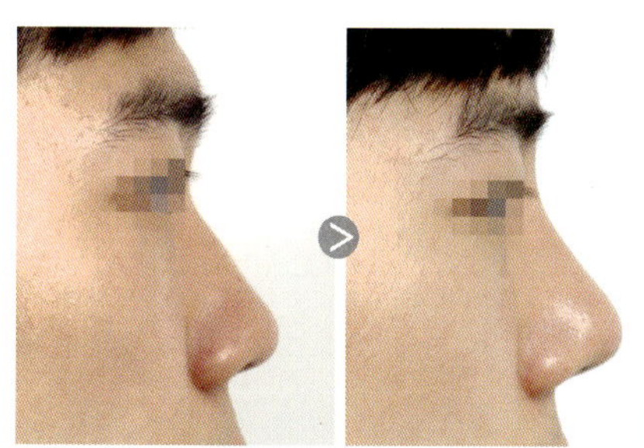

鼻梁鼻尖手术前后

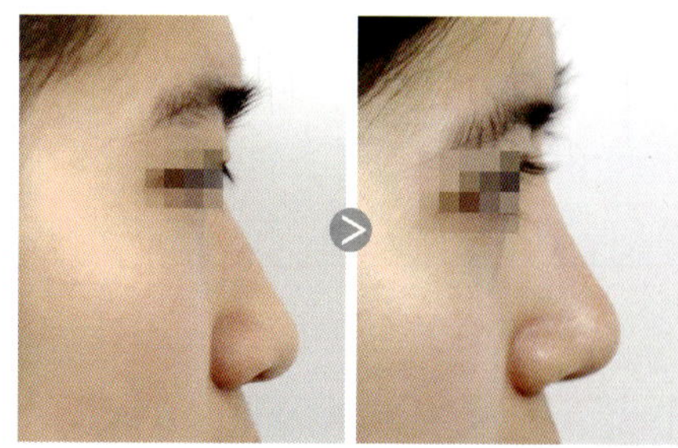

鼻梁鼻尖手术前后

利用假体的鼻部整形术

主要使用的假体有:硅胶、膨体、人工真皮、肋软骨等。

01_硅胶假体

硅胶假体其种类和产品形状多样，手术时根据每个人的情况，选择假体并适当雕刻使用。进行修复手术或追加手术项目时，相比膨体、人工真皮、肋软骨，硅胶假体更易于剥离和手术。不仅如此，最近还研发出软度较高的硅胶假体，在使用该假体进行手术也可获得与软骨相同的自然手术效果。

BISTOOL公司生产的假体（SoftXil）是一种叫高软硅胶假体(High Soft Silicone)的鼻部假体，相对于现有的硅胶假体更加柔软。因为拥有适合各种鼻子形状的多样假体种类，降低了在鼻部手术过程中雕刻假体所需的时间从而大大缩短了整台手术的时间，更有助于获得良好的手术效果。

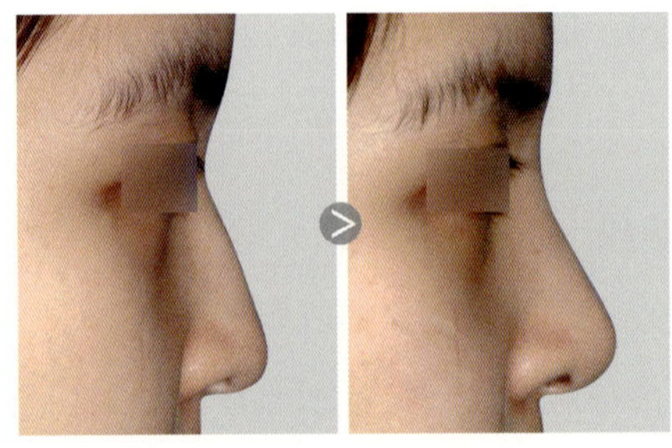

矮鼻手术前后

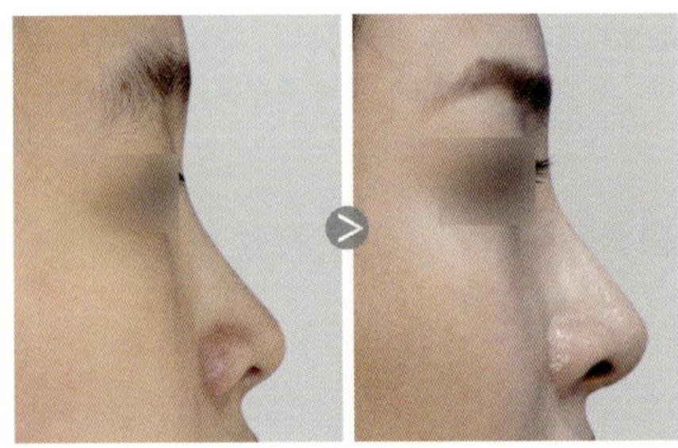

矮鼻手术前后

02_膨体（高泰克斯）

膨体取代硅胶用于整形是为了解决硅胶假体的坚硬和不自然的问题。膨体与硅胶相比，更容易塑形，真实感较强。

但实际上膨体本身的柔软性和组织融合性也有可能会使术后体积缩小或由此带来组织硬化现象，也可能会导致术后鼻部僵硬，有时其柔和程度不如术前。膨体体积变小，经过一定时间后也可能影响到鼻梁高度，使鼻梁高度降低。膨体和组织相容性高，固定性比较强，因此假体移位或移动的可能性较小。

03_人工真皮

人工真皮一般不大用于改善整体轮廓高度，而主要用于皮肤较薄的部位，可加厚鼻部组织，或在鼻尖代替软骨使用，也可以与软骨同时使用，增加术后真实感。

人工真皮其形状不规范，手术时可根据需要雕刻使用。使用人工真皮需要经过

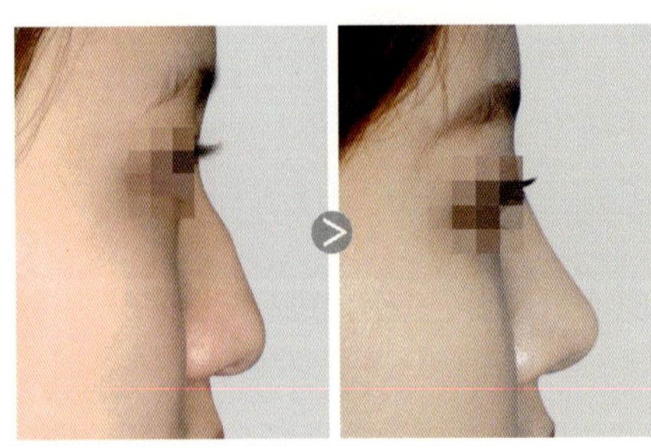

人工真皮手术前后

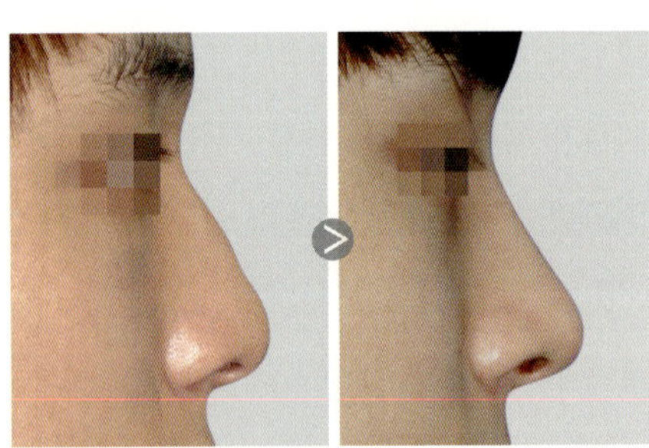

人工真皮手术前后

生理盐水浸泡过程，所以术后有可能会使鼻部高度在一定范围内变低。但相比其他假体或软骨组织，其术后轮廓更加柔和，更加自然。

利用自体组织的鼻部整形术

除了用假体进行手术以外，还可以使用自体组织进行鼻部整形。鼻梁主要使用真皮脂肪组织，鼻尖或鼻中隔延长术主要使用耳软骨或鼻中隔软骨、肋软骨等。鼻子严重歪斜而需要整体修复时，使用肋软骨进行鼻部重建修复手术。使用自体组织的鼻部整形，与假体手术相比，其副作用少，术后将更能表现出鼻部自然形态。

真皮脂肪组织鼻部整形主要用于修复手术或因反复手术难以使用软骨或其他假体的情况。因为使用的是自体组织，比起假体手术，无排异反应，副作用相对少，术后效果也更加自然，是比较安全的手术方法。

鼻部整形使用自体组织中，最常用的是耳软骨和鼻中隔软骨。耳软骨的柔软度与鼻尖软骨相似，较为柔软，在进行鼻部手术时，一般单独使用，或和鼻中隔软骨一起使用。主要用于鼻尖整形，其柔软特性在塑造自然鼻尖时起到重要的作用。与耳软骨相比，鼻中隔软骨较为坚硬，主要用于鼻中隔延长或需要加强硬度的部分，但鼻中隔软骨可切取量有限，因此无法再次使用。

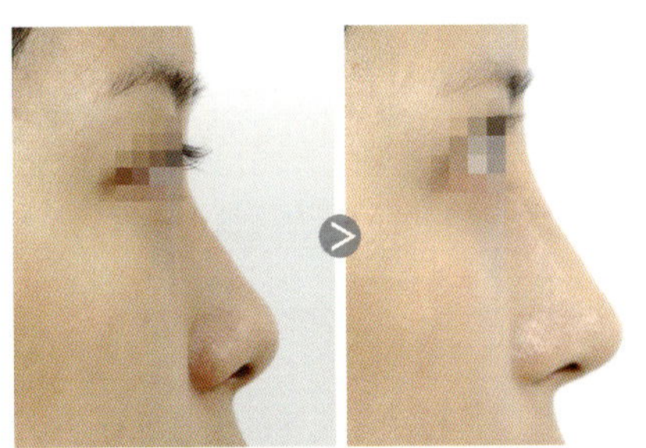

利用自体组织的鼻部整形手术前后

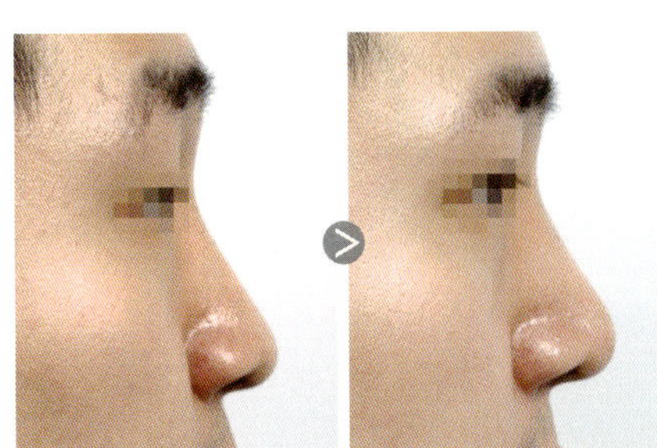

利用自体组织的鼻部整形手术前后

TIP_隆鼻术手术信息				
手术时间	**麻醉方法**	**住院与否**	**恢复期间**	**停留时间**
60~90分	睡眠、局部麻醉	无需住院	7天	7天

鼻尖整形

整体鼻梁高度不低，鼻尖较低的情况，可进行鼻尖整形手术。塑造出美丽自然的鼻尖，可使鼻部整体拥有完美自然曲线。

鼻尖矮塌的鼻部整形术

　　整体鼻梁高度不低但鼻尖较低，通过鼻尖手术可塑造出自然美丽的鼻子。与鼻骨、鼻中隔软骨、上外侧软骨相比，鼻翼软骨较小或较弱时需要利用此手术。

　　手术时可用缝合线捆绑或将耳软骨移植到鼻翼软骨中间部，加强鼻翼软骨，然后在鼻翼软骨上方移植耳软骨，将鼻尖塑造的既高又圆润。这样可使鼻头更加圆润，其弹力和触感也更具真实感。

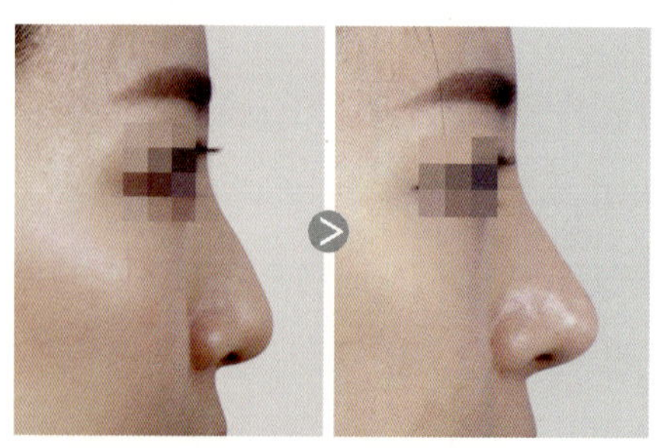

鼻尖整形手术前后

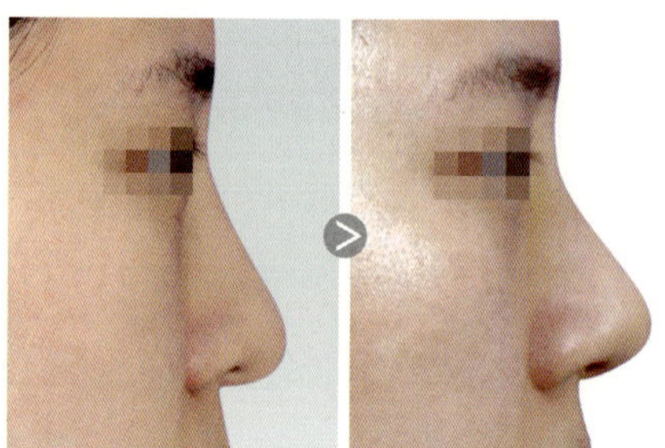

鼻尖整形手术前后

驼峰鼻鼻梁相对于鼻尖矮的情况

　　驼峰鼻的鼻梁，也就是鼻梁中间部分高于鼻尖，使鼻尖显得较低。驼峰程度严重，需要进行切除驼峰术与截骨术，症状较轻者，可打磨驼峰部分来解决。再通过鼻尖

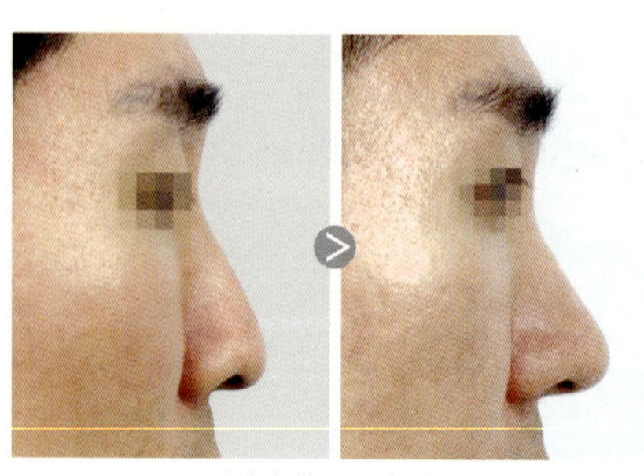

驼峰鼻整形手术前后

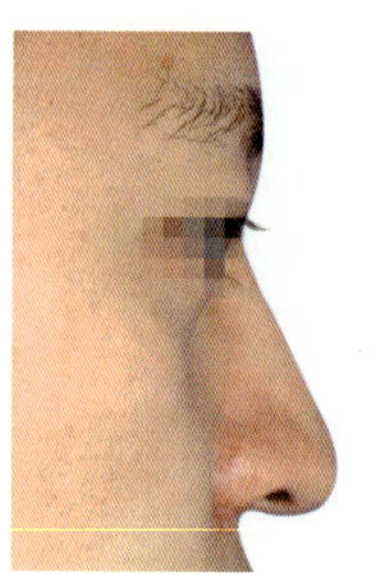

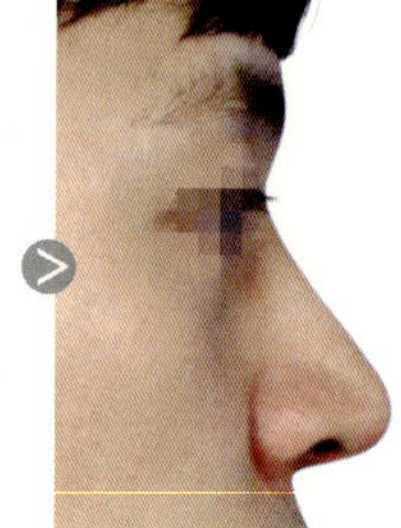

驼峰鼻整形手术前后

整形，将鼻尖部位提高到适当的高度，可做出自然美丽的线条。该手术的关键在于，预测降低驼峰部分的高度和提高鼻尖的高度相差后塑造出协调的曲线。

手术时间	麻醉方法	住院与否	恢复期间	停留时间
60分	睡眠、部分麻醉	无需住院	7天	7天

鼻翼缩小

对于亚洲人来说，鼻尖软骨较宽大，皮肤和脂肪较多而显得鼻尖与鼻翼圆乎乎的情况较多。可以根据个人的特性选择适当的手术方法来改善肥胖的鼻翼。

肥胖的鼻尖，鼻翼，再见！

最有效果的鼻翼缩小手术方法是根据个人的特性而改变的。鼻尖肥胖的情况可以通过鼻尖整形术，是鼻软骨缩小并移植软骨改善鼻尖高度的手术方法使鼻尖变小。

鼻翼薄，鼻孔偏大的情况可选择鼻部适中的位置开一个小针孔，利用通过线来缩小的非切开鼻翼缩小的办法为最佳。通过简单的部分麻醉，手术时间为20分钟左右。因没有切开所以有恢复快且不影响日常生活的优点。相反，鼻翼厚，鼻孔也大的情况，是通过鼻孔内底层切开，切除少量的皮肤后利用线从两侧缩小的方法进行手术的。既能改善厚厚的鼻翼也可以改善鼻孔的大小，维持效果也长久。

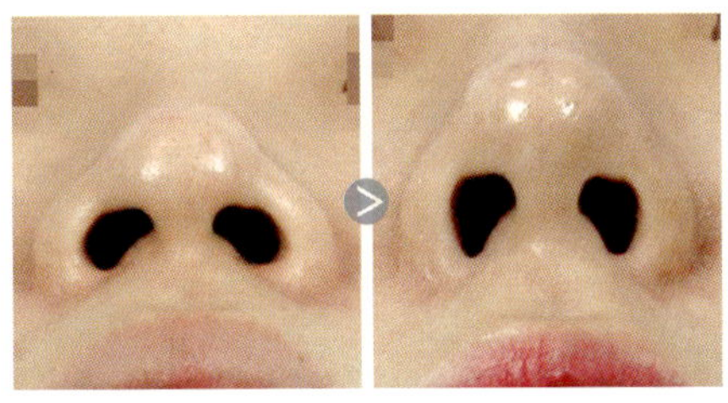

鼻翼缩小手术前后

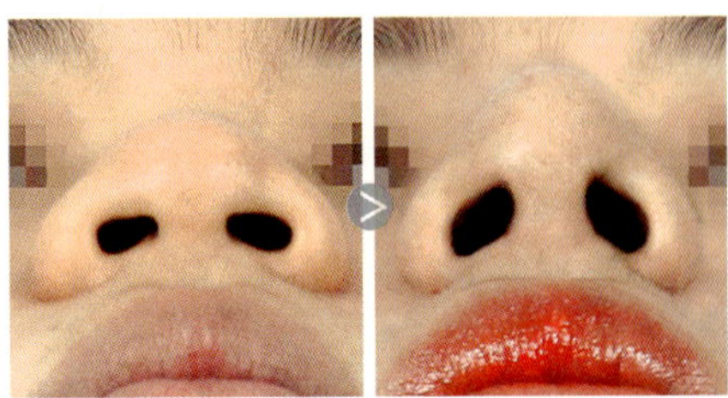

鼻翼缩小手术前后

手术时间	麻醉方法	住院与否	恢复期间	停留时间
20~30分	部分麻醉	无需住院	当日	当日

歪鼻&福鼻整形

鼻头肥大或鼻子歪斜时，需要进行截骨术。截骨术是指为矫正歪鼻或缩小鼻骨时，进行的鼻骨截骨后移位的手术。

截骨术(动骨手术)

鼻子过于宽或歪曲时，为了矫正需要进行截骨术。截骨术是指为矫正歪鼻或缩小鼻骨时，进行的鼻骨截骨后移位的手术。截骨术属于难度较高的手术，恢复时间也较长。

大部分在全身麻醉下，通过非开放式整形术来进行手术。与开放式整形术相比，视野狭窄，因此经验不足的医生难以进行该项手术。

手术时，先进行鼻部内侧截骨和外侧截骨后，将鼻骨移位到内侧，缩小鼻子宽度，矫正鼻子形状。歪鼻大部分情况下除了骨头变形以外，还会伴有软骨和鼻中隔的变形现象，此时会引起外形变形、呼吸困难、慢性鼻炎以及鼻窦炎等功能障碍，所以在矫正歪鼻时，要同步矫正该症状。在一般情况下，进行截骨术后，鼻梁上植入假体，但鼻梁高的患者要尽量维持鼻梁轮廓。如上所述进行截骨术的话，不使用假体也可获得自然坚挺的鼻梁。

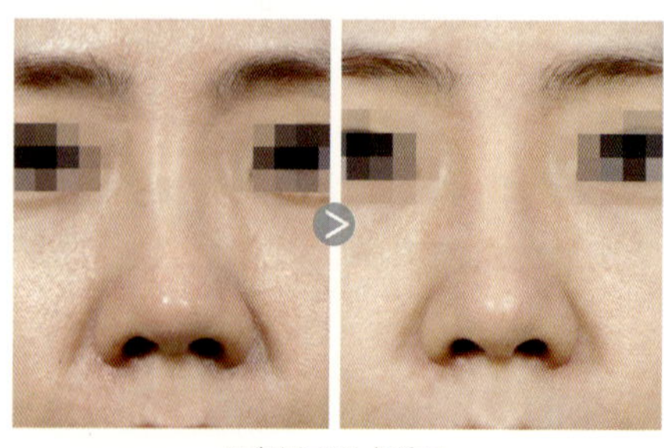

歪鼻矫正手术前后

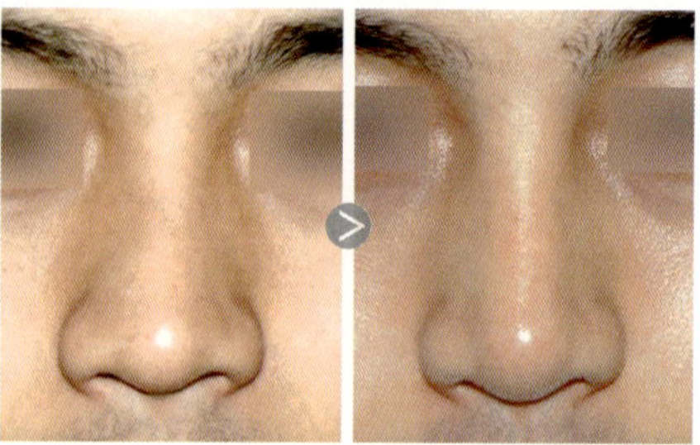

宽鼻手术前后

TIP_截骨术手术信息				
手术时间	麻醉方法	住院与否	恢复期间	停留时间
60~120分	全身麻醉	无需住院	7~14天	7~14天

보형물의 움직임와 이동(假体的移动和移位)
재발된 코끝 떨어짐의 교정(复发性鼻尖下垂的矫正)
코끝 피부 변형의 교정(鼻尖皮肤变形的矫正)
피부의 발적 현상(皮肤发红症状)
염증과 구축으로 인해 발생된 2차 피부 변형
(炎症和挛缩引起的继发性皮肤变形)
구축코변형(挛缩鼻变形)

"

코 재수술의 원인 &
성공적인 코재수술 위한 조건

鼻修复手术的原因及鼻修复手术
成功的条件

"

코수술은 겉으로 보여지는 모양뿐 만 아니라 각 부분의 정상적인 기능을 고려해야 한다. 그렇지 않을 경우 재수술은 필연적이다. 코재수술은 다른 수술에 비해 매우 복잡하고 어려운 영역 중 하나로 해부학적 구조와 생리적기능에 관한 수술자의 폭 넓은 연구와 지식, 그리고 다양한 경험은 아무리 강조해도 지나치지 않다.

鼻整形手术不仅要考虑外观, 还要考虑各部位的正常功能。否则, 再次手术不可避免。与其他手术相比, 鼻修复手术是非常复杂和困难的领域之一, 外科医生在解剖结构和生理功能方面的广泛研究和知识, 以及丰富经验无论怎么强调也不为过。

더플러스성형외과
德嘉整形外科医院

www.theplusps.com

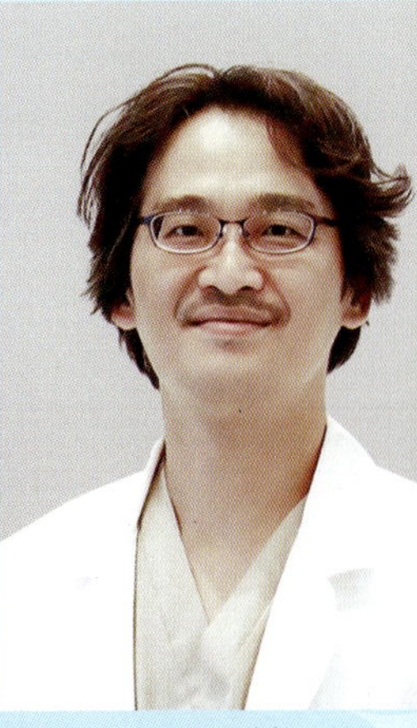

정재용(郑载用)

- 더플러스성형외과 대표원장(德嘉整形外科医院 代表院长)
- (전) 대한 성형외과학회 코성형연구회 회장(曾任) 大韩整形外科学会鼻部整形研究会 会长)
- (전) 서울 코성형포럼(SRF) 회장(曾任) 首尔鼻整形论坛 (SRF) 会长)
- 일본 성형외과학회(JSAPS) 정회원(日本整形外科学会 (JSAPS) 正式会员)
- 미국 성형외과학회(ASAPS) 정회원(美国整形外科学会 (ASAPS) 正式会员)
- 대한 미용성형외과학회 정회원(大韩美容整形外科学会 正式会员)

Wechat_ironpschina

모델하우스 No...
평생 살 '마이하우스'
같은 '내 코' 만들기

성공적인 코재수술을 얻기 위한 방법

코수술은 다른 미용수술에 비해 재수술의 빈도가 높으며 재수술이 다른 수술에 비해 매우 복잡하고 어려운 영역 중 하나이다. 그러므로 수술자와 환자 모두 재수술에 대비한 충분한 준비가 필요하다. 일반적으로 2차 코수술이 1차코수술에 비해 어려운 점은 다음과 같다.

정상적인 해부구조의 변형과 예측 불가능한 내부 상황, 이전 수술 정보의 불확실성, 이전 연골 채취와 절개 등으로 발생된 지지구조의 약화, 채취 가능한 연골 공여부(donor site)의 제한, 여러 번의 절개와 수술로 인한 코의 혈행 변화(changing of vascularity), 이전 수술의 불만족과 실패로 발생된 환자의 심리적인 문제, 수술자의 부담감의 증가, 수술 전 계획 및 예측과 다른 방향으로 실제 수술이 전개될 가능성 등이 손꼽힌다. 환자와의 면담은 모든 수술에서 중요한 단계이지만 2차 코수술에서는 더욱 중요하다. 아주 사소한 문제를 심각하게 생각하는 유형부터 심각한 합병증을 동반하는 환자까지 다양하게 볼 수 있는데, 이런 문제들만큼 환자들의 심리상태 또한 다양하게 나타난다. 그러므로 재수술을 결정하는 일은 환자와 수술자 모두에게 신중한 판단과 선택이 필요할 수밖에 없는 문제라는 것을 항상 명심해야 한다.

코재수술의 유형

코 재수술의 원인과 이유는 매우 다양하다. 일반적으로 심각한 합병증이 없는 미용적인 불만족 또는 변형을 교정한다면 재수술의 시기는 최종 수술 이후 적어도 6개월 이상 기다리는 것이 추천된다.

수술 전 상담의 중요성

염증을 동반한 외형의 변형 또는 진행 중인 구축이 있다면 즉각적인 수술 개입으로 염증 또는 감염 등 구축의 원인을 최우선으로 먼저 제거한 뒤 6개월~1년 이상 경과 관찰하면서 재수술 시기를 고려해 본다.

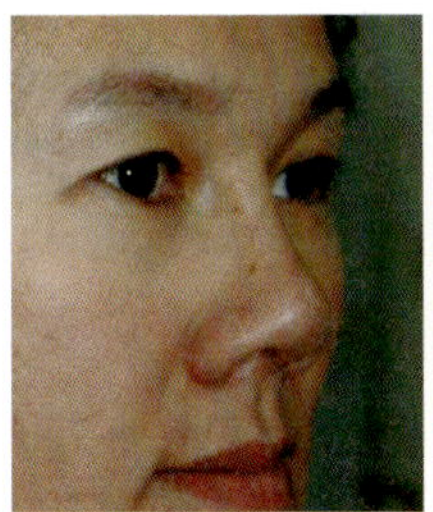
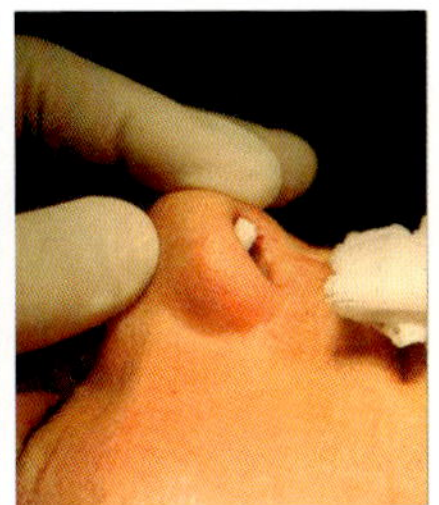
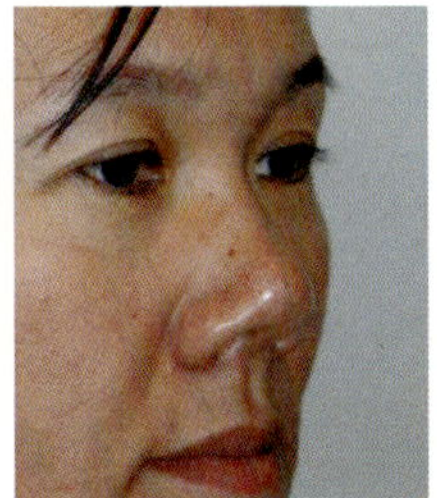
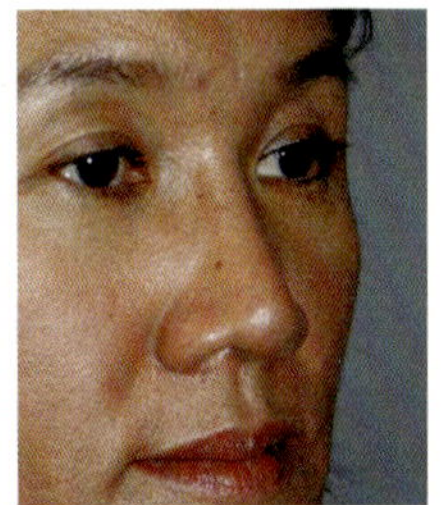

단계별 수술로 교정한 사례 (A, B) 2회의 수술을 받은 병력이 있고 약간의 구축이 보이면서 비강 내로 실리콘이 탈출되어 있다. (C) 실리콘 제거 후 1년, (D) 2차 수술 후 3년 경과.

2회 이상의 수술 병력이 있는 환자들의 경우 다발적인 비주 절개선을 볼 수 있는데, 우선 마지막 수술 후 1~2년 이상의 충분한 휴지기가 지났는지를 먼저 확인해야 한다. 이런 휴지기는 손상 받았던 비주부위의 혈류가 회복하는데 도움이 되며, 이를 지키지 않는다면 비주피부의 허혈성 손상이나 심각한 피부괴사를 일으킬 수 있다.

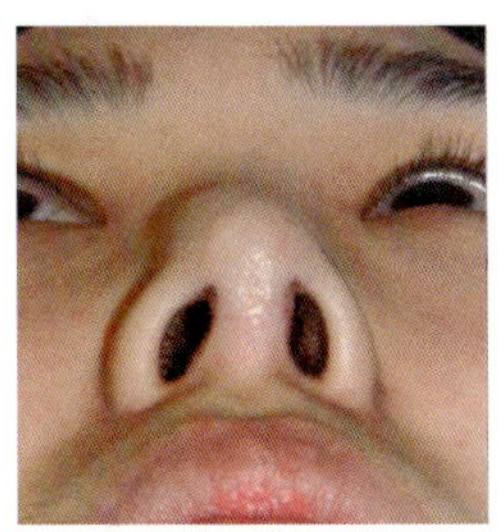
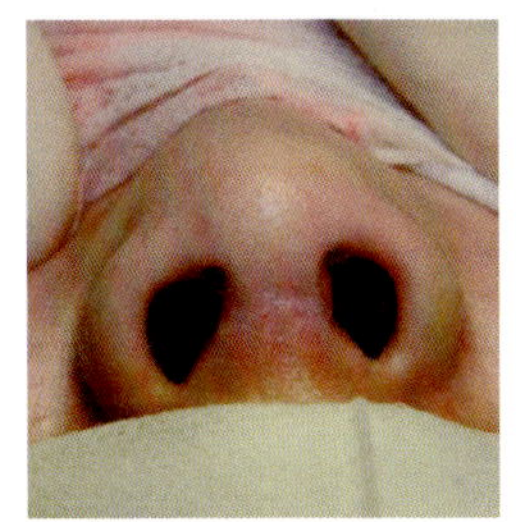
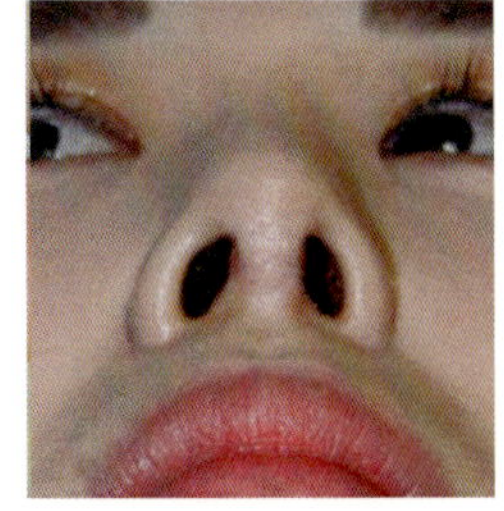

2차 수술에서 절개선의 문제. A. 총 4회의 개방형 절개수술을 받았던 환자의 수술 전, B. 수술 중, C.개방형 수술 후 7개월.

보형물의 움직임와 이동

보형물의 움직임(movability)이나 이동(migration)이 발생되는 형태와 빈도는 보형물의 종류에 따라 다르지만, 주로 실리콘 보형물에서 흔하게 나타난다.

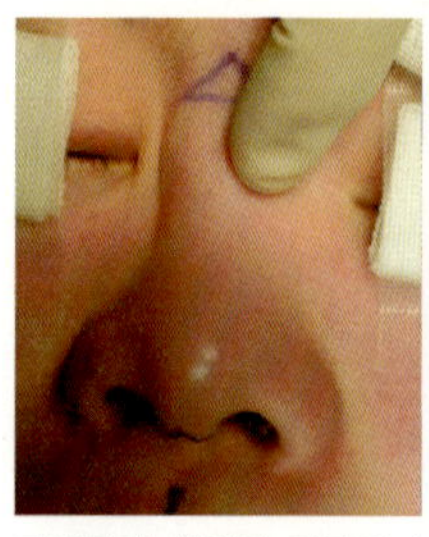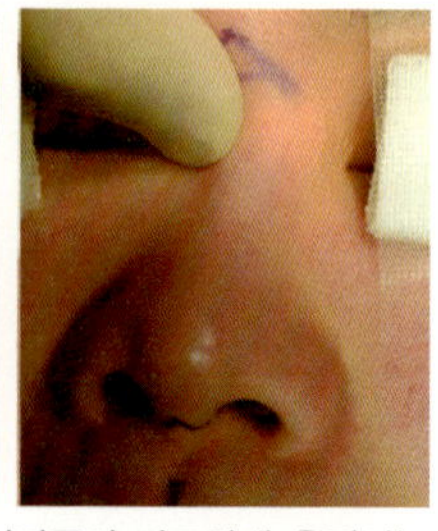

피하층에 삽입된 이전의 실리콘이 과도하게 움직이는 현상을 볼 수 있다.

실리콘이 골막하(subperiosteal)에 위치하지 않고 피하(subcutaneous)에 위치하게 되는 것이 임상에서 볼 수 있는 가장 흔한 원인이다. 피하에 보형물이 위치하면 대부분 비침현상이나 비뚤어짐 등의 다른 증상들을 동반하며, 특히 비개방형 수술로 수술을 받았거나 여러 번의 재수술을 받은 증례에서 빈번하게 관찰된다. 보형물이 올바르게 위치하더라도 간혹 미세하게 보형물이 움직이는 현상이 발생할 수 있으나, 임상적으로 큰 문제가 되지 않으므로 환자에게 자주 손대거나 흔들지 않도록 주의시켜야 한다.

그 외에도 심각한 문제와 동반되는 2차적인 현상으로 인해 보형물이 움직이거나 이동하는 증상을 흔하게 볼 수 있다. 염증이나 구축 등 여러가지 복잡한 문제들을

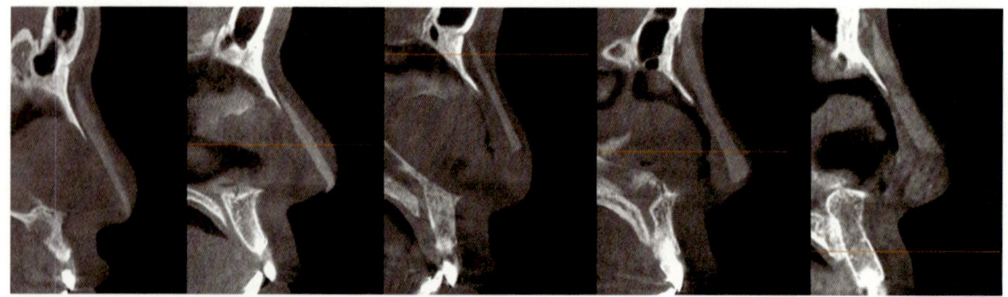

염증 또는 구축으로 인해 발생된 보형물의 이동(migration). 다양한 CT 증례

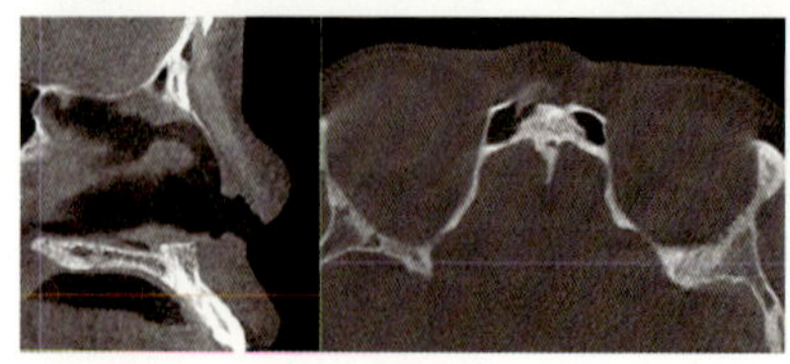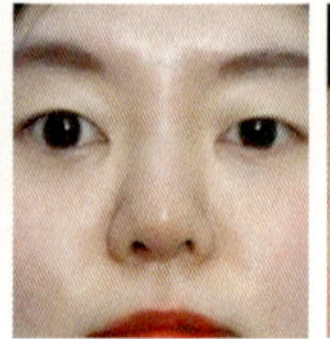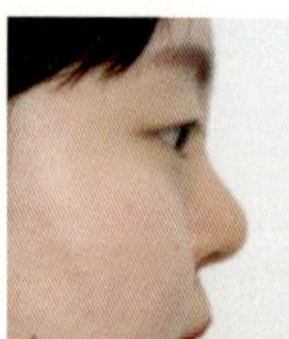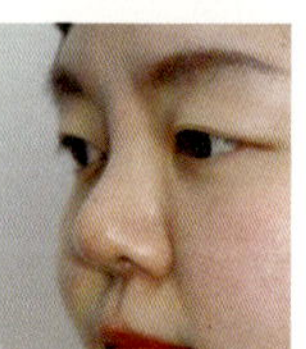

심한 구축을 보이는 재수술 환자의 증례. 구축으로 인해 실리콘 보형물이 상방으로 이동하여 전두동(frontal sinus)에 침범하였다. 가슴연골과 진피지방으로 교정한 후 1년 경과

수반하므로 원인을 잘 파악하는 것이 중요하다.

재발된 코끝 떨어짐의 교정

코수술 후 흔하게 경험하게 되는 문제 중 하나로 이전의 수술방법과 상관없이 다양한 형태로 나타날 수 있다.

코끝은 위치의 특성상 항상 안면표정근의 반복적인 자극을 받으므로 수술 후 코끝돌출의 감소와 처짐을 최소화 하기위한 노력이 필요하다. 그러나 강력한 코끝을 위해 가슴연골 등으로 단단하게 고정하는 방법은 오히려 수술 후 코끝의 딱딱함, 동적인 코끝 움직임의 소실, 웃을 때 불편함 등의 다른 문제점을 유발하게 된다.

단순 코끝 얹기이식을 받았던 환자들을 장기적으로 관찰해 보면 코끝돌출의 감소를 보이는 증례가 의외로 많다. 원래 코끝의 외피는 다른 부분에 비해 질기고 두꺼워서 피부와 비익연골 사이에 끼어 넣는 이식방법은 코끝의 충분한 돌출을 유지하기가 어렵기 때문이다. 그러므로 충분한 돌출을 만들기 위해서는 비주지지대 또는 비중격 연장이식 등으로 함께 보강하는 것이 필요하다.

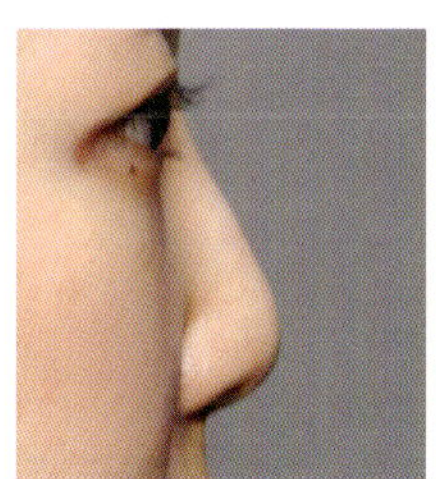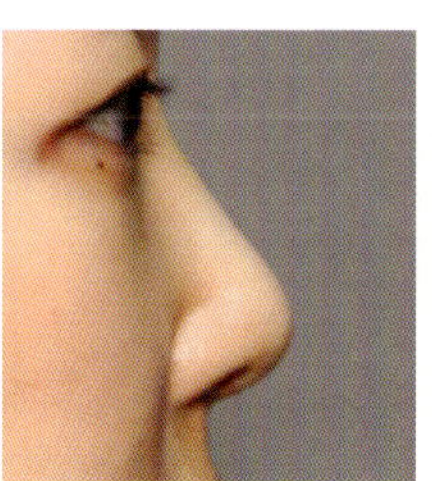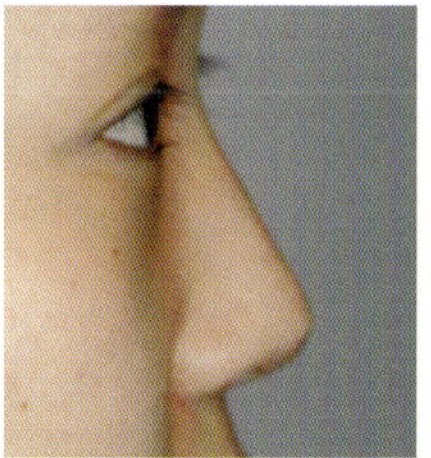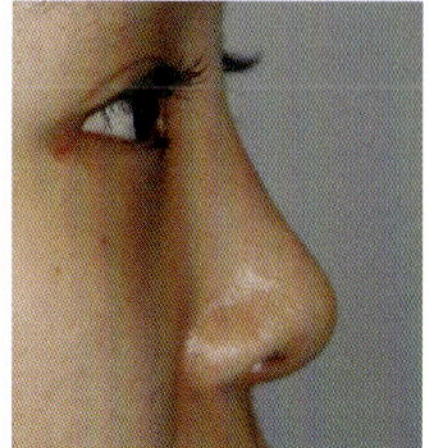

코끝의 떨어짐 수술 전후 (A) 코끝 재수술 증례1. (B) 코끝 재수술 증례2

코끝 피부 변형의 교정

보형물의 말단이 코끝까지 과도하게 내려오면 시간이 지나면서 자극된 피부가 얇아지고 보형물이 피부 바깥으로 비쳐보이기도 한다.

코끝에서 보이는 변형은 보형물의 과도한 크기와 길이, 코끝 연골이식물의 압박 등에 의한 원인이 대부분이다. 보형물의 말단이 코끝까지 과도하게 내려오면 시간이 지나면서 자극된 피부가 얇아지고 보형물이 피부 바깥으로 비쳐보이기도 한다. 코끝이 콧등과 조화롭지 못하거나 부자연스러운 경우를 살펴보면 단순히 콧등보형물만 사용하고 코끝수술은 시행하지 않았던 증례가 대부분이었다. 이런 경우 비주의 변위, 비대칭적인 비공 등을 동반하기도 한다.

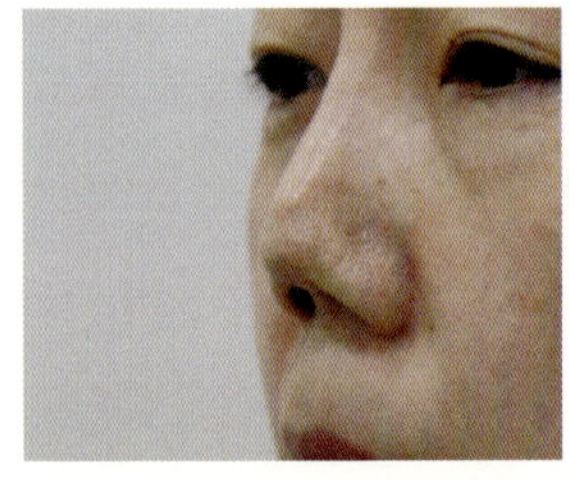
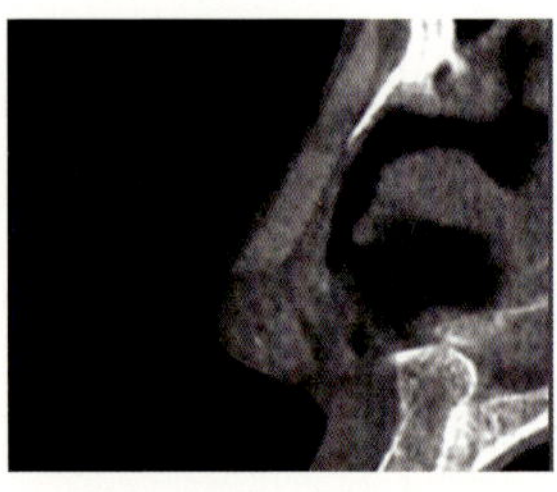
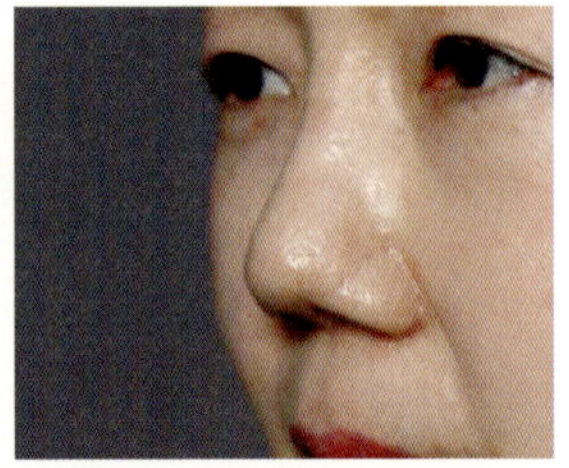

실리콘 말단이 과도하게 두꺼워서 피부 바깥으로 비쳐 보이는 증례(A) 수술 전(B) CT 사진(C) 수술 후

자가연골도 과도하게 이식하거나 세심하게 디자인 되지 않으면 코끝 피부로 비칠 수 있으며 쉬운 교정이 어려울 수 있다. 피부가 이미 얇아진 경우는 근막이나 진피 등으로 피부를 보강하는 것이 좋으며 최근에는 동종 또는 이종진피를 사용하기도 한다.

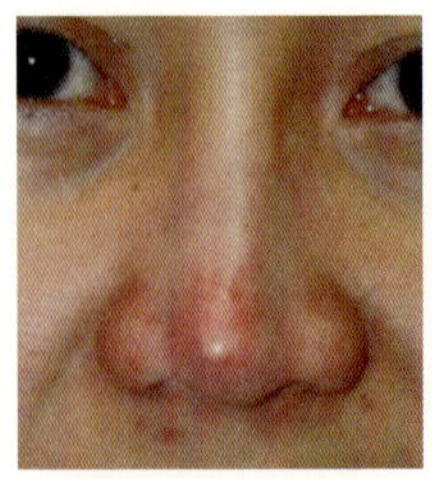
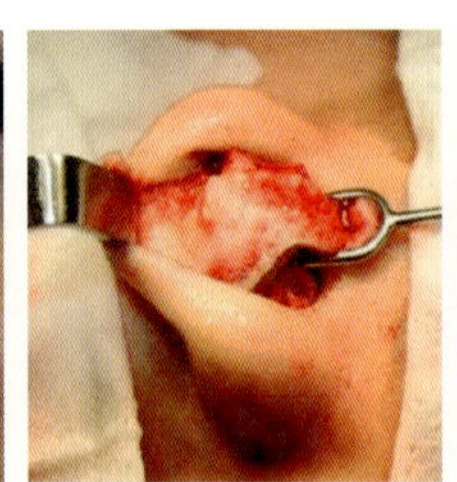
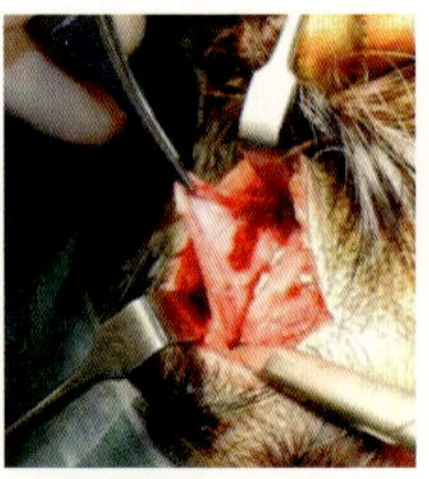
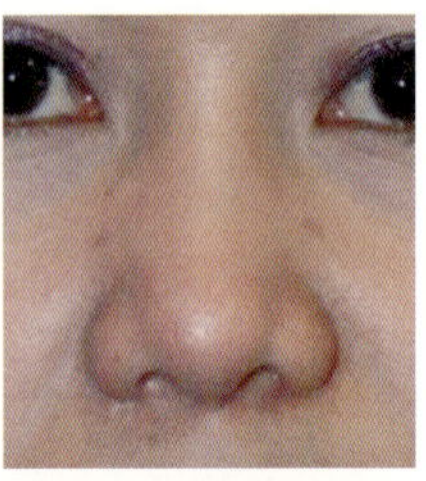

귀연골이식물이 심하게 표시가 나고 피부를 자극하는 환자의 증례 (A) 코끝이식물의 잘못된 디자인으로 코끝외피를 자극하고 있다. (B, C) 얇은 피부를 보강하기 위해 심층측두근막을 이용하여 교정하였다. (D) 교정 후

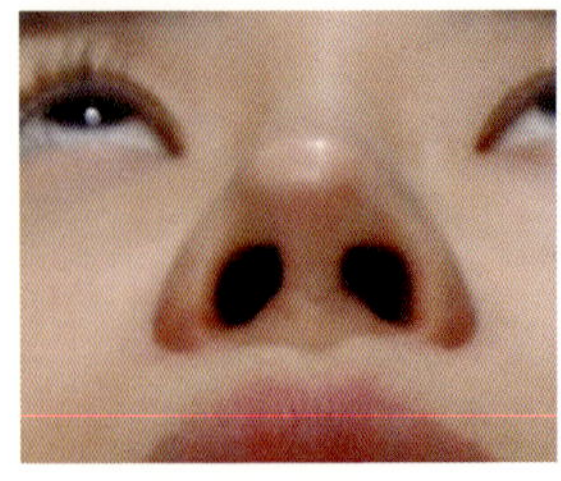
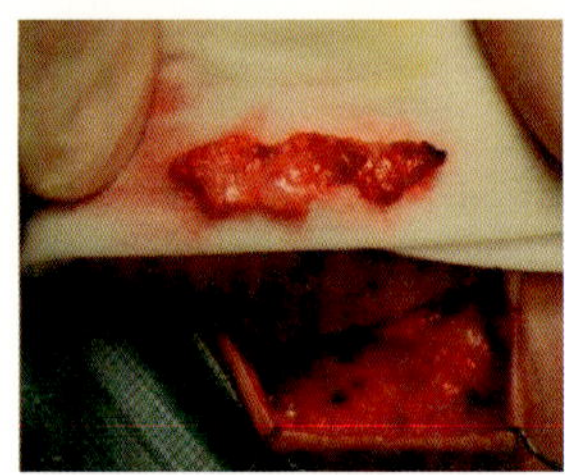
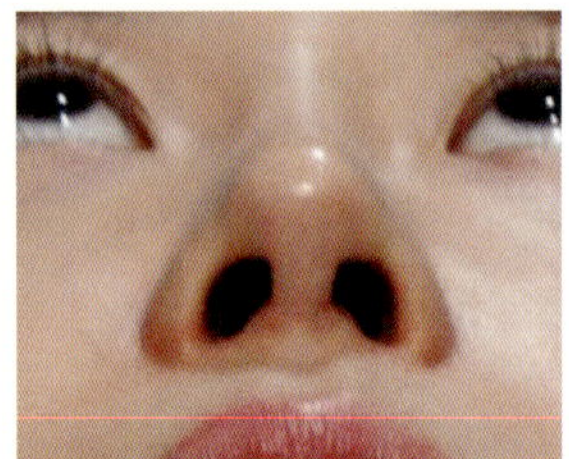

기존 연골이식의 비침 현상. (A) 수술 전 (B) 표층유양돌기근막 (C) 교정 후

피부의 발적 현상

경도가 높은 실리콘을 사용한 후 오랜 시간이 지났거나 보형물을 너무 콧등 피부 가까이 위치시킨 환자에서 흔히 발생한다

피부의 불규칙변형, 발적, 홍반 또는 자극으로 인한 피부병변을 관찰할 수 있다. 또한 과거에 이물질주사를 받았던 환자에서도 유사한 피부병변이 나타날 수 있는데, 이런 경우 가장 좋은 해결책은 자가조직으로 대체하고 보강하는 것이다.

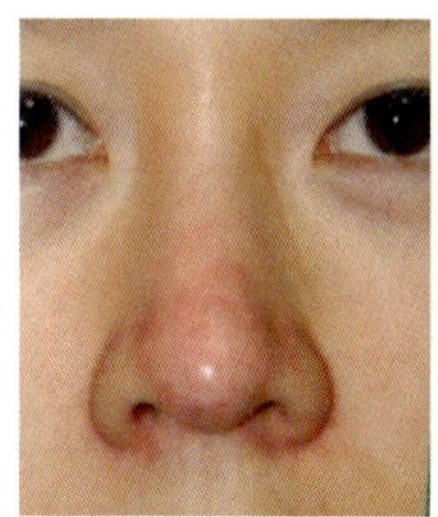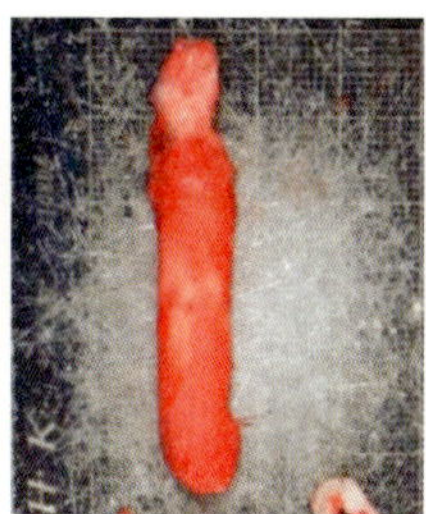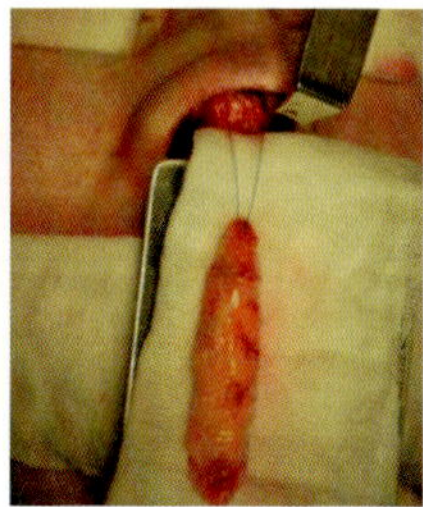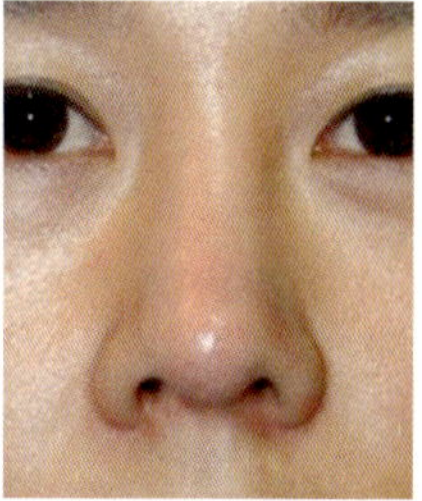

반복적인 재수술로 코의 지속적인 홍반과 발적(redness)를 보이는 환자의 수술. (A). 수술 전 (B). 제거된 고어텍스와 이물질들 (C). 진피지방이식 장면 (D). 수술 후 1년 3개월

염증과 구축으로 2차 피부 변형

염증반응이 초기에 해결되지 못하고 만성염증으로 지속되면 이로 인해 주변조직이 손상되면서 흉터형성, 수축 등의 반응을 보이게 된다.

코는 다른 조직에 비해 연부조직의 양이 적고 얇기 때문에 피부 손상과 변형이 더 심각하게 나타나게 된다.

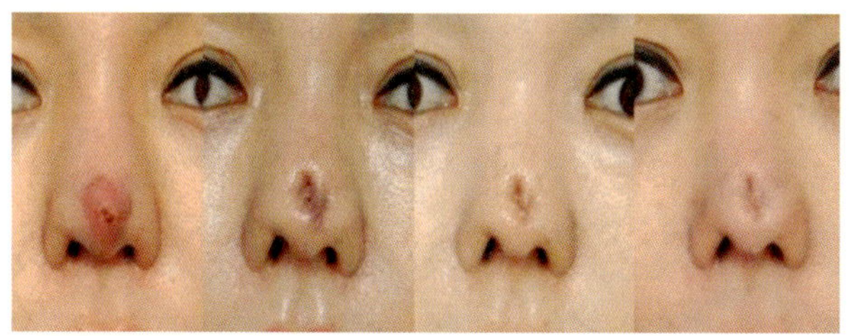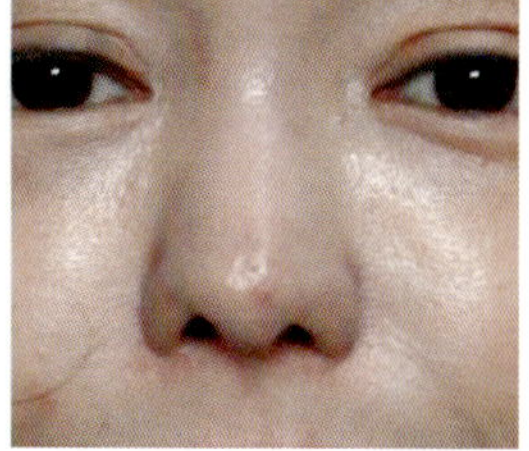

염증에 의해 발생된 피부변형의 경과 사진. (A) 4회 이상의 수술을 받았던 환자로 이전의 염증으로 코피부의 변형 발생하여 내원 (B) 수술 후 1년 경과

여러 번의 수술, 이전의 염증 또는 구축으로 인해 발생되는 코의 피부 변형은 얇아짐, 두꺼워짐, 함몰, 융기, 울퉁불퉁함 또는 구축 등이 복합적으로 나타나는데, 변형의 교정방법과 사용하는 재료 또한 다양하고 복잡하다(FIG 15). 변형의 심각한 정도에 따라 사용되는 기술과 재료들이 달라지고, 수술자마다 선호하는 방법이 약간씩 다르기 때문에 현재까지 정확한 지침은 없지만, 성공적인 교정을 위해서는 수술 전 정확한 분석과 계획이 필요할 뿐만 아니라 많은 경험과 시행착오가 필요하다.

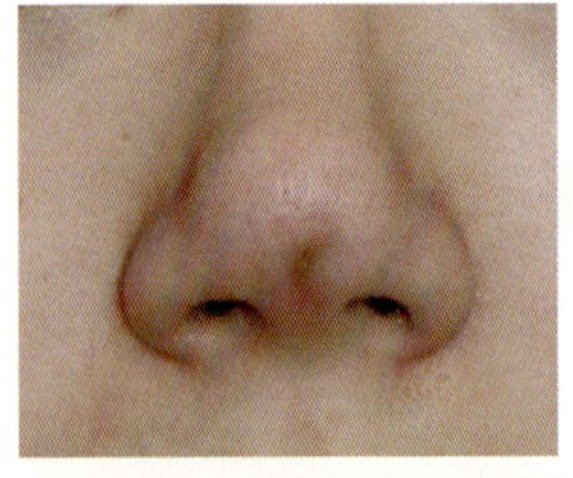
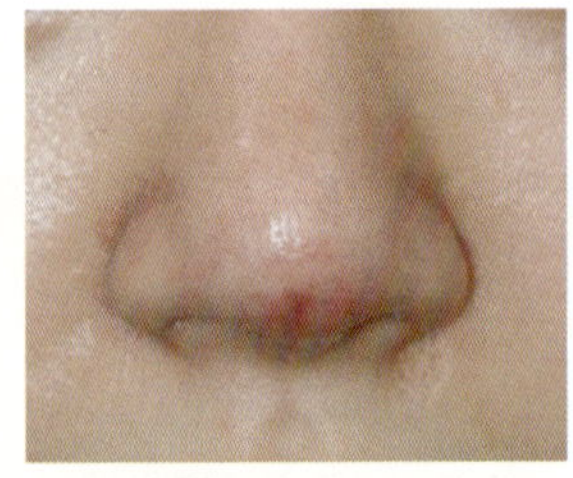
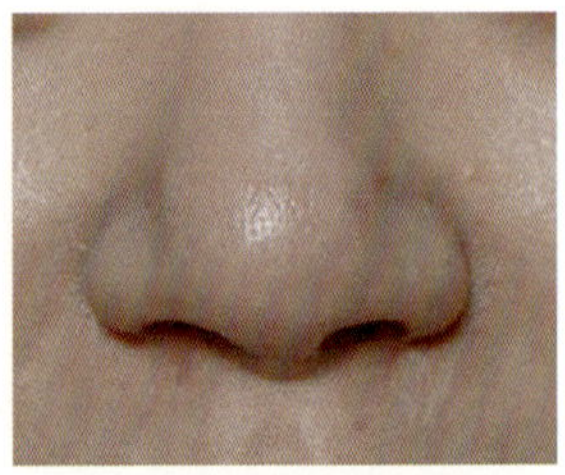

첫 수술 후 보형물이 코끝으로 노출되어 보형물을 제거한 환자의 코끝 재건. 엉덩이 진피와 연골을 이용하였다. (A) 수술 전 (B) 수술 후 2개월 (C) 수술 후 4. 5년

비주 근처에서 발생되는 피부의 문제, 특히 여러 번 개방수술을 받았던 환자의 변형을 교정할 때는 피부의 괴사 등을 유의해야 하며 수술 중 세심한 조작과 수술 후 상처관리에도 신경을 써야 한다.

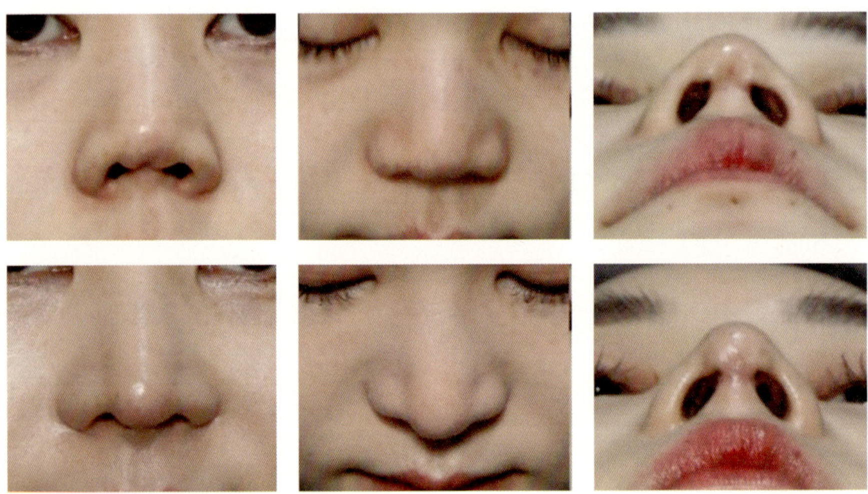

손상된 비주의 복구 증례. (A) 과거 2번의 수술과 염증으로 인해 발생된 비주피판의 손상과 흉터 (B) 귀연골과 가슴연골을 이용하여 비주 재건수술 후 1년 경과

구축코변형

점차적으로 코의 길이가 짧아지고, 코끝이 심하게 들리고, 콧구멍이 과도하게 노출되는 등의 비정상적인 증상을 보이는 것을 구축코변형이라고 하는데, 이로 인한 재수술 사례도 있다.

　지속적인 감염 또는 염증의 원인이 제거되지 않고 염증반응이 비정상적인 단계로 넘어가거나 만성적인 경과를 보이는 만성염증기로 지속된다면, 과도한 섬유화조직의 생성으로 인해 비정상적인 창상회복으로 진행되고, 정상조직 주변으로 과도한 흉터의 형성, 수축 등이 일어나면서 변형이 심해진다. 점차적으로 코의 길이가 짧아지고, 코끝이 심하게 들리고, 콧구멍이 과도하게 노출되는 등의 비정상적인 증상을 보이는 것을 구축코변형이라고 한다. 대부분 장기간 염증을 동반하고 드물게 특이소견 없이 점차적으로 구축변형이 발생되는 증례도 있다. 그러나 대부분 반복적인 가벼운 붓기, 불편한 통증 등의 증상과 함께 점차 심한 변형이 진행되는 것이 일반적이다.

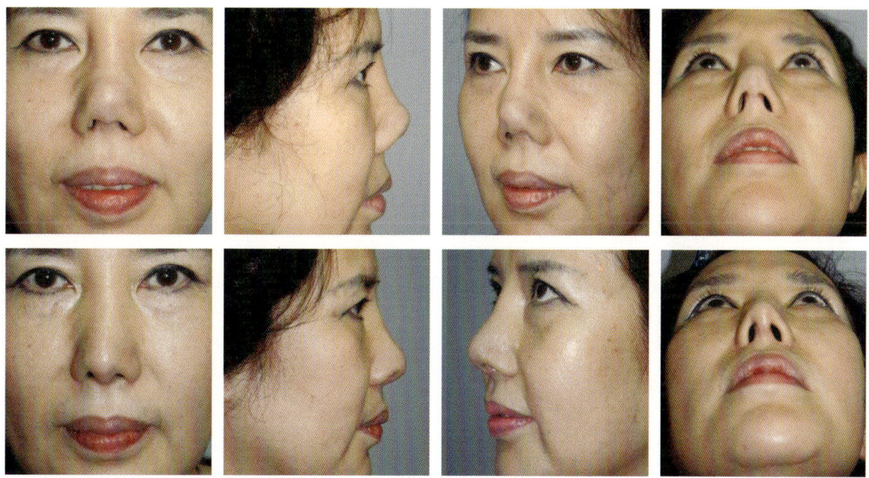

심한 구축코변형의 증례 (A) 6번의 코수술을 받은 병력이 있으며, 장기간의 염증으로 심한 구축이 발생. (B) 수술 후 9개월 경과

TIP_코재수술 수술정보

수술시간	마취방법	입원여부	회복기간	체류기간
2~4 시간	전신 또는 국소마취	필요없음	약 2주	7~14일

不要"样板房"
打造终身受用的"我的鼻子"
正如终生居住的"我的房子"

实现鼻修复手术成功的方法

鼻部手术比其他整形手术的修复手术频率更高，并且与其他手术相比，是非常复杂和困难的领域之一。因此，手术医生和患者都需要为修复手术做好充分的准备。一般来说，二次鼻部手术相对于一次鼻部手术的难度如下。

正常解剖结构的变形和不可预测的内部状况、先前手术信息的不确定性、先前软骨采集和切口导致的支撑结构减弱、可采集的软骨供体部位的限制、由于多次切口和手术而导致的鼻子血液循环变化（血管分布的变化）、患者因对先前手术的不满和失败而产生的心理问题、手术医生的负担增加以及实际手术可能会与术前计划和预测不同的方向进行等。与患者的沟通是所有手术中的重要步骤，尤其在二次鼻整形术中更为重要。患者的情况也多种多样，有些患者对非常小的问题也会过度敏感，而有些患者伴有严重的并发症，另外，患者的心理状态也与这些问题一样千差万别。因此，我们必须时刻牢记，决定是否再次手术是一件必然需要患者和手术医生双方慎重判断和选择的事情。

鼻修复手术的类型

鼻修复手术的原因和理由多种多样，一般来说，外观上的不满或想矫正变形，且不伴随严重的并发症的情况，建议最后一次手术后至少等待6个月以上再进行修复手术。

术前咨询的重要性

如果出现伴有炎症的外观变形或持续挛缩，建议立即进行手术治疗，首先去除挛缩的原因，如炎症或感染，然后观察至少6个月至1年以上，再考虑修复手术的时机。

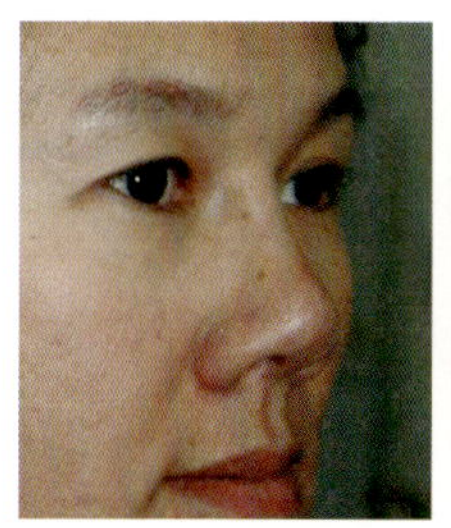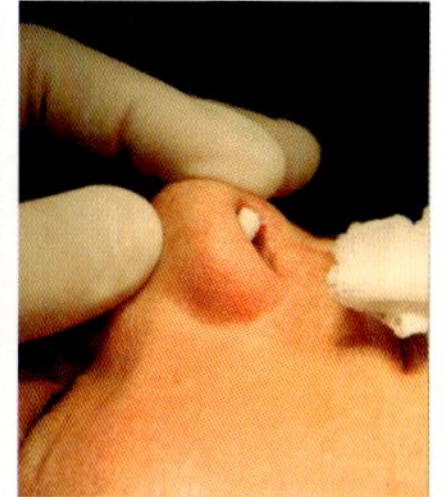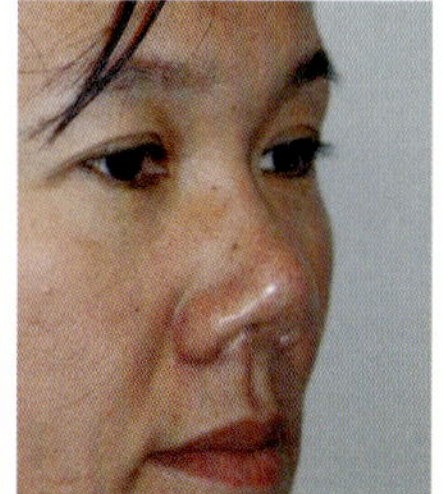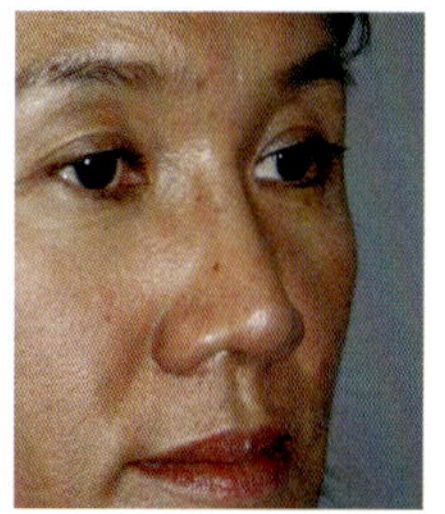

分阶段手术矫正的案例（A,B）接受过两次手术，有轻微的挛缩，假体从鼻腔内穿出。
（C）取出假体后1年 （D）二次手术后3年

有两次或两次以上手术史的患者的鼻小柱会发现有多处切开痕迹，必须确保自上次手术后至少有一至两年的充分休息期。这种休息期有助于恢复受伤鼻小柱部位的血流，如果没有这样的休息期，可能会造成鼻小柱皮肤的缺血性损伤或严重的皮肤坏死。

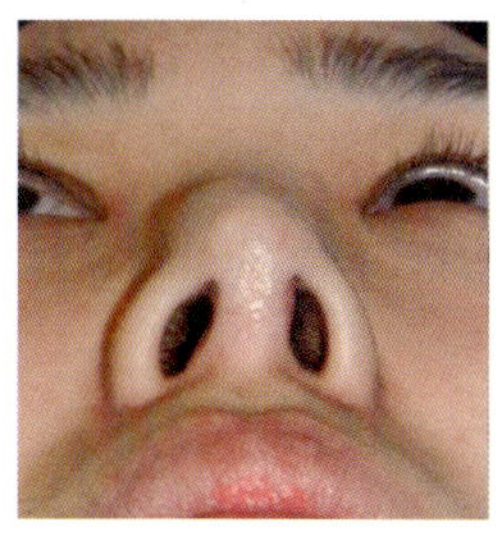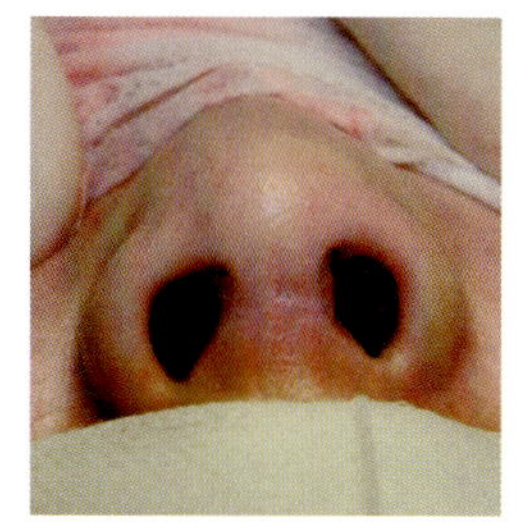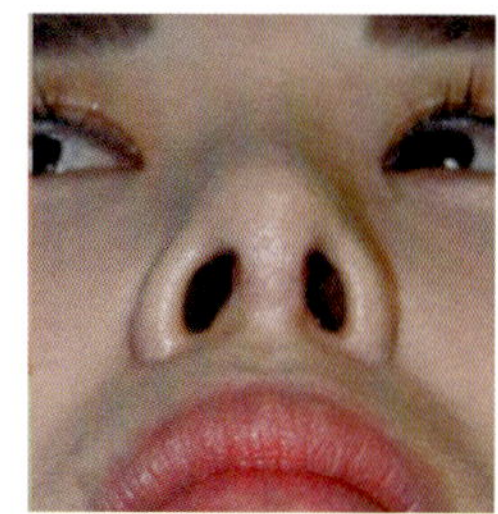

二次手术中切开线的问题（A）共做了4次开放性切开手术的患者的手术前（B）手术中（C）开放性手术后7个月

假体的移动和移位

假体的移动和移位出现的形式和频次根据假体种类不同，但常见于硅胶假体。

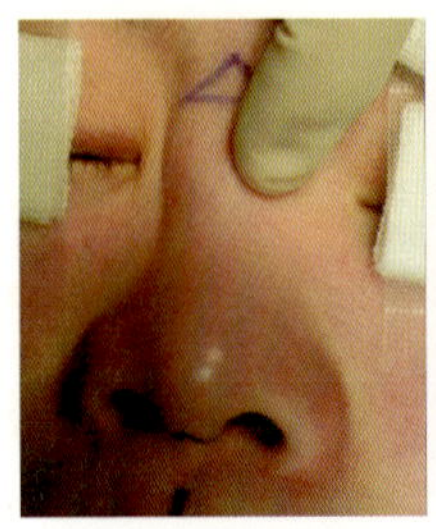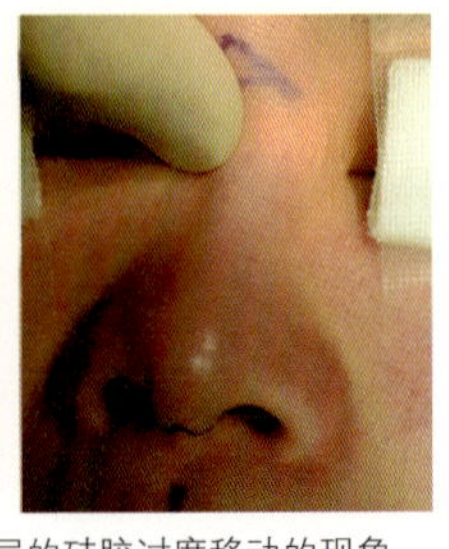

可以看到之前植入皮下层的硅胶过度移动的现象

临床上最常见的原因是假体位于皮下，而不是位于骨膜下。当假体位于皮下时，通常会伴有透光或歪斜等症状，尤其常见于接受过非开放性手术或多次修复手术的案例中。即使植入的假体位置正确，偶尔也可能会有轻微的假体移动的情况，但临床上没有太大问题，应该提醒患者不要频繁用手去触摸或晃动假体。

此外，由于伴随严重问题的继发现象，通常会出现假体移动或移位的症状。由于会涉及炎症和挛缩等各种复杂问题，因此了解其原因很重要。

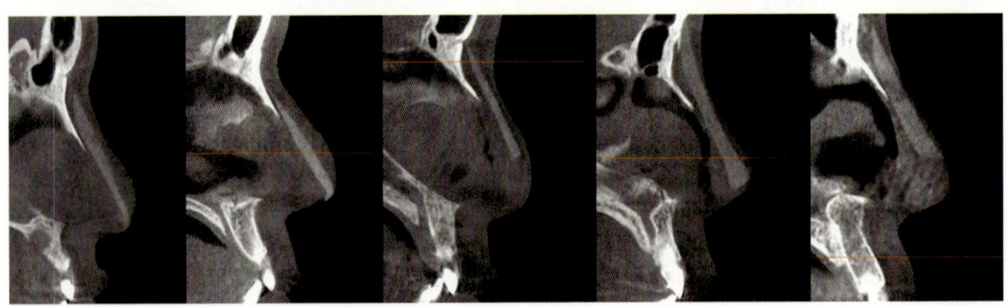

因炎症或挛缩导致的假体的移动，各种CT案例

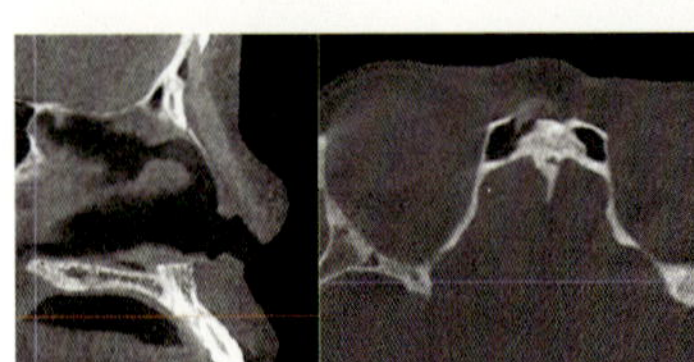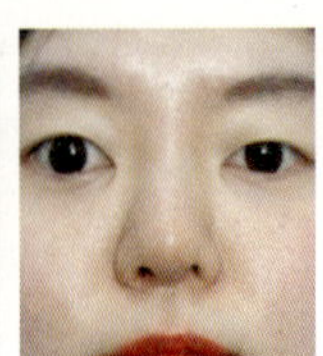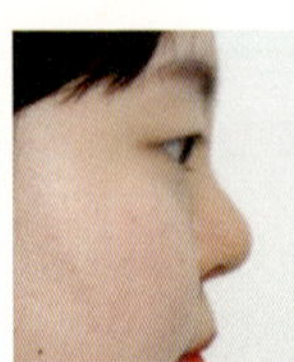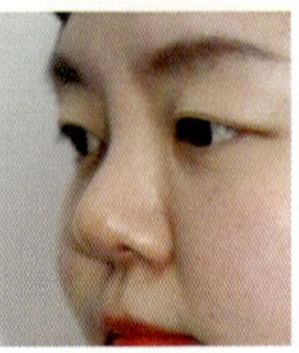

严重挛缩的修复手术患者的案例。因挛缩导致假体向上移动侵入额窦。用肋软骨和真皮脂肪矫正后1年

复发性鼻尖下垂的矫正

这是鼻子手术后常见的问题之一，无论以前的手术方法如何，都会以各种形式出现。

由于鼻尖位置的特殊性，鼻尖总是受到面部表情肌的反复刺激，因此应努力做到减少术后鼻尖突出和下垂的问题。然而，为了坚固鼻尖而使用肋软骨牢固固定的方法，反而会带来手术后鼻尖僵硬、鼻尖动态丧失、微笑时不适等其他问题。

对接受过单纯垫高鼻尖移植术的患者进行长期观察，发现鼻尖突出减少的案例比想象中要多。这是因为鼻尖的外层皮肤比其他部位更坚韧、更厚，因此植入于皮肤和鼻翼软骨之间的移植方法，很难维持鼻尖足够的突出。因此，为了充分的鼻尖突出，有必要通过鼻小柱支撑或鼻中隔软骨移植等方法进行加固。

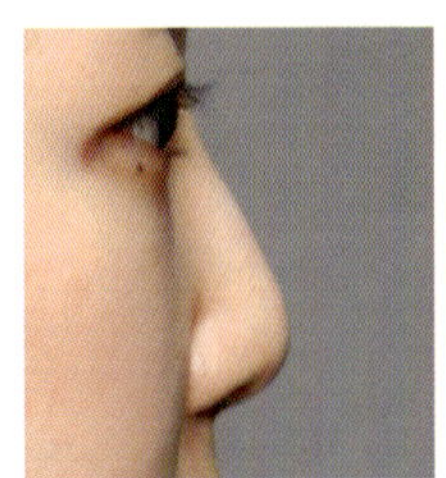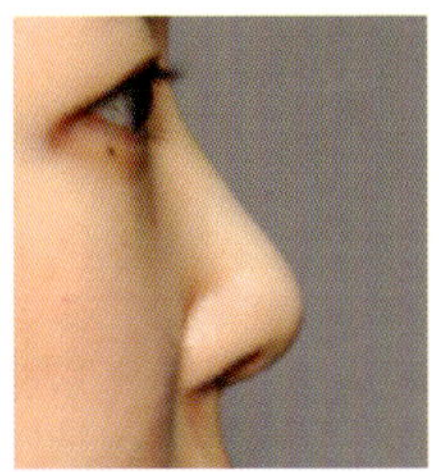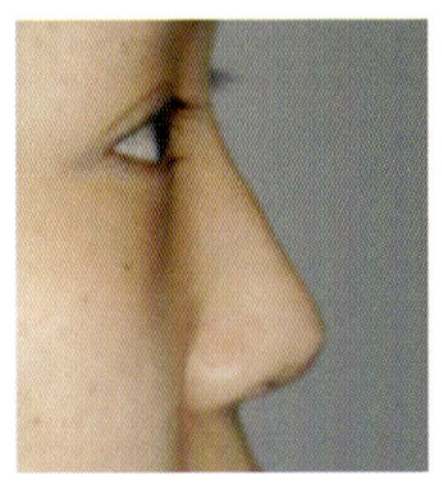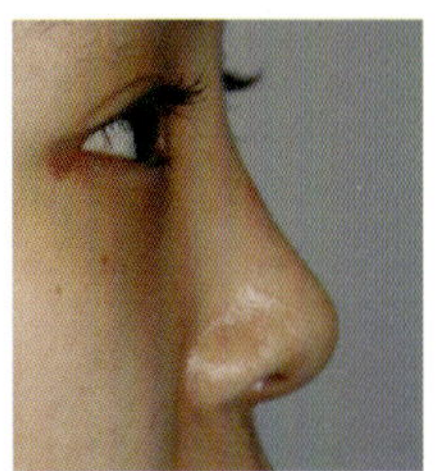

鼻尖下垂手术前后 （A）鼻尖修复手术案例1 （B）鼻尖修复手术案例2

鼻尖皮肤变形的矫正

如果假体的顶端过度下降至鼻尖，随着时间的推移，受刺激的皮肤会变薄，假体可能会在皮肤外显露出来。

鼻尖变形最常见的原因是假体过大、过长以及鼻尖软骨移植受到挤压。如果假体顶端过度下降至鼻尖，随着时间的推移，受刺激的皮肤可能会变薄，假体可能会在皮肤外显露出来。对于鼻尖与鼻梁不协调或不自然的病例，大多数情况下是因为只用了鼻梁假体，而没有进行鼻尖手术。这些情况通常伴有鼻小柱移位、鼻孔不对称等问题。

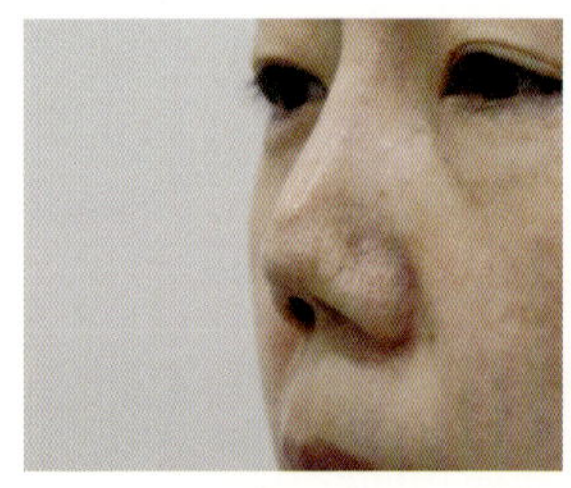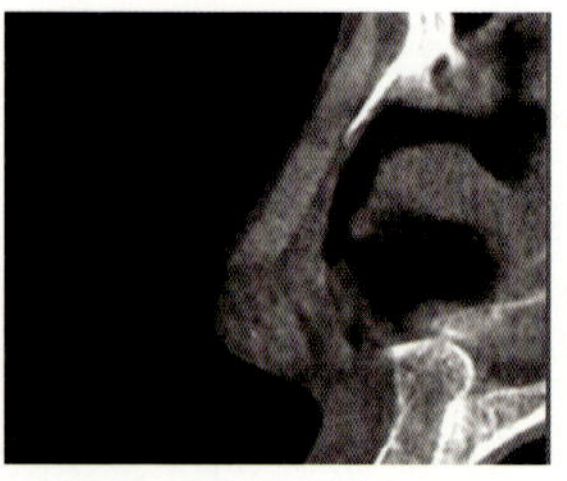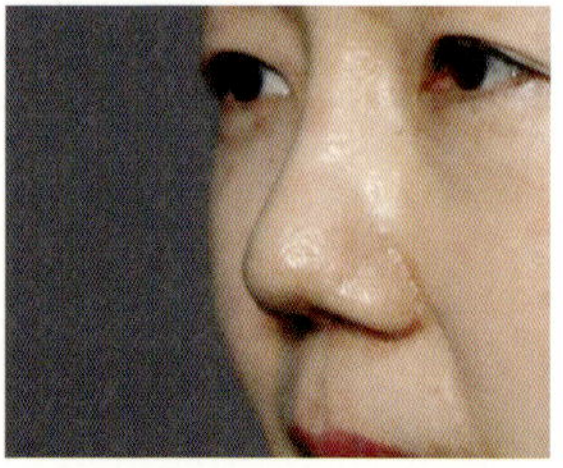

假体顶端过厚，从皮肤外显露出来的案例（A）手术前（B）CT照片（C）手术后

如果自体软骨移植量过多或设计不仔细，也会在鼻尖皮肤外显露出来，给矫正带来难度。如果皮肤已经变得很薄，最好使用筋膜或真皮来加固皮肤，最近也会使用同种或异体真皮。

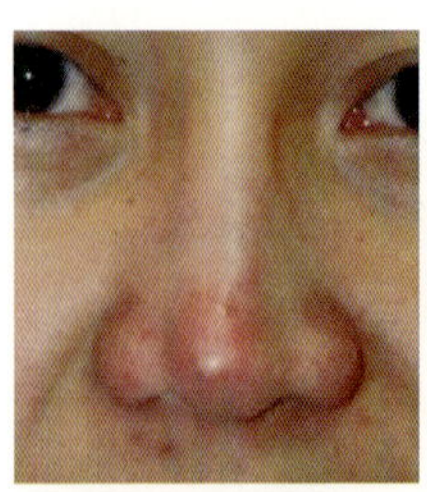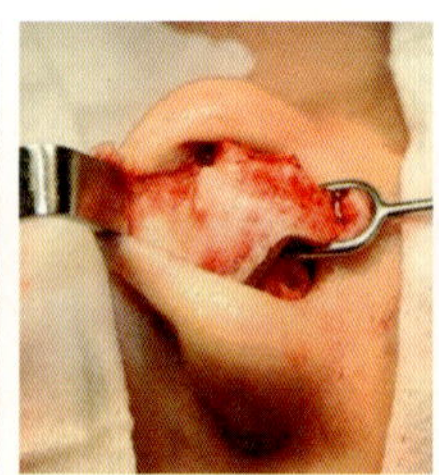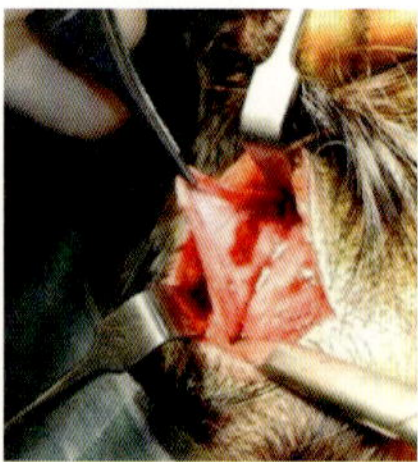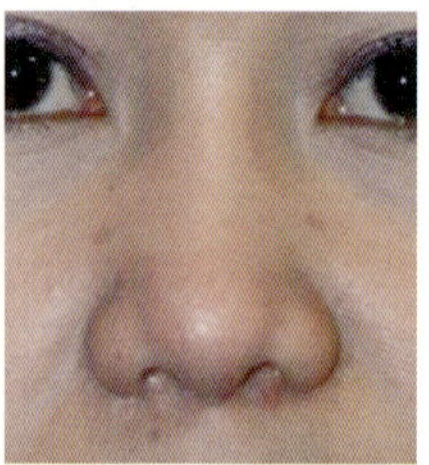

耳软骨移植物痕迹明显，皮肤受刺激患者的案例（A）因鼻尖移植物的设计不适当，导致刺激鼻尖外层皮肤（B,C）为加固变薄的皮肤，使用颞深筋膜进行矫正（D）矫正后

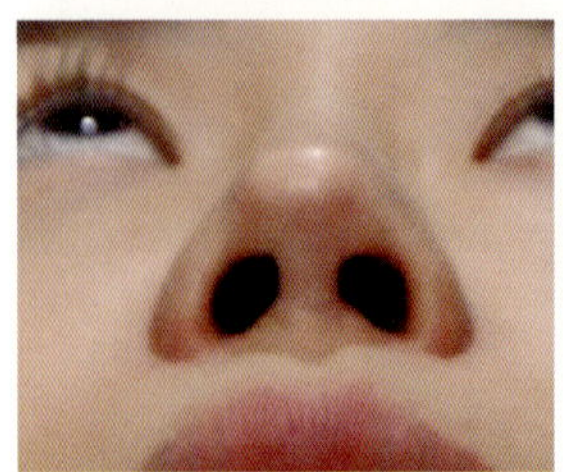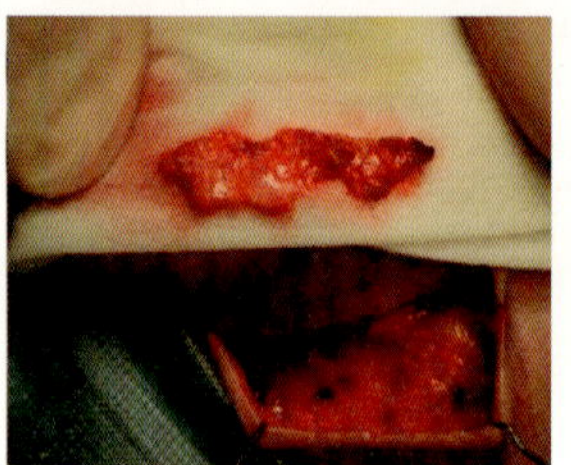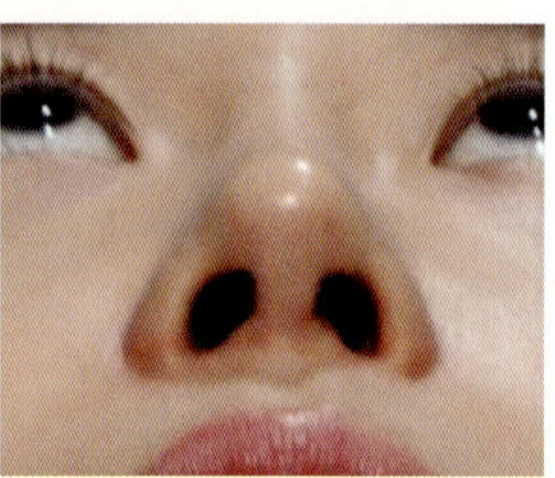

之前软骨移植的透光症状（A）手术前（B）浅层乳突筋膜（C）矫正后

皮肤发红症状

这种情况常见于使用高硬度硅胶时间较久或植入的假体过于靠近鼻梁皮肤的患者。

可以观察到皮肤的不规则变形、发红、红斑或刺激导致的皮肤病变。另外，过去接受过异物注射的患者也会出现类似的皮肤病变，在这种情况下，最好的解决办法就是用自体组织进行替代和增量。

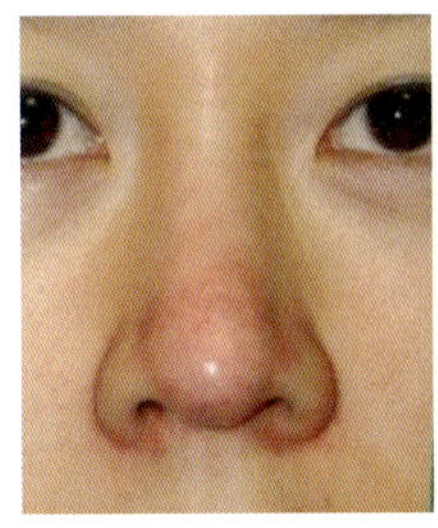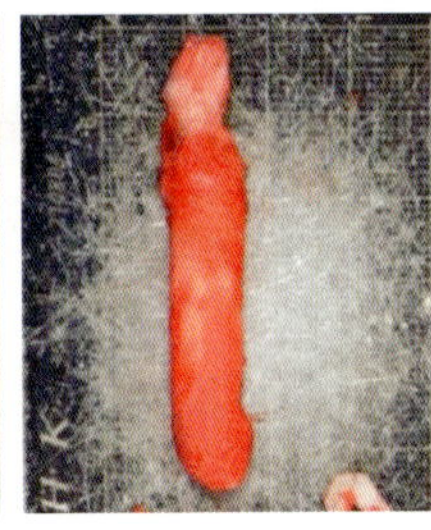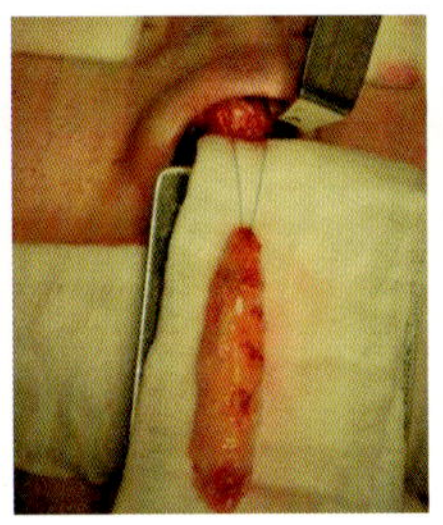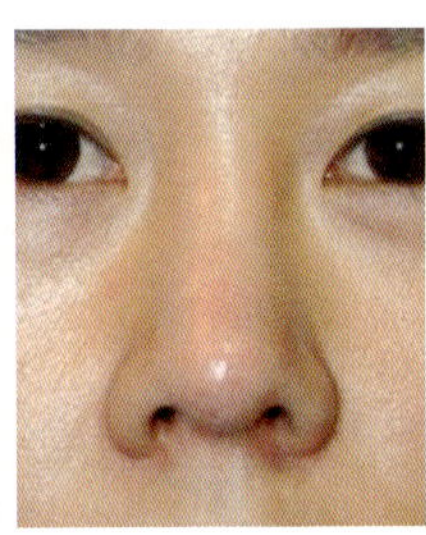

因反复的修复手术引起鼻子持续的红斑和发红的患者的手术（A）手术前（B）
取出的膨体和异物质（C）真皮脂肪移植画面（D）手术后1年3个月

炎症和挛缩引起的继发性皮肤变形

如果炎症反应在初期没有得到解决，并以慢性炎症的形式持续存在，周围组织就会受到损害，并出现疤痕形成和收缩等反应。

与其他组织相比，鼻子的软组织较少且较薄，因此皮肤损伤和变形显得更为严重。

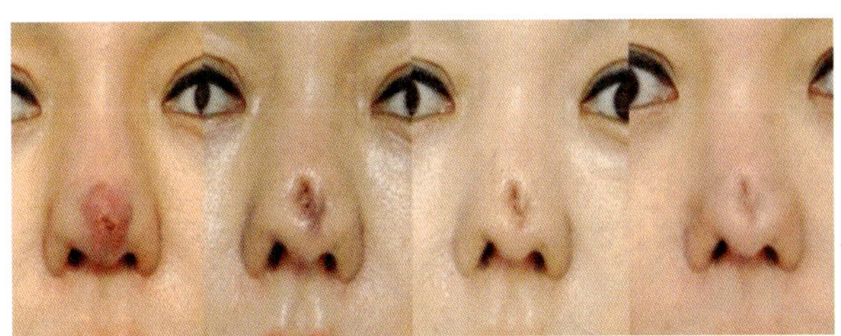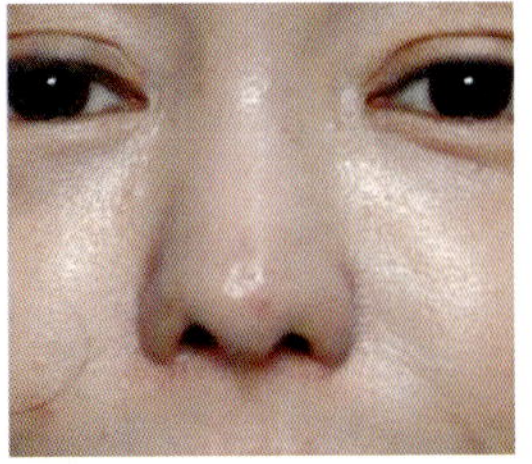

因炎症导致的皮肤变形的经过图片（A）接受过4次以上手术的患者，
由于之前手术的炎症出现鼻部皮肤变形而到院（B）手术后1年

　　由于多次手术、既往炎症或挛缩造成的鼻部皮肤变形包括变薄、变厚、凹陷、凸起、凹凸不平或挛缩等多种情况综合出现，矫正方法和使用的材料也多种多样，非常复杂。根据变形的严重程度，所采用的技术和材料也各不相同，每位医生的偏好也略有不同，虽然目前还没有明确的相关指南，但成功的矫正需要正确的术前分析和规划，以及丰富的经验和心理准备。

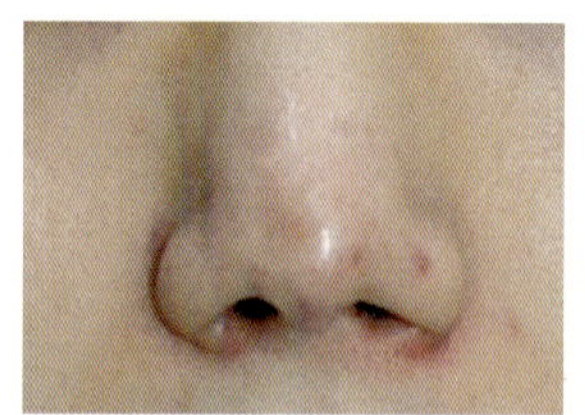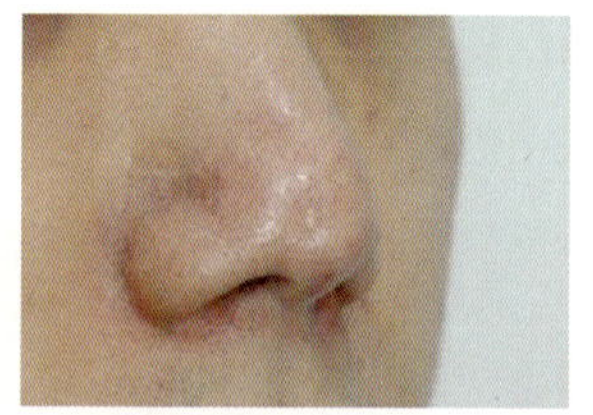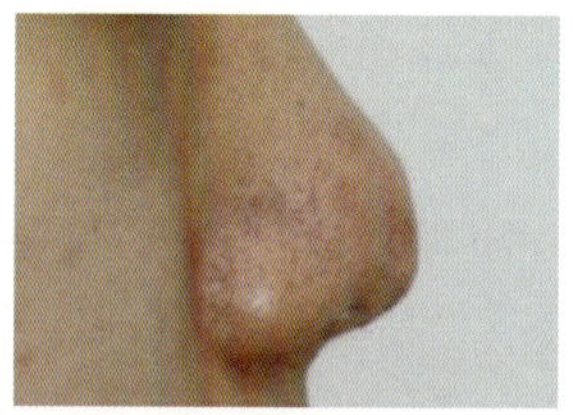

接受过5次手术的患者，到院主诉为鼻尖的严重变形，使用真皮脂肪和软骨进行矫正的案例
（A）手术前（B）手术后2年5个月

在矫正鼻小柱附近的皮肤问题时，特别是接受过多次开放性手术的患者的变形时，要考虑皮肤坏死等问题，并注意手术中的小心操作和术后伤口护理。

▌挛缩鼻变形

鼻子逐渐缩短、鼻尖严重上提、鼻孔过度暴露等异常症状称为挛缩性鼻变形，也有因此而需要再次手术的病例。

如果持续性感染或炎症的原因没有消除，炎症反应进展到异常阶段或持续为慢性炎症且病程慢性，则由于产生过多的纤维化组织而导致伤口恢复异常，而正常组织周围会出现过多的疤痕和收缩，导致变形更加严重。鼻子逐渐缩短、鼻尖严重上提、鼻孔过度暴露等异常症状称为挛缩性鼻变形。多数情况下伴有长期炎症，极少数情况下是在无任何特异症状下逐渐发生挛缩变形。然而，在大多数情况下，伴随着轻微肿胀和不舒服的疼痛等症状，逐渐发展为严重的变形。

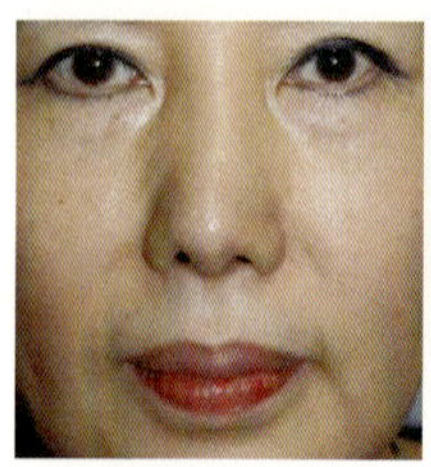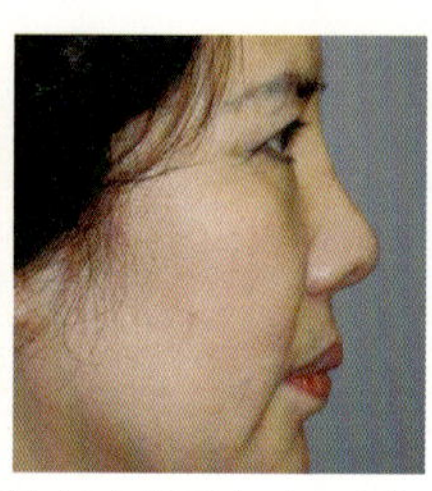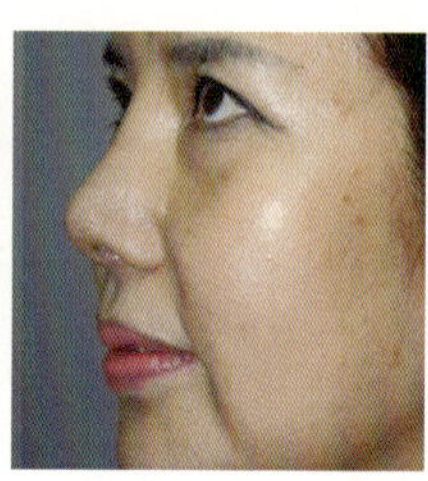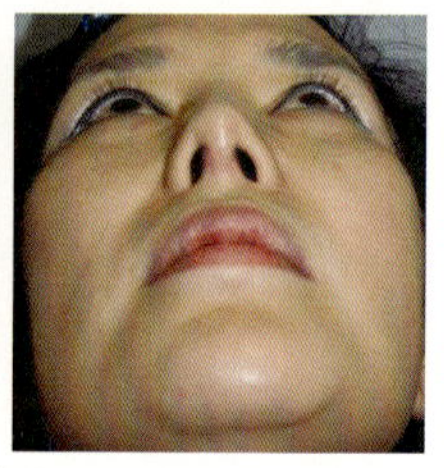

严重的鼻挛缩变形的案例（A）接受过6次鼻手术，因长期的炎症导致严重的挛缩 （B）手术后9个月

手术时间	麻醉方法	是否住院	恢复期	停留时间
2~4个小时	全麻或局麻	无需住院	约2周	7~14天

눈두덩이, 눈밑 지방이식술(上眼瞼、眼底脂肪移植术)
팔자 지방이식(鼻唇沟脂肪移植)
이마 지방이식(前额脂肪移植)

> ## 첫인상을 좌우하는 얼굴 지방이식,
> ## 이마 · 눈가 · 입가에 집중하다.
>
> ## 决定第一印象的面部脂肪移植，
> ## 重点在前额、眼角、嘴角。

처지고 꺼진 피부, 선천적으로 살이 없는 등 윤곽 개선에 고민이 생겨 극복하고자 하는 분들이 많다. 입체적이고 아름다운 '동안 얼굴'을 갖기 위한 종합적인 해법을 제시한다.

很多人都有轮廓塑造方面的困扰，如皮肤松弛下垂、先天面部清瘦等，她们都想克服这些问题。我们为您提供全面的解决方案，让您拥有立体美丽的 "童颜脸"。

리앤리성형외과
丽颜丽整形外科医院

www.reandre.co.kr

이한얼(李韩尔)

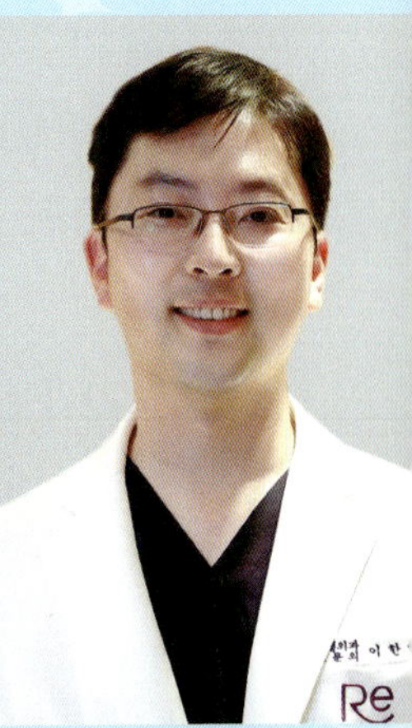

- 성형외과 전문의. 리앤리성형외과 대표원장(整形外科专门医 医学博士 丽颜丽整形外科 代表院长)
- 한양대 의과대학, 대학원 졸업(汉阳大医科大学大学院 毕业)
- 한양대학교병원 성형외과 전문의(汉阳大学医院整形外科 专门医)
- 대한성형외과학회 정회원(大韩整形外科学会 正式会员)
- 대한미용성형외과학회 정회원(大韩美容整形外科学会 正式会员)
- 대한두개안면성형외과학회 정회원(大韩头盖颜面整形外科学会 正式会员)

Wechat _liyanliPS

03 각광받는 **동안 성형**의 핵심 '**지방이식**'

입체감 있는 얼굴 지방이식으로 동안의 답을 찾다. 얼굴 지방이식의 모든 것

미의 기준은 시대에 따라서 항상 바뀌지만 동서고금을 막론하고 볼륨 있는 얼굴라인은 이상적인 동안얼굴의 기준으로 보는 편이다. 얼굴의 볼륨이 부족한 경우 나이보다 더 들어 보이는 얼굴로 보일 수 있는데, 선천적으로 얼굴의 굴곡이 유독 튀어나오거나 들어가면서 윤곽개선에 고민이 생겨 극복하고자 하는 분들이 많다. 미세지방이식은 얼굴의 특정 부위에 지방을 이식하여 볼륨을 높이고 윤곽을 개선하는 것을 목적으로 하며 조직손상이 없도록 균일하게 지방을 주입하는 것이 중요하다. 생착률이 높아 부기와 멍이 적은 편이라 수술 후 회복이 빠른 것이 장점이며 동안 성형에 있어 매우 중요한 기술로 인정받고 있다.

지방이식은 눈가, 팔자, 입가 등 주름이 두드러지는 부위에 효과적이라 만족도가 매우 높다. 자가지방을 사용해 밋밋한 얼굴라인을 가진 사람들에게는 입체적인 얼굴을, 울퉁불퉁하고 넙데데해 보이는 얼굴에는 작아 보이는 얼굴라인을 만들어준다. 미세지방이식은 △자가지방으로 미세한 지방 입자들이 주름 부위에 고르게 분포되어 볼륨을 더하고 주름을 완화시키는 효과를 발휘하며 △꺼진 부분을 채워주고 싶은 사람 △생착률 높은 지방이식술을 원하는 사람 △원래 내 얼굴인 것처럼 자연스러움을 찾는 사람에게 효과적이다.

눈두덩이, 눈밑 지방이식

눈꼬리, 눈위 꺼짐에 효과적이고 눈밑 함몰 부위에 볼륨을 주어 또렷하고 젊어 보이는 눈가로 개선한다.

눈두덩이 지방이식

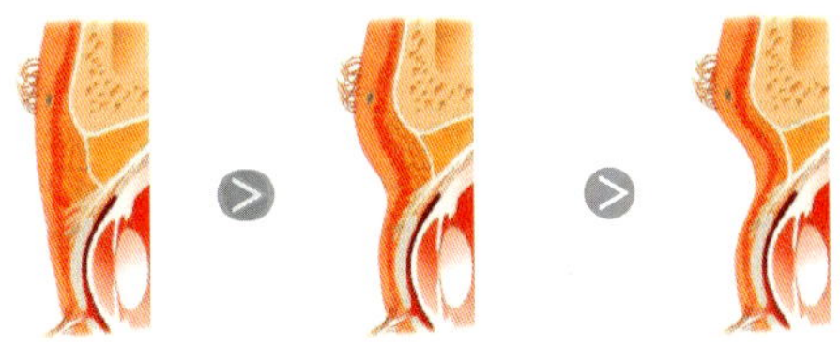

눈두덩이가 꺼지는 이유는 선천적인 것을 제외하면 주로 노화에 따른 지방 소실과 근육 이완 때문이다. 나이가 들면 눈가, 볼 등의 지방이 빠지게 되면서 얼굴의 볼륨감이 줄게 되는데, 만약 피부가 얇은 이들이라면 이와 같은 증상이 더 두드러지게 나타날 수 있다. 눈두덩이 지방이식은 이처럼 눈꺼풀이 꺼져 피곤해 보이고 노안으로 보이는 눈매를 개선하는 데에 도움을 줄 수 있다.

눈 위 꺼짐을 개선하기 위한 눈두덩이 지방이식은 소량의 자가지방을 채취하여 눈꺼풀 부위에 정밀하게 이식하는 방식으로 이루어지며 이를 통해 눈꺼풀 볼륨을 회복시키고 처진 눈매를 올려주어 더욱 또렷하고 젊어 보이는 눈가 모습으로 연출할 수 있다. 하지만 이때 눈두덩이 지방이식을 하면 기존보다 눈이 작아질 것이라는 생각으로 눈매교정 수술을 함께 고려하기도 하는데 이는 단순하게 지방의 여부에 따라 결정할 수 있는 것이 아니다. 일반적으로 눈두덩이 지방이식은 생착률을 고려해 2차에 걸쳐 수술을 진행한다.

만약 지방이식 후에 지방으로 인해 눈이 작아질 것에 대한 고민이 있다면 1차 수술을 진행하고, 2개월 후 생착된 양을 파악한다. 2차 수술 시행 후 2차 때 눈 상태를 보고 눈매교정을 결정하는 것이 좋다. 사람마다 눈의 모양부터 눈꺼풀 피부 두께, 눈썹 뼈의 크기, 눈 근육의 힘 등이 모두 다르기 때문에 눈 위 지방이식 수술과 눈매교정 병행은 필수가 아니다.

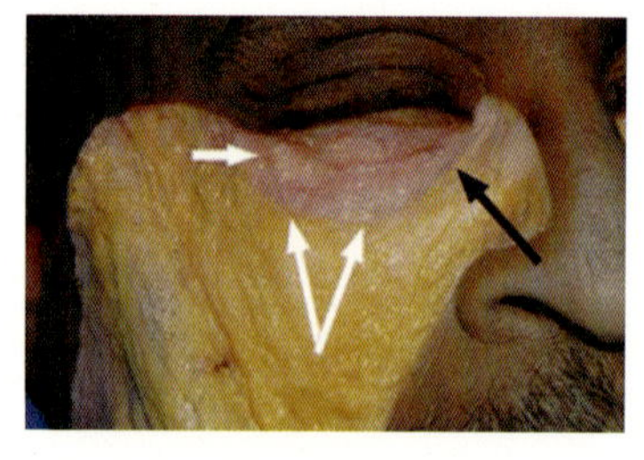

눈밑 지방이식이 필요한 주요 케이스이며, 이러한 문제를 개선하기 위해 눈밑 지방이식 시술이 활용되고 있다. 눈밑이 꺼져있는 경우에는 다양한 접근법이 있는데, 히알루론산 필러(HA Filler)를 이용하여 채울 수 있다. 단점으로는 틴들(tyndall) 효과로 인해 피부톤을 맞추기 어렵다. 사체에서 눈밑 피부를 박리하여 살펴보면 눈밑은 피하지방층이 부족해서 뒤에 있는 근육, 혈관이 비춰 보이는 경우가 많다. 이러한 증상을 개선시키기 위해서 자가지방이식을 하는 것이 가장 효과가 좋다.

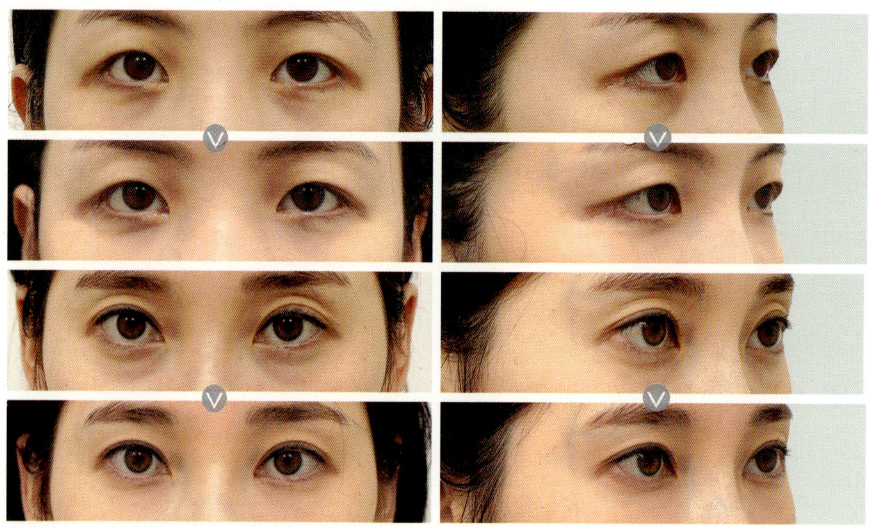

TIP_눈두덩이, 눈밑 지방이식 수술정보				
수술시간	마취방법	입원여부	회복기간	체류기간
30분~1시간	수면 마취	입원 없음	일상생활 바로가능	필요 없음

눈밑 지방이식과 함께 받기 좋은 시술 : 쥬베룩, 눈밑지방재배치

　눈밑 지방이식은 쥬베룩을 함께 사용하면 더욱 효과적이다. 쥬베룩(Juvelook)은 콜라겐을 자극하여 볼륨을 채워주는 생체자극필러(bio-stimulating filler)라 할 수 있다. 구형의 입자이고 내부는 다공성, 망상구조의 형태를 가지고 있다. 쥬베룩이 몸 안에 들어가면 섬유모세포(fibroblast)가 자극되어 콜라겐이 생성되는데 볼륨이 꺼진 부위의 진피, 지방조직 사이에 주입되어 콜라겐을 생성해 지지대 역할을 하게되고 피부의 탄력, 모공, 잔주름이 개선되면서 볼륨이 좋아지는 효과를 기대할 수 있다.

이러한 쥬베룩과 눈밑 지방이식을 함께 활용하면 자가조직이 들어가면서 볼륨이 좋아지고 지방 생착률이 증가하며 쥬베룩으로 인해 콜라겐이 생성되니 피부 또한 좋아진다.

자가 필러(autogenous filler)와 생체 자극 필러(bio-stimulating filler)의 융합으로 콜라겐 합성이 촉진되면서 피부결, 색상이 좋아지고 잔주름도 개선되어 지방이식 결과의 만족도가 상승하게 되는 상당한 시너지 효과를 얻을 수 있다.

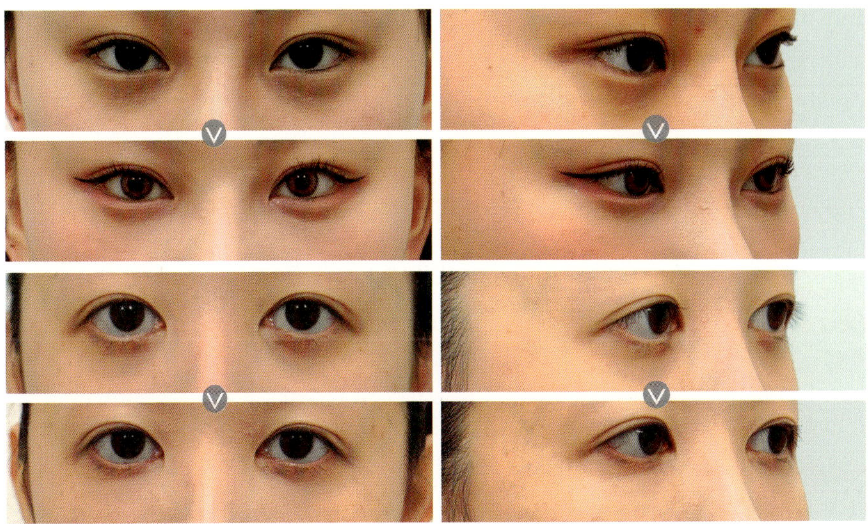

TIP_지방이식+쥬베룩 수술 정보

수술시간	마취방법	입원여부	회복기간	체류기간
30분~1시간	수면 마취	입원 없음	일상생활 바로가능	필요 없음

TIP_지방이식+눈밑지방재배치 수술정보

수술시간	마취방법	입원여부	회복기간	체류기간
1시간~1시간 30분	수면 마취	입원 없음	일상생활 바로가능	필요 없음

팔자 지방이식

입가 주름이 깊을수록 나이가 들어보이고 입이 돌출되어 보이게 된다. 입가 양옆에 팔자(八字) 모양으로 생긴 주름은 지방이식으로 개선하여 젊어 보이도록 하며 영구적인 효과까지 기대할 수 있다.

팔자(입가) 지방이식

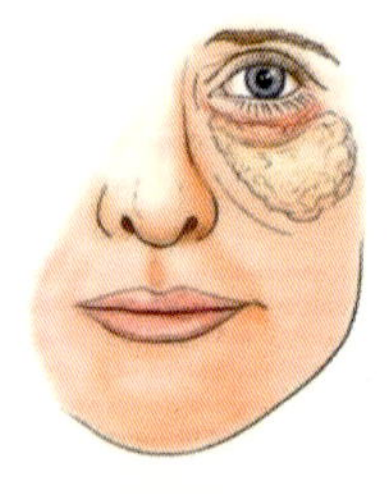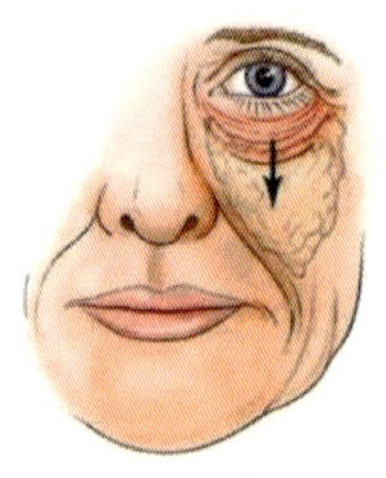

나이가 들면서 피부 탄력이 저하되고 조직이 약화되어 처지기 시작하면 팔자주름 위에 조직이 축적된다. 반면 팔자 주름 안쪽은 연부 조직이 감소되어 더욱 깊어 보이게 되는데 이로 인해 팔자주름이 두드러지게 나타나게 된다. 볼과 관자놀이 부위의 지방이 소실되면서 생기기도 하고, 관자놀이와 관련된 근육이 위축되거나 중력의 영향 등 복합적으로 작용하여 팔자주름이 발생하게 된다.

팔자주름을 개선하는 가장 간단한 방법은 꺼진 곳을 채우는 것인데, 보통 필러나 자가지방이식 등의 시술로 개선이 가능하며 영구적인 효과를 원한다면 지방이식을 하는 것이 좋다.

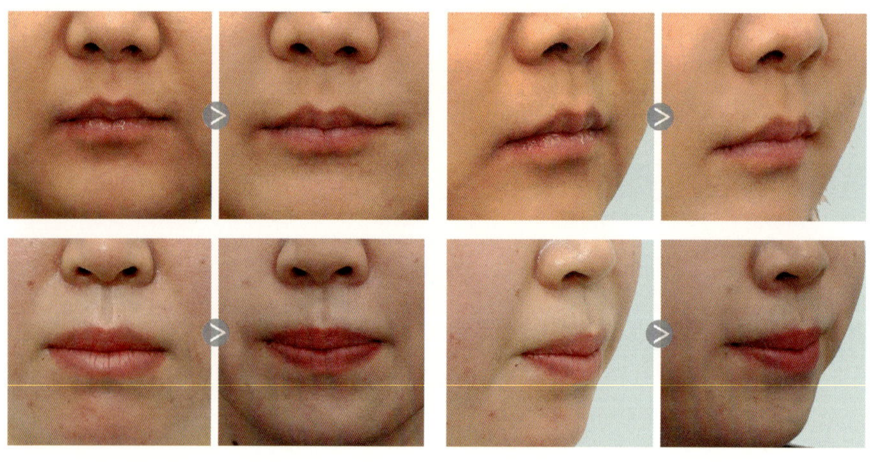

팔자 지방이식 생착률을 높이는 방법 : 쥬베룩

　팔자 주름 부위는 말하고, 식사하면서 끊임없이 근육이 움직이는 부위이기 때문에 지방이식 생착률이 다른 부위에 비해서 떨어지는 편이다. 이러한 팔자 주름을 효과적으로 개선하기 위해서는 다각도의 접근이 필요한데, 최근 지방이식과 쥬베룩 시술을 병행하는 통합적인 방법이 주목받고 있다.

　지방이식은 주름을 직접적으로 개선하고 쥬베룩 시술은 피부 탄력을 증진시켜 주름 재발을 방지하는 역할을 한다. 또한 지방이식 시 생착률이 높아져 더욱 안정적인 결과를 기대할 수 있다.

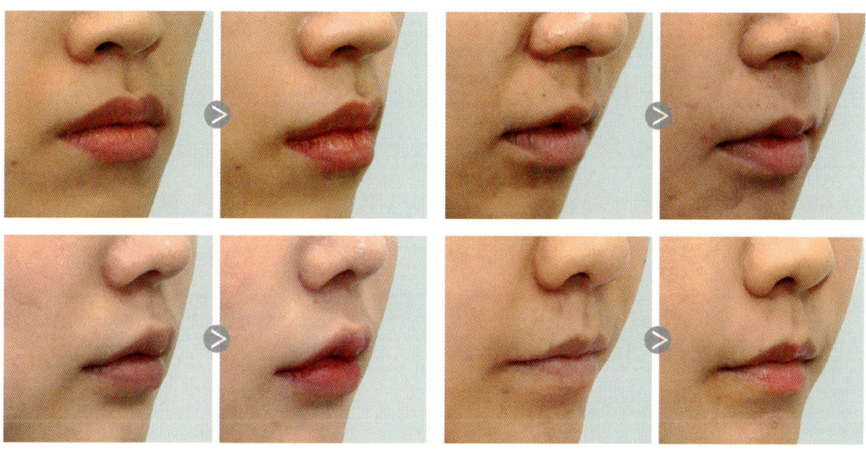

　팔자 주름 개선을 위해서는 지방이식과 쥬베룩 시술을 함께 고려해볼 만한 효과적인 방법이라 할 수 있으며 이를 통해 자연스러운 외모 개선은 물론 피부톤 개선과 함께 장기적인 주름 관리까지 기대할 수 있을 것이다.

TIP_팔자 지방이식 수술정보

수술시간	마취방법	입원여부	회복기간	체류기간
30분~1시간	수면 마취	입원 없음	일상생활 바로가능	필요 없음

이마 지방이식

이마 주름은 노화와 함께 점점 깊어지고 두드러지게 되어 심미적으로 좋지 않은 영향을 줄 수 있다. 이마 지방이식에서 가장 중요한 부분은 과하지 않고 자연스러운 볼륨과 주름 개선 효과를 만들어 주는 것이다.

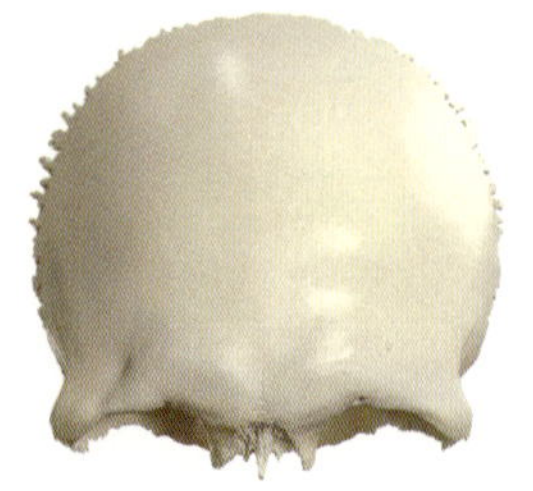

사진 출처: ANATOMY STANDARD,
2021-2023 전두골의 앞쪽 측면

나이가 들면서 피부 탄력 및 탄성이 저하되고 지방 조직이 감소하면서 이마 부위의 주름이 생겨나게 된다. 또한 반복적인 표정 변화로 인해 이마 근육이 수축되고 이로 인해 점차 깊어지게 되는데, 이마뼈는 모양이 매끄럽지 않고 울퉁불퉁하다.

보통은 요철이 있는 이마 모양이나 매끄럽고 부드러운 볼륨감을 원한다면 이마 주름을 자연스럽게 개선할 수 있는 지방이식 시술이 가장 좋다. 자가지방을 추출하여 이마 주름 부위에 주입함으로써 볼륨을 회복시키고 주름을 부드럽게 펴는 효과를 기대할 수 있다. 또한 지방이 지속적으로 유지되어 장기적인 주름 관리에도 도움이 된다.

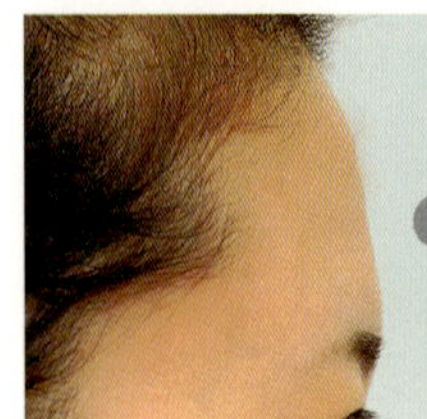
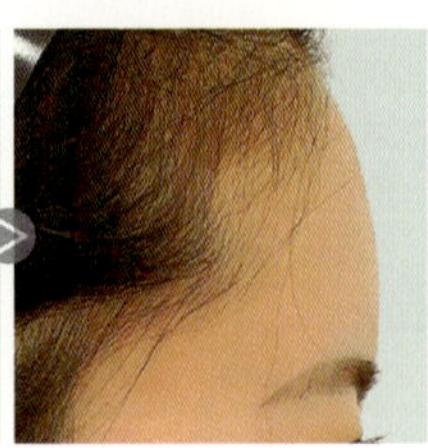
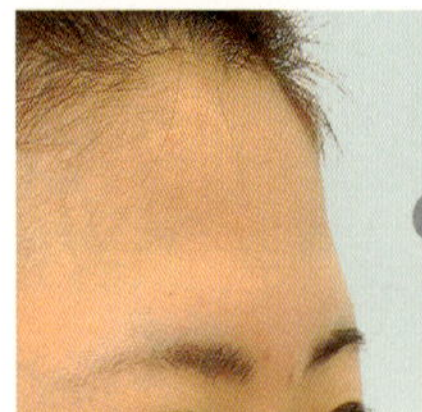
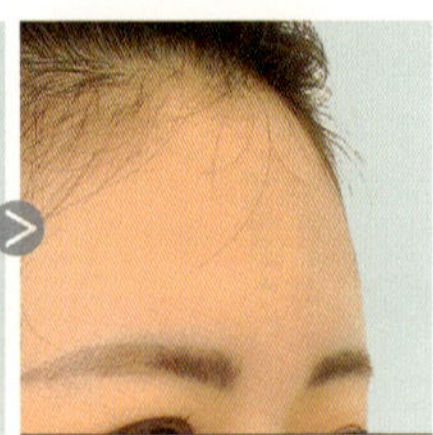

이마 지방이식 생착률을 높이는 방법 : 쥬베룩

지방이식과 궁합이 좋은 쥬베룩 시술은 이마 주름 시술에도 함께 사용된다. 물론 지방이식 단독으로도 이마 주름을 개선하는데 효과를 볼 수 있지만 쥬베룩과 함께 병행하면 주름 재발을 방지하는데 도움이 되며 시술 후 피부 탄력을 높여 지방의 생착률을 높이고 부드럽고 매끄러운 결과를 얻을 수 있다. 또한 쥬베룩은 지방이식 부위의 혈액 순환을 촉진하여 지방세포의 활성화를 도와 더욱 자연스러운 볼륨 개선 효과를 기대할 수 있어 이마 주름을 보다 효과적으로 개선할 수 있다.

TIP_이마 지방이식 수술정보				
수술시간	마취방법	입원여부	회복기간	체류기간
30분~1시간	수면 마취	입원 없음	일상생활 바로가능	필요 없음

성공적인 지방이식 조건 '생착률'

지방이식의 성공 여부의 기준이 되는 '생착률', 수술 후 지방이 얼마나 잘 생착되느냐에 따라 만족도와 수술 효과의 지속 기간이 달라진다.

만족스러운 결과를 위한 지방이식 생착률

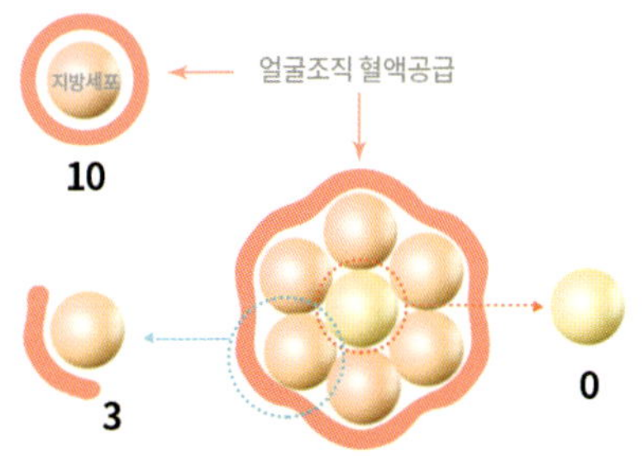

→ 이식 상태에 따른 지방세포에 적용되는 혈액공급의 차이 : 혈액공급↑ / 생착률↑

이식된 지방세포는 살아있는 세포이기 때문에 이식하는 과정에서 생착률을 높여야만 만족스러운 효과를 기대할 수 있다. 지방세포의 경우 한꺼번에 뭉쳐 있으면 얼굴 조직과 접촉을 하는 면적이 줄어들기 때문에 생존할 수 있는 확률이 줄어들게 된다. 한 부분에 집중적으로 이식을 하게 되면 지방이 뭉치는 현상이 있을 수 있기 때문에 여러 방향, 여러 층으로 이식을 해 주어서 지방세포가 얼굴 조직과 만날 수 있는 면적을 늘려 생착률을 높여주는 것이 중요하다.

03　备受青睐的童颜整形的核心"脂肪移植"

通过三维立体的面部脂肪移植术寻找童颜的答案，关于面部脂肪移植的全部内容

美的标准总是与时俱进，但无论在东方还是西方，饱满有致的面部线条都被认为是理想的童颜标准。面部容积不足会让人看起来比实际年龄更老，许多先天性面部曲线突出或凹陷的人都有轮廓塑造方面的困扰，并希望克服这些问题。精细脂肪移植的目的是通过向面部特定区域移植脂肪来增加容积和改善轮廓，重要的是要均匀注射脂肪，以免组织损伤。此手术的脂肪存活率很高，术后浮肿和淤青较少，其优势是恢复较快，因此被认为是童颜整形的一项非常重要的技术。

脂肪移植对皱纹明显的眼角、鼻唇沟、嘴角等部位很有效，因此满意度也很高。通过脂肪移植可以为面部线条平平的脸塑造立体感，为扁圆凹凸的脸打造出小脸效果。精细脂肪移植将自体脂肪的精细脂肪颗粒均匀的注射到皱纹部位，可以发挥增加容积和改善皱纹的效果，对于想把凹陷部位填充起来的人群、想做存活率较高的脂肪移植的人群，以及追求自然地妈生脸效果的人群很有效。

上眼睑、眼底脂肪移植

有效改善外眼角和眼睑下垂，增加眼底凹陷部位的容积，使眼部看上去更有神、更年轻。

上眼睑脂肪移植

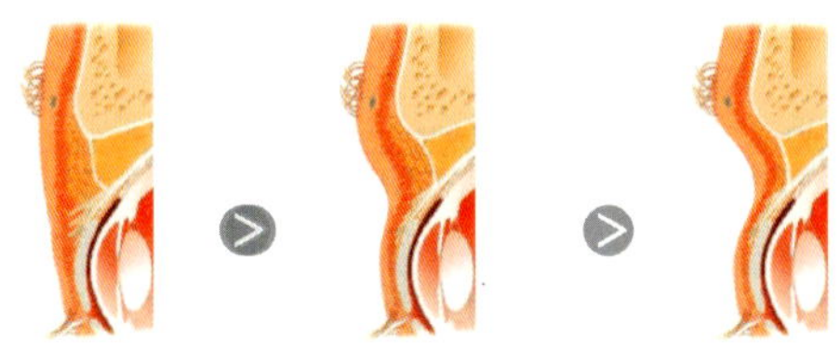

　　除先天原因外，上眼睑凹陷的主要原因是衰老导致的脂肪减少和肌肉松弛。随着年龄的增长，眼角、脸颊等部位的脂肪会逐渐流失，就会导致面部容积减少，如果皮肤较薄，这种情况会更加明显。上眼睑脂肪移植可帮助改善因眼睑凹陷导致的疲惫感，以及看上去衰老的眼部外观。

　　改善眼皮凹陷的上眼睑脂肪移植术，是指抽取少量自体脂肪，精准地移植到眼睑部位，通过这种方式恢复眼睑的容量，并提升整体眼形，使其看起来更有神、更年轻。然而，有些人会认为做了上眼睑脂肪移植后，眼睛会变小，因此会考虑同时做上睑提肌的手术，但上睑提肌的手术不能单纯地以脂肪的多少来决定。通常情况下，考虑到脂肪存活率，上眼睑脂肪移植分两次进行。

　　如果担心脂肪移植后会使眼睛变小，可以先进行第一次手术，两个月后再检查移植的脂肪量。第二次手术后，根据当时的眼部情况，再决定是否做上睑提肌的矫正。由于每个人的眼形、眼睑皮肤厚度、眉骨大小和眼部肌肉力量都不一样，因此不一定要将上眼睑脂肪移植手术与上睑提肌结合起来。

眼底脂肪移植

1. 眼底凹陷：随着年龄的增长，眼底部位的脂肪减少导致凹陷的情况
2. 眼底皱纹：眼底部位的皱纹加深，看上去疲惫的情况
3. 眼底黑眼圈：因眼底凹陷导致黑眼圈加重的情况

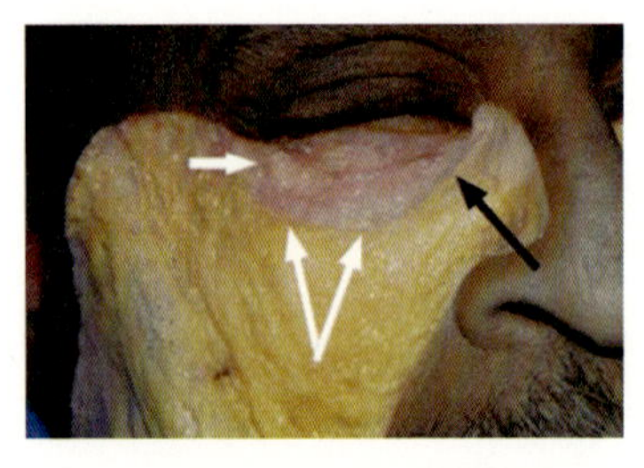

以上都是需要进行脂肪移植的主要情况，目前正在使用眼底脂肪移植手术来改善这些问题。眼底凹陷的问题有多种解决方法，包括使用玻尿酸注射填充的方法。但玻尿酸的缺点是由于丁达尔效应，很难与肤色相匹配。

当从尸体上剥离眼底皮肤观察时，眼底由于缺乏皮下脂肪，深层的肌肉和血管往往清晰可见。自体脂肪移植是改善这些症状的最佳方法。

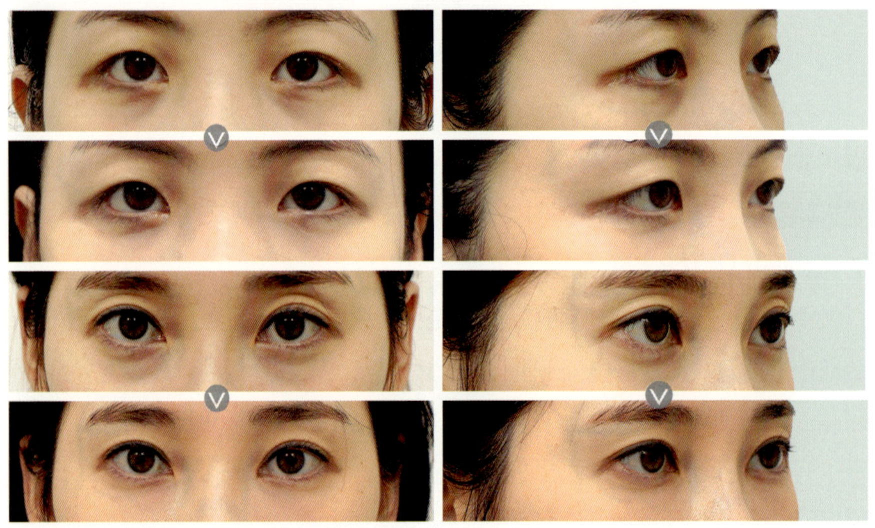

TIP_上眼睑、眼底脂肪移植手术信息				
手术时间	麻醉方法	是否住院	恢复期	停留时间
30分~1小时	睡眠麻醉	无需住院	即刻恢复日常生活	无

与眼底脂肪移植相匹配的手术：乔雅露（Juvelook），眼底脂肪重排

眼底脂肪移植与乔雅露（Juvelook）结合使用效果更佳。乔雅露（Juvelook）是一种生物刺激填充剂，能刺激胶原蛋白填充眼部的容积。它是一种内部具有多孔网状结构的球形颗粒。当乔雅露（Juvelook）进入人体后，会刺激成纤维细胞，产生胶原蛋白，并将其注射到真皮层和脂肪组织之间，在容积不足的部位，胶原蛋白会产

生支撑作用，随着皮肤弹性、毛孔和细纹的改善，容积有望得到改善。

　　像这样结合乔雅露（Juvelook）和眼底脂肪移植手术，可以使自体组织提升容积，增加脂肪存活率。另外因乔雅露（Juvelook）刺激胶原蛋白新生，也可以改善皮肤。

　　自体填充剂和生物刺激填充剂的融合，可刺激胶原蛋白合成，改善皮肤质地、肤色和细纹，从而可以获得更令人满意的脂肪移植的增效结果。

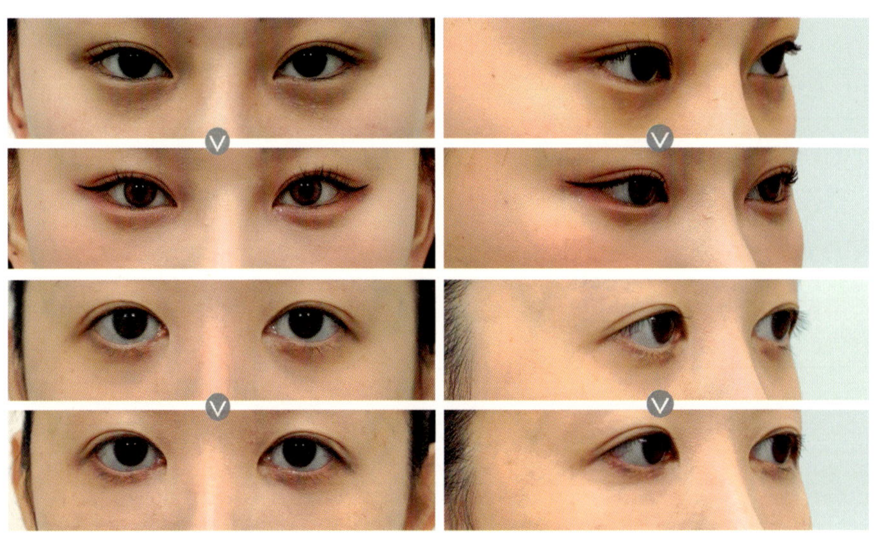

TIP_脂肪移植+乔雅露（Juvelook）手术信息					
手术时间	**麻醉方法**	**是否住院**		**恢复期**	**停留时间**
30分~1小时	睡眠麻醉	无需住院		即刻恢复日常生活	无

TIP_脂肪移植+眼底脂肪重排手术信息					
手术时间	**麻醉方法**	**是否住院**		**恢复期**	**停留时间**
1小时~一个半小时	睡眠麻醉	无需住院		即刻恢复日常生活	无

鼻唇沟脂肪移植

嘴角的皱纹越深，人看起来就越老，嘴巴就越突出。嘴角两侧的八字型皱纹，可以通过脂肪移植来改善，使人看起来更年轻，而且效果可以是永久性的。

鼻唇沟（嘴角）脂肪移植

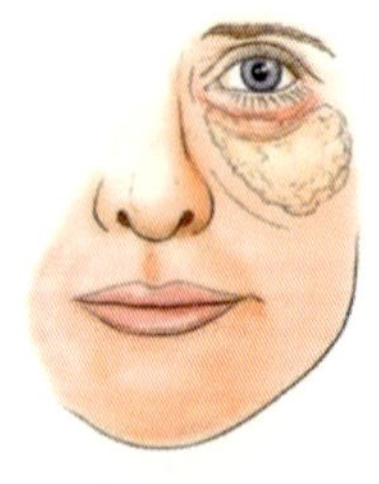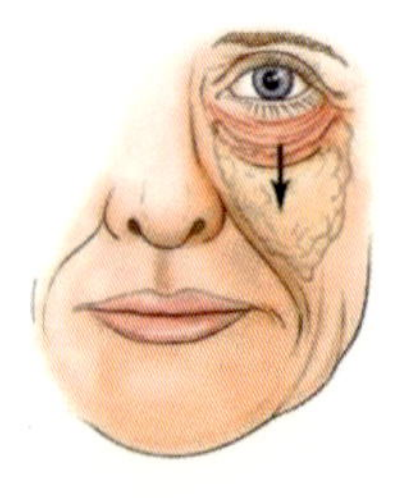

随着年龄的增长，皮肤会失去弹性，组织会变弱并开始下垂，从而导致鼻唇沟上方的组织堆积。另一方面，鼻唇沟内侧的软组织减少，显得更深，这就是鼻唇沟显得更突出的原因。鼻唇沟是由多种因素造成的，包括脸颊和太阳穴部位脂肪的流失、太阳穴相关肌肉的萎缩以及重力的影响。

改善鼻唇沟最简单的方法就是填充，通常可以使用玻尿酸或自体脂肪移植，如果想要永久性的效果，更推荐脂肪移植。

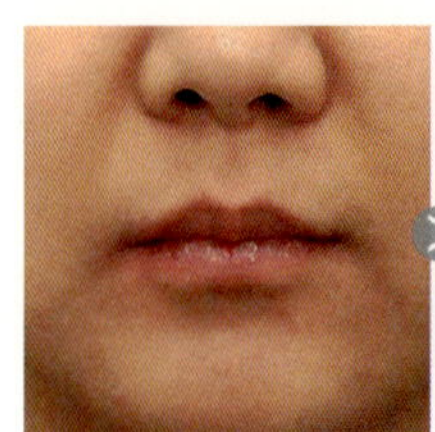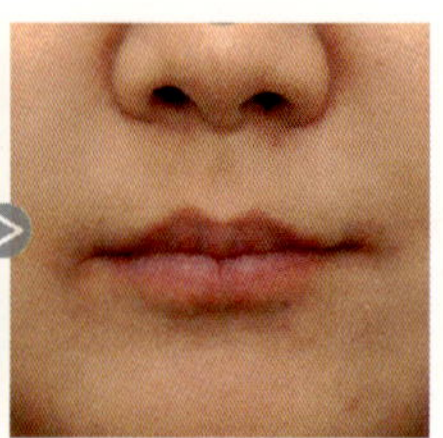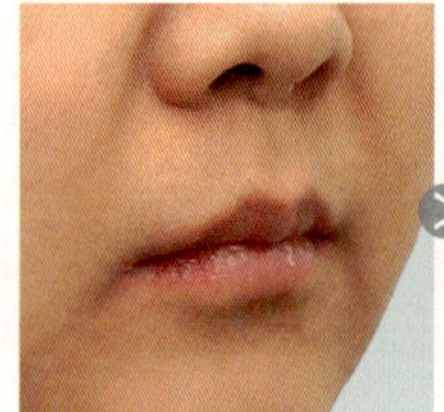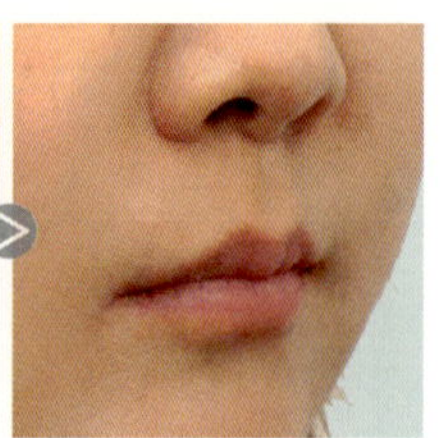

提高鼻唇沟脂肪移植存活率的方法：乔雅露（Juvelook）

由于鼻唇沟是一个说话和进食时肌肉不断运动的部位，因此脂肪移植率低于其他部位。为了有效改善鼻唇沟，需要采取多方面的方法。最近，一种结合了脂肪移植和乔雅露（Juvelook）的方法受到了关注。

脂肪移植能直接改善皱纹，而乔雅露（Juvelook）注射则能改善皮肤弹性，从而防止皱纹再次出现。另外，脂肪移植的存活率也会更高，效果更稳定。

对于鼻唇沟皱纹的改善，脂肪移植和乔雅露（Juvelook）注射相结合可以称之为有效改善皱纹的方法，不仅可以自然改善外观，还可以改善肤色，可以期待长期的皱纹管理。

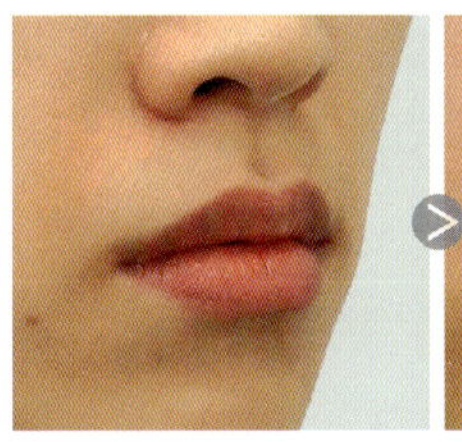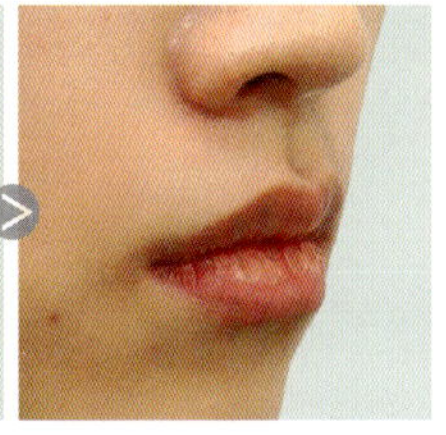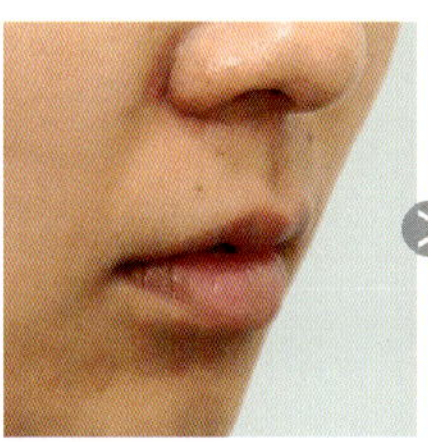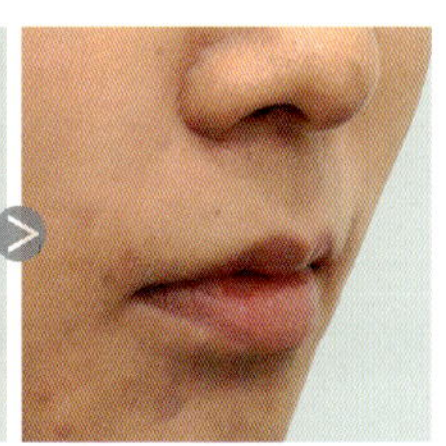

TIP_鼻唇沟脂肪移植手术信息

手术时间	麻醉方法	是否住院	恢复期	停留时间
30分钟~一个小时	睡眠麻醉	无需住院	即刻恢复日常生活	无

前额脂肪移植

随着年龄的增长，额头皱纹会变得越来越深、越来越明显，这可能会对我们的美观造成不利影响。前额脂肪移植最重要的一点是适度地打造自然的饱满度和改善皱纹的效果。

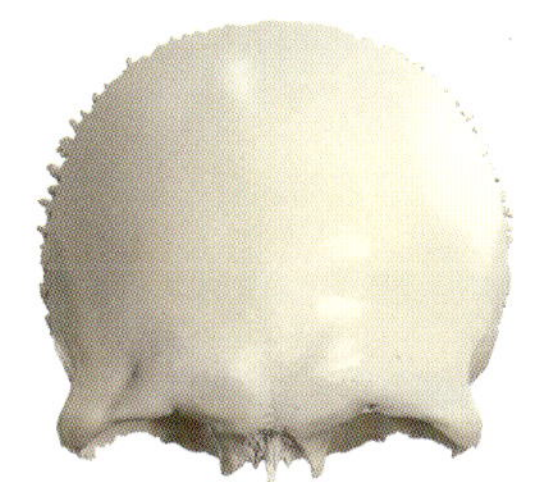

图片出处：ANATOMY STANDARD
2021-2023 额骨前侧

随着年龄的增长，皮肤会失去弹性和紧致度，脂肪组织也会减少，从而导致前额部位出现皱纹。反复的面部表情也会导致前额肌肉收缩使皱纹逐渐加深，而眉骨看起来不光滑且凹凸不平。

如果额头凹凸不平，或者希望获得平滑柔和的饱满感，脂肪移植是自然改善额头皱纹外观的最佳选择。提取自体脂肪并注射

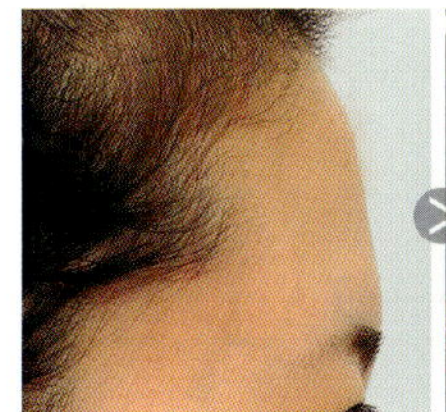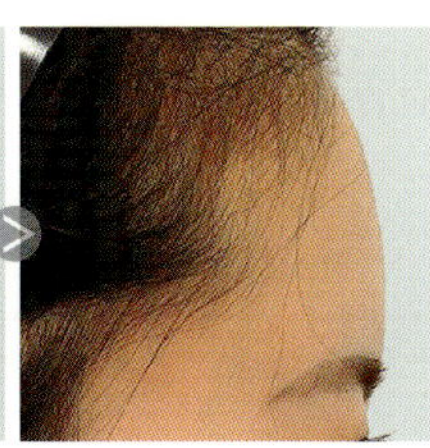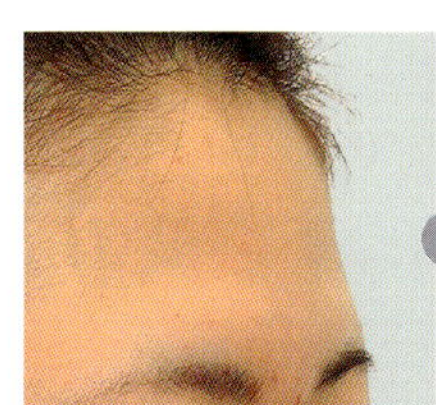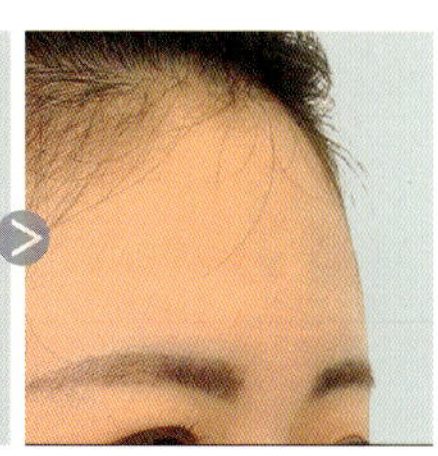

到额头皱纹处，可以恢复圆润度，抚平皱纹。另外，脂肪还能维持很长时间，有助于长期除皱。

提高前额脂肪移植存活率的方法：乔雅露（Juvelook）

与脂肪移植手术适宜的乔雅露（Juvelook）也可用于改善额头皱纹。当然，单纯的脂肪移植也能有效改善额头皱纹，但乔雅露（Juvelook）有助于防止皱纹复发，并能在术后增加皮肤弹性，提高脂肪的存活率，从而获得更柔和、更平滑的效果。此外，乔雅露（Juvelook）还能促进脂肪移植区域的血液循环，有助于活化脂肪细胞，从而使前额饱满感更自然，更有效地减少额头皱纹。

TIP_前额脂肪移植手术信息

手术时间	麻醉方法	是否住院	恢复期	停留时间
30分钟~一个小时	睡眠麻醉	无需住院	即刻恢复日常生活	无

成功的脂肪移植条件"存活率"

脂肪移植的成功与否取决于"存活率"，即术后脂肪的存活状态会影响满意度和术后效果的维持时间。

为获得满意效果的脂肪移植存活率

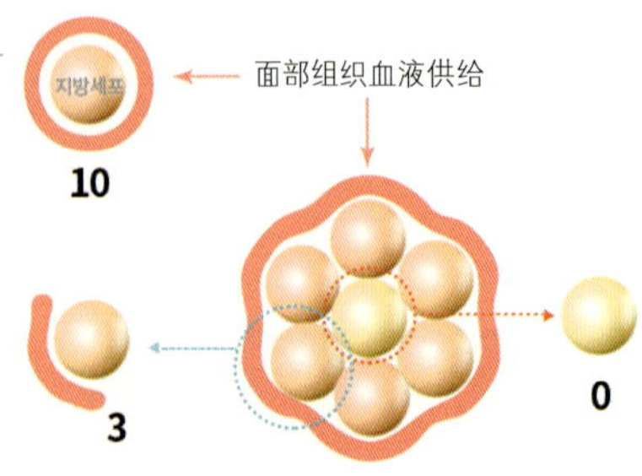

→ 根据移植状态脂肪细胞与移植部位的血供差异：
血液供给↑/存活率↑

由于移植的脂肪细胞是活细胞，因此在移植过程中必须提高存活率，以达到满意的效果。当脂肪细胞聚集在一起时，它们与面部组织接触的表面积就会减少，从而降低存活的机会。将脂肪集中在一个部位移植会导致脂肪结块，因此必须将脂肪细胞分散到不同的方向和不同的层次，以增加与面部组织的接触面积，从而提高脂肪的存活率。

입술 성형(嘴唇整形)
입꼬리 리프팅(嘴角上扬术)

"

매력적인 입술은 아름다운 입술 라인으로 완성된다.

美丽的唇线 勾勒出迷人的双唇。

"

사람의 첫인상은 눈 코로 시작해 입술로 마무리 된다는 말이 있을 정도로, 입술은 그 사람의 인상을 좌우하는 중요한 부위이다. 필러 시술을 통해 입술 모양을 어떻게 교정할 수 있는지 지금부터 함께 살펴보자.

有句话说，一个人的第一印象始于眼睛和鼻子，终于嘴唇，因此嘴唇是决定人印象的重要组成部分。现在让我们看看如何通过玻尿酸注射来矫正嘴唇的形状。

바이미성형외과
BYME整形外科医院

www.bymeps.co.kr

최한뫼(崔Han Moi)

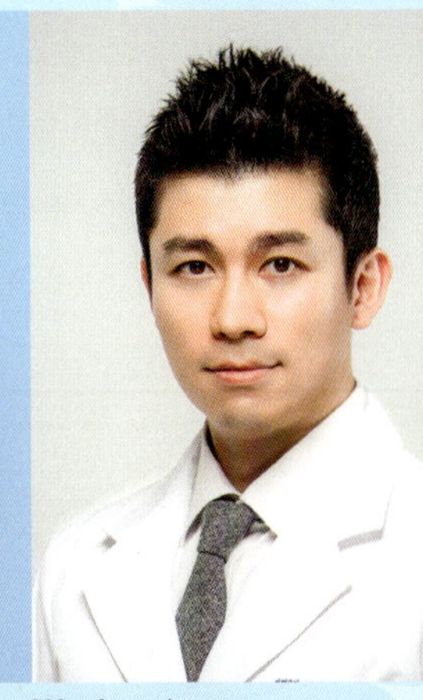

- 바이미성형외과 대표원장(BYME整形外科医院 代表院长)
- 대한성형외과학회 회원(大韩整形外科学会 会员)
- 대한 미용성형외과학회 회원(大韩美容整形外科学会 会员)
- 대한 지방성형연구회 회원(大韩脂肪整形研究会 会员)
- 대한 두개안면성형외과학회 회원(大韩头盖颜面整形外科学会 会员)
- 대한 미세수술학회 회원(大韩显微外科手术学会 会员)

Wechat_byme__ps

04 사람의 인상을 가장 크게 결정하는 요인, 입술

가장 효과적인 입술성형, 입술필러

매력적인 입술은 아름다운 외모에 매우 중요하다. 눈 코의 모양으로 그 사람의 인상을 본다면, 입술은 그 사람의 인상을 결정하는 요인이 되기 때문이다. 과거 단역 배우 였던 마릴린 먼로는 "신사는 금발을 좋아해" 영화에서 우리가 너무도 익숙한 금발에 붉은 입술로 강조되는 이미지로 세계적인 스타가 되었다. 수많은 배우 중에 그녀가 독특한 개성을 가질 수 있었던 이유 중 하나는 입술의 중요성을 남들보다 훨씬 빨리 깨닫고 본인의 이미지를 어떻게 하면 더 잘 드러낼 수 있는지를 알고 있었던 것으로 생각된다.

입술은 사람의 인상을 평가할 때 최종적인 인상을 결정할 수 있다. 입술이 얇은 사람은 나이가 들어 보이거나 딱딱한 느낌을 줄 수 있다. 내성적이면서 감정을 잘 드러내지 않는 인상도 줄 수 있기 때문에 현재 입술 모양에 대한 관심이 많이 올라간 상태이다. 과거에는 화장으로만 가능했던 입술의 모양 조절이 현재에는 지방이식이나 필러, 보형물 또는 수술 등으로 교정이 가능하게 되었다. 특히 트렌드에 맞춰 입술의 이상적인 모습이 빠르게 바뀌어 가고 있는데 입술 성형 중, 입술 필러에 대한 관심이 높아지고 있다. 입술 필러는 다른 시술이나 수술에 비해서 비교적 간단하고 흉터가 없으며, 마음에 들지 않을 때는 녹이고 재시술이 가능하기 때문이다. 최근 필러 검색어 1위를 입술 필러가 놓치지 않고 있는 이유라고 할 수 있다.

입술 성형

입술의 모양, 크기, 또는 비율을 개선하기 위한 미용 시술이다. 다양한 기술과 방법이 존재하며, 그 목적에 따라 시술 방식을 선택할 수 있다.

입술의 해부학

입술은 표피(Epidermis), 진피(Dermis), 점막층(Mucosal Layer), 근육층(Muscle Layer) 등 여러 층으로 이루어진 복잡한 구조를 가지고 있다.

특히 상순(윗입술) 중앙의 자리한 큐피드의 활(Cupid's Bow)은 사랑의 신 큐피드가 사용하는 활과 비슷하게 생겼기 때문에 붙여진 명칭으로 윗면이 만들어내는 독특한 형태를 가리키는 용어이다. 윗입술의 중앙 부분이 활처럼 오목하고 양쪽으로 약간 솟아오르는 모양이 단순히 미적 요소 외에도 여러 역할을 하는데 사람의 얼굴을 더욱 매력적으로 보이게 하는 중요한 요소 중 하나로 여겨진다. 무엇보다도 윗입술의 윤곽이 선명하고 균형 잡힌 큐피드의 활은 아름다움의 숭요한 기순 중 하나이다.

하지만 큐피드의 활은 개인마다 그 형태가 다양하며, 크기나 선명도에 따라 각기 다른 개성을 나타낼 수 있다. 많은 사람들이 화장이나 미용 시술을 통해 이 부분을 강조하는 이유이기도 하다.

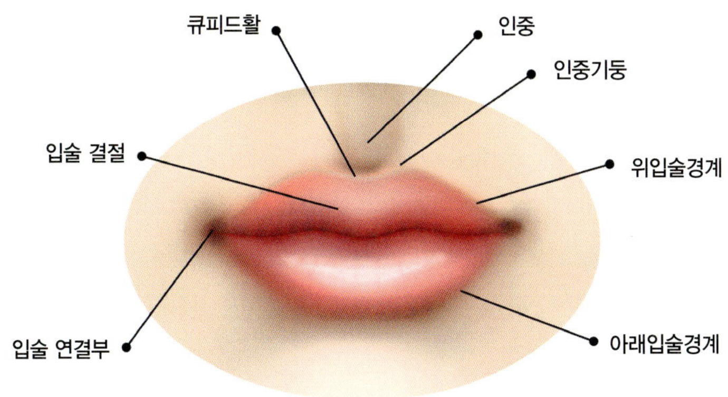

중요 해부학적 구조물

아름다운 입술이 갖춰야 하는 조건

트렌드에 따라서 달라지지만 아름다운 입술이 갖춰야 하는 조건은 다음과 같다.

비율과 대칭 _ 전통적으로 아랫입술이 윗입술보다 약간 더 두꺼운 것이 이상적으로 알려져 있다. 황금비는 1:1.6으로 알려져 있으나 현재의 비율과는 안맞는 경우가 많다. 또 입술의 좌우 대칭이 중요하다. 비대칭이 심해 보일 경우, 만족도는 크게 떨어질 수 밖에 없다. 대칭적인 입술은 얼굴 전체의 균형을 맞추는 데 중요한 역할을 한다.

윤곽선 _ 입술의 윤곽선이 뚜렷하게 보일 때 인중의 길이가 짧아 보일 수 있다. 특히 M자라고도 하는 큐피드 활이 잘 보이는 것이 중요하다. 이 부분을 강조하는 정도에 따라서 화려한 입술과 자연스러운 느낌으로 달라질 수 있다.

볼륨 _ 자연스러운 볼륨이 중요하다. 필러가 흡수되는 것을 생각해서 너무 과교정 하게 될 경우에는 몇 주에서 몇 달 동안 부자연스러운 모양이 나올 수 있다. 또 입술 의 모든 주름을 펼 정도로 과도한 교정은 부자연스러운 모양을 만들 수 있기 때문에 원하는 모양을 만들 정도로만 시술하는 것이 좋다.

전후 사진으로 알아보는 트렌디한 입술 모양

입꼬리가 올라가게 하고 싶을 때

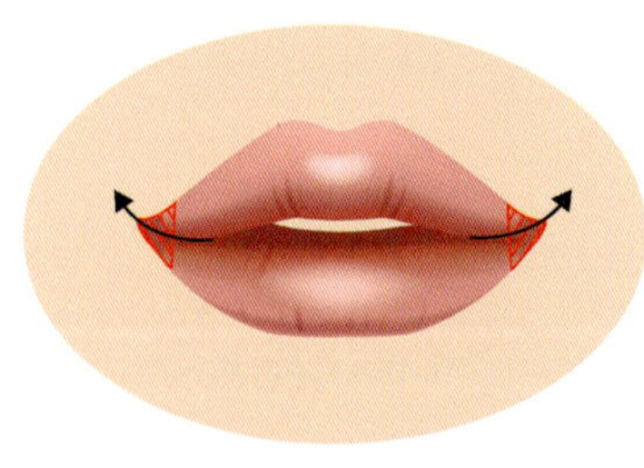

가장 많은 사람들이 원하는 것은 입꼬리가 올라가 보이는 것이다. 이를 위해 수많은 기술 이 개발되고 의사들마다 각자의 노하우가 있 을 것이다. 다만, 과도하게 주입할 경우 부자연 스러워보일 수 있으므로 니즈를 정확히 파악 해 자연스러운 모양을 만들어 주는 것이 가장 중요하다.

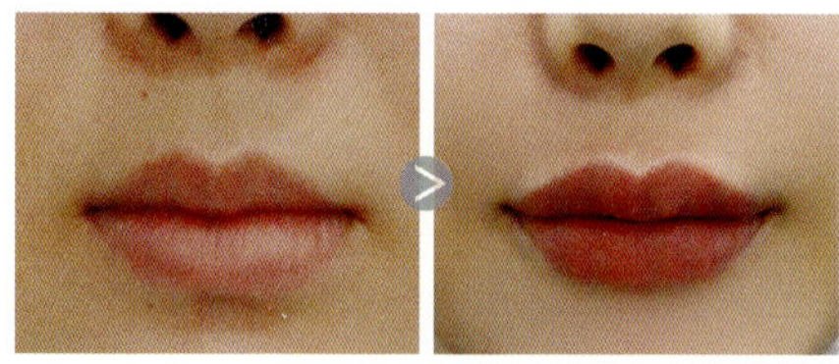 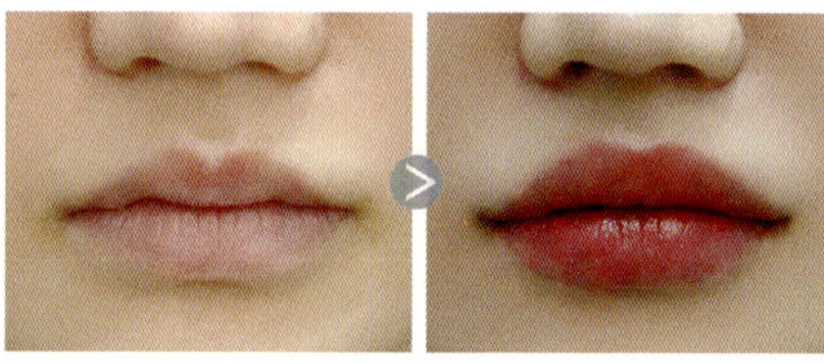

입꼬리 올리는 전후사진   입꼬리 올리는 전후사진

가로로 길어지게 하고 싶을 때

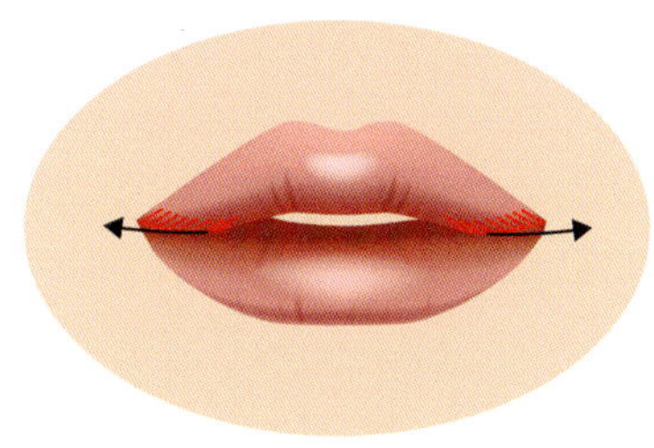

입꼬리 쪽의 입술의 볼륨을 조절해서 입꼬리가 올라가 보이게도 할 수 있고, 옆으로 길어 보이게도 할 수 있다. 원래의 입술이 옆으로 매우 짧다면 한계는 있지만, 대부분의 경우에서 입술 가로 확장이 가능하다. 이때 볼륨 조절을 통해서 입꼬리도 함께 올려줄 수 있다.

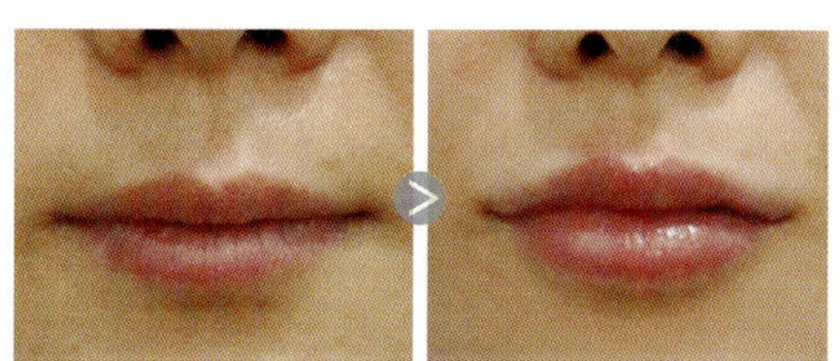 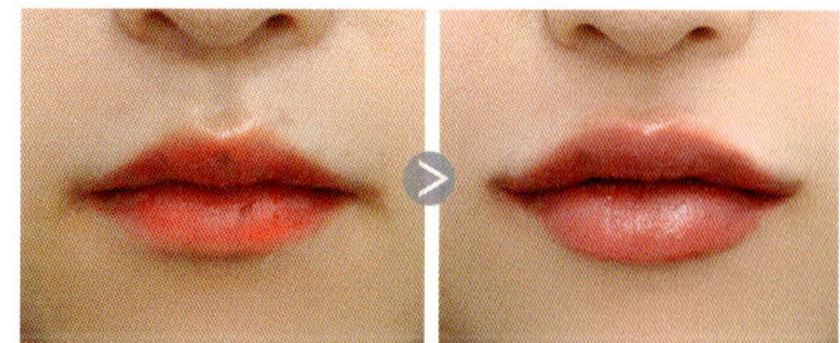

가로로 길어지는 전후사진   가로로 길어지는 전후사진

입술 볼륨을 주고 싶을 때

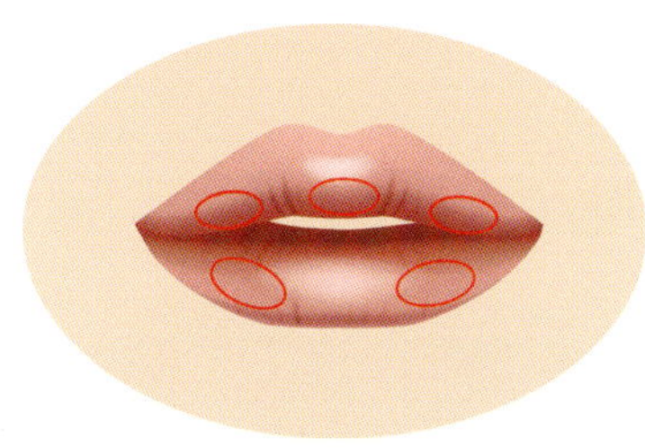

입술 5군데의 지점에 적정량의 필러를 주입해서 입술의 볼륨을 크게 만들어 줄 수 있다. 이를 일반적으로 5 포인트 시술이라고 하는데 원하는 모양에 따라서 볼륨을 줄 부분을 더 늘릴 수도, 줄일 수도 있다. 현재의 트렌드는 특정 부위 볼륨을 강조하지 않고 전체적으로 균일하게 볼륨을 주는 방식이 선호된

다. 필러가 흡수되는 것을 두려워하여 한꺼번에 너무 많이 넣을 경우에는 필러가 뭉쳐 보이는 현상이 있을 수 있으므로 주의해야 한다.

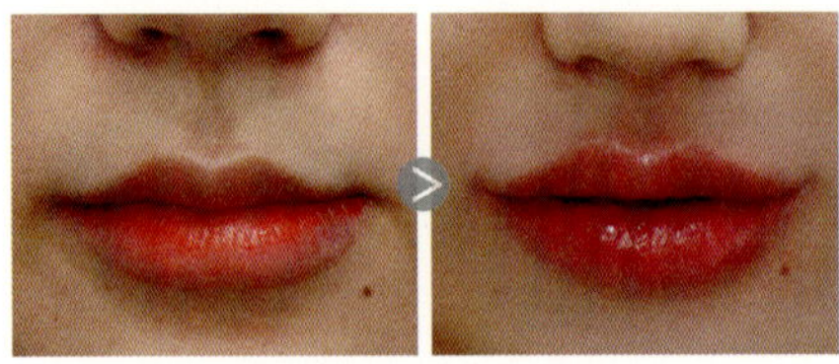
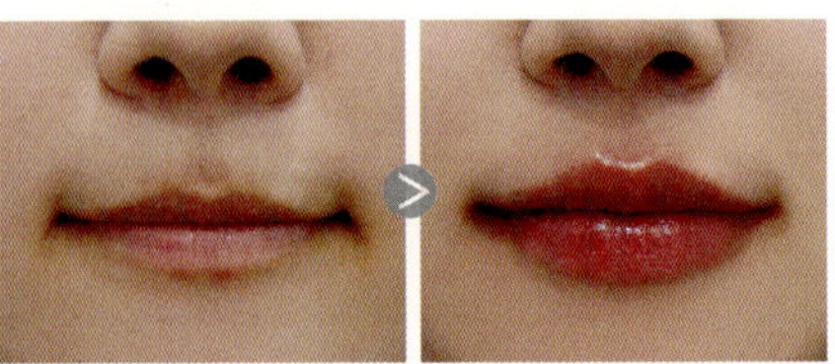

입술 볼륨을 주는 전후사진

입술 볼륨을 주는 전후사진

인중을 짧게 보이게 하고 싶을 때

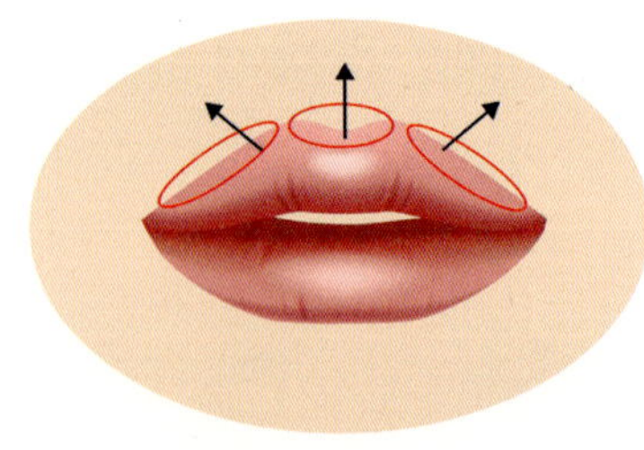

입술이 얇은 사람들 중에 많은 분들이 인중이 길어 보이는 것을 고민한다. 이럴 때는 필러 시술을 통해서 인중을 짧게 만들어줄 수 있다. 표시된 부분을 강조하는 것으로도 어느 정도는 인중이 짧아질수 있다. 최대한 짧아지는 것을 원하거나, 서구적인 입술 모양을 선호하는 경우에는 러시안 립 시술이라고도 하는 시술 방법이 필요하다.

입술 라인을 따라서 볼륨을 최대한 주되, 입꼬리를 올라가지 않게 할 수도 있다. 과주입될 경우에는 입이 너무 많이 튀어나와 보이거나 인중과 입꼬리 주위에 주름이 생길 수 있기 때문에 경험이 많은 의사에게 주의해서 시술을 받아야 하는 부분이다.

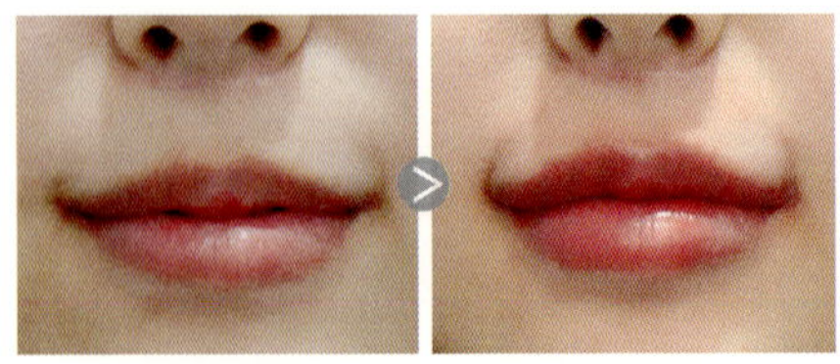
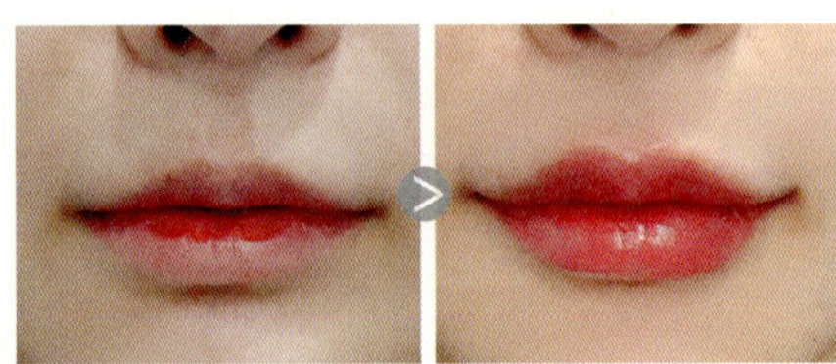

인중을 짧게 보이게 하는 전후사진

인중을 짧게 보이게 하는 전후사진

좌우 비대칭이 심한 경우

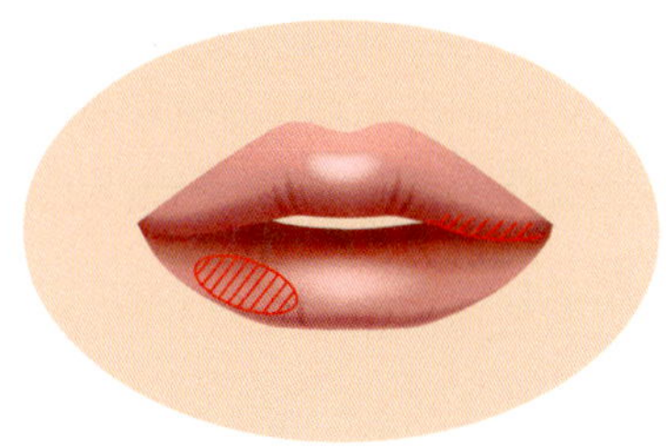

좌우 입술의 길이 및 모양의 비대칭이 심할 경우에는 양쪽 주입 지점을 달리해서 어느 정도 교정을 할 수 있다. 대부분 높이와 길이 모두가 다른 경우가 많은데, 볼륨이 적을 때는 그 차이가 잘 보이지 않거나 인지하지 못하는 경우가 많아서 거울을 보면서 미리 비대칭에 대해서 상담을 하는 것이 중요하다. 길이가 짧은 쪽을 먼저 교정하고, 긴 쪽을 그에 맞춰서 볼륨을 주는 방식으로 비대칭을 어느 정도 교정하는 것이 가능하다. 비대칭이 있을 경우, 부족한 부분만 시술해서 교정을 해줄 수 있다. 빗금친 부분처럼 비대칭적으로 볼륨이 적은 경우가 많다

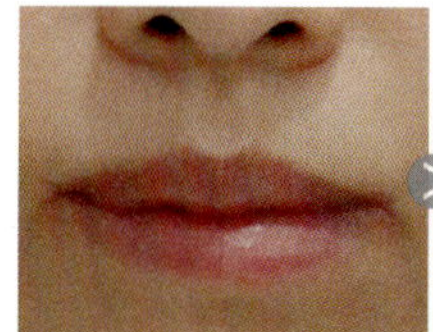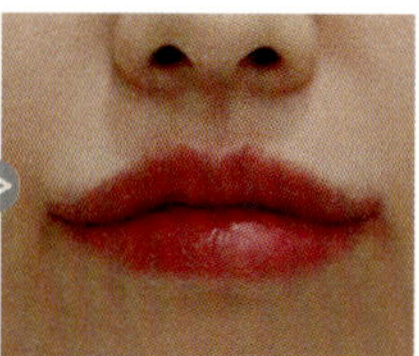

비대칭 교정 전후사진

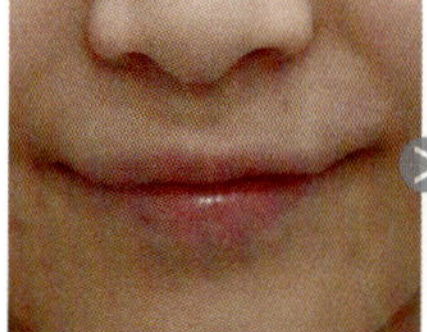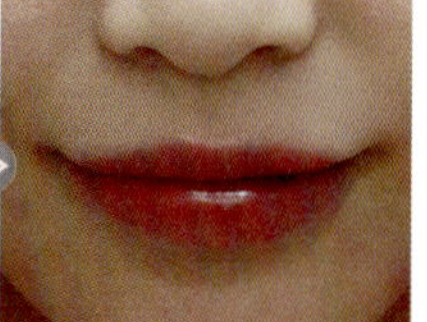

비대칭 교정 전후사진

입술과 주위 구조물과의 관계

코, 입술, 턱 : 리케츠의 E라인(E-line, Esthetic Line)은 치과 교정학에서 얼굴의 측면을 분석하기 위해 사용되는 개념으로, 코, 입술, 턱의 관계를 평가하는 데 미용적으로도 유용하다. 면봉이나 손가락을 사용해 코 끝과 턱을 연결한 후, 입술의 위치를 통해 E라인을 평가할 수 있다. 코와 입술이 닿은 상태에서 턱이 닿지 않는다면 턱이 작거나 입술이 나와 있다고 생각할 수 있다. 이럴 경우에는 필러 시술 이후에 볼륨이 과해 보일 가능성이 크기 때문에 주의해야 한다. 코와 턱을 연결한 선보다 입술이 후방에 있는 경우에는 필러 시술을 통해서 입술을 전진시켜 줄 수 있다. 다만 입술이 말려 있는 경우가 많기 때문에 너무 과한 볼륨이 들어가게 되면 입을 벌릴

때 입술의 볼륨이 과해보일 수 있다.

코의 너비와 입술의 너비와의 관계 : 콧볼의 너비와 입술의 너비 사이의 미용적 관계는 얼굴의 조화에 중요한 요소이다. 콧볼에 비해서 입술의 너비가 좁은 경우에는 입술이 좁아서 답답해 보이고, 콧볼이 넓어 보일 수 있다. 반대로 입술의 너비가 콧볼의 너비 보다는 조금 더 넓은 경우, 콧볼이 좁아 보이게 되고 입술은 옆으로 길어 보일 수 있다. 개인의 얼굴형에 따라서 다를 수 있지만 대부분 콧볼보다 긴 경우가 더 아름다운 느낌을 주게 된다.

입술성형 시술 절차

① 시술 전 모양 상담 _ 미리 피부에 디자인을 할 필요는 없다. 거울을 보면서 기존에 가지고 있는 모양 및 비대칭 과 시술의 한계 등에 대해서 미리 상담을 하고 이해한 후, 시술을 진행하는 것이 중요하다.

② 필러의 선택 _ 일반적으로 시판되는 필러 브랜드의 중간 정도의 점도, 중간 크기 입자를 가진 필러로 시술하는 경우가 많다. 단단한 필러를 사용할 경우에 모양은 잘 잡힐 수 있으나 이물감이 클 수 있다. 너무 부드러운 필러를 사용할 경우, 자연스러운 느낌은 강할 수 있으나 원하는 모양을 잡는 것은 어려울 수 있다.

③ 마취 _ 일반적으로는 마취 크림으로 충분하다. 통증에 예민한 경우에는 신경마취를 통해서 통증을 줄여줄 수 있다. 하지만 수 시간 동안 마취 효과가 남아있기 때문에 안면부의 움직임의 비대칭/이상이 2~3시간 정도 지속될 수 있다.

④ 주입 방법 _ 바늘 또는 캐뉼라로 시술하는데, 일반적으로는 바늘로 시술하는 경우가 많다. 모양을 섬세하게 잡는 것이 필요한 경우에는 바늘을 이용해서 시술하는 것이 유리할 수 있기 때문이다. 캐뉼라를 사용할 경우에는 편의상 양쪽 입꼬리 가장자리 주위에 자입점을 만들고 진행하는 경우가 많다.

⑤ 주입 깊이 _ 너무 얕게 주입할 경우에는 투명하게 점막에 비치거나 울퉁불퉁해 보일 수 있다. 너무 깊게 주입될 경우에는 주입하는 양에 비해서 모양이 잘 나오지 않거나 근육에서 발생하는 출혈로 인해서 멍, 붓기가 심할 수 있다.

한편, 입술성형후 나타날 수 있는 대표적인 부작용으로 멍, 붓기, 감염, 알레르기 반응 등이 있다. 하지만 멍, 붓기같은 경우 일반적으로 일주일 내에 사라지게 되고 결절 및 울퉁불퉁해 지는 경우에는 대부분 몰딩 또는 필러를 녹여주면 해결이 가능하다. 부작용이 의심될 경우 빠른 진단과 해결이 급선무인데 시술받은 병원으로 빠른 연락을 하는 것이 가장 중요하다.

| 입꼬리 리프팅

호감이 가는 인상을 주기 위한 입꼬리 리프팅을 원하는 사람들도 적지 않다. 입꼬리 리프팅을 위해 필러 대신 리프팅도 인기다.

입꼬리를 올리고 싶은데 필러는 싫어하는 경우가 있다. 필러를 시술하는 것이 가장 간단할 수 있지만 고객이 싫어하는 시술을 억지로 할 수는 없다. 그런 경우에 유용할 수 있는 방식이 입꼬리 실리프팅이다.

입꼬리의 위치를 결정하는 모디올러스(Modiolus)를 포함한 조직을 리프팅 시켜서 강하게 고정시켜주는 시술이며, 흉터 없이 입꼬리의 위치와 입매의 모양을 교정할 수 있는 것이 장점이다. 1년 정도면 녹아서 사라지는 PDO실을 기본으로 사용하며, 경우에 따라서는 PCL(폴리카프롤락톤:polycaprolactone) 이나 엘라스티꿈 같이 녹지 않는 실로도 시술이 가능하다. 1년 정도에 걸쳐서 효과는 서서히 사라지게 되며, 필러와 함께 시술할 경우 비대칭 개선이나 입매 개선에 더 효과적일 수 있다. 시술 후 2주 정도는 입을 벌리는 게 불편할 수 있으나 점차 좋아지게 된다.

TIP_입술성형 수술정보				
수술시간	마취방법	입원여부	회복기간	체류기간
10~15분	국소마취	필요없음	5일	필요없음

04 嘴唇，是决定一个人印象的最大因素

最有效的嘴唇整形，就是嘴唇玻尿酸注射

迷人的嘴唇对于美丽的外表非常重要。如果说一个人的印象是由眼睛和鼻子的形状来判断的，那么嘴唇则是一个人印象的决定因素。曾经只是小演员的玛丽莲·梦露凭借电影《绅士爱金发》中金发红唇的熟悉形象成为全球巨星。她之所以能够在众多演员中拥有独特的个性，我想其原因之一就是她比其他人更快地认识到嘴唇的重要性，并且知道如何更好地展现自己的形象。

在评价一个人的印象时，嘴唇可以决定最终的印象。嘴唇薄的人可能看起来更显老或面容僵硬。并且会给人一种内向的、不善于流露情感的印象，因此目前人们对唇形越来越感兴趣。过去只能通过化妆来调整嘴唇的形状，现在可以通过脂肪移植、玻尿酸、假体或手术等方法来实现矫正。特别是，理想的嘴唇形状随着流行趋势而迅速变化，嘴唇整形手术中对玻尿酸丰唇的兴趣日益增加。因为与其他施术或手术相比，玻尿酸丰唇相对简单，不会留下疤痕，如果不满意，还可以溶解并重新注射。 这就是为什么在玻尿酸搜索中，玻尿酸丰唇是热搜排名第一的原因。

嘴唇整形

嘴唇整形是一种改善嘴唇形状、大小或比例的美容手术。有多种技术和方法，可根据目的选择其方式方法。

嘴唇的解剖学

嘴唇是由表皮、真皮、粘膜层和肌肉层等几层组成，其结构很复杂。尤其是位于上唇中央的丘比特弓，因其外观与爱神丘比特所用的弓相似而得名，是指上唇所形成的独特形状的术语。上唇的中央部分呈弓状凹入，两侧微微上扬，除了单纯的审美元素外，它还起到多种作用，被认为是使人的脸看起来更有吸引力的重要元素之一。最重要的是，上唇轮廓清晰且协调的丘比特弓是美丽的重要标准之一。

然而，丘比特弓的形状因人而异，根据其大小或清晰度可以展现不同的个性。这也是为什么许多人通过化妆或整形手术来强调这个区域的原因。

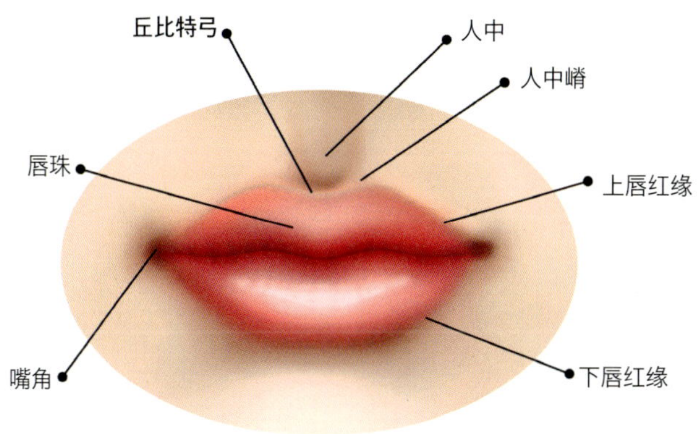

重要的解剖结构

美丽的嘴唇需具备的条件

虽然随着流行趋势会有所不同，但美丽的嘴唇要具备一下条件：

比例与对称 _ 传统的审美上，理想的情况是下唇比上唇稍厚。众所周知，上下唇黄金比例为1:1.6，但它常常与当前的比例不匹配。此外，嘴唇的左右对称性也很重要。如果不对称很严重，满意度必然会大幅下降。对称的嘴唇对于协调整个面部起着重要作用。

轮廓线 _ 当嘴唇轮廓清晰可见时，人中的长度可能会显得较短。尤其是被称为M型的丘比特弓清晰可见非常重要。根据对这部分的重视程度，可以让嘴唇看起来华丽或是自然。

丰盈度 _ 自然丰盈度很重要。如果考虑到玻尿酸的吸收而过度矫正，则唇形可能会在数周至数月内显得不自然。另外，想使嘴唇的所有皱纹散开而过度矫正时，就会形成不自然的形状，因此建议只注射满足想要的唇形的量就好。

从前后对比照片中了解的流行的唇形

想让嘴角上扬时

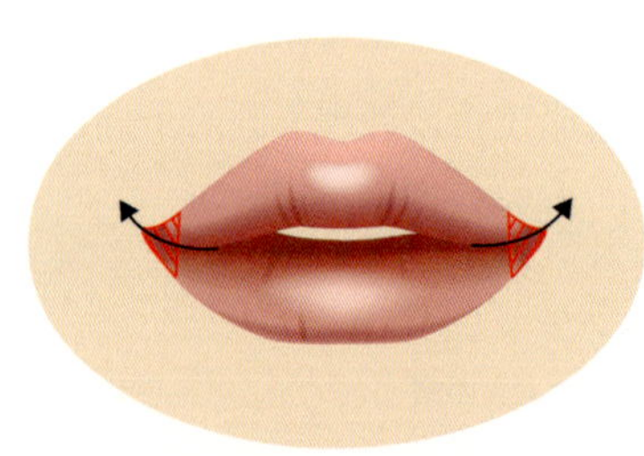

大多数人都希望嘴角看起来上扬。为了达到这个目的，已经开发了很多技术，每个医生都有自己的诀窍。不过，过度注射时会看上去不自然，因此要准确判断顾客需求，打造自然的唇形才是最重要的。

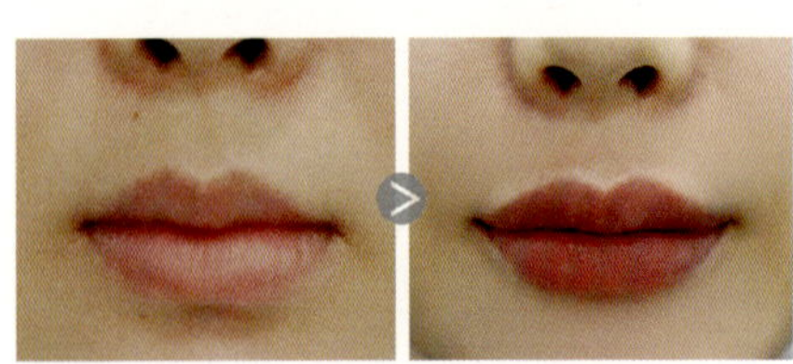

嘴角上扬的前后对比照片

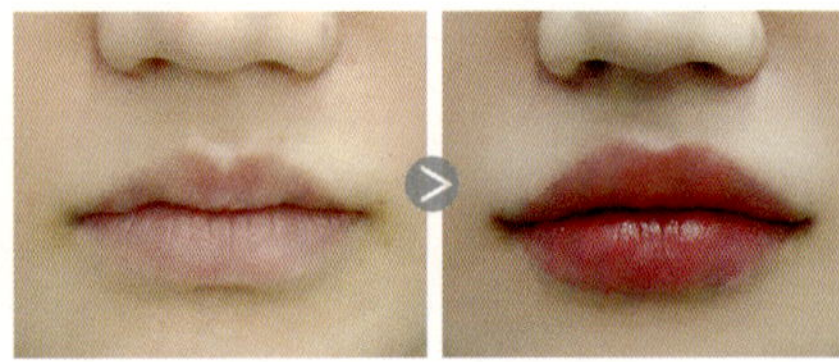

嘴角上扬的前后对比照片

想横向拉长嘴唇时

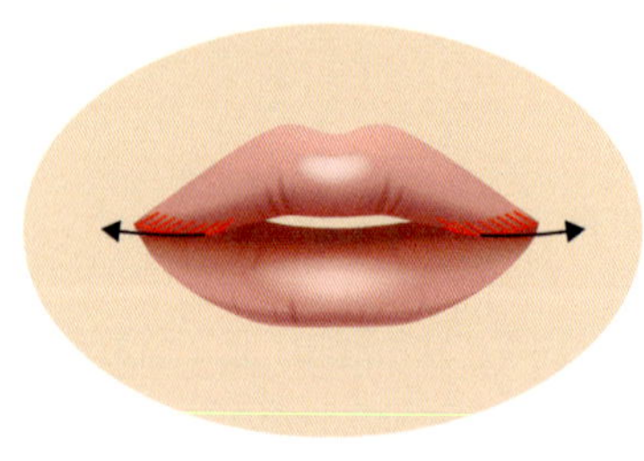

通过向嘴角方向调整嘴唇的体积，可以使嘴角看起来上扬，也可以使嘴唇横向看起来更长。如果天生嘴唇横向距离很短，就会有一定的局限性，但在大多数情况下，都可以将嘴唇横向拉长。在这种情况下，可以通过调整容积的同时将嘴角上扬。

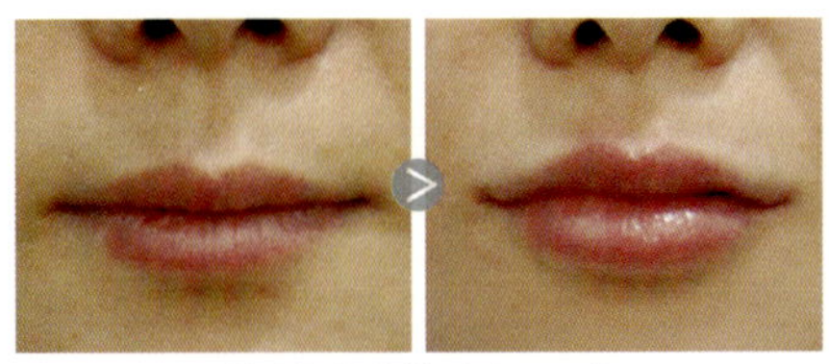

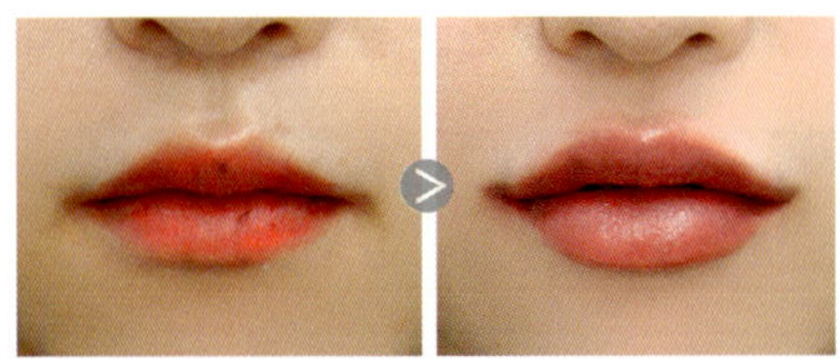

横向拉长的前后对比照片

横向拉长的前后对比照片

想丰盈嘴唇时

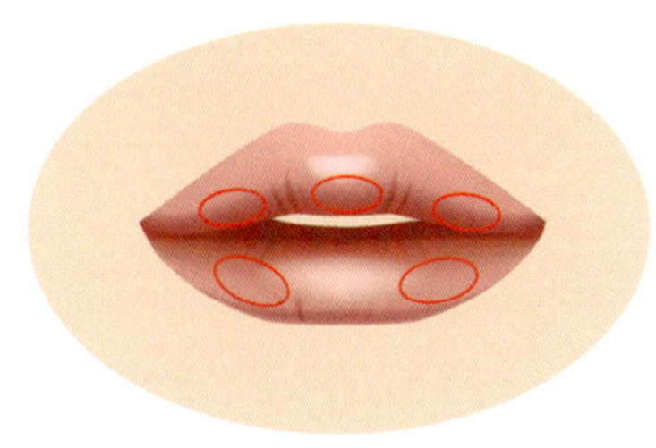

通过在嘴唇的五个不同点注射适量的玻尿酸，可以增加嘴唇的丰盈度。这通常被称为五点注射法，根据想要达到的效果，可以增加或减少注射量。目前的流行趋势是在整个唇部均匀加量，而不是突出某些部位。由于担心玻尿酸会被吸收而单次过量注射时，可能会导致玻尿酸看起来结块，因此需注意注射量。

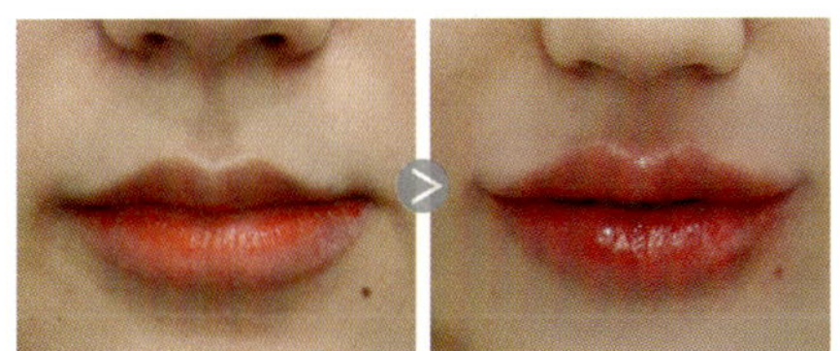

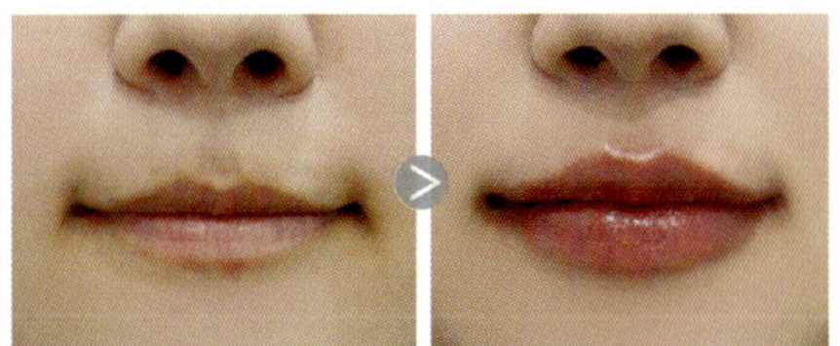

丰盈嘴唇的前后对比照片

丰盈嘴唇的前后对比照片

想缩短人中时

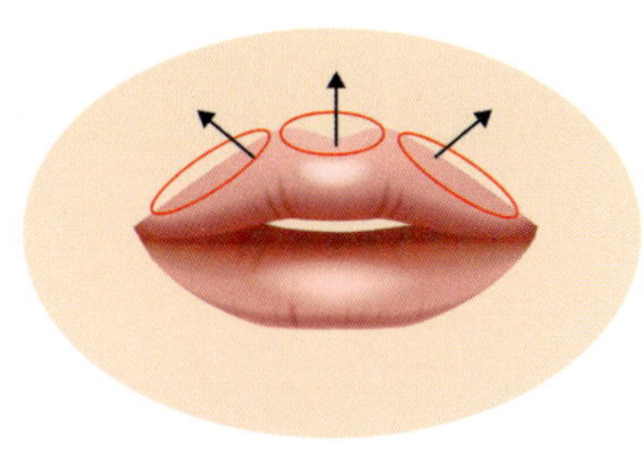

许多嘴唇薄的人都有人中看上去显长的苦恼。在这种情况下，可以通过填充玻尿酸来缩短人中。强化标记区域也能在一定程度上缩短人中。如果想最大限度地缩短人中，或者喜欢西方人的唇形，那么需要进行一种被称为"俄罗斯唇"的手术。

沿着唇线最大限度地增加容积的同时，也可以使嘴角不上扬。这个部位应由经验丰富的外科医生谨慎操作，因为注射过量会导致嘴过于突出，或在人中和嘴角周围形成皱纹。

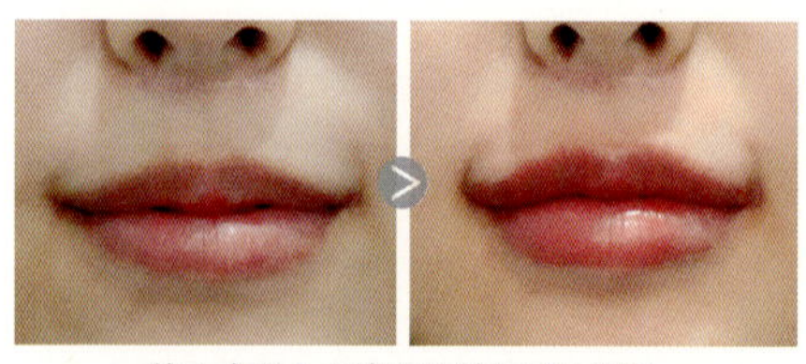

使人中看上去缩短的前后对比照片

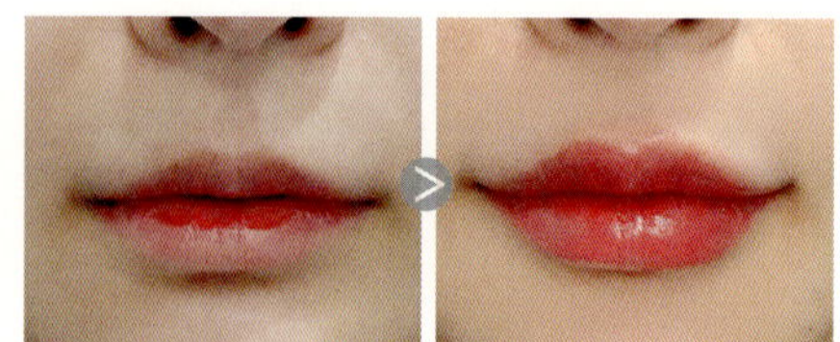

使人中看上去缩短的前后对比照片

左右不对称严重的情况

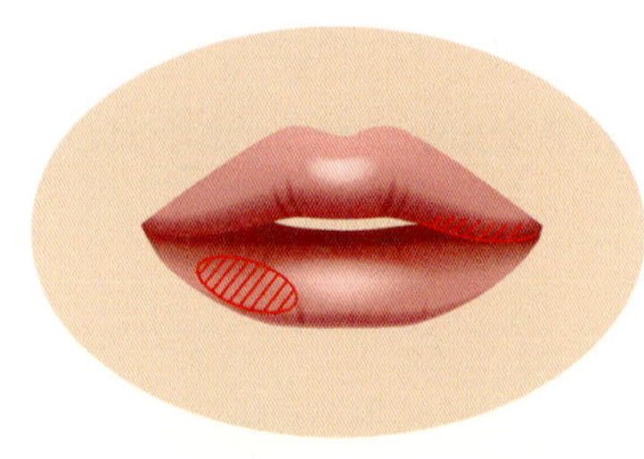

如果左右嘴唇的长度和形状明显不对称，可以通过在两侧使用不同的注射点来进行一定程度的矫正。多数情况下是高低和长度的不同，容积较小时，差异往往不太明显或不易察觉，因此需照着镜子事先对不对称进行咨询很重要。可以先矫正较短的一侧，然后相应地增加较长一侧的容积，从而在一定程度上矫正不对称。如果存在不对称的情况，可以通过只注射不足的部位来矫正。如图中划线区域，一般不对称地存在容积较少的情况比较常见。

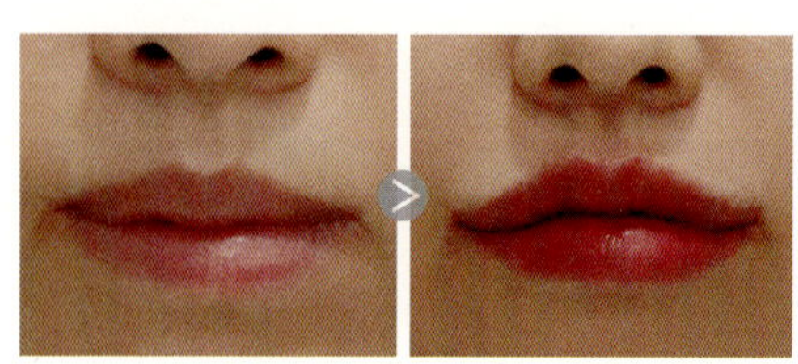

矫正不对称的前后对比照片

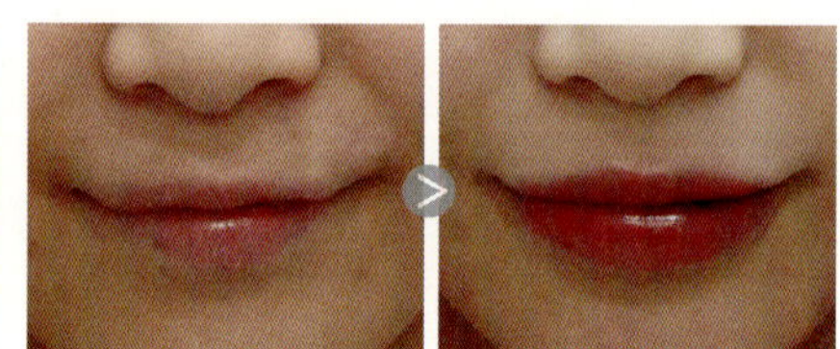

矫正不对称的前后对比照片

嘴唇与周围结构的关系

鼻子、嘴唇、下巴 ：审美线（或Rickett's的E线）是正畸学中用于分析面部侧面的一个概念，在美容方面也可用于评估鼻子、嘴唇和下巴之间的关系。可以用棉签或手指连接鼻尖和下巴，然后通过嘴唇的位置来评估E线。如果鼻子和嘴唇接触到E线，而下巴没有接触，则可能是下巴过小或嘴唇突出。如果是这种情况，就要谨慎，因为在玻尿酸注射后，很可能会显得嘴唇过于丰盈。如果嘴唇位于鼻子和下巴连接线的后方，可以通过玻尿酸填充将其向前推进。但是，由于嘴唇通常是卷曲的，过量的注射会使嘴唇在张嘴时显得过于饱满。

鼻子宽度和嘴唇宽度的关系：鼻翼宽度和嘴唇宽度之间的美学关系是面部和谐的重要因素。如果嘴唇比鼻翼窄，因嘴唇的短小会看上去闷闷的，鼻翼也会显得更宽。相反，如果嘴唇宽于鼻翼的宽度，鼻翼就会显得更窄，嘴唇就会显得更长。根据个人的脸型会有差异，但在大多数情况下，嘴唇比鼻翼略宽的情况会给人更美的效果。

嘴唇整形注射步骤

① 注射前形状咨询_ 无需提前在皮肤上画线设计。注射之前，照着镜子提前对现有形状、不对称性以及注射的局限性进行咨询后再进行注射非常重要。

② 玻尿酸的选择_ 一般来说，大多数情况下会选择市售的玻尿酸品牌中的中等粘度、中等大小颗粒的玻尿酸进行注射。选择较硬的玻尿酸可能会使形状更好看，但可能会有异物感。如果使用太软的玻尿酸，可能会感觉更自然，但很难达到理想的形状。

③ 麻醉_ 通常情况下，麻醉膏就足够了。如果对疼痛很敏感，可以使用神经麻醉剂来减轻疼痛。不过，麻醉剂会持续几个小时，因此面部活动的不对称/异常可能会持续两到三个小时。

④ 注射方法_ 用锐针或钝针进行注射，一般情况下使用锐针注射较多。需要精细塑形时，使用锐针更有优势，使用钝针的情况时，为了方便注射，在嘴角边缘打个进针孔再进行注射。

⑤ 注射深度_ 如果注射太浅，可能会出现粘膜处透光或凹凸不平的情况。如果注射过深，与注射量相比，可能塑形效果不太好，或因肌肉出血出现严重的淤青或肿胀。

另一方面，嘴唇注射后可能出现的典型副作用包括瘀伤、肿胀、感染和过敏反应等。不过，瘀伤和肿胀通常会在一周内消失，如果有结节或凹凸不平的情况，一般会通过重塑或溶解来解决。如果怀疑有副作用，快速诊断和解决是当务之急，因此最重要的是及时联系进行注射的医院。

▌嘴角上扬术

许多人都希望嘴角上扬，给人留下更有好感的印象。为了嘴角上扬，用提升手术来代替玻尿酸注射也很受欢迎。

想让嘴角上扬，却又不喜欢玻尿酸注射的情况。虽然玻尿酸注射是最简单的方法，但不能强迫顾客做不喜欢的手术。这种情况下比较有效的方法就是嘴角埋线提升术。

这是一种将包括决定嘴角位置的蜗轴在内的组织提拉并牢牢固定的手术，其优点是不留疤痕，且可以矫正嘴角的位置和嘴形。基本上会使用PDO线，它会在大约一年内溶解并消失，根据不同情况，也可以使用不可溶解的线进行手术，例如PCL（聚己内酯）或弹力线(Elasticum)。 效果会在一年左右的时间内逐渐消退，如果结合玻尿酸注射来矫正不对称或改善嘴型外观，效果可能会更好。提升术后两周左右，可能会感觉张嘴不舒服，但这种情况会逐渐改善。

TIP_嘴唇整形手术信息

手术时间	麻醉方法	是否住院	恢复期	停留时间
10~15分钟	局部麻醉	无需住院	5天	无需停留

내시경이마거상술(内窥镜额头提升术)
눈썹뼈축소(眉骨缩小)
이마축소술(额头缩小术)
이마보형물/지방이식 후 재수술(额头假体/脂肪移植后修复手术)
이마거상복원술(额头提升复原术)

눈꺼풀 – 눈썹 – 이마는 하나의 미적/기능적 연속체다.

眼皮-眉毛-额头是一个集 美学和功能的统一体。

눈꺼풀 – 눈썹 – 이마는 하나의 연속체로 움직인다. 눈 수술을 할 때, 눈썹과 이마의 형태와 움직임을 고려해야 본인이 원하는 결과에 더 다가갈 수 있으며, 쌍꺼풀 수술이나 눈매 교정 수술을 문제없이 했어도, 눈이 답답하고, 눈두덩이가 무겁다면, 눈썹과 이마에 대해 생각해보아야 한다.

眼皮–眉毛–额头是作为一个连续统一体而活动的。眼部手术时，应考虑眉毛和额头的形态和活动特征才能做出更接近于预期的效果，即使双眼皮手术或眼肌矫正术没有任何问题，但眼睛憋闷、眼皮厚重的话，就要考虑眉毛和额头的问题。

테일러성형외과
TAILOR卓佑炫整形外科医院

www.tailorps.com

탁우현(卓佑炫)

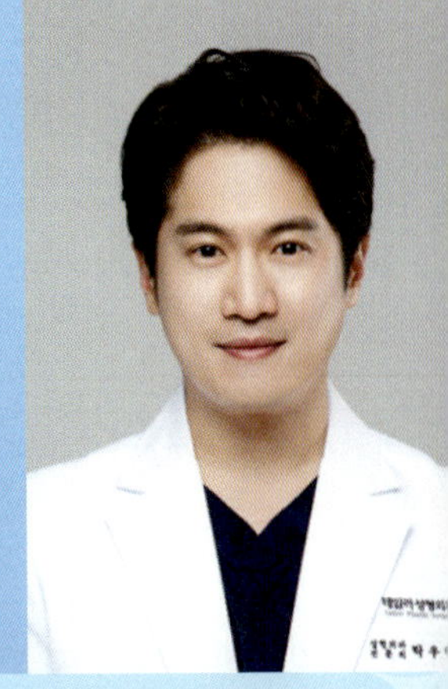

• 성형외과 전문의(整形外科专门医)
• 연세대학교 의과대학 졸업(延世大学医学院毕业)
• 연세대학교 의과대학 세브란스병원 외래교수(延世大学医学院severance医院门诊教授)
• 대한성형외과학회 종신회원(KPRS)(大韩整形外科学会 终身会员(KPRS))
• 대한미용성형외과학회 정회원(大韩美容整形外科学会 正式会员)
• 대한두개안면성형외과학회 정회원(大韩颅面整形外科学会 正式会员)

Wechat_tarkwhps

05 눈꺼풀 – 눈썹 – 이마가 조화롭게 예뻐지는 방법!

상안면부의 미학

예쁘고 매력적이라는 사람들을 자세히 보면 눈이 예쁨과 동시에 눈썹 위치가 조화롭고, 이마도 동그랗게 예쁘다. 동서양을 막론하고, 눈썹이 이마뼈가 가장 돌출되어 끝나는 부분에 위치해 있는 것이 예쁘다고 알려진 사람들의 특징이며, 다만 동서양의 눈썹뼈 돌출 위치가 상당히 다른 것은 사실이다(서양 사람들이 대체로 눈과 조금 더 가깝다).

사람들은 다양한 눈성형 수술을 통해 크고 시원한 눈매가 되려고 노력하지만, 원치 않는 결과가 생기고 불만족하는 경우들이 많다. 쌍꺼풀은 생겼지만 시원한 눈매가 아니라 더 부담스럽고 답답한 눈매가 되는 경우도 있고, 눈매교정술로 눈은 커졌지만 눈두덩이는 더 불룩해지고 두툼해지는 경우도 있다. 이는 눈썹과 이마 처짐을 무시하고 눈꺼풀 수술을 진행해서이다.

눈매교정이 안검하수를 해결하는 수술이라면 이마거상술은 눈썹하수를 해결해 주는 수술이다. 따라서 눈주변의 특징에 따라 알맞은 수술을 선택하는 것이 좋다.

이러한 눈썹, 이마 처짐을 최소 절개로 해결해 주는 것이 내시경이마거상(내시경 눈썹거상) 수술이다. 또한, 이와 동시에 눈썹주변과 이마를 조화롭고, 매끄럽게 만들어 주는 방법을 소개하려 한다.

내시경이마거상술

내시경이마거상수술은 단순한 이마 성형이 아니라, 눈성형에서 해결하지 못하는 눈썹 처짐을 해결할 수 있는 방법이다.

눈성형으로 해결이 어려운 눈의 문제! 내시경이마(눈썹)거상으로 해결

다음의 경우가 눈성형에서 해결하기 어려운 눈꺼풀의 문제이다.

1. 눈과 눈썹사이가 과도하게 가까운 경우
   - 쌍꺼풀 수술을 하게 되면, 더 가까워 보여 매섭고, 답답한 인상이 된다.

2. 눈꺼풀 피부, 근육 두께가 두꺼운 경우
   - 원하는 크기의 쌍꺼풀을 만들기 힘들고, 피부, 근육을 제거하면 눈과 눈썹사이가 가까워져서 더 불룩해 보인다.

3. 눈꺼풀 피부 처짐이 심하면서, 눈과 눈썹사이가 가까운 경우
   - 눈꺼풀 처짐을 눈썹아래에서만 해결하게 되면, 눈과 눈썹사이가 더더욱 가까워진다.

4. 눈꺼풀 처짐이 심하거나, 안검하수가 있으면서 평소에 눈썹과 이마를 사용하여 눈을 뜨는 경우
   - 눈꺼풀 처짐을 해결하거나, 안검하수를 해결하면 눈썹을 쓰지 않게 되어 눈과 눈썹 사이가 가까워져, 사나워지고 답답한 인상이 된다.

본인이 눈썹 위 2~3cm를 잡고 눈썹을 당겨올렸을 때, 미용적으로 더 나아지고 눈이 시원해진다고 느낀다면 내시경이마거상의 좋은 대상이 될 수 있다.

대부분의 경우에서 눈성형과 동시에 진행이 가능하며, 눈썹 아래의 피부 처짐이 심한 경우에는 눈꺼풀 성형도 같이 필요한 경우도 있다.

다만, 흉터가 심한 쌍꺼풀이나 눈매교정 "재수술"의 경우에 여러가지 변수를 생각하여 서로 최소 1달 정도의 간격을 두고 수술하는 것이 바람직하다.

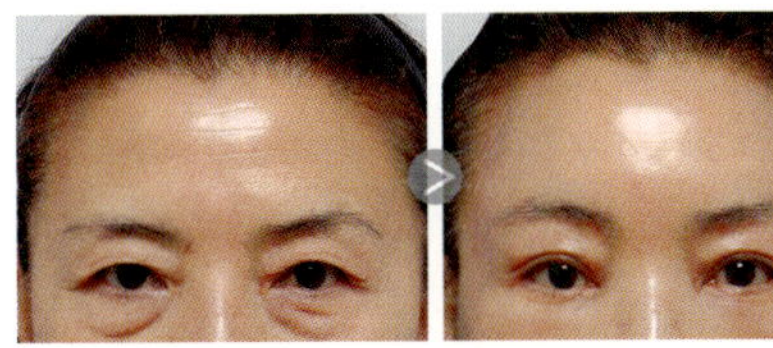

내시경이마거상, 하안검, 쌍꺼풀 수술 전후

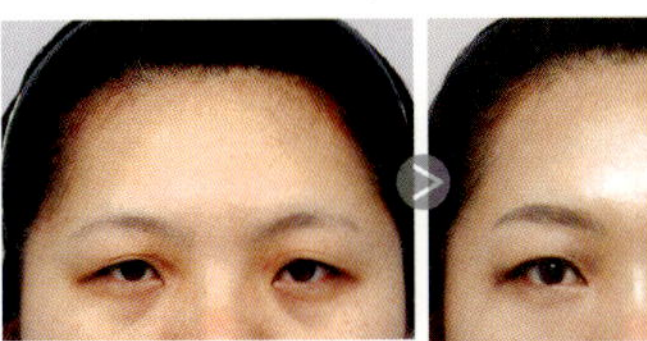

내시경이마거상, 쌍꺼풀 수술 전후

눈썹하수 해결의 중요성

눈썹하수란, 눈썹이 바람직한 위치보다 낮게 위치하는 경우를 말한다. 위에서 설명했듯이, 이마뼈가 가장 돌출되어 끝나는 부분보다 눈썹이 낮게 위치하게 되면, 강한 인상을 주기 쉽고, 눈두덩이가 두툼하게 보일 가능성이 더 높다. 또한, 안검 하수는 거의 없지만 눈썹이 처져 있어 눈썹과 이마로 눈을 뜨고 다니는 경우, 눈을 떴을 때는 눈썹하수가 없어 보일 수 있지만, 이마 주름이 생기게 되고, 점차 눈뜨는 것이 피로하고 무거운 증상을 호소하게 되는 것도 눈썹하수의 증상이다.

최근에는 쌍꺼풀에 대한 인식도 많이 바뀌어서, 쌍꺼풀이 없거나 속쌍꺼풀인 눈을 선호하는 사람도 많아지고, 동양인에게는 과도하게 큰 쌍꺼풀이 어울리지 않는다는 의견도 많이 제시되고 있다. 더 중요한 것은, 눈과 눈썹사이가 적당히 거리가 있고, 눈꺼풀 피부가 얇게 펼쳐져 있는 것이 더 자연스럽고 매력적인 모 습이라고 생각하는 사람들이 많아지고 있다. 눈과 눈썹 사이를 적당하게 유지하 고 눈꺼풀 피부를 얇게 펼쳐지게 하는 것과, 눈썹과 이마로 눈을 뜨고 다니는 것 을 해결하는 방법은 결국 눈썹하수를 해결하는 것이다. 눈썹하수를 해결하는데 있어 가장 효과적인 방법이 이마거상이기 때문에 아름다운 눈을 가지려 할 때 이 마거상의 중요성은 점차 더 강조되는 추세이다.

이마와 미간주름의 개선 목적의 내시경이마거상술

또한, 내시경이마거상수술을 이마와 미간 주름 개선 목적으로 사용할 수도 있다. 이전에 눈매 교정을 받았는데도 이마 주름을 많이 쓰는 경우에도 개선되는 효과가 있으며, 노화에 의한 주름 개선에도 효과가 좋다. 특히, 콧등의 주름을 근본적으로 개선하는 방법으로도 효과가 좋다.

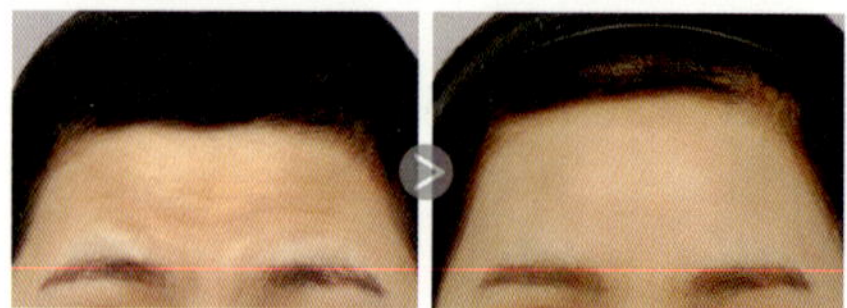

내시경이마거상술 전후

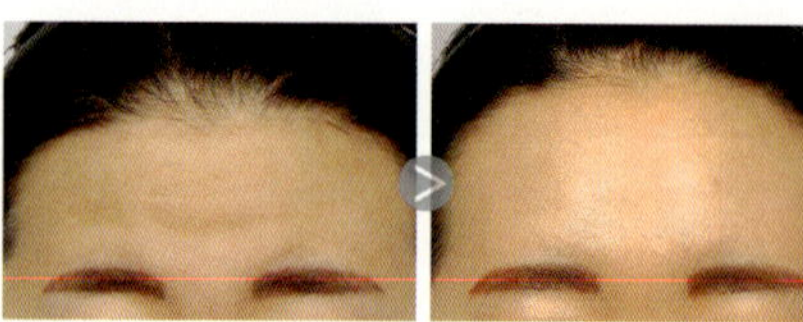

내시경이마거상술 전후

이마의 자연스러운 볼륨증가와 울퉁불퉁한 이마를 보완하기 위한 내시경이마거상술

내시경이마거상의 또 다른 특징은 이마가 전반적으로 동그랗게 변하고, 자연스러운 볼륨감이 형성된다는 것이다. 처져있던 눈썹이 올라오고, 상대적으로 튀어나온 미간 근육 부위의 볼륨이 꺼져있던 이마부위에 채워지게 된다. 더불어 울퉁불퉁하게 수축하던 이마 근육이 펴지면서 생기는 효과이다.

지방이식이나 보형물 삽입 등에 의한 이마 볼륨증가보다는 이마가 좀더 자연스러운 이마볼륨은 얻는 효과가 있다. 추가로 이마, 관자 등의 볼륨증가를 원한다면 지방이식을 동반하여 진행할 수 있다.

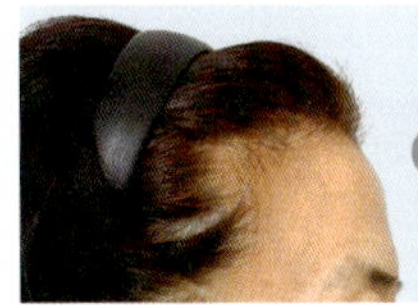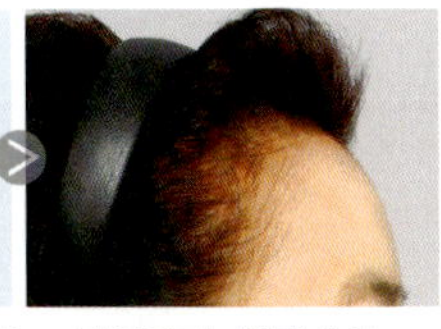

내시경이마거상술 전후 – 볼륨증가, 형태개선

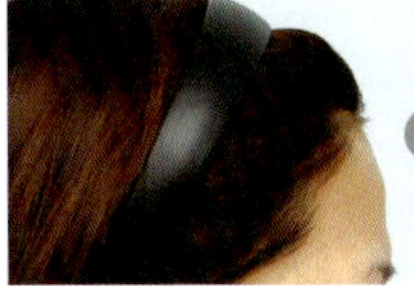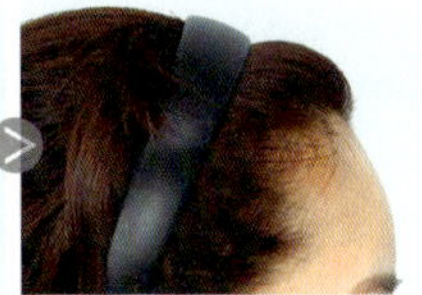

내시경이마거상술 전후 – 볼륨증가, 형태개선

TIP_내시경이마거상술 수술정보					
시술시간	마취방법	입원여부	회복기간	실밥제거	체류기간
1~2시간	수면마취	입원없음	1주	1주	2~7일

| 눈썹뼈축소술

내시경이마거상으로 이마의 자연스러운 볼륨감을 형성할 수 있지만, 눈썹뼈가 과도하게 돌출된 경우에는 내시경을 이용한 눈썹뼈축소가 필요한 경우가 있다.

돌출된 이마라인을 부드럽게 만드는 방법

눈썹뼈가 과도하게 돌출된 경우 이를 해결하기가 쉽지 않다. 지방이식을 하게 되면, 눈썹이 더 아래로 처지면서 이마가 돌출되게 되어 더 답답한 인상이 되기 쉽고, 보형물을 넣게 되면 장기적으로 문제가 생길 가능성이 있다. 이러한 경우,

이전의 고식적인 두피절개를 이용한 눈썹뼈축소와는 다르게, 내시경을 이용한 최소절개로 눈썹뼈축소가 가능하다. 본원에서 특별히 고안된 절삭기구를 이용 하여 매끈한 눈썹뼈를 만들어줄 수 있고, 중앙에 튀어나온 부분뿐 아니라, 가쪽 눈썹 아래 튀어나와 있는 눈썹뼈도 축소가 가능하다.

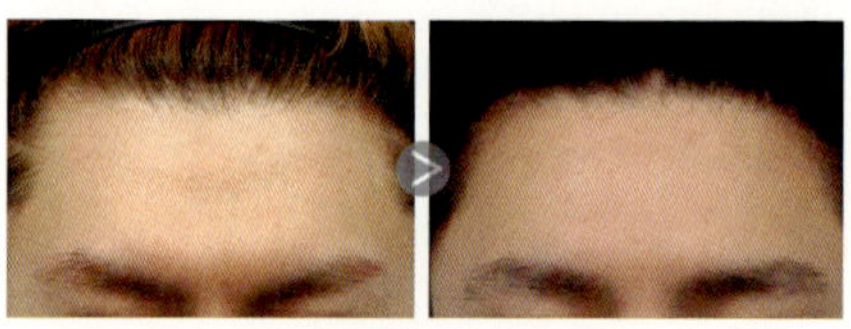
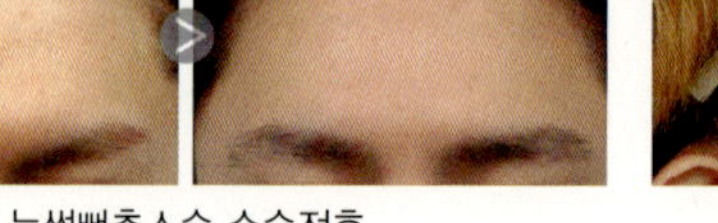

눈썹뼈축소술 수술전후

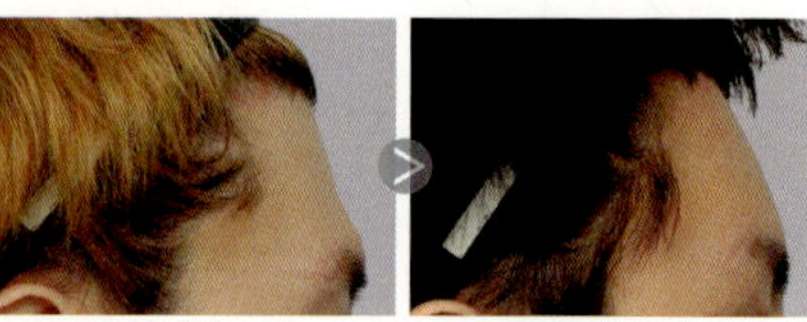

눈썹뼈축소술 수술전후

TIP_눈썹뼈축소술 수술정보					
시술시간	마취방법	입원여부	회복기간	실밥제거	체류기간
1~2시간	수면마취	입원없음	1주	1주	2~7일

| 이마축소술

이마가 너무 넓을 경우, 혹은 너무 넓어질 것으로 예상되는 경우 이마축소술이 가능하다.

광활한 이마를 모발채취와 이식 없이 줄이는 방법

최근에는 상안면부와 중안면부의 비율이 0.9:1 정도가 되는 것을 선호하기 때문에 이마축소술이 상당히 관심을 받고 있다.

이마축소술도 내시경이마거상과 유사한 방식으로 수술하게 되지만, 거상방향이 후방이라는 차이점이 있고, 절개 방식도 헤어라인에서 물결모양으로 절개하는 방식으로 넓은 이마를 직접 절제해주는 수술이다. 모근을 살리기 위해 60° 정도의 사선절개를 사용하게 되며, 흉터 부위에서도 머리카락이 자라나 흉터를 가려주는 방식으로 수술하기 때문에 만족도가 높은 수술이다.

이마축소와 내시경이마거상을 같이 할 경우, 이마축소 절개로 수술할 수 있어 내시경 절개가 따로 필요없다. 내시경이마거상을 진행하는 환자의 이마가 넓은 경우 또는 내시경이마거상 후 이마가 넓어질 것으로 예상되는 경우에 선택할 수 있다.

이마축소술 수술대상

01_ 이마가 넓어 앞머리로 이마를 가리고 다니는 경우
02_ 예쁜 헤어라인을 가지고 싶은 경우
03_ 모발이식술이 두렵거나 수술 후에도 효과를 보지 못한 경우
04_ 사각형, M자 헤어라인이 고민인 경우(두피가 잘 늘어나는 경우 가능)

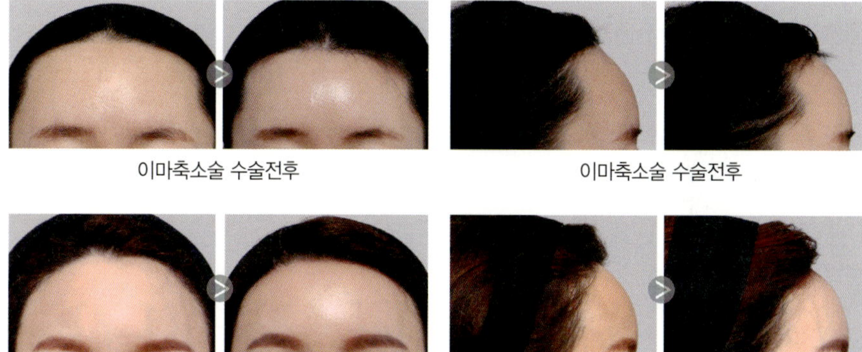

이마축소술 수술전후   이마축소술 수술전후

이마축소술 수술전후   이마축소술 수술전후

TIP_이마축소술 수술정보

시술시간	마취방법	입원여부	회복기간	실밥제거	체류기간
1~2시간	수면마취	입원없음	1주	10일	2~10일

이마보형물 / 지방이식 후 재수술

보형물을 넣고 장기적인 문제가 생기거나, 지방이식 후 너무 불룩하거나 울퉁불퉁한 경우, 내시경이마거상을 이용하여 재수술이 가능하다.

이마보형물 제거 및 재수술

이마 보형물을 장기간 갖고 있는 환자들에서 물이 차거나 피가 차는 부작용이

발생하는 경우와 빈도가 증가하게 마련이고, 결국은 제거해야 하는 경우가 상당히 많다.

다만 이런 경우에, 그간에 보형물에 눌려 이마가 변형되거나, 보형물 모양에 따라서 이마에 단단한 섬유조직들이 이런 경우에는 반드시 내시경으로 확인하면서 울퉁불퉁한 부분을 다듬어 주어야 하며, 처져 내려올 조직을 거상을 해주는 것이 중요하고, 필요에 따라 지방이식을 같이 해주어야 하는 경우가 있다.

과한 지방이식 후 재수술

이전에 지방이식을 받았는데 너무 과해 보인다거나, 일부 흡수되고 일부는 남아 있어 울퉁불퉁한 경우에 내시경이마거상술과 지방흡입 등을 조합시켜 개선이 가능하다.

물론 이식이 되어 생착된 지방을 100% 제거하는 것은 어렵지만, 최대한 평평하게 만들어준 후에 내시경이마거상으로 리프팅 시켜 주면, 자연스럽게 융기된 모습에 가까워질 수 있다.

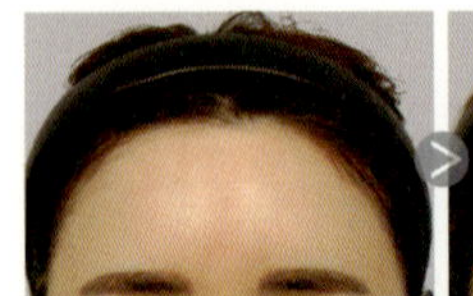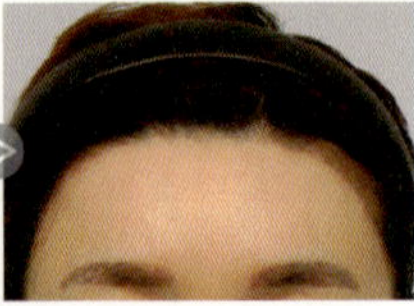

이마보형물 제거, 이마축소술 전후

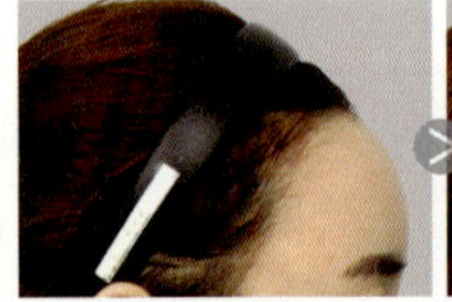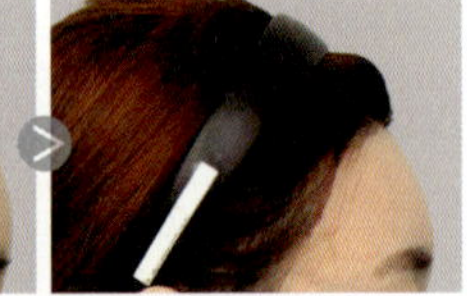

이마보형물 제거, 이마축소술 전후

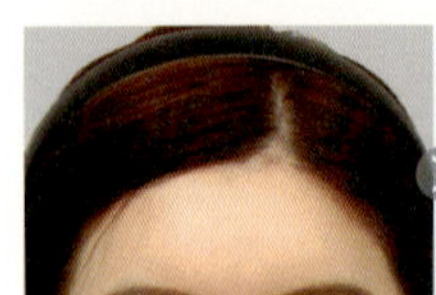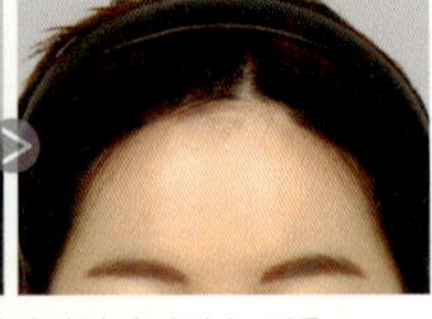

이마보형물 제거, 내시경이마거상술 전후

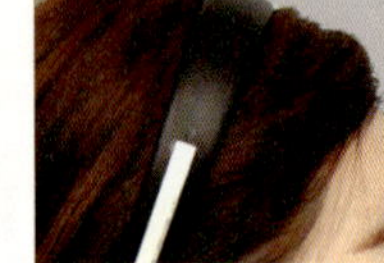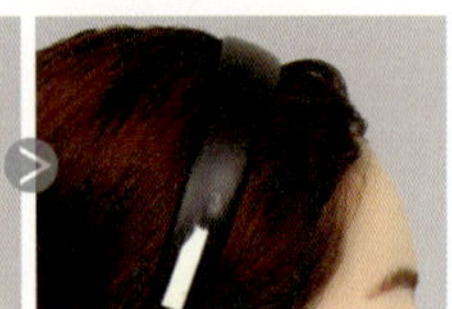

이마보형물 제거, 내시경이마거상술 전후

TIP_이마재수술 수술정보

시술시간	마취방법	입원여부	회복기간	실밥제거	체류기간
1~2시간	수면마취	입원없음	1주	1주	2~7일

이마거상복원술

이마거상복원은 무조건 가능한 경우는 아니기 때문에 시기를 잘 판단하여 진행해야 하는 방법이다.

신경 손상없이 수술하는 이마거상복원술

이마거상의 경우 과교정과 회복의 과정을 거치기 때문에 6개월 이후 경과를 보고 결정하는 것이 좋다. 이마거상과 이마축소를 같이 한 경우 혹은 절개로 이마거상을 했던 경우에는 복원이 가능할 수는 있지만 두피의 여유분이 있는 지가 수술에 있어 중요한 결정 요인이 된다. 그리고 신경의 주행을 잘 파악해야만 신경 손상없이 수술이 가능하다. 단, 박리와 당겨짐으로 인한 일시적인 감각신경 변화는 있을 수 있으며, 차차 정상적으로 돌아오게 된다. 또한 이마거상 복원 시 미간과 눈썹 부위의 유착을 잘 풀어주어야만 눈썹이 다시 내려오게 되는데, 반드시 내시경을 사용하여 신경과 혈관을 보존하고 수술하는 것이 가장 중요하다.

이마거상복원 수술대상

주관적 불만족	기능적불만족
① 부자연스럽고 어색해진 인상 ② 과교정으로 인한 토끼 눈(놀란 눈) ③ 미용적으로 과도하게 올라간 눈썹 ④ 중앙만 과하게 들어올려 갈매기 눈썹이 된 경우 ⑤ 과도한 눈썹 비대칭	① 시간이 지나도 계속되는 당김 증상 ② 피부 부족으로 눈이 감기지 않는 경우 ③ 기타 보형물 고정으로 인한 통증 ④ 보형물이 겉으로 보여지는 현상

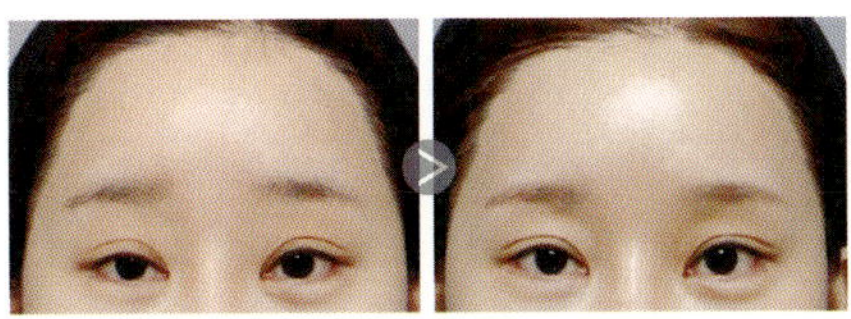

이마거상복원 수술 전후

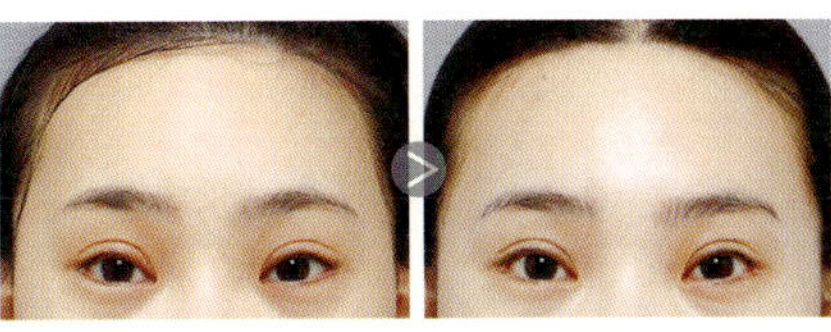

이마거상복원 수술 전후

TIP_이마거상복원술 수술정보

시술시간	마취방법	입원여부	회복기간	실밥제거	체류기간
2시간	수면마취	입원없음	1~2주	1주	2~7일

05 眼皮–眉毛–额头
和谐变美的方法！

上颜面部的美学

仔细观察那些美人，不仅眼睛漂亮，眉毛的位置也很协调，额头也圆润饱满。无论东西方，眉毛位于额骨突出的结束点是被称为美人的特征，但实际上东西方人的眉骨突出的位置实属不同。（大体来说，西方人的眉毛与眼睛的距离更近。）

很多人都想通过多种多样的眼部整形来拥有又大又有神的眼睛，但还是会有很多未能达到预期结果的不满的情况。做了手术后眼皮有了从无双到有双的改变，但眼睛依然无神，反而更憋闷，或者通过眼肌矫正手术使眼睛变大了，但眼皮变得厚重。以上这些情况都是因为忽略了眉毛和额头下垂的问题进行双眼皮手术而导致的。

如果说提肌术是解决眼睑肌无力问题的手术，那么，额头提升术是解决眉毛下垂问题的手术。因此根据眼周的特点来选择恰当的手术才是最好的。

通过最小切开来解决眉毛和额头下垂问题的手术就是内窥镜额头提升（内窥镜提眉术）。在此，想要介绍协调眉毛周边和额头，使其部位更加流畅的方法。

内窥镜额头提升术

内窥镜额头提升术不单纯是额头整形，而是解决眼部整形无法解决的问题的手术方法。

眼部整形无法解决的眼睛问题！用内窥镜额头(眉毛)提升来解决

以下情况是用眼部整形很难解决的较棘手的眼皮问题。

1. **眉眼间距过于近的情况**

   这种情况只做双眼皮手术的话，会使眉眼间距更近，印象更加凶狠憋闷。

2. **眼皮的皮肤、肌肉较厚的情况**

   很难做到自己想要的双眼皮大小，去除皮肤和肌肉，会使眉眼间距更近，使眼皮看上去更鼓。

3. **眼皮皮肤下垂严重的同时眉眼间距较近的情况**

   只是从眉毛下解决眼皮下垂的问题，就会使眉眼间距更近。

4. **眼皮下垂严重或有肌无力，平时习惯用眉毛和额头睁眼的情况**

   解决了眼皮下垂或肌无力的问题，就不会使用眉毛睁眼，这样使得眉眼间距变窄，印象会变得凶狠憋闷。

以上这些情况，以眉毛提升为主要目的进行内窥镜额头提升的同时，根据需要并行眼部手术，就会得到满意的结果。自己用手指试着在眉毛上方2~3cm的地方向上提拉时，如果美感有改善，眼睛更清爽，那就很适合做内窥镜额头提升。

多数情况下，内窥镜额头提升术和眼部整形可以同时进行，眉毛下皮肤下垂严重的情况，也有可能需要同时进行眼皮整形。

但是，如果是疤痕严重的双眼皮或提肌术的"修复手术"的情况，考虑到多种多样的变数，建议至少间隔1个月左右的时间来有序进行手术会比较好。

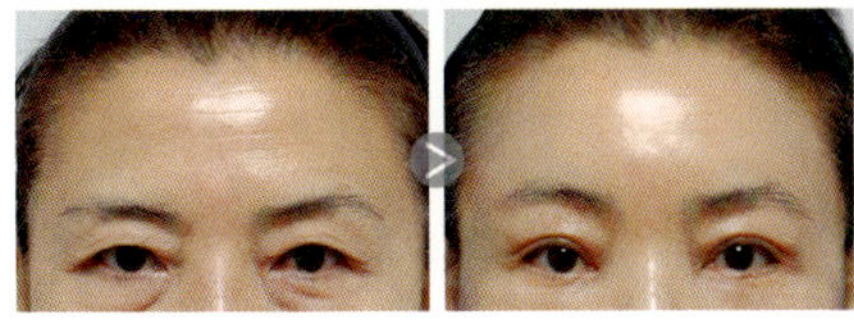

内窥镜额头提升、下眼睑、双眼皮手术前后

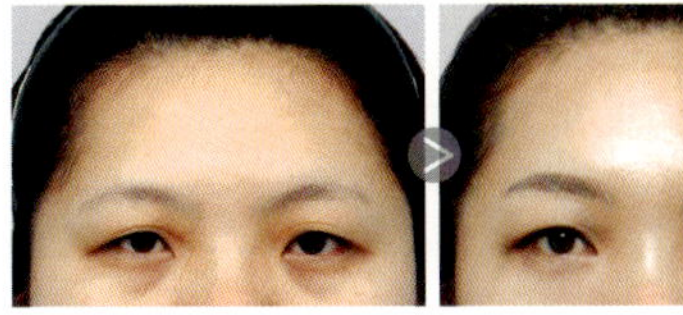

内窥镜额头提升、双眼皮手术前后

解决眉毛下垂的重要性

所谓眉毛下垂是指，眉毛位于应有位置下方的情况。如上所述，如果眉毛位于额骨结束点最突出的位置下方，就容易给人强势的印象，眼皮看着厚重的可能性也会更高。另外，几乎没有眼睑肌无力的问题，但眉毛下垂使得睁眼时经常利用眉毛和额头，睁眼时也许看不出眉毛下垂的问题，不过这种情况会增加额头皱纹，睁眼会越发感到疲劳，还会觉得眼皮很重，以上这些情况都是眉毛下垂的症状。

最近对双眼皮的认识和审美也有很大改变，更加青睐无双或内双眼睛的人越来越多，认为过大的双眼皮不适合东方人的意见也有逐渐增长的趋势。更重要的是，认为眉眼距离适中、眼皮轻薄才是自然有魅力的观点越来越多。适当维持眉眼间距、眼皮轻薄平展，以及解决用眉毛和额头睁眼的方法，最终还是要解决眉毛下垂的问题。在解决眉毛下垂的问题上，最有效的方法就是内窥镜额头提升，因此想要漂亮的眼睛，内窥镜额头提升就显得更加重要。

以改善额头和眉间皱纹为目的的内窥镜额头提升术

另外，内窥镜额头提升术还可以运用到改善额头和眉间皱纹的目的。通过骨膜的剥离，最大限度使肌肉和皮肤组织抻开，尤其是剥离骨膜时，重要的是利用内窥镜必须确认从眉毛上2~3cm到头皮的上眼窝神经的较深的分枝，使头皮知觉损伤最小化。过去做了提肌术也仍然使用额头皱纹的情况也会有改善的效果，对因老化引起的皱纹的改善效果也很佳，尤其是对根本改善鼻背皱纹效果很好。

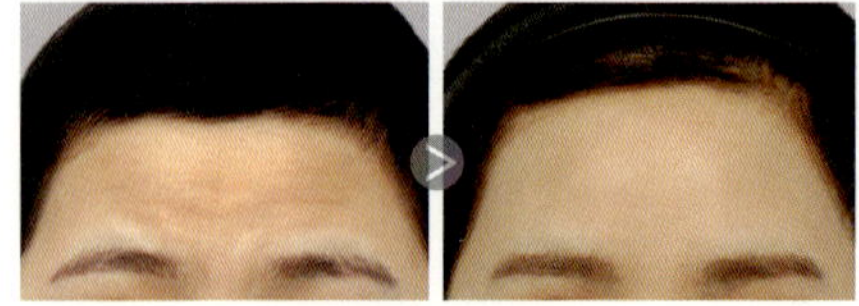
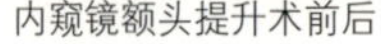

内窥镜额头提升术前后

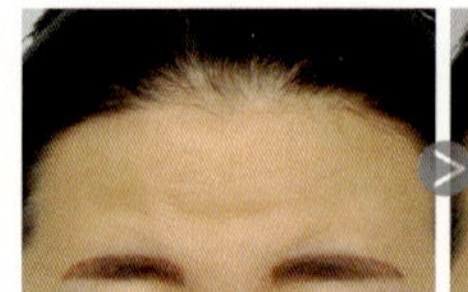
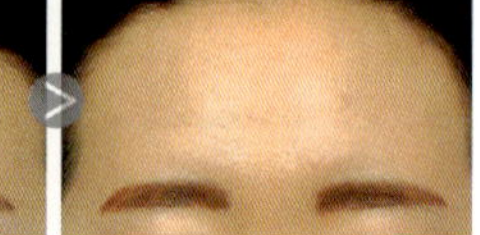

内窥镜额头提升术前后

为增加额头自然的饱满度和舒缓凹凸不平额头的内窥镜额头提升术

内窥镜额头提升的另外一个特征是额头整体变得圆润，形成自然的饱满度。下垂的眉毛向上提拉，眉间肌肉因相对突出导致凹陷的部位会被自然填起，这是随收缩得凹凸不平的额头肌肉平展而出现的效果。

相比脂肪填充或假体植入的额头，内窥镜额头提升后额头的饱满感更加自然，但想要显著地饱满感或者想增加太阳穴的饱满度,也要并行脂肪填充。

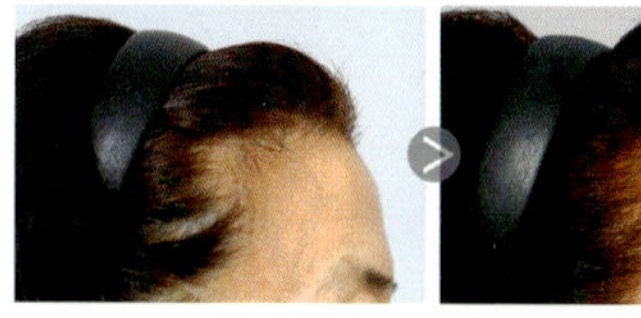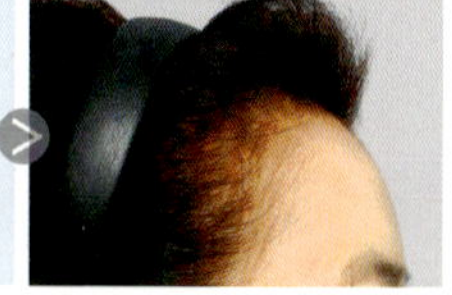

内窥镜额头提升术前后 – 饱满度增加,形态改善

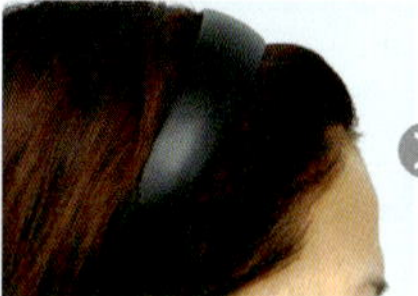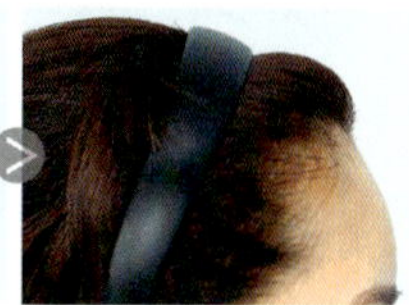

内窥镜额头提升术前后 – 饱满度增加,形态改善

TIP_内窥镜额头提升手术信息

手术时间	麻醉方法	住院与否	恢复期	拆线	停留时间
1~2小时	睡眠麻醉	无需住院	1周	1周	2~7天

眉骨缩小术

通过内窥镜额头提升可以形成额头的自然的饱满感,但眉骨过于突出的情况,就需要利用内窥镜来进行眉骨缩小术。

将突出的额头变得柔和的方法

眉骨过于突出的问题是不易解决的。如果填充脂肪,眉毛就会更下垂,额头会更突出,很容易使印象更闷,而填充假体,从长远来看出现问题的隐患比较大。这样的情况下,与传统的通过切开头皮来进行的眉骨缩小术不同,现在可以利用内窥镜用最小切开的方法进行眉骨缩小。本院利用特别研制的切削器具,可以打造平滑的眉骨,不仅可以缩小中央突出的部位,连外侧眉毛下突出的眉骨也可以缩小。

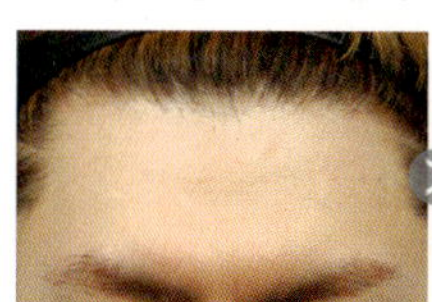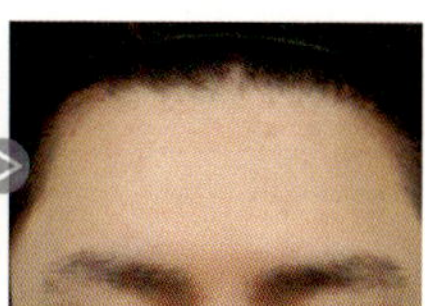

眉骨缩小术手术前后

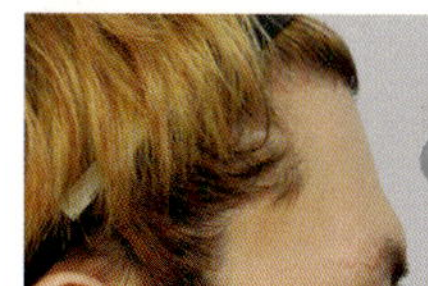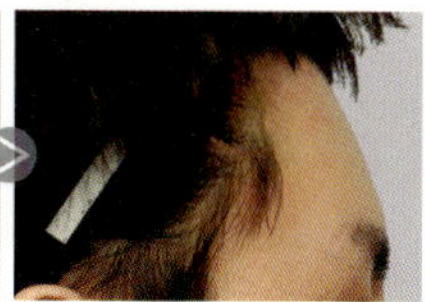

眉骨缩小术手术前后

TIP_眉骨缩小术 手术信息

手术时间	麻醉方法	住院与否	恢复期	拆线	停留时间
1~2小时	睡眠麻醉	无需住院	1周	1周	2~7天

额头缩小术

额头过宽，或可能会变得过宽时，可以进行额头缩小术。

无需毛发移植也能缩小宽广额头的方法

最近人们偏爱的额头大小是相比中面部稍微窄点的额头。一般上面部和中面部为0.9:1的比例的脸庞更受欢迎，因此额头缩小术也成为越来越被关注的一项手术。

额头缩小术和内窥镜额头提升的手术方法类似，但提升方向在后方，这点与内窥镜额头提升不同，另外切开的方法也有差异，额头缩小术是在发际线部位以锯齿形状进行切开，把宽额直接切除的手术。为了保留毛根，以60度的斜线方向切开，可以保证疤痕部位也能长出头发并遮盖疤痕的方式进行手术，因此顾客满意度很高。额头缩小与内窥镜额头提升并行做的情况，利用额头缩小的切开部位进行手术，无需另外做额头提升的切开。因此很适合额头宽的人做内窥镜额头提升术或者内窥镜额头提升术后可能使额头变宽的人来选择。

额头缩小手术适合人群

01_ 额头太宽，平时用刘海遮住宽额的情况

02_ 想要漂亮发际线的情况

03_ 不敢做发际线毛发移植手术或者毛发移植后也没有效果的情况

04_ 因四方额、M字型发际线苦恼的情况（头皮不太紧的情况可以进行）

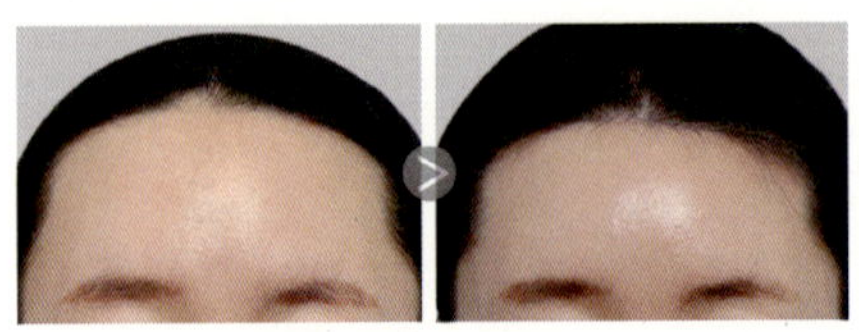

额头缩小术手术前后

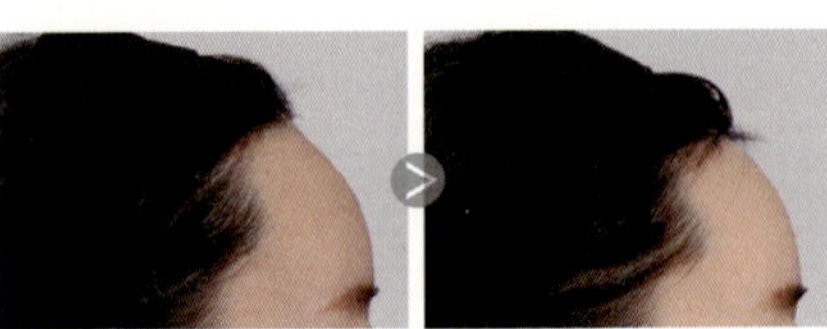

额头缩小术手术前后

TIP_额头缩小术 手术信息					
手术时间	麻醉方法	住院与否	恢复期	拆线	停留时间
1~2小时	睡眠麻醉	无需住院	1周	10天	2~10天

额头假体/脂肪移植后修复手术

填充假体后长期出现问题，或填充脂肪后额头太鼓及凹凸不平的情况下，可以利用内窥镜额头提升来进行修复手术。

取出额头假体及修复手术

做了额头假体较长时间的患者中，额头充水或充血的副作用发生的情况和频度增加，最终要取出假体的情况相当多。

但以上情况，额头长时间被假体所压导致额头变形，或根据假体形状在额头形成较硬的纤维组织，因此如果只单纯的取出假体，额头形状就会凹凸不平，还因长期被假体牵引导致额头下垂。

所以，这种情况一定要用内窥镜确认的同时，打磨凹凸不平的部分，将下垂的组织提拉上去，并且根据需要并行脂肪填充。

脂肪填充过度后的修复手术

过去做了脂肪填充，但觉得脂肪填得过多，或被吸收一部分以后额头变得凹凸不平的情况，可以用内窥镜额头提升术和激光溶脂术以及吸脂等方法进行改善。

当然，已经存活的脂肪是很难百分百去除的，但尽力做到平坦之后再用内窥镜做提升，就可以做到自然隆起的额头。

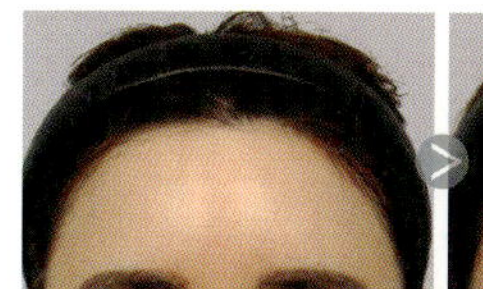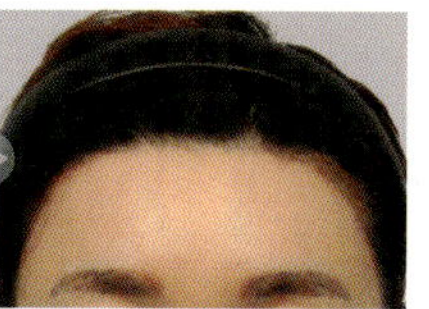

取出额头假体、额头缩小术前后

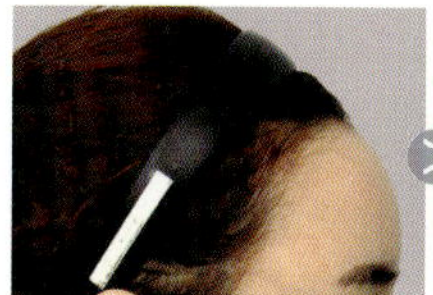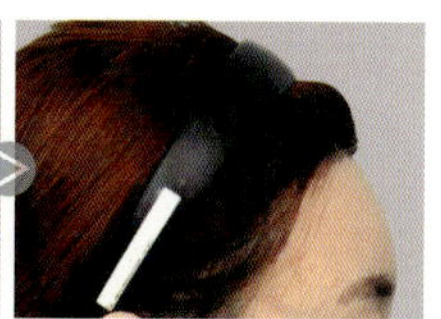

取出额头假体、额头缩小术前后

TIP_额头修复术手术信息

手术时间	麻醉方法	住院与否	恢复期	拆线	停留时间
1~2小时	睡眠麻醉	无需住院	1周	1周	2~7天

额头提升复原术

额头提升复原术并不是无条件可以进行的手术，需要谨慎地判断可以进行的时期。

可进行额头复原术的时期

内窥镜额头提升手术后需要经历'过度矫正期'与恢复过程。因此最好是手术6个月后，复查后再做决定。内窥镜额头提升术与额头缩小术同时进行的情况，或通过切开方式进行过额头提升术的情况有复原的可能性。但是，头皮是否有剩余是能否手术的重要决定因素。

避免神经损伤的手术方法

只有掌握好神经的走向，才能在不损伤神经的情况下进行手术。但是，由于剥离和拉伸，感官神经可能会发生暂时性的变化，逐渐恢复正常。此外，额头提升复原时，只有松解眉毛和眉区之间的粘连，才能使眉毛重新降下来，最重要的是要使用内窥镜来保留神经和血管进行手术。

额头提升复原术 适合人群

主观上不满意的情况	功能上不满意的情况
① 面相变得不自然的情况	① 即使过了很长时间也有持续的拉扯感
② 由于过度矫正引起瞪眼的情况	② 由于皮肤不足闭不合眼的情况
③ 美观上眉毛过度抬高的情况	③ 因固定其他假体引起疼痛感的情况
④ 只过度抬高眉毛中央，变成海鸥眉的情况	④ 从表面看得到假体的情况
⑤ 眉毛严重不对称的情况	

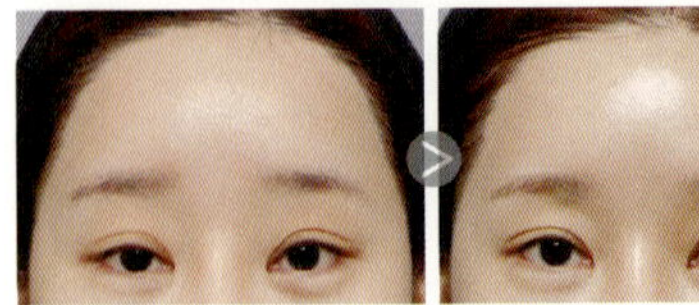
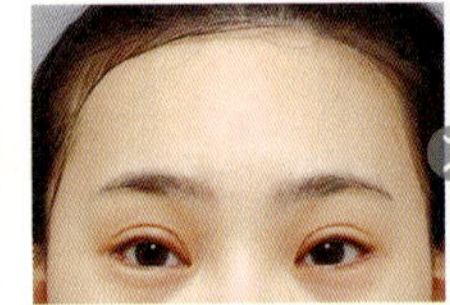

额头提升复原手术前后

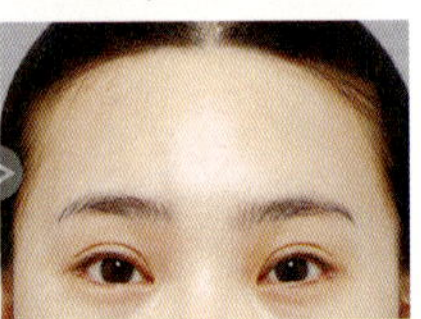

额头提升复原手术前后

TIP_额头提升复原术 手术信息

手术时间	麻醉方法	住院与否	恢复期	拆线	停留时间
2小时	睡眠麻醉	无需住院	1~2周	1周	2~7天

듀얼이펙트 광대거상술(双重效果 颧骨提升术)
인형라인 VS 네추럴V라인(娃娃脸型 VS 自然V脸型)

노화의 패턴과 균형에 맞는 수술법이 핵심 포인트!

应对衰老规律、五官协调的 手术方案为核心关键！

개인마다 다른 노화의 패턴과 균형을 정확히 알고 그에 맞는 수술법을 적용해야 2차적으로 발생되는 문제 가능성을 최소화할 수 있다.

需正确判断因人而异的衰老规律以及五官协调点后适用最为匹配的手术方案，方能降低或避免2次创伤及其他问题。

뷰성형외과의원
必妧整形外科医院

www.viewclinic.com

윤창운(尹昶云)

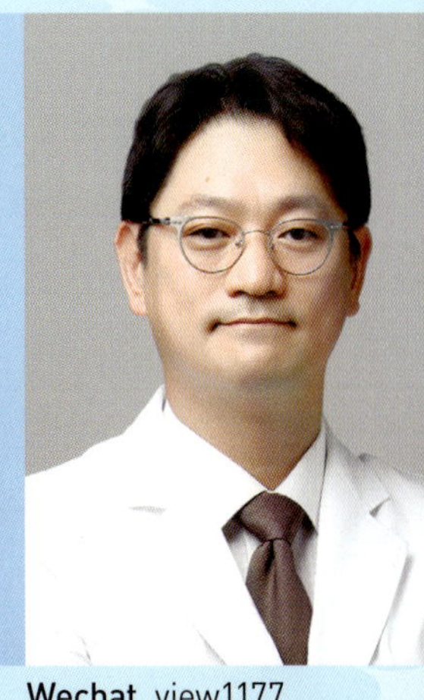

- 성형외과 전문의, 의학박사(整形外科专门医, 医学博士)
- 순천향의과대학원(顺天乡大学医学院研究生院)
- (전)프리미어성형외과 원장(前Premier整形医院院长)
- (전)순천향대학교 교수(前任顺天乡大学教授)
- (전)수도통합병원 과장(前任首都统合医院科长)

06 얼굴 균형에 맞는 수술법 예방 및 개선 가능

얼굴 전체적인 이미지와 균형이 중요

얼굴에서의 골격은 얼굴 전체의 구도를 결정한다. 이상적인 얼굴형뿐만 아니라 인상까지 큰 변화를 가져다주기 때문에 안면윤곽수술은 이런 점을 잘 고려해서 시행하여야 한다. 조화로운 비율과 함께 개개인의 이목구비와 인상, 분위기를 고려한 수술이 이루어져야 한다.

이비인후과 의사가 코수술을 잘한다고 해서 성형의 결과가 좋은 것은 아니다. 이는 나무만 볼 뿐, 큰 산을 보지 못하는 것과 같다. 코성형을 한 환자 중, 결과에 만족하지 못하는 이유 중 하나는 얼굴 전체의 균형이 흐트러져 부자연스러움을 느끼기 때문이다.

얼굴뼈 성형으로 분류되는 안면윤곽 및 악교정수술의 전문가는 항상 얼굴 전체를 두고 그 조화와 균형을 고려하여 수술한다. 그래야만 의사와 환자 모두 만족도 높은 결과를 낼 수 있다. 안면윤곽수술에는 치아의 교합을 변화시키지 않는 광대뼈 축소수술, 사각턱수술, 턱끝수술 등이 포함되고, 치아의 교합 변형이 큰 악교정 수술에는 교정치료가 동반되는 양악수술, 하악수술, 돌출입수술 등이 포함된다.

듀얼이펙트 광대거상술

돌출되어 있는 앞, 옆광대를 절골하여 매끈한 얼굴라인을 만들어주는 광대수술과 균일한 피부의 탄력을 만들어주는 부분거상술이 합쳐진 것을 말한다.

'3초 첫인상' 얼굴형에서 결정된다.

처음 누군가를 만나게 될 때 가장 먼저 눈, 코, 입의 이목구비를 먼저 보는 경우도 있지만, 대체적으로 전체적인 얼굴형이 가장 먼저 눈에 들어오게 된다. 사람은 큰 것에서 작은 것을 보는 순리를 따르기 때문이다. 얼굴의 윤곽을 결정짓는 '광대'가 부드럽지 못하면 고집이 세 보이고, 강해 보이기 때문에 남성적인 인상, 강한 첫인상을 남기게 되어 마음의 상처를 받는 경우도 있다. 따라서 아무리 이목구비가 뚜렷하고 예쁘다 할지라도 얼굴형에서 결정되는 첫인상은 매우 중요하지 않을 수가 없다.

부드러운 이미지를 완성하는 '광대축소술'

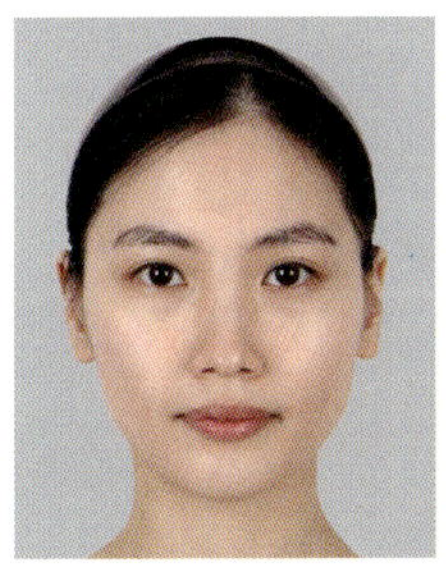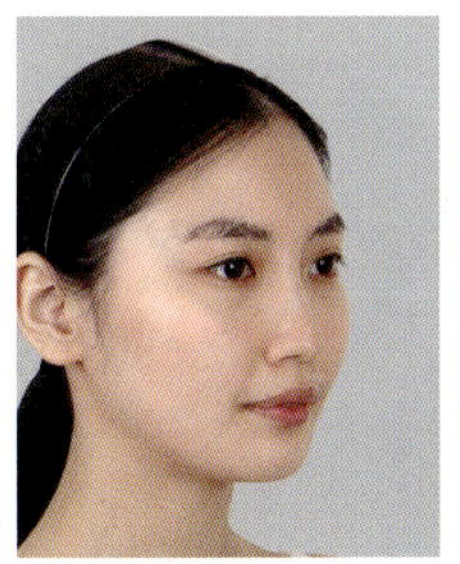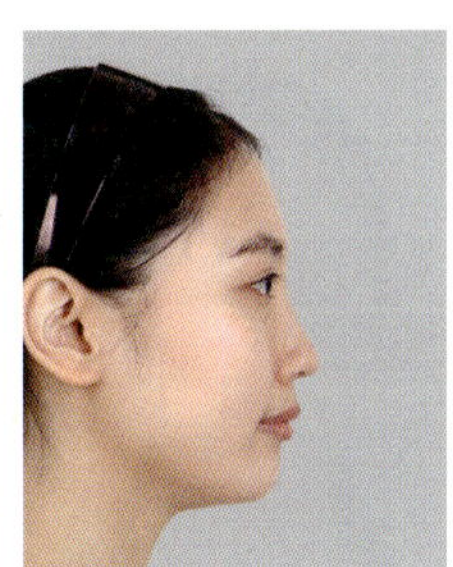

광대뼈축소수술 전

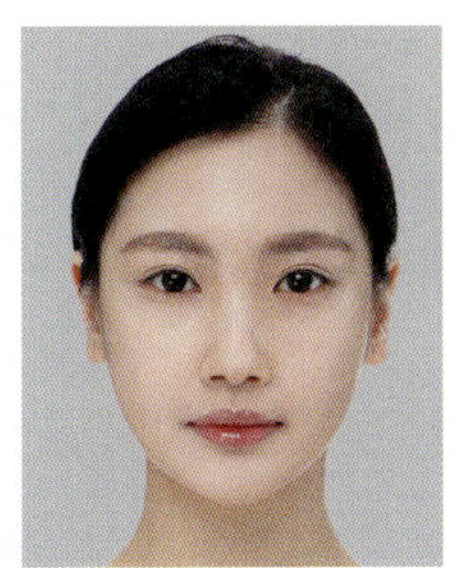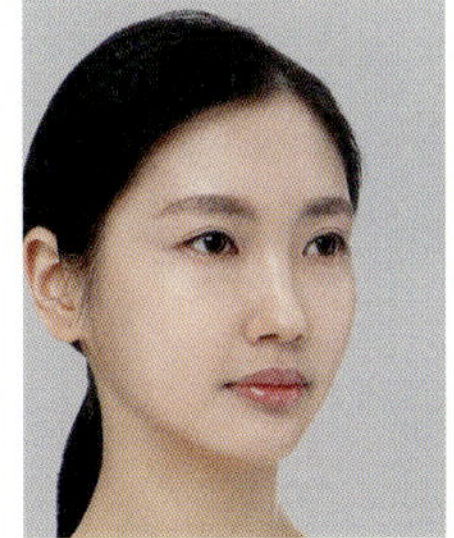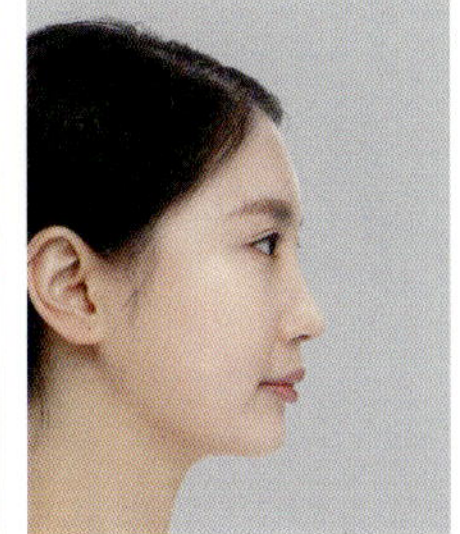

광대뼈축소수술 후

광대축소술은 과하게 돌출되어 있는 앞 광대와 옆 광대 일부를 절골해 안쪽으로 밀어 넣어 볼륨을 줄이면서 단단하게 고정시키는 수술이다.

얼굴의 폭과 광대 아래쪽의 근육이 축소되면서 울퉁불퉁했던 얼굴 라인이 부드러워지는 것과 동시에 앞에서 봤을 때 옆으로 커 보였던 얼굴 크기도 작아 보이는 효과가 있다. 하지만 이 같은 '광대축소술'은 안면윤곽의 해부학적 지식과 노화의 패턴을 정확히 알고 적용하는 것이 가장 우선이다. 이를 지키면서 '광대축소술'이 함께 이루어져야 조직적인 문제를 최소화하며 최상의 결과를 얻을 수 있는 것이다.

'광대축소술' 후 나타날 수 있는 대표적인 현상

누구도 시간과 세월의 흐름을 막을 수는 없다. 지구의 중력이 작용함에 따라 아래로 늘어지는 피부의 처짐은 자연스러운 현상이다.

처짐의 원인은 피부 속 깊은 곳에 있는 근막(SMAS) 층과 유지인대가 약해지면서 잡아당기는 중력의 힘에 의해 발생된다. 특히 '광대축소술' 후 가장 많이 나타나는

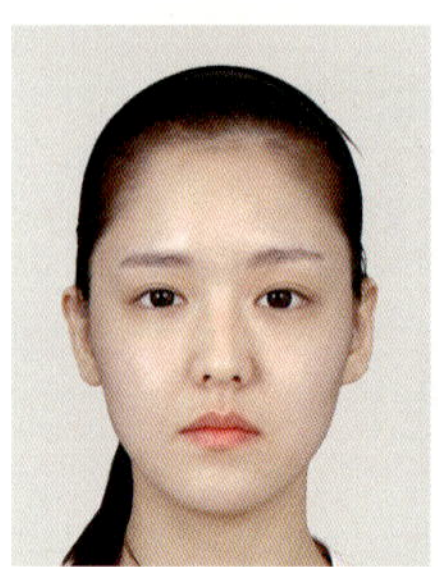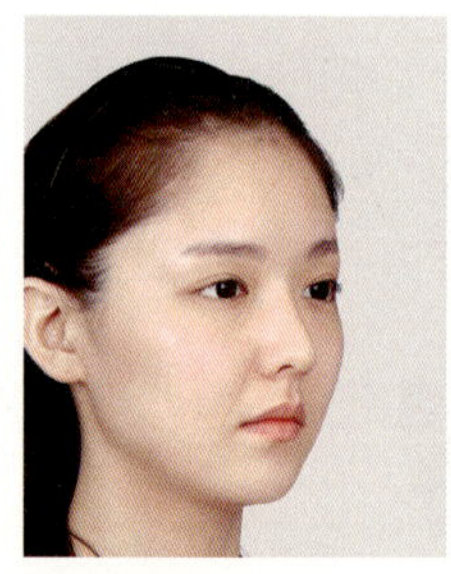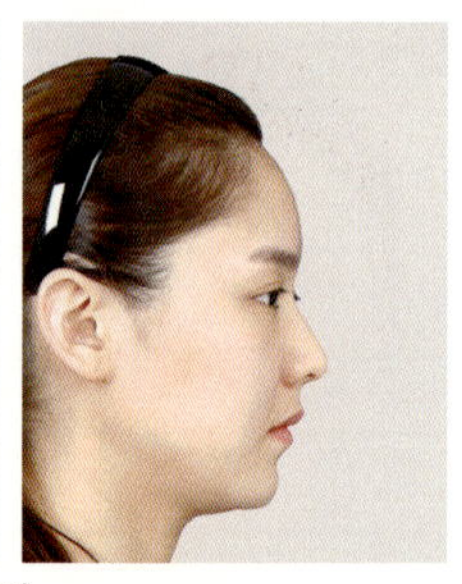

안면윤곽수술 + 리프팅시술 전

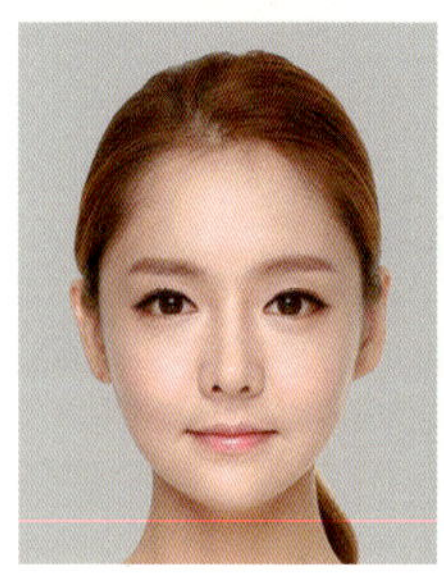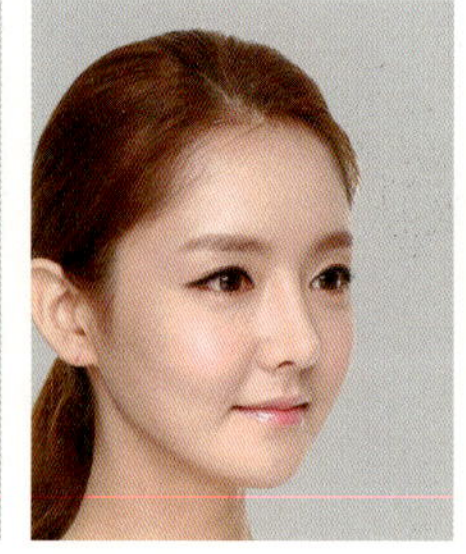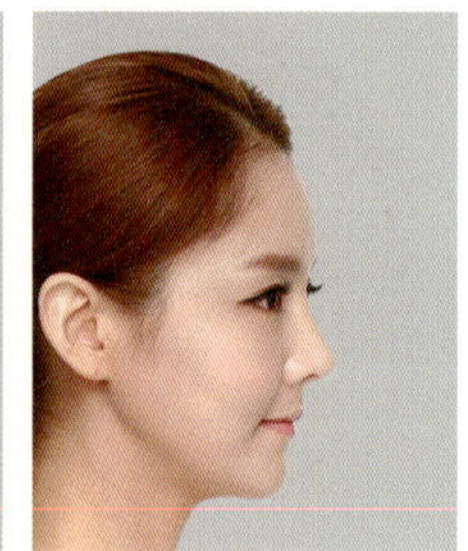

안면윤곽수술 + 리프팅시술 후

현상으로 '볼처짐'을 들 수 있는데, 뼈를 덮고 있는 연부조직들을 고려하지 않고 광대뼈의 양만 많이 줄이거나, 광대유지인대가 원래의 자리가 아닌 광대 아래쪽에 붙게 되면 피부 늘어짐을 유발하게 된다. 그 외에도 광대축소 후 단단히 고정하지 않을 경우 고정이 풀리면서 볼처짐이 발생될 수 있다.

'줄이고, 당기고' 탄력높인 '듀얼이펙트 광대거상술'

볼처짐이 발생될 때 가장 큰 문제점은 얼굴의 입체감 소실과 더욱 극대화되는 노안효과다. 처짐으로 인해 넙데데한 인상으로 변화되는 것이다. 따라서 'L자 절골' 방식과 단단한 고정, 늘어진 근막과 유지인대를 잡아주고 조여주는 '부분거상술'을 함께 시행한다. 즉, 돌출된 광대뼈는 줄여주고, 거상술을 통한 처짐 현상을 개선하여 한 번의 수술로 두 가지의 효과를 만족시킬 수 있는 것이다.

이 수술법이 "듀얼이펙트 광대거상술"이다. 두 가지가 한 번에 개선되기 때문에 부드러운 얼굴라인과 탄력있는 피부로 작은얼굴, 확실한 동안효과를 얻을 수 있다.

TIP_듀얼이펙트 광대거상술 수술정보				
수술시간	마취방법	입원여부	회복기간	체류기간
1시간	전신마취	당일퇴원	7일	7일

인형라인 VS 네추럴V라인

얼굴형도 다 똑같은 얼굴형이 아닌, 개개인의 개성에 어울리는 조화로운 라인을 지녀야 한다. 전체적인 조화를 고려하지 않으면 부조화로 인해 오히려 어색한 인상을 가져올 수 있다.

갸름한 V라인, 사각턱수술만이 답일까?

대부분 많은 사람들은 갸름한 V라인을 위해서라면 사각턱수술뿐이라고 생각하는 경우가 많다. 과연 그럴까? 답변은 NO. 동양인의 경우 서양인들과는 다르게 두상 자체가 좌우로 발달되어 있다. 여기에는 뼈뿐만 아니라 뼈의 두께, 근육의 양, 지방의 양 등이 함께 발달 되기 때문에 평면적이고 넙데데한 얼굴형으로 보이기 쉽다. 따라서 갸름한 V라인을 위해서는 뼈뿐만이 아닌 여러 조직을 모두 고려하여 V라인 수술이 이루어져야 하며, 입체감을 위해 앞턱수술이 함께 병행된다.

나에게 어울리는 얼굴, V라인도 선택할 수 있다.

얼굴형도 개인마다 어울리는 모양이 다 다르다. 티 안 나는 자연스러운 얼굴, 인형 같은 입체적인 외모 등 자신이 선호하는 방향도 다 다르기 때문에 이러한 부분들을 잘 고려하여 자신이 가지고 있는 분위기와 어색하지 않은 이미지가 될 수 있도록 조화를 이루는 것이 매우 중요하다.

'인형라인 VS 네추럴V라인'

최근 인형처럼 턱끝까지 갸름한 입체감 있는 '인형라인'과 턱끝이 둥그렇게 자연스러운 '네추럴V라인'이 각광받고 있다. 이는 자신에게 어울리는 얼굴라인을 선택할 수 있다는 점에 만족스러운 수술의 결과를 높이고 있기 때문이다.

'인형라인'과 '네추럴V라인'의 수술방법은 동일하다. 양쪽의 턱뼈각도가 과도하게 발달되어 있는 경우에는 긴곡선 형태로 각을 절제하고, 뼈의 두께가 두껍게 발달되어 있는 경우에는 피질골 절제를 통해 볼륨을 줄여준다. 또한 근육이나 지방이 비대한 경우라면 축소 및 제거를 통해 부피를 줄이면서, 조화로운 V라인의 윤곽을 위해

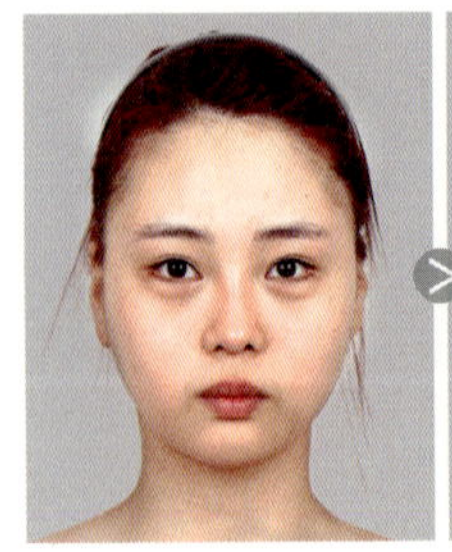

인형V라인 수술전후

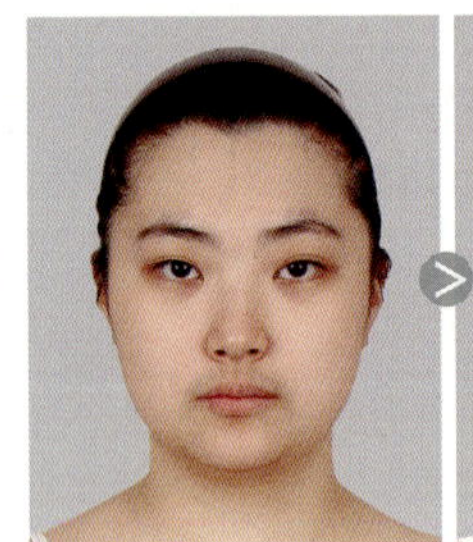
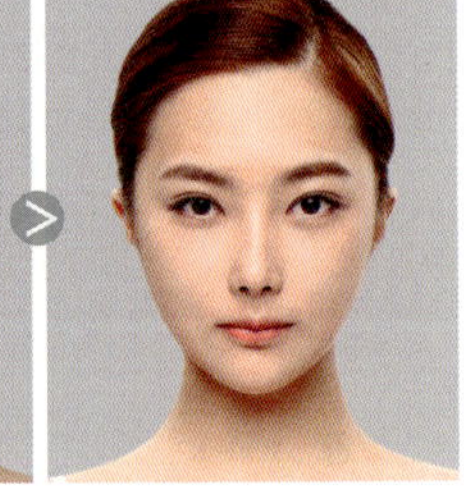

인형V라인 수술전후

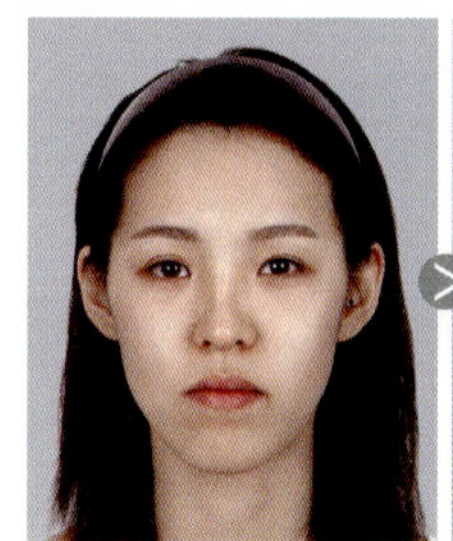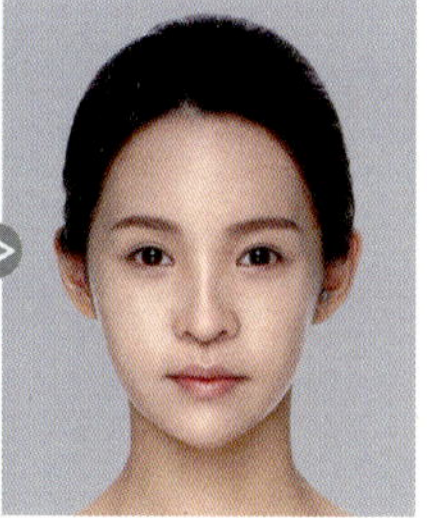

인형V라인 수술전후

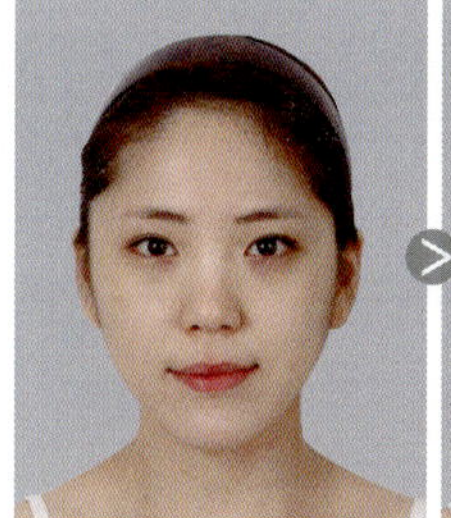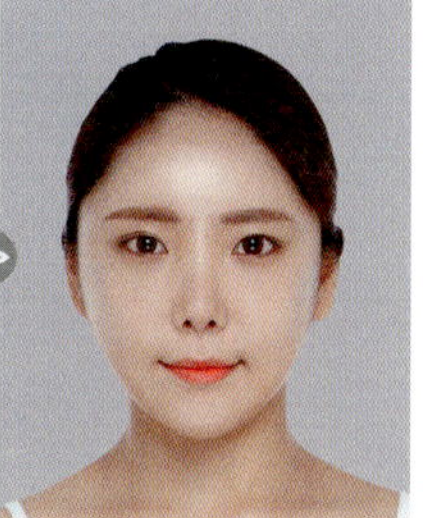

인형V라인 수술전후

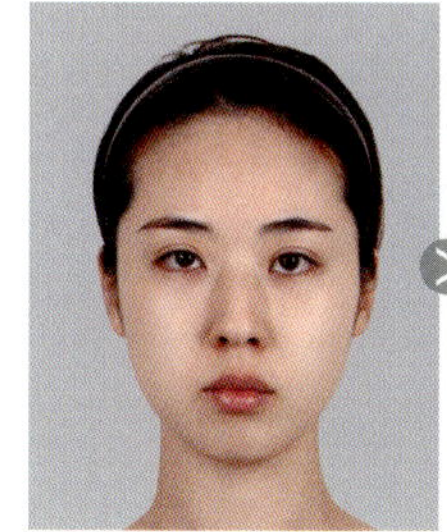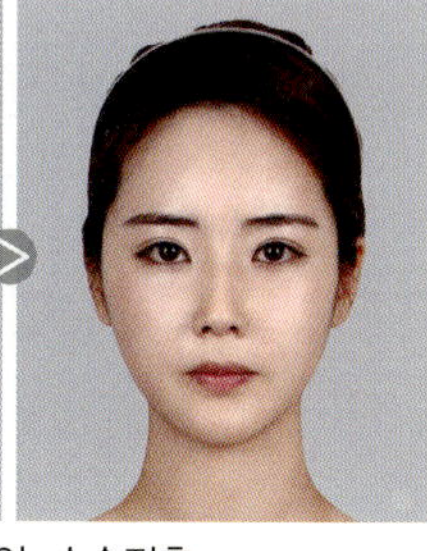

네추럴V라인 수술전후

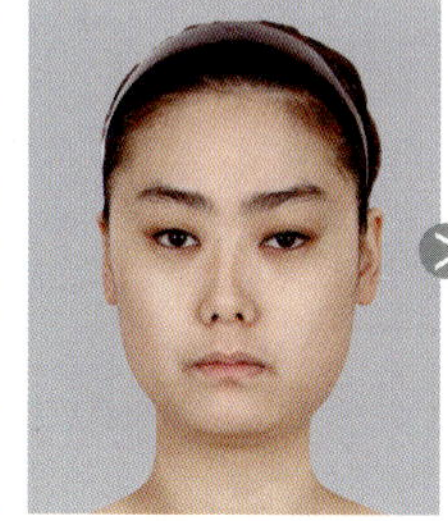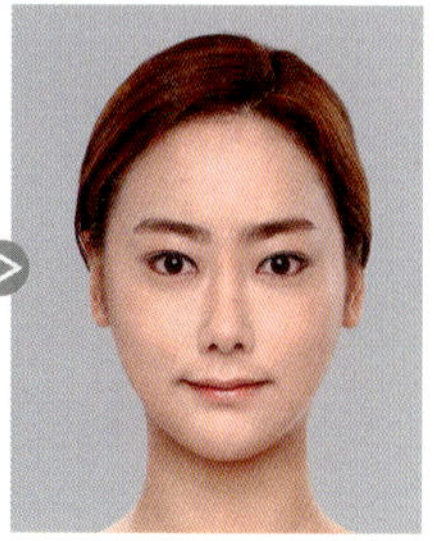

네추럴V라인 수술전후

앞턱 뼈를 모아주는 '앞턱수술'이 병행된다.

여기서 '인형라인'과 '네추럴V라인'의 차이는 앞턱의 갸름한 정도를 조절하여 턱끝이 자연스러운 V라인으로 만든다는 점이 가장 큰 특징이다.

'인형라인'의 경우 앞턱의 가로 폭을 최대한 줄여 인형처럼 확실한 V라인 효과를 얻어 세련미를 기대할 수 있고, '네추럴V라인'은 뾰족해지는 앞턱 모양을 피하면서 적절하게 가로 폭을 줄여, 자연스러운 V라인 효과를 얻을 수 있기에 부드러운 인상을 기대할 수 있다.

나에게 맞는 수술방법으로 돌출입을 개선한 예

안면윤곽술은 나와 어울리는 얼굴형과 더불어 안전하면서도 자신에게 맞는 수술방법을 찾을 수 있어야 한다. 예를 들면 근육의 발달이나 지방이 많은 경우에도 사각턱으로 착각할 수 있기 때문이다. 좀 더 이해하기 쉽게 다음 사진을 보면 알 수 있다.

이 환자는 돌출된 입매와 울퉁불퉁한 턱선 때문에 돌출입 수술을 계획하고 있었

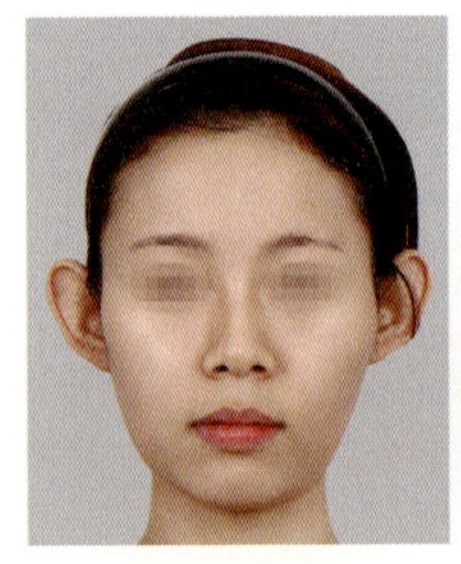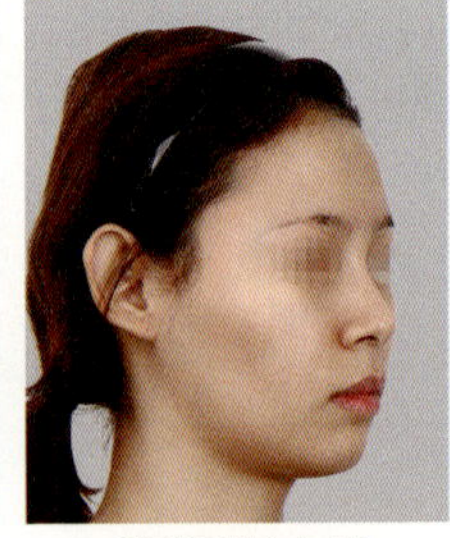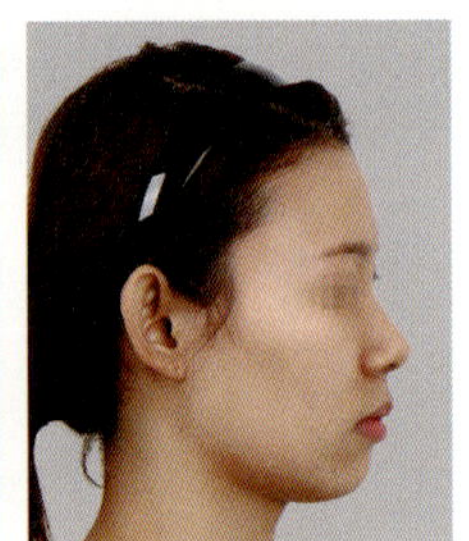

안면윤곽수술 전

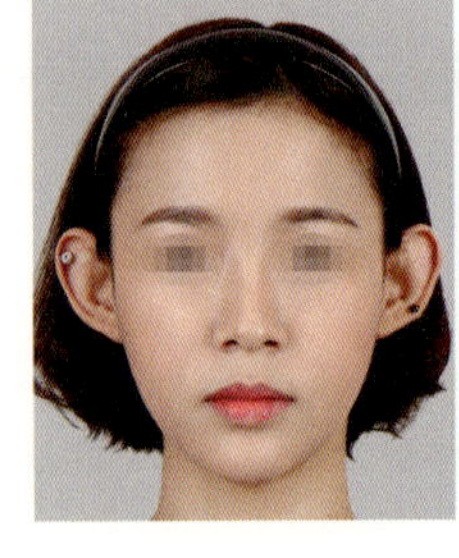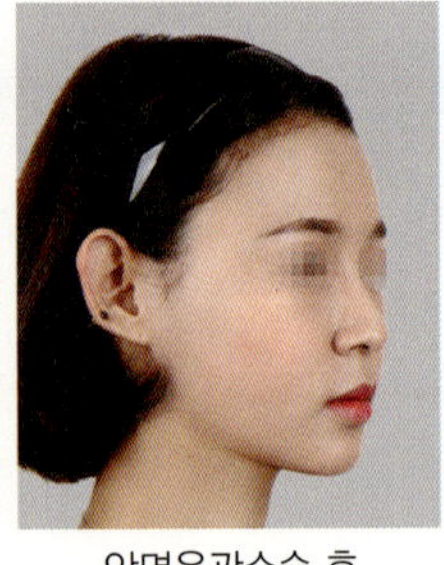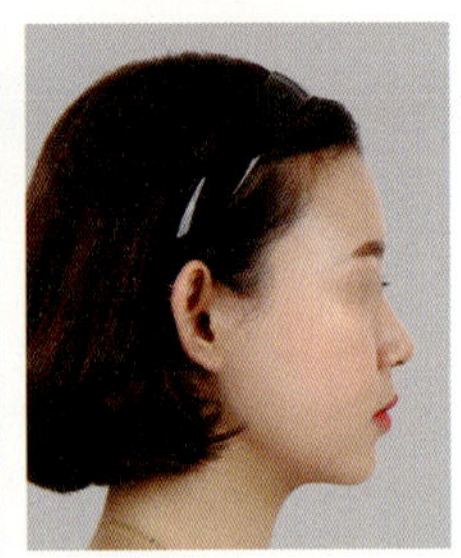

안면윤곽수술 후

다. 교합이 잘 어우러진 데 반해 돌출되어 보이는 입매의 원인은 무엇이었을까? 과하게 발달되어 있는 골격과 앞턱의 볼륨이 부족했기 때문에 입매가 더욱 도드라진 것이다. 따라서 광대축소술과 함께 V라인수술을 병행하여 사각턱 + 턱끝을 모으고 전진과 길이 연장을 통해 부드러운 얼굴형을 완성할 수 있었다. 돌출입수술, 양악수술을 하지 않고서도 원인에 맞는 수술로써 충분히 입매교정이 가능한 것을 알 수 있는 것이다. 원인에 맞는 수술방법이 있음에도, 단순히 아름다움만을 위해 위험한 수술을 감수하는 것은 바람직하다 보기 어렵다.

진단장비의 종류

3D-CT

인체에 X선을 투영한 후 이를 컴퓨터로 재구성하여 내부 모습을 입체 영상으로 나타내주는 장비이다. 기존 X-ray의 사진과 달리 3천 배 이상의 정확성을 나타내 얼굴뼈의 크기, 위치, 깊이, 넓이 등을 다각도에서 정밀하게 분석할 수 있으며, 이를 토

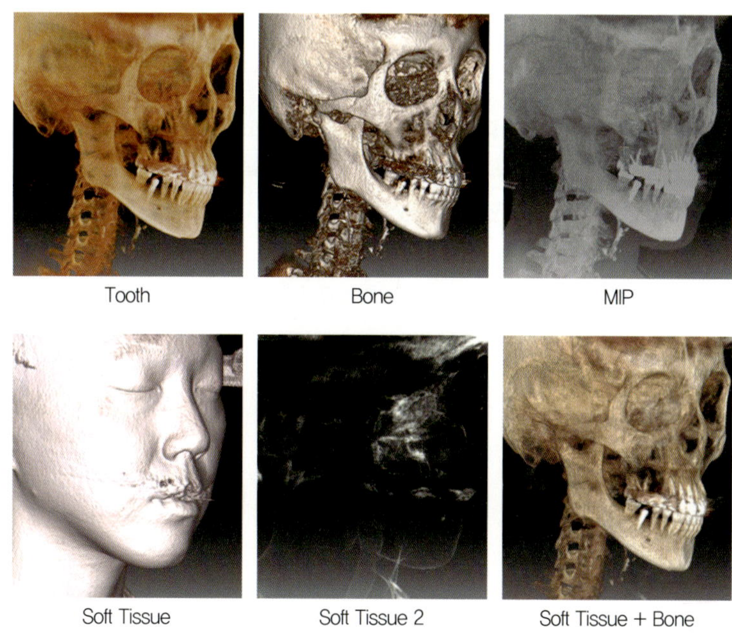

치아모드를 포함한 6가지 3D Viewer

대로 수술방법 및 범위 등의 맞춤형 수술계획을 수립할 수 있다.

모르페우스 3D

3차원 가상 시뮬레이션 장비로, 수술 전 환자의 얼굴을 스캔한 후 영상을 통해 수술 이후의 모습을 비교 분석하여 결과를 예측할 수 있는 첨단장비를 말한다. 광학식 (LED) 줄무늬 투사 방식으로 스캔하여 방사선 노출 없이 인체에 무해한 진단을 할 수 있고, 또 0.8초 만에 스캔할 수 있어 2분이면 3차원 이미지 데이터를 얻을 수 있다. 높은 해상도와 정확성을 갖추고 있어서 성형외과, 치과 등 다양한 분야에서 활용된다.

TIP_인형라인 VS 네추럴V라인 수술정보				
수술시간	마취방법	입원여부	회복기간	체류기간
2시간	전신마취	1일	7일	7일

06 五官协调比例的手术方案预防及可改善性

面部整体印象及协调尤为重要

面部骨骼可决定面部整体的构造。不仅对于理想中脸型，而且可大大改善面部印象，从而面部轮廓手术在反映上述顾虑后实行。手术需要从比例的协调点、因人而异的鲜明五官以及整体印象、氛围来着手。

耳鼻喉科医生擅长隆鼻手术，但能做并不代表术后就肯定满意。如同只见树木、不见森林一般。隆鼻术后患者中，对于其结果不满最多理由中占比例最大的是整个面部达不到均衡，且感觉不自然。

面盖骨整形分类之－面部轮廓及颚矫正手术专家必须要针对面部整体比例及均衡角度考虑手术方案。从而达到主治医生及患者本人术后满意结果。面部轮廓手术含无需牙齿咬合变化的颧骨缩小术、四方脸手术、下巴手术等，以及需要牙齿咬合变化的颚矫正手术之－需进行牙齿矫正的双颚手术、下颚手术、突嘴手术等。

双重效果 颧骨提升术

此方案为将突出的前/侧颧骨截骨后，塑造柔和圆润面部曲线的颧骨整形与增强皮肤弹力的局部提升相结合的项目。

'3秒决定第一印象'取决于脸型

初次见面首先会看到眼睛、鼻子、嘴巴等。但最为显眼的还是整个脸型，人们习惯从大看小顺序，所以决定面部轮廓的'颧骨'如果较大会给人感觉固执、凶悍、女汉子等强烈的第一印象。故此哪怕五官再怎么鲜明、漂亮，在第一印象中打分的确不高。都说第一印象决定成败，看来脸型决定的第一印象不得不重视。

塑造柔和印象之'颧骨缩小术'

颧骨缩小术将过多突出的前、侧颧骨局部截骨后向内推进，从而使其范围缩小同时可以紧紧固定住的方案。

面颊长短及颧骨下方肌肉的收缩，可将凹凸不平的面部曲线变为柔和的同时正

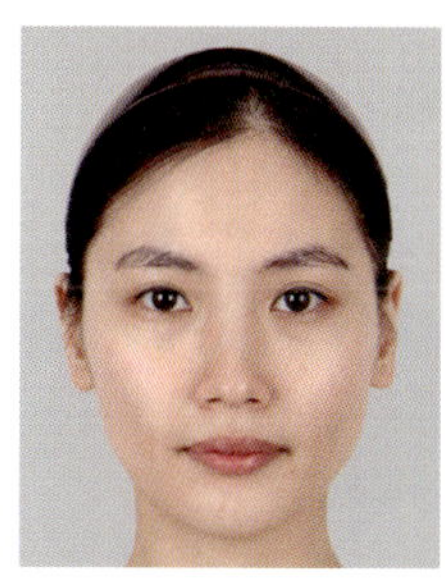 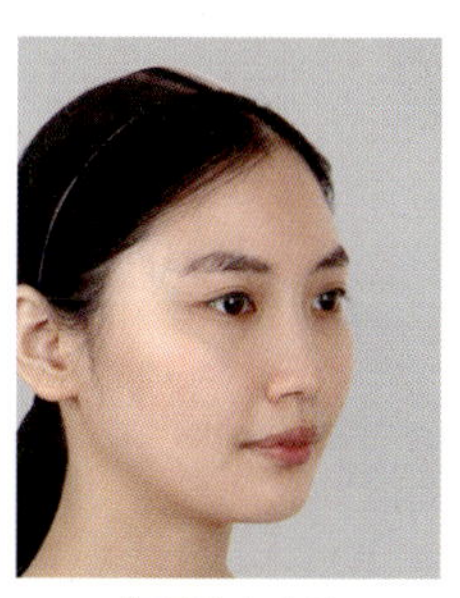 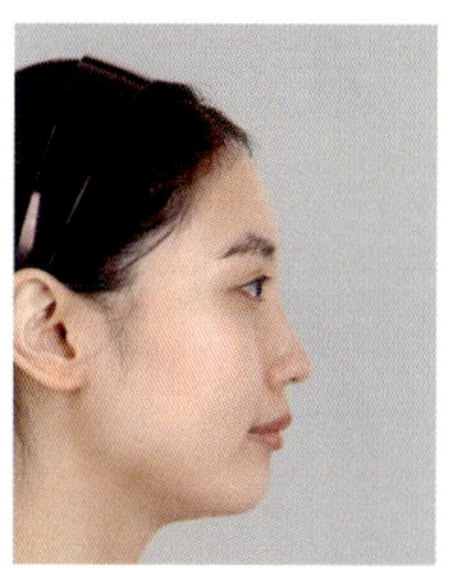

颧骨缩小术前

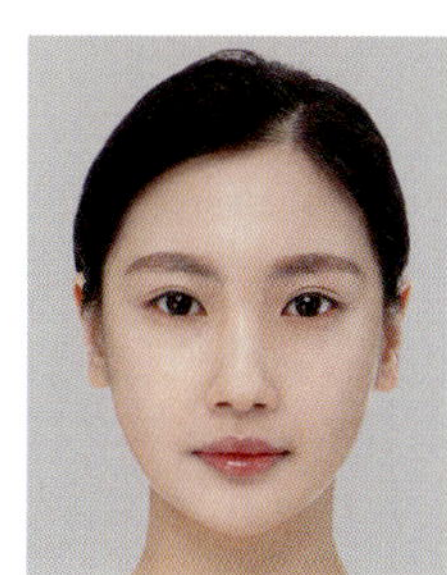 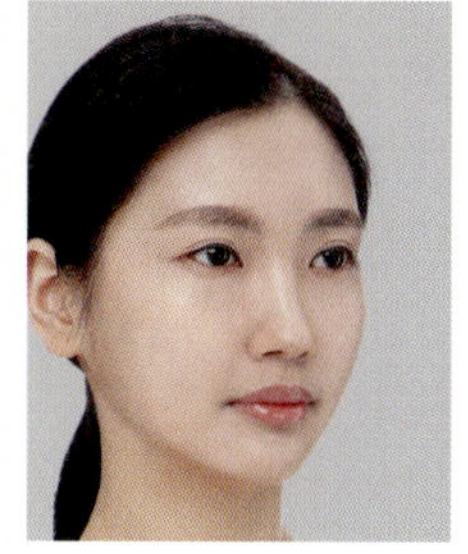 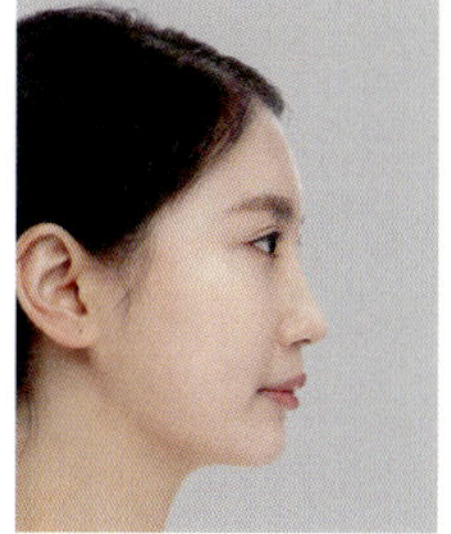

颧骨缩小术后

面看来, 之前侧颧骨明显显露转换为不起眼效果。但是此类型的'颧骨缩小术'必须适用于对于面部轮廓解剖知识与衰老规律的正确理解下为首要考虑点后根据在维持上述条件下进行'颧骨缩小术'才能减少组织问题, 最终达到理想效果。

'颧骨缩小术'术后可发生的代表现象

　　流逝的岁月及时间谁也阻挡不了。在地球引力的作用下, 皮肤松弛属于再自然不过的现象。

　　皮肤松弛原因为皮肤深层处的筋膜(SMAS)层与维持韧带的削弱受到地心引力的作用而发生。尤其是'颧骨缩小术'后最为频繁发生的。

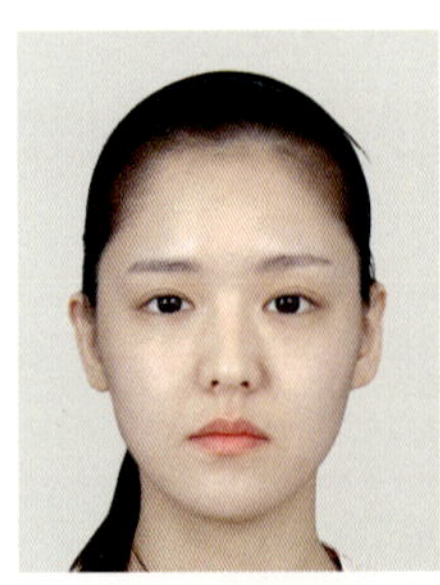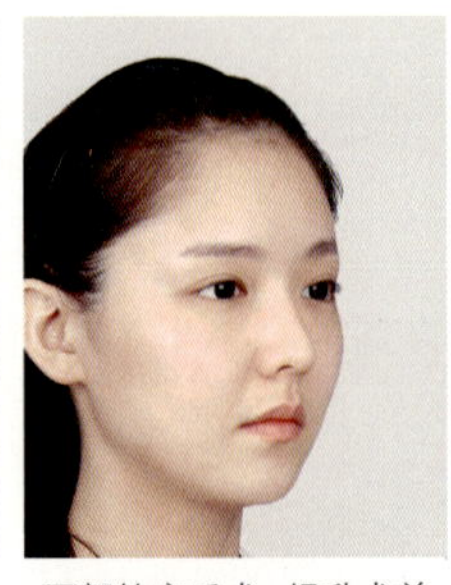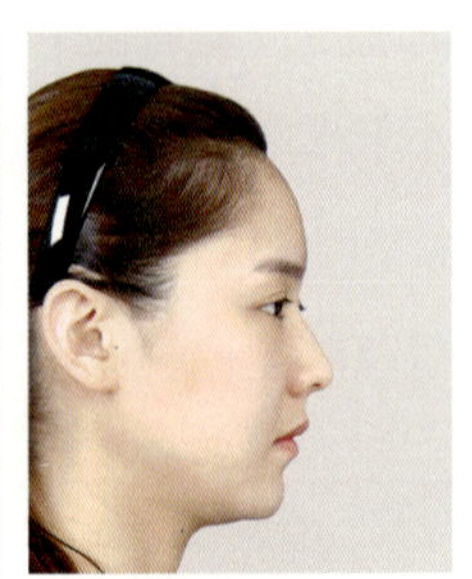

面部轮廓手术+提升术前

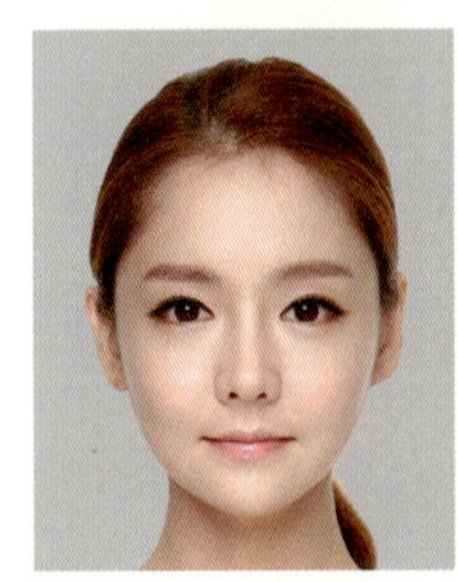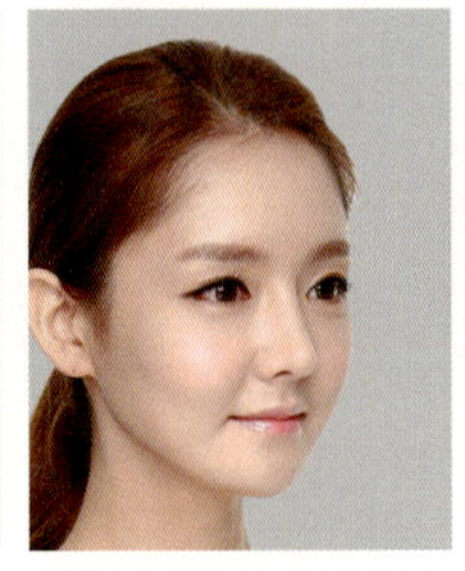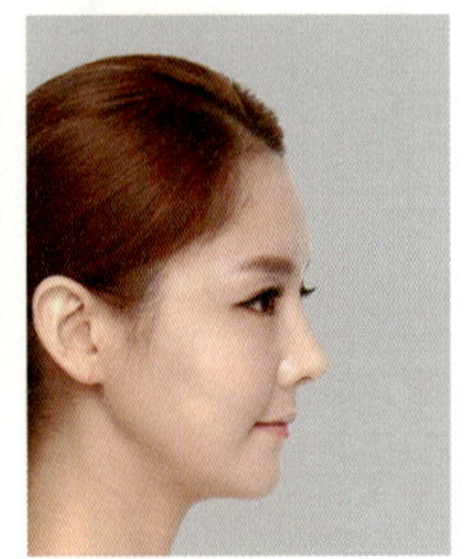

面部轮廓手术+提升术后

　　现象为'面颊松弛', 覆盖在颧骨处的软组织如果在手术过程中不考虑其因素, 仅收缩颧骨量或颧骨支撑韧带不在其位而在下方粘连上的话, 就会诱发皮肤松弛。除外收缩颧骨后如不紧紧固定的话, 一旦发生裂缝就会发生面颊下垂。

'缩小、提拉'增强弹力的'双重效果颧骨提升术'

发生面颊松弛时，最大问题点为脸部的立体感消失且促进老化效果。松弛可给人苍老印象。因此'L型截骨'方式结合紧紧固定，再配合松弛筋膜与维持韧带锁住的'局部提升术'并行。从而缩小突出颧骨，再通过提升术防止皮肤松弛，达到一举两得的双重效果。

此手术方案为'双重效果颧骨提升术'。两个问题可一次改善，从而达到柔和曲线与具有弹力的小脸蛋效果。

TIP_双重效果颧骨提升术手术信息				
手术时间	**麻醉方法**	**住院与否**	**拆线**	**日程生活**
1小时	全身麻醉	当日出院	7天	7天

▌V型瓜子脸 VS 自然V型小脸

脸型不可能每个人都一样，必须要具备因人而异的个性化魅力以及五官协调曲线为佳。如不考虑整体协调点，反而印象更为不自然。

古代美女版瓜子脸，四方脸手术是唯一出路？

绝大部分人们认为为了塑造V脸，四方脸手术是唯一可选。但真的是别无选择余地？答案是NO。亚洲人头部大小为左右发达居多。

不仅骨头、骨厚度、肌肉量、脂肪量等都比较发达，所以脸型显得较平面且宽。从而做V小脸除了考虑骨头，还要考虑到各个组织的情况下进行手术，为了加大立体感会并行下巴手术。

适合自己的脸型，V小脸您也可以拥有。

适合个人的脸型因人而异。自然的脸型、娃娃般立体的外貌等各自的喜好也不同，需考虑到各种因素，与自身的气质和形象协调的基础上进行手术尤为重要。

V型瓜子脸 VS 自然V小脸

　　最近趋向可分为像娃娃般下巴微小, 有立体感的'娃娃脸型'和下巴尖圆润的'自然V小脸'备受瞩目。需要在选择适合自己的脸型的观点上, 才会提高手术满意度。

　　'V型瓜子脸'和'自然V小脸'的手术方法相同。两侧下颌角骨头过于发达的情况下, 按长曲线的形态修饰下颌角。骨头较厚时, 通过去除皮质骨的方式缩小脸部。另外肌肉、脂肪肥大的情况, 通过缩小及去除减少体积, 为协调的V型轮廓, 并行缩小下巴的'下巴手术'。'V型瓜子脸'与'自然V小脸'的差异是调整下巴的纤细程

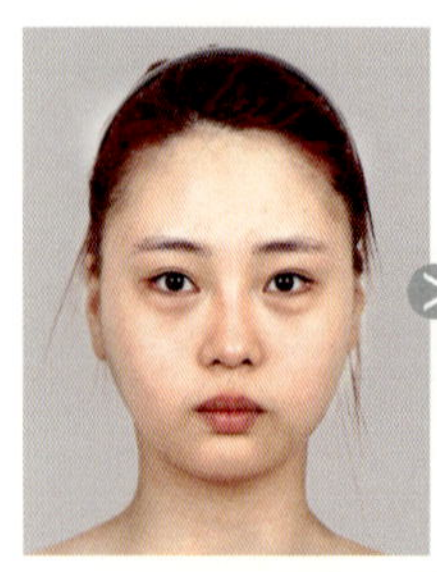
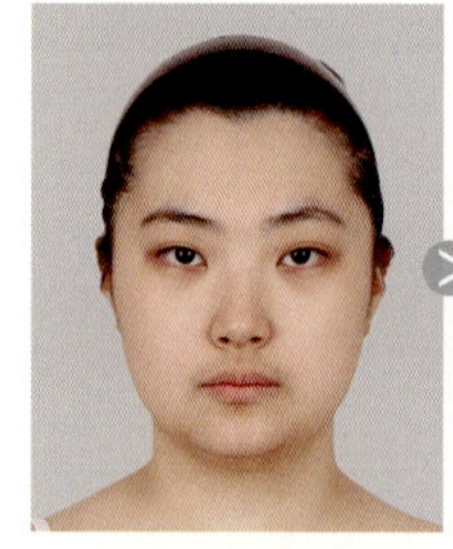
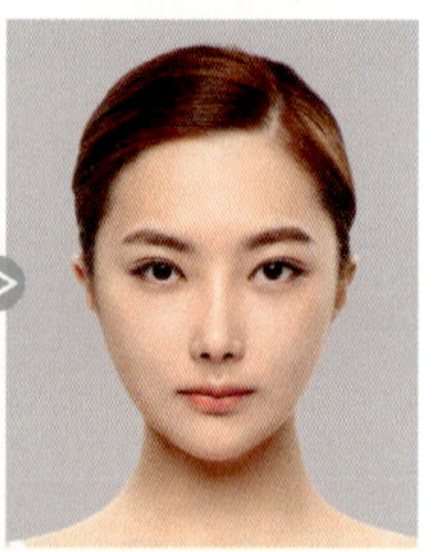

V型瓜子脸术前术后　　　　　　　　V型瓜子脸术前术后

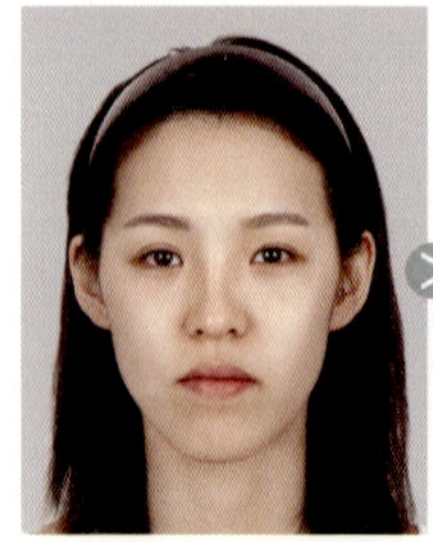
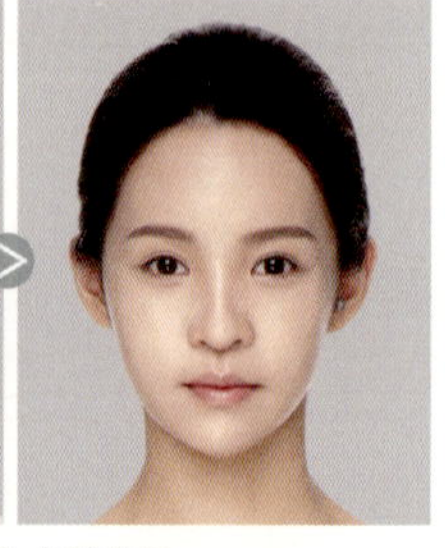
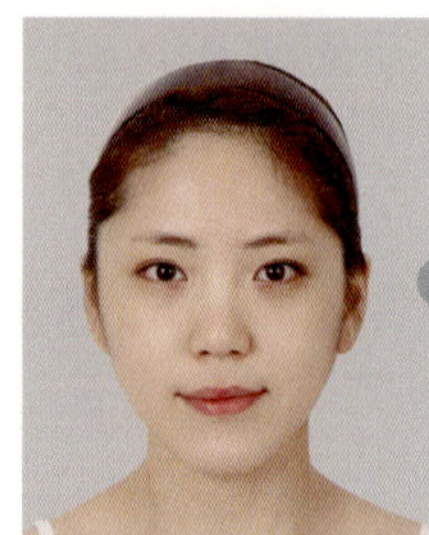
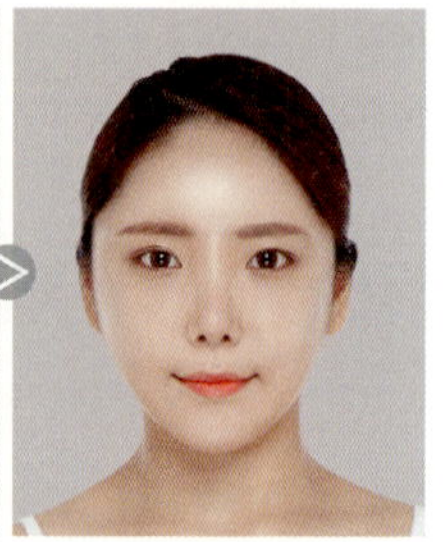

V型瓜子脸 术前术后　　　　　　　　V型瓜子脸 术前术后

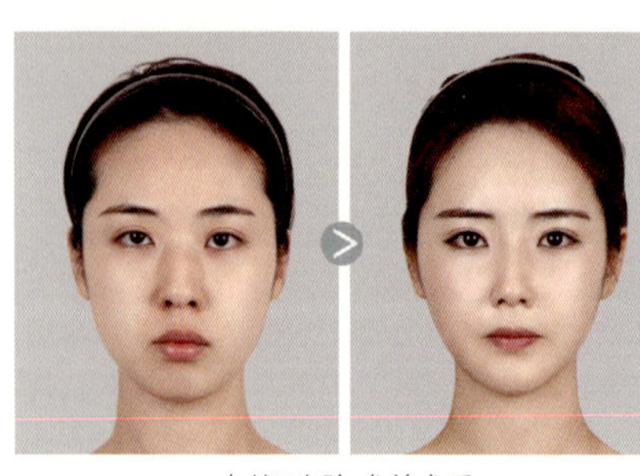
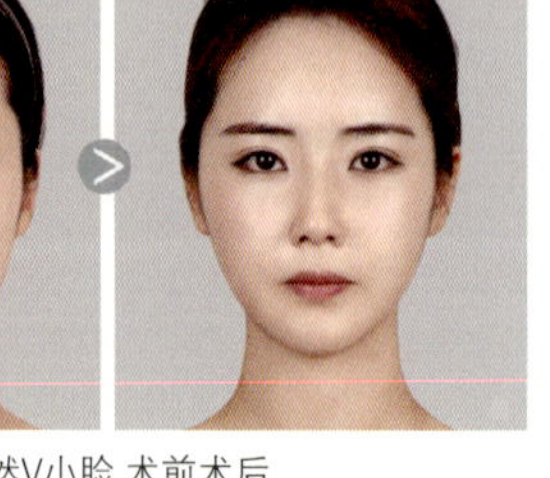
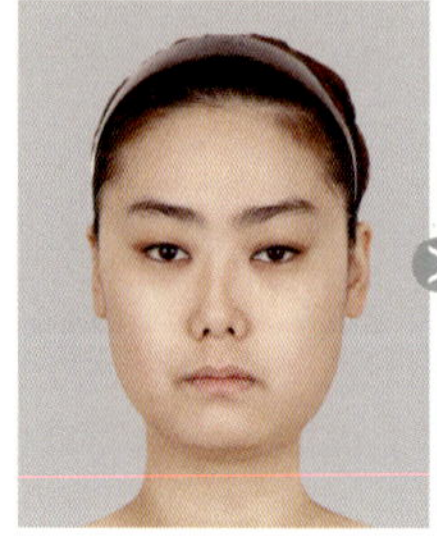
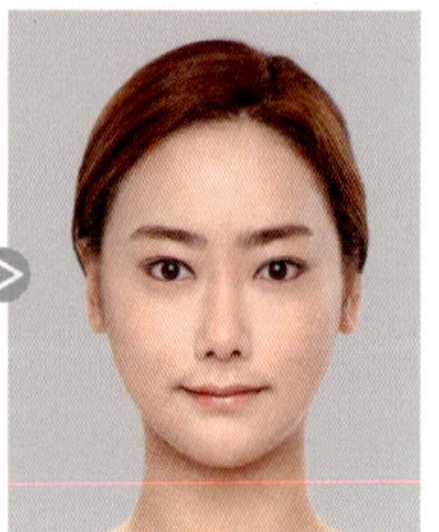

自然V小脸 术前术后　　　　　　　　自然V小脸 术前术后

度，将下巴曲线呈自然V型的特征。'V型瓜子脸'是将下巴的横向宽度以最大限度的缩小，得到娃娃般V型效果，可显洋气。'自然V小脸'会避免下巴过于尖，适当的调整下巴宽度，可显自然V脸拥有柔和女性美。

选择适合自己的手术方法改善凸嘴的案例

　　面部轮廓手术需选择适合自己的脸型、安全以及符合自己的手术方案。例如，肌肉过于发达或脂肪量多的情况下，误以为自己是四方脸。为了方便理解，请看下方照片。

　　此患者因凸嘴和凹凸不平的下巴曲线，计划做凸嘴手术。为何牙齿咬合属于正常，但视觉效果像凸嘴呢？过于发达的骨骼和下巴过短或过窄使嘴型显突。故此需通过颧骨缩小术和V脸手术并行将下颌角+下巴尖收拢、下巴向前移并加长来完成温柔脸型。在不选择凸嘴手术，双颚手术的条件下，根据适合自身方式可充分矫正嘴型。在有可以改善自身问题的其它手术方案条件下，如果单纯为变美而接受危险性高的手术项目是不明举止。

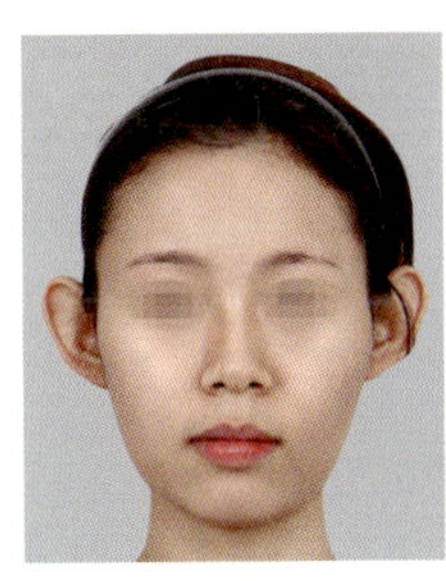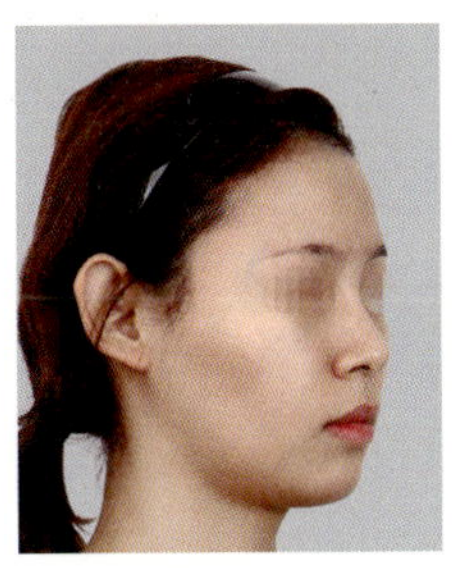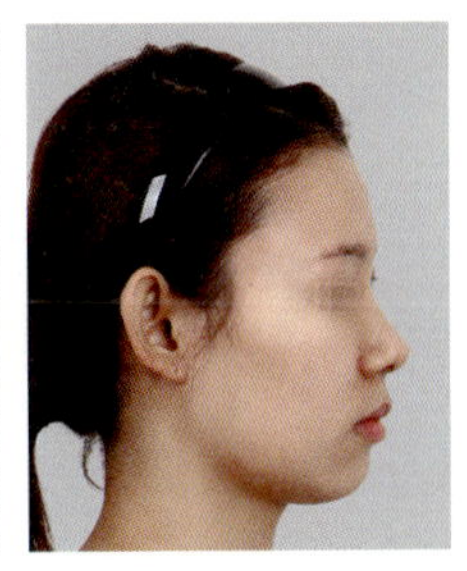

面部轮廓 术前

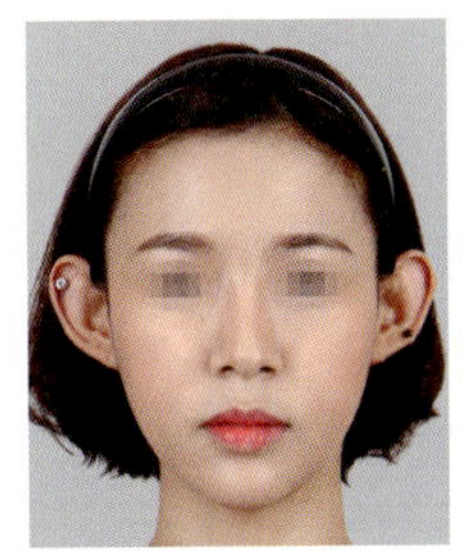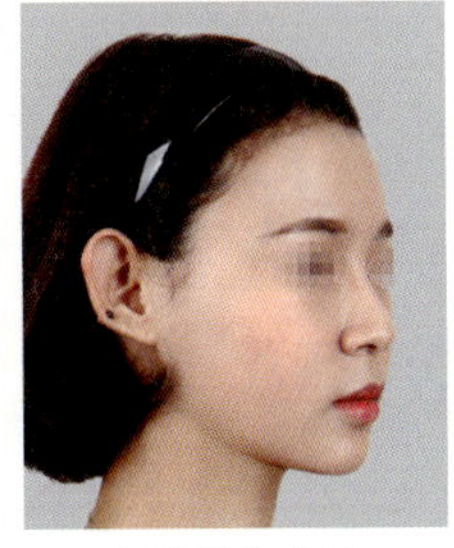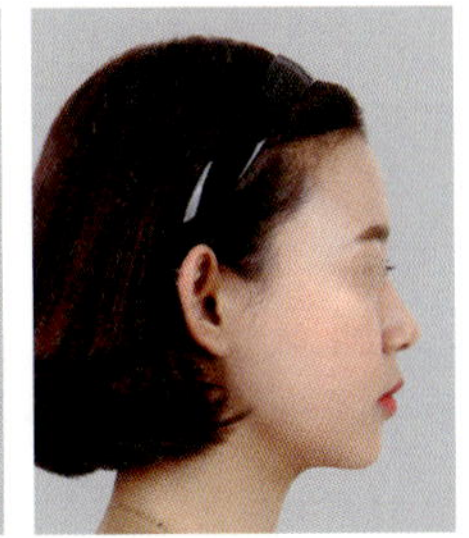

面部轮廓 术后

诊断装备的种类

3D-CT

　　3D-CT，是用X光对人体投影后，利用电脑技术呈现出三维立体图像，以便进行更详细的术前体征分析。广泛应用中的X光片相比可放大超过3000倍，对面部骨骼的大小、位置、深度、长宽等数据进行多角度详细分析，以此确定详细手术方案。

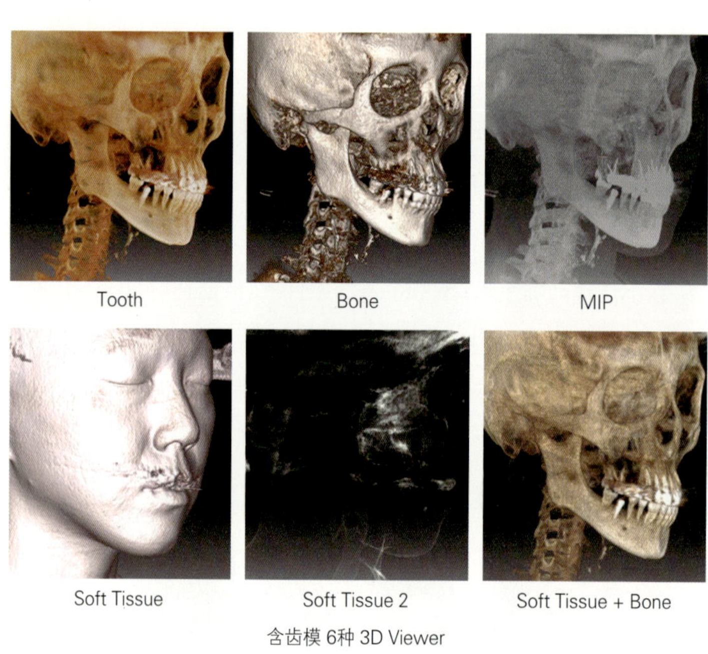

含齿模 6种 3D Viewer

3D Morpheus模拟影像

　　利用3D模拟影像装备，手术前扫描患者的脸部后，通过影像分析手术后的模样，可预测手术结果的尖端装置。经光学式(LED)条纹透射方式扫描，可在无放射线对身体无害的情况下诊断，且通过0.8秒扫描时间平均可在2分钟内收集数据。具备高清晰度和准确度，在整形外科、牙科等多种领域广泛运用。

TIP_V型瓜子脸 VS 自然V小脸手术信息				
手术时间	麻醉方法	住院与否	拆线	日程生活
2小时	全身麻醉	1天	7天	7天

07 나이를 거스르는 **동안 해법,** 정답은 '리프팅'

젊어지고 싶은 것이 사람의 기본적인 욕구

클레오파트라는 피부를 위해 우유, 장미수, 심지어 뱀의 독까지 사용했다는 이야기가 있으며, 중국의 미녀 양귀비는 제비집, 석류 등 피부 미용에 좋다는 것을 가리지 않았다고 전해진다. 이렇게 전해져 내려오는 이야기가 전부 진짜인지는 확인하기 어렵지만 동서고금을 막론하고 사람들이 얼마나 '젊음'을 추구했는지는 알 수 있는 부분임은 분명하다.

나이를 먹지 않는 사람은 없고, 나이를 먹게 되면 주름이 생기는 것은 당연한 결과이기 때문에 안티에이징은 어떤 시대건 간에 다양한 방법으로 존재해 왔으며 점차 새로운 방법으로 진화해 왔다.

특히, 현대의 의학 분야가 발전하면서 이러한 '안티에이징'은 다시 태어났다. '안티에이징(Anti-aging)은 나이가 들어가는 것을 막는다는 뜻으로 노화방지, 항노화의 의미를 가지고 있다. 근래에는 '안티에이징'과 관련해 노화를 늦추고 세포를 재생시키는 화장품이나 식품 등 다양한 기능성 제품이 있다. 하지만 이러한 것들이 주름살이 생기는 것을 어느 정도 예방시켜도 이미 얼굴에 생긴 주름살이나 중력에 의해 피부가 지속적으로 처지는 것까지 완벽하게 막을 수는 없다. 이러한 노화로 발생한 피부의 처짐과 노화현상을 개선시키기 위한 시술이 바로 '리프팅'이다.

페이스리프팅

팔자주름, 볼처짐, 입가주름, 목주름 등 안면의 전반적인 노화현상을 근본적인 원인부터 개선하여 피부의 탄력을 찾는 가장 확실한 수술법이다.

다시 한번 젊음을 되돌리는 마법의 '페이스리프팅'

　일반적으로 생활습관이나 얼굴표정으로 생긴 잔주름은 보톡스나 필러 등 간단하고 빠르게 해결할 수 있는 여러 방법이 있다. 하지만 세월이 흘러 나이가 들면서 생기는 깊은 팔자주름, 볼 처짐, 눈밑주름, 이마주름, 꺼진 볼살 등은 근본적인 원인을 해결하지 않으면 주름을 개선하기 어렵다. 노화로 인한 깊은 주름은 얼굴의 지방과 근육, 피부 등이 중력에 의해 인대가 늘어나 처지게 되면서 발생하게 되는데 이런 근본적인 원인을 해결하고 자연스럽게 주름을 개선하는 시술법이 바로 '페이스리프팅'이다.

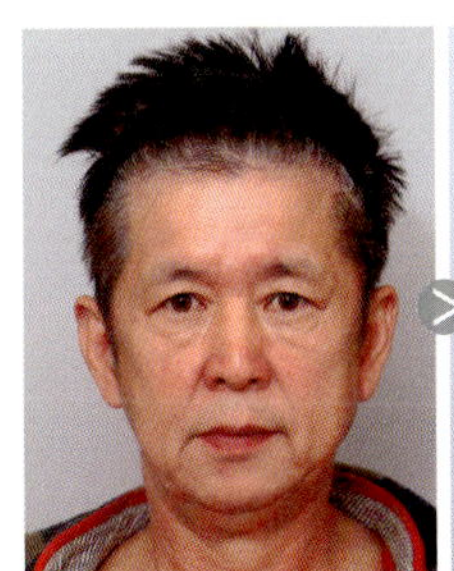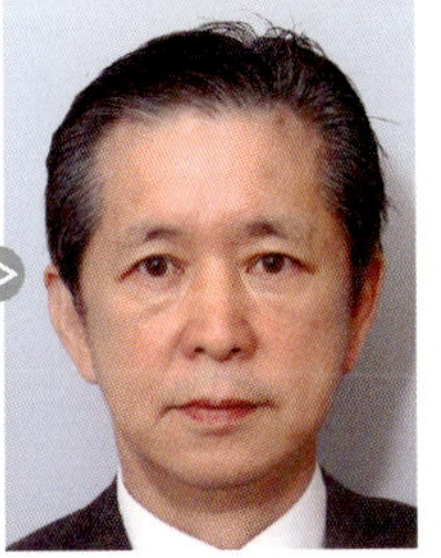

페이스리프팅 시술 전후

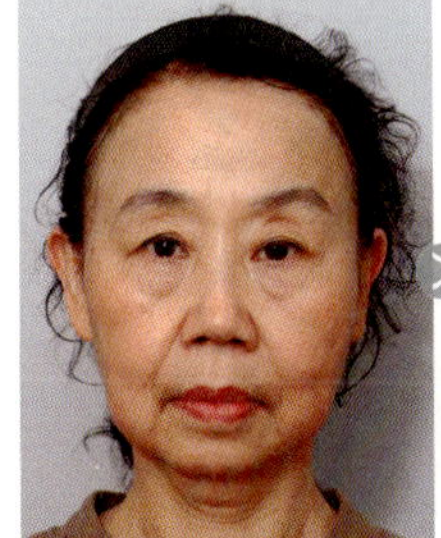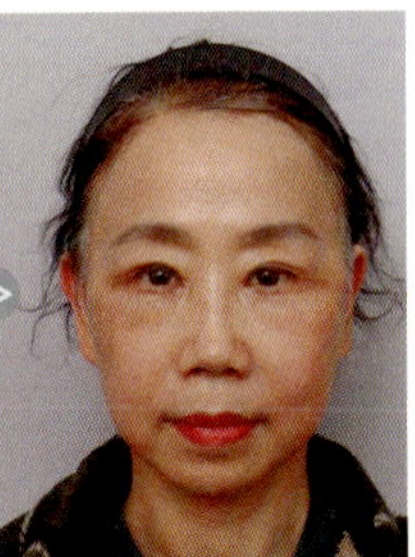

페이스리프팅 시술 전후

　페이스리프팅은 리프팅 시술 중 가장 확실한 효과를 얻을 수 있는 시술로써, 단순히 피부층만 당기는 시술이 아닌, 피부층과 함께 근막층(SMAS)을 당겨주는 근본적인 원인을 직접적으로 개선해주는 대표적인 리프팅 시술이다. 노화로 인해 처진 살과 주름에 대한 개선 효과가 가장 뚜렷하며 자연스러운 리프팅 효과를 볼 수 있다.

　단순히 피부만 당겨주는 일반적인 리프팅은 일시적으로 주름을 개선할 순 있지만, 자연스러운 결과를 얻을 수 없으며 시간이 지나면 피부가 다시 처지게 된다. 반면 '페이스리프팅'은 피부 아래쪽의 처진 지방과 근육을 함께 당겨주는 페임 (FAME) 테크닉을 통해 처진 지방패드를 분리 이동시킴으로써 자연스럽고 오랜 기간 유지되는 것이 큰 특징이며 어느 한 부위가 아닌 얼굴 전체적인 주름을 개선하는데 가장 효과가 좋다.

'페이스리프팅'은 근본적으로 주름개선을 위해 하는 수술이다. 환자마다 나이, 주름, 피부 노화 상태 등이 다르기 때문에 이를 면밀하고 정확하게 파악하여 개개인에게 맞는 진단을 하는 것이 선행된다. 이후 흉터가 가장 보이지 않는 귀의 윤곽선에 최소절개를 통해 주름의 원인 중 가장 큰 요소로 지목되는 근막층(SMAS) 조직을 일부 분리 후 제거하여 봉합해준다.

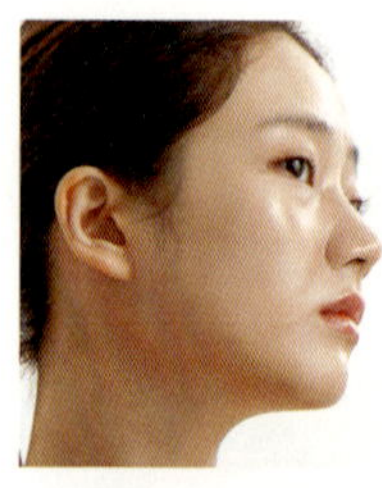

Step 1
고객 상태에 맞는 얼굴 라인을 진단한다.

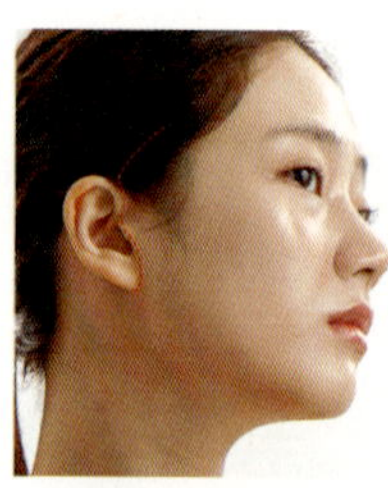

Step 2
미리 디자인한 귀 앞쪽 1~2cm가량을 절개한다.

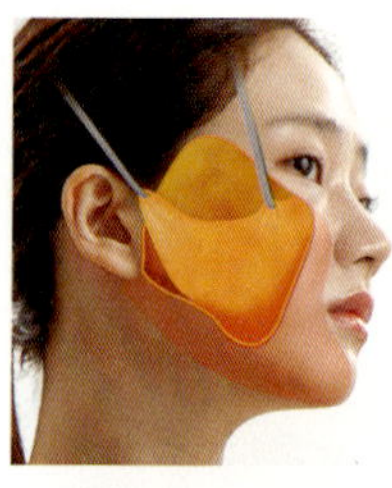

Step 3
표시된 부위의 범위 내 스마스 조직을 분리 후 제거하고 봉합한다.

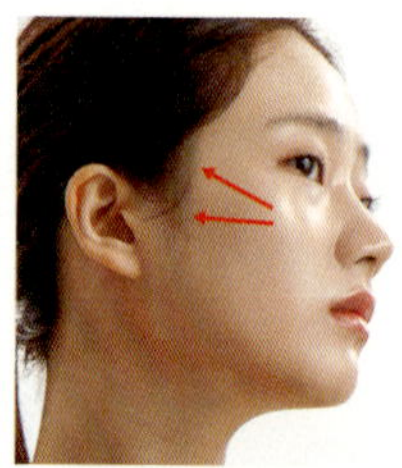

Step 4
스마스 조직을 분리 제거 하고 봉합 후 피부를 덮는다.

수술 시간은 짧게, 젊음은 오래

주름의 원인을 파악하고 확실하게 개선하여 탄력을 더해주는 수술이기 때문에 주름 재발 걱정이 적으며 반영구적인 주름개선 효과를 볼 수 있다. 또한, 가장 보이지 않는 부위에 최소절개를 하기 때문에 흉터가 거의 눈에 보이지 않아 수술 티가 나지 않으며 시술시간과 회복시간이 짧아 일생생활 복귀가 매우 빠르다.

젊은 세대가 더 많이 하는 '리프팅'

갸름한 얼굴형을 원하는 20대부터 주름 개선과 어려 보이는 얼굴을 원하는 중년층까지 광범위한 연령대에서 리프팅 시술로 동안을 완성하고 있는 추세이다.

TIP_페이스리프팅 시술정보				
시술시간	마취방법	입원여부	회복기간	체류기간
3~4시간	수면마취	출혈여부에 따라	7~10일	7~10일

템플리프팅

처진 눈매로 인한 기능적인 부분부터 처진 눈가주름, 팔자주름, 볼살리프팅까지 미용적인 콤플렉스까지 한 번에 개선하는 수술법이다.

눈가 주름개선은 물론, 볼살리프팅 효과까지

상안검, 하안검이 처지는 현상은 주로 노화가 진행되면서 나타나기도 하지만 선천적으로 눈꺼풀이 처진 경우도 있다. 눈꺼풀이 처진 것은 미용적인 부분뿐만 아니라 기능적인 부분에서도 큰 불편함을 초래하게 된다. 눈꺼풀이 시야를 가리게 되면서 시력이 저하되거나 눈을 뜨기 위해 이마의 근육을 사용하여 이마 주름이 생기는 등 기능적인 불편함 뿐 아니라 졸려 보이고 답답한 인상을 보이는 인상을 심어주게 된다. 이러한 두 가지 불편함을 해소시켜주는 리프팅이 바로 '템플리프팅'이다.

'템플리프팅'은 헤어라인 부위에 매우 작은 절개를 통해 관자놀이 처진 근육을 제거하고 피부를 올려 주름을 교정하는 시술로 눈가와 팔자주름 개선은 물론 볼살리프팅의 효과를 얻을 수 있다. 상안검수술, 하안검수술로 없애기 힘든 눈 옆 깊은 주름을 개선하는 효과가 뛰어나 중년층은 물론, 볼처짐과 팔자주름의 개선 효과가 있어 젊은 층에서도 인기가 많다. 또한, 두피 최소 절개 기법으로 시술하여 흉터, 머리카락 손실, 통증 붓기 등이 적어 빠른 일상생활 복귀가 가능하다.

TIP_템플리프팅 시술정보				
시술시간	마취방법	입원여부	회복기간	체류기간
1시간	수면마취	필요없음	7~10일	7~10일

실리프팅

특수한 돌기가 있는 녹는 실(PDO)을 수술 없이 피부 진피층에 삽입하여 얼굴 전체 주름을 팽팽하게 당겨주는 비절개 시술이다.

녹는 실을 이용한 V라인 만들기

기존의 표피층 시술에 비해 피부 진피층에 시술하여 시술효과가 매우 빠르게 나타나며, 시술 직후부터 눈으로 확인할 수 있을 정도의 드라마틱한 효과를 나타낸다. 늘어지고 처진 피부를 원하는 방향으로 리프팅하게 되므로 턱선을 갸름하게 만들거나 입체감 있는 얼굴을 만드는데 매우 효과적이다.

이때 사용하는 실은 콜라겐 형성과 함께 녹는 실이라 실이 삽입된 부위는 콜라겐이 재생이 되고, 진피 내 섬유화의 진행으로 피부에 탄력을 주어 리프팅 효과를 얻게 된다. 이로 인해 늘어졌던 피부가 당겨져 V라인이 되는 효과를 볼 수 있으며 리프팅을 유지한 그대로 실은 녹아없어져 이물감이 없다.

20~30대가 선호하는 '실리프팅'

피부에 의료용 실을 삽입하는 실리프팅은 처진 피부를 당겨 올려준 뿐만 아니라 콜라겐 형성과 탄력 증진, 주름 개선의 효과가 있다. 특히 20~30대 젊은 층은 피부의 처짐 정도나 탄력이 중년층에 비해 비교적 노화가 덜 진행되었기 때문에 절개를 이용한 '페이스리프팅'보다는 실리프팅을 선호하고 있다.

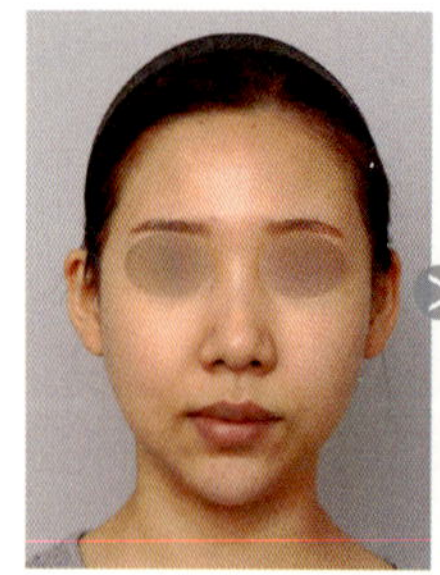
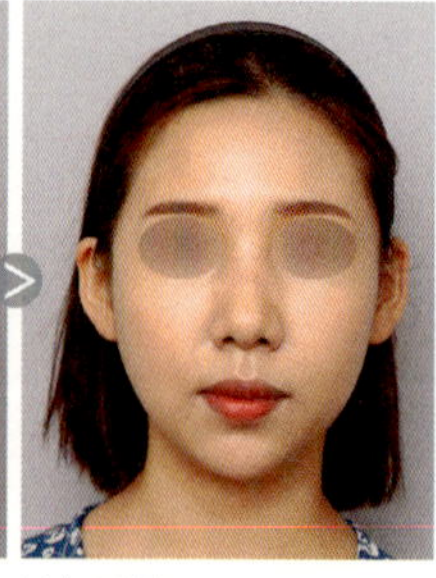

실리프팅 시술 전후

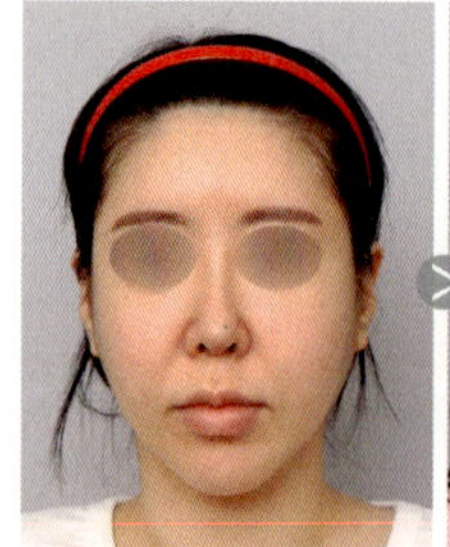
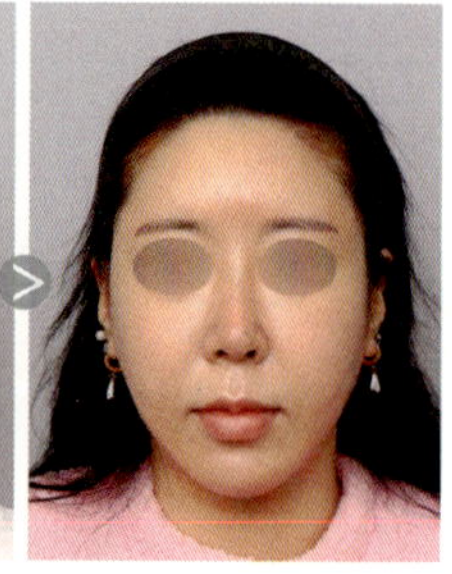

실리프팅 시술 전후

'실리프팅'은 일상생활로의 복귀가 빠르면서 비교적 빠른 시간 내에 간단하게 시술할 수 있고, 즉각적인 효과를 볼 수 있어 중장년층은 물론 20~30대의 젊은 층에서 큰 인기를 끌고 있다.

시술 후 바로 일상생활이 가능

국소마취를 통해 10~20분 가량의 짧은 수술시간과 특수 바늘을 이용하여 실을 삽입하므로 단 1mm의 절개도 없이 확실하게 리프팅 효과를 완성시켜 준다. 물론 흉터 또한 남지 않으며 부기도 거의 없다. 일상생활이 바로 가능하여 지장을 주지 않으며 2년 이상 효과가 지속된다. 처진 볼살, 턱선 개선, 주름 개선, 탄력, V라인 형성, 미백 등 다양한 효과를 볼 수 있다.

TIP_실리프팅 시술정보

시술시간	마취방법	입원여부	회복기간	체류기간
30~40분	국소, 수면마취	필요없음	5일	5일

주름의 원인, 노화만은 아니다

피부의 탄력 감소는 꼭 노화 때문만은 아니다. 최근에는 노화 이외에도 무리한 다이어트로 인한 체중 감소와 바쁜 일상에서 오는 스트레스, 불규칙한 생활습관 등 여러 가지 환경적 요인으로 인한 피부의 탄력 감소가 나타나고 있다.

특히 피부의 탄력이 감소하게 되면 볼살이 점점 아래로 처지게 되어 얼굴라인이 변형되고, 팔자주름이나 눈가, 이마주름이 더욱 깊게 부각되어 보인다. 때문에 나이가 들어 보이는 노안과 사나운 인상으로 보이기 마련이다.

과거의 리프팅 시술은 중년층이 노화로 인해 잃어버린 피부의 탄력과 주름을 제거하는 안티에이징의 이미지가 강했지만, 최근에는 리프팅 시술이 단순 주름이나 피부 처짐 개선뿐만 아니라 얼굴형을 갸름하게 만들어 주는 V라인의 효과가 있어 피부의 탄력과 갸름한 얼굴형을 원하는 20대부터 주름 개선과 어려 보이는 얼굴

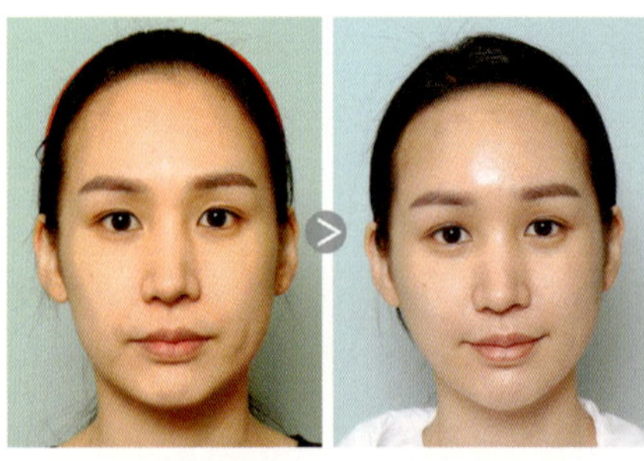
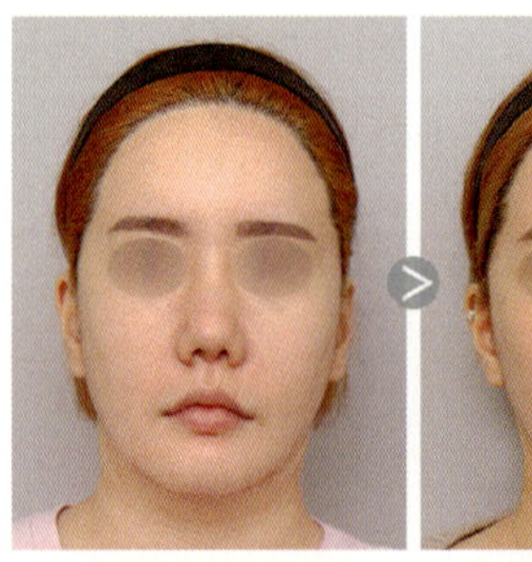

20대 리프팅 시술 전후   30대 리프팅 시술 전후

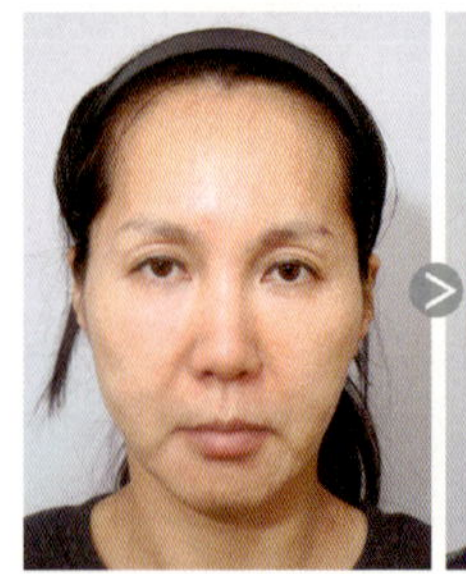
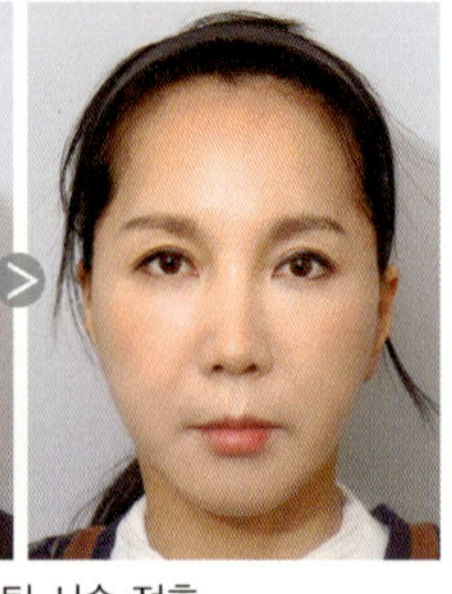
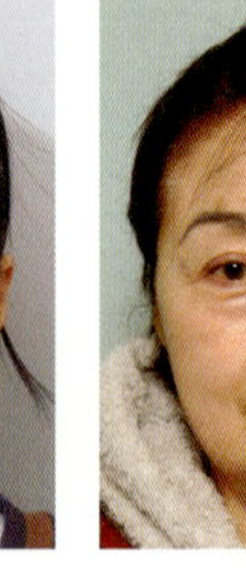
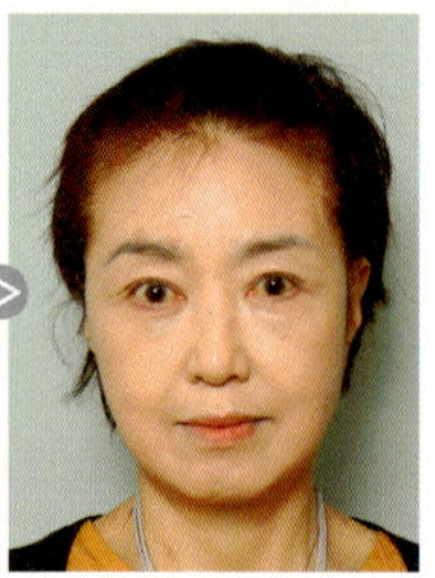

40대 리프팅 시술 전후   50대 리프팅 시술 전후

을 원하는 중년층까지 광범위한 연령대에서 리프팅 시술로 동안을 완성하고 있는 추세이다.

시대가 변함에 따라 그에 대한 미의 기준은 조금씩 달라지고 있지만 남녀노소를 불문하고 조금 더 제 나이보다 어려 보이는 동안에 대한 관심은 변하지 않고 있다. 최근 동안 외모 만들기에 대한 관심이 높아지면서 피부를 더 젊게 하고 탄력적으로 만드는 미용의료 시술이 함께 발전하고 있다. 그러나 의사의 숙련도에 따라 수술 결과가 크게 달라지기 때문에 반드시 임상 경험과 노하우가 풍부한 전문의에게 수술받는 것이 중요하다.

성공적인 '리프팅'을 하려면

주름은 사람에 따라 정도 차이도 매우 큰 복합적인 증상이다. 옷을 입더라도 키, 몸무게, 둘레를 맞춰야 하는 것처럼, 리프팅 시술을 받을 때도 현재 나의 피부 상태는 어떤지, 개선하고자 하는 주름은 어느 부위인지, 본인 주름의 원인이 무엇인지를 꼼꼼히 따져봐야 만족도를 높일 수 있다. 성형수술의 목적은 본인에게 가장 자연스러우며 이상적인 얼굴에 찾는 것에 있다. 얼굴의 노화 정도를 나이와 생활습관 등의 상관관계를 통해 주름의 근본적인 원인을 밝혀 과하지 않은 시술을 하는 것이 중요하다.

동일한 수술이라도 환자에 따라 그 결과는 다르게 나타난다. 실 리프팅은 피부의 탄력이 비교적 양호하고 주름의 정도가 심하지 않은 경우에 효과가 있는 시술이다. 그 외의 탄력이 떨어지고 주름의 정도가 심한 경우에는 효과가 떨어질 수밖에 없으며 무리하게 시술을 하면 얼굴의 전체적인 불균형을 초래할 수밖에 없다. '페이스리프팅'은 박리의 범위, 지방과 근육을 당겨주는 정도에 따라 리프팅 효과 및 유지 기간 등이 매우 다양할 수 있다. 따라서 단순히 입소문 또는 광고를 통해서 수술을 결정하기보단 풍부한 시술 경험과 노하우를 가진 숙련된 전문의와 충분한 상담을 통해 자신에게 맞는 수술법을 찾는 것이 무엇보다 중요하다.

07 逆龄的解决方案，
答案就是 "提升"

想变年轻是人类的基本需求

据说埃及艳后曾用牛奶、玫瑰水甚至蛇毒来保养皮肤，而中国的美人杨贵妃则使用燕窝、石榴等来养颜。我们很难考证这些故事是否属实，但我们可以清楚地看到，无论东方还是西方，人们都是如何追求"青春永驻"的。

没有人能够避免衰老，而皱纹是衰老的必然结果。抗衰老在每个时代都以各种方式存在，并逐渐演变出新的方法。

特别是随着现代医学的发展，"抗衰老"一词重新诞生。"抗衰老"的意思是防止衰老，有防止老化、抗衰老之意。如今，与"抗衰老"相关的延缓衰老的细胞再生化妆品、食品等功能性产品层出不穷。然而，这些产品虽然能在一定程度上预防皱纹的出现，却无法完全避免面部已经出现的皱纹或因重力作用而导致的皮肤持续松弛。"拉皮提升术"就是为了改善因老化出现的皮肤松弛和老化现象的一种术式。

面部拉皮术

面部提升术是从根源上改善鼻唇沟、面颊下垂、嘴角皱纹和颈部皱纹等整体面部的老化现象，从而复原皮肤弹性的最可靠的手术方法。

再次重返青春的神奇的"面部提升术"

一般情况下，因生活方式和面部表情而产生的细纹，可用肉毒素或玻尿酸等多种方法快速简单地解决。然而，随着年龄增长而产生的鼻唇沟、面颊下垂、眼底皱纹、额纹和面颊凹陷等深层皱纹，如果不从根本上解决问题，就很难治疗。衰老引起的深层皱纹是由于面部的脂肪、肌肉和皮肤在重力作用下被拉伸，导致韧带下垂造成的，而"拉皮手术"是一种解决根本原因并自然改善皱纹的手术。

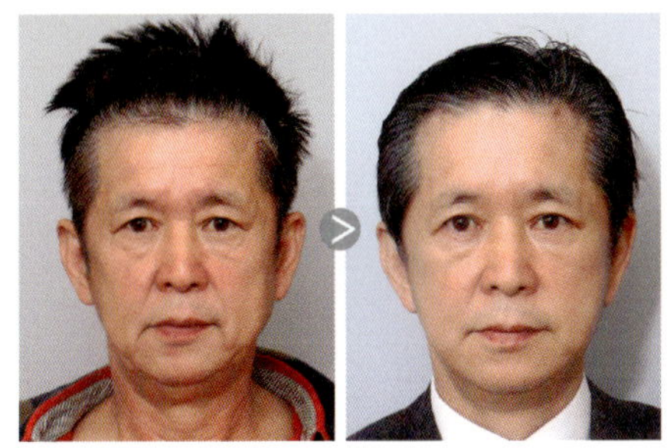

面部拉皮手术前后

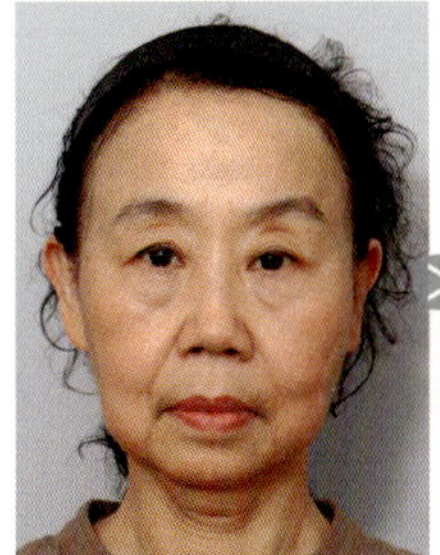
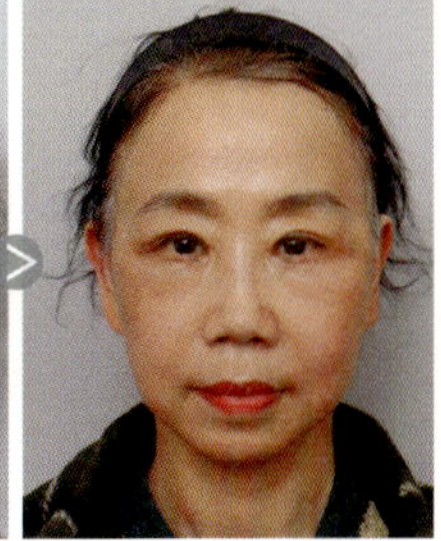

面部拉皮手术前后

面部拉皮术是最有效的提升手术之一，也是最有代表性的提升手术，因为它直接解决了筋膜层（SMAS）拉扯皮肤的根本原因，而不仅仅是针对皮肤层。它对因衰老造成的皮肉下垂和皱纹有最明显的效果，并提供自然的提升效果。

普通的提升术只是将皮肤向上提拉，可能会暂时减少皱纹，但效果并不自然，而且随着时间的推移，皮肤会再次下垂。

相反，"面部拉皮术"的特点是通过将皮下松垂的脂肪和肌肉同时提拉的FAME技术，分离移动松弛的脂肪垫，使效果自然持久，从而达到改善全脸皱纹的效果，而不仅仅是改善某个部位的皱纹。

"面部拉皮术"本质上是一种改善皱纹的手术。由于每个患者的年龄、皱纹和皮肤老化状况不同，因此有必要仔细、准确地进行判断，以便做出个性化诊断。然后，在疤痕最不明显的耳朵轮廓上做一个最小的切口，将被认为是导致皱纹最大因素的筋膜层（SMAS）组织分离、切除并缝合。

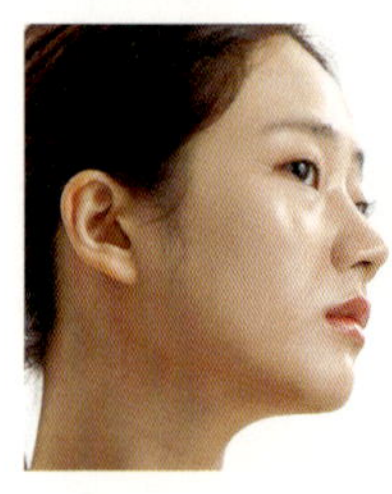

Step 1
根据患者情况诊断面部线条

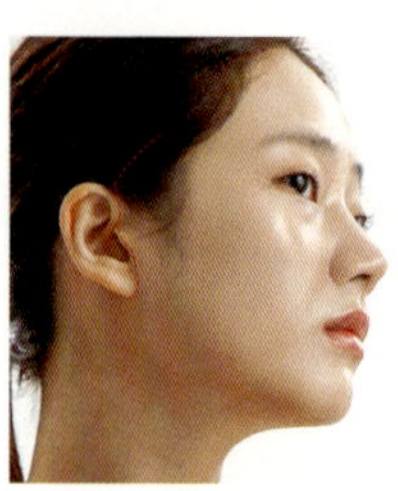

Step 2
在预先设计好的耳朵前方切开1~2cm的切口

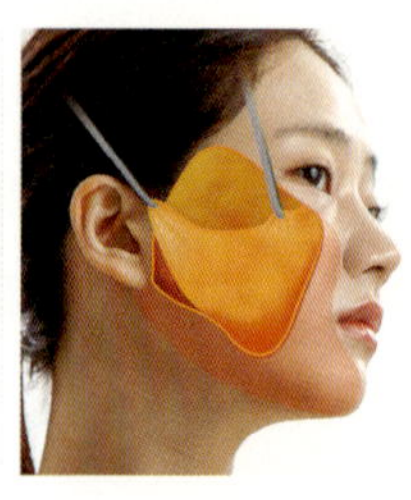

Step 3
分离、切除并缝合标记区域内的筋膜组织

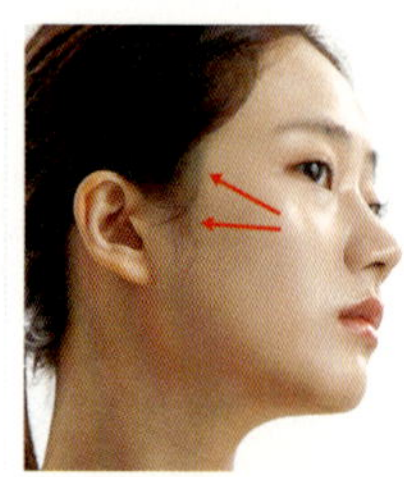

Step 4
分离并切除筋膜组织，缝合后覆盖皮肤。

手术时间短，拉皮手术是一种能找出长皱纹原因并可靠地改善皱纹以增加弹性的手术，因此不用担心皱纹复发，而且皱纹改善效果是半永久性的。此外，由于切口在最隐蔽的部位，疤痕几乎看不见，而且手术和恢复时间短，可以快速地恢复日常生活。

更多年轻一代选择的"提升术"

从20多岁的年轻人希望拥有精致的脸型，到中年人希望减少皱纹、看起来更年轻，不同年龄段都选择拉皮术来实现年轻化的过程。

TIP_面部拉皮手术信息

手术时间	麻醉方法	是否住院	恢复期	停留时间
3~4个小时	睡眠麻醉	根据出血情况而定	7~10天	7~10天

太阳穴提升

这是一种可以一次性改善因眼睑下垂导致的功能性和美观性的鱼尾纹、鼻唇沟和面颊提升的美容综合症的手术。

不仅可以改善鱼尾纹，还可以提拉面颊

上下眼睑下垂通常是衰老的结果，但也可能是先天性的。眼睑下垂在外观和功能上都会造成极大的不适。眼睑下垂不仅会造成功能上的不适，如由于眼睑遮挡视野而导致视力下降，或由于使用前额肌肉睁眼而导致前额皱纹，而且还会让人看起来昏昏欲睡、闷闷不乐。而太阳穴提升术可以同时解决这两种不适。

"太阳穴提升术"是一种通过在发际线区域做一个很小的切口，去除太阳穴下垂的肌肉，并提升皮肤以矫正皱纹，改善眼周和鼻唇沟以及面颊提升的手术。该手术能有效改善上眼睑手术和下眼睑手术难以去除的眼角深层皱纹，深受中年人的青睐，不仅如此，还能改善面颊下垂和鼻唇沟，也深受年轻人的喜欢。此外，由于采用头皮最小切口技术，疤痕、脱发、疼痛和肿胀都较少，因此可以快速地恢复日常生活。

TIP_太阳穴提拉手术信息				
手术时间	**麻醉方法**	**是否住院**	**恢复期**	**停留时间**
1个小时	睡眠麻醉	无需住院	7~10天	7~10天

埋线提升术

这是一种非侵入式手术，无需开刀，只需将特殊的可溶解突起线（PDO）植入皮肤真皮层，即可紧致面部皱纹。

利用可溶线打造V型脸

与传统的表皮施术相比，是针对皮肤真皮层的施术，因此见效非常快，施术后立

即就能看到显著的效果。施术可以将松弛下垂的皮肤向理想的方向提升，因此能非常有效地使下颌轮廓变得更清晰，塑造立体的脸型。

这种施术使用的线是一种能随着胶原蛋白的形成而溶解的线，埋线部位可刺激胶原再生，皮肤也会因真皮层纤维化的进展而变得富有弹性，从而达到提升效果。由此松弛的皮肤被拉起，获得V脸效果，维持提升效果的同时，线也随之溶解，不会留下异物感。

深受20~30代年轻人喜欢的"埋线提升"

埋线提升是将医用线插入皮肤，不仅能拉紧松弛的皮肤，还能增加胶原蛋白的生成，改善皮肤弹性，减少皱纹。与切开式"拉皮手术"相比，尤其是20~30代的年轻人群的皮肤没有中年人那么松弛，老化程度比较轻微，因此相比切开式的"拉皮手术"，她们更喜欢埋线提升。

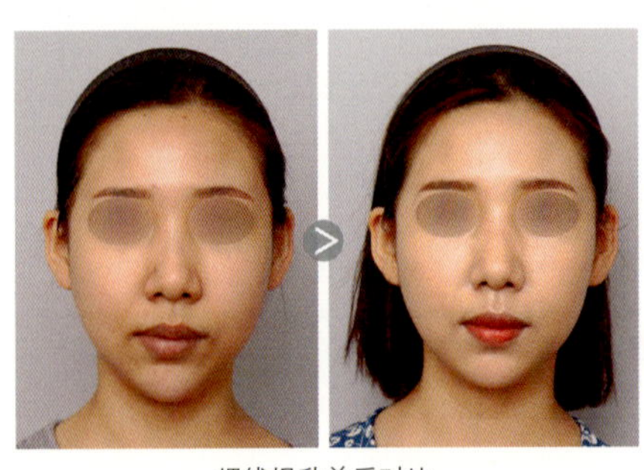

埋线提升前后对比

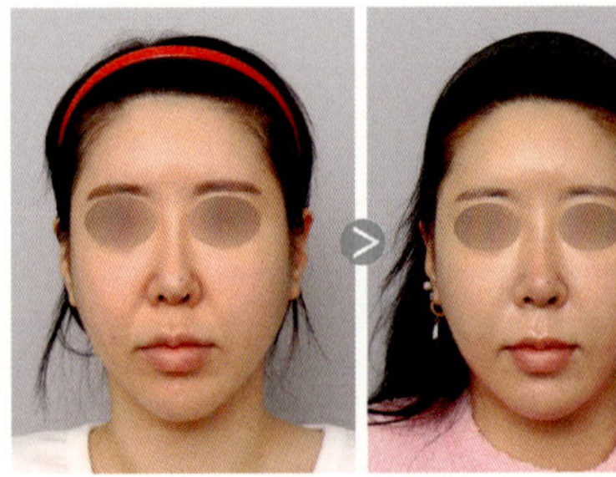

埋线提升前后对比

埋线提升可以快速恢复日常生活，施术时间比较短，并且有即刻效果，不仅中年人喜欢，也深受20~30代年轻人群的青睐。

施术后可即刻恢复日常生活

使用局部麻醉，手术过程只需10~20分钟，利用特殊针头进行埋线，甚至没有1cm的切口，实现提拉效果。不会留疤，也几乎无肿胀。不受任何影响地恢复日常生活，效果可维持两年以上。具有面颊提升、改善下颌线、改善皱纹，紧致、打造V

脸、美白等多种效果。

手术时间	麻醉方法	是否住院	恢复期	停留时间
30~40分	局麻+睡麻	无需住院	5天	5天

衰老并不是皱纹产生的唯一原因

皮肤失去弹性并不只是因为衰老。近年来，我们看到皮肤弹性的下降是由多种环境因素造成的，包括过度节食导致的体重减轻，繁忙生活带来的压力以及不规律的生活方式等。

特别是，随着皮肤弹性的降低，脸颊会逐渐向下垂，使面部线条变形，鼻唇沟、鱼尾纹和额头皱纹也会变得更深、更明显，给人以衰老和憔悴的感觉。

过去，提拉术与抗衰老联系在一起，它能去除中年人因衰老而失去的皮肤弹性和皱纹，但近年来，提拉术不仅能改善皱纹和松弛的皮肤，还能产生V脸效果，使面部看起来更年轻，因此，从想要改善皮肤弹性和精致脸型的20多岁的年轻人，到想要减少皱纹、看起来更年轻的中年人，各个年龄段的人群都在通过提拉术来完成年轻化。

随着时代的变迁，人们对美的标准也略有改变，但不变的是，各个年龄段的男女都希望自己看起来比同龄人更年轻一些。

近年来，人们对打造童颜的追求与日俱增，也促进了为实现嫩肤和紧致的美容医疗术式的发展，不过，选择临床经验丰富、技术娴熟的医生非常重要，因为医生的技术水平不同，手术效果也会大相径庭。

为了成功的"提升术"

皱纹深浅根据不同的人其相差较大，而是非常综合性的症状。正如服装必须根据身高、体重和三维量身定制一样，拉皮手术也必须根据患者本人目前的皮肤状况、想要改善的皱纹部位以及皱纹的成因量身定制，才能确保手术的满意度。整

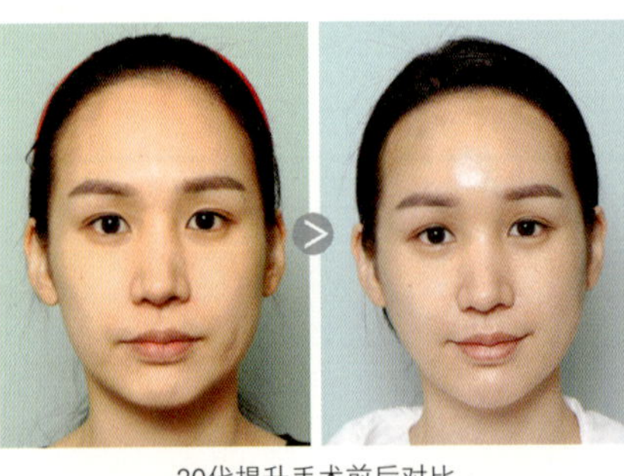
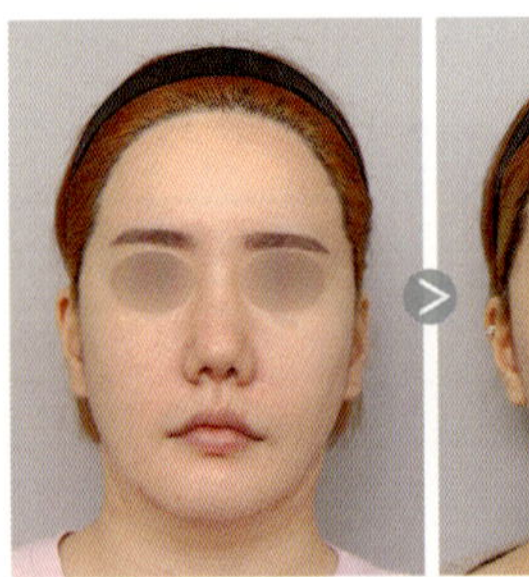
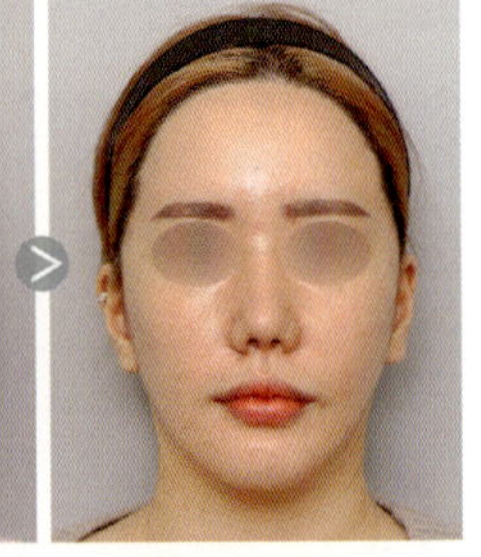

20代提升手术前后对比　　　　30代提升手术前后对比

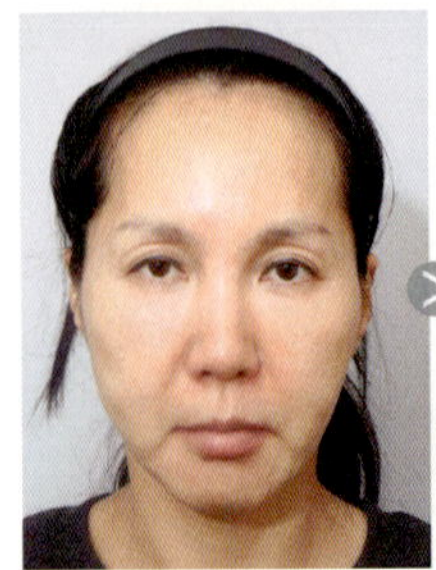
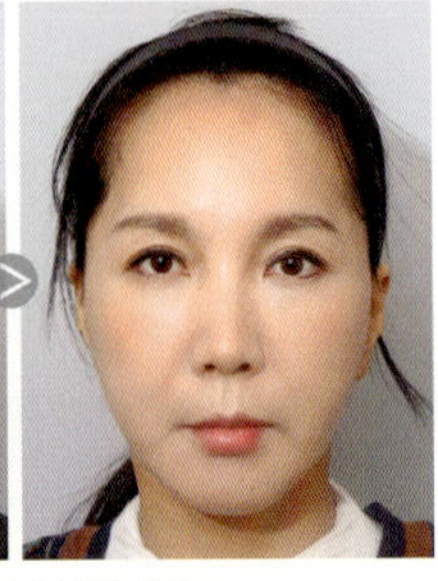
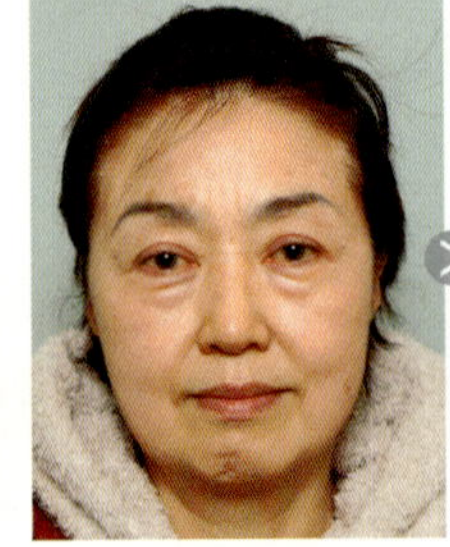
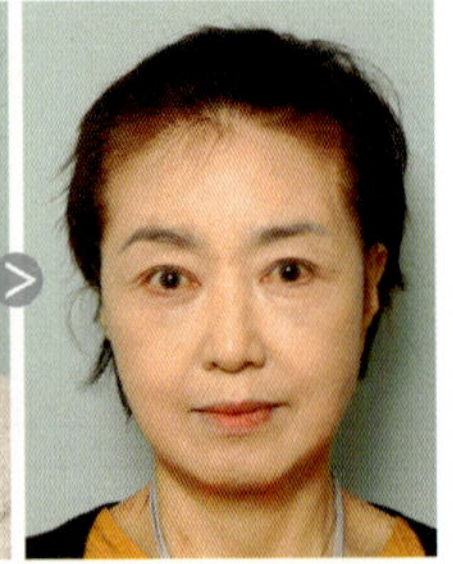

40代提升手术前后对比　　　　50代提升手术前后对比

形手术的目的是实现适合本人的最自然、最理想的外观。重要的是要将面部老化程度与本人的年龄和生活方式联系起来，以确定皱纹的根本原因，从而避免矫枉过正。

同一手术的效果因人而异。如果皮肤弹性较好，皱纹不太严重，埋线提升的效果就会很好，但如果皮肤弹性较差，皱纹较严重，效果就会大打折扣，如果手术过度，还会造成面部整体失衡。

面部拉皮手术根据剥离的范围、提拉脂肪和肌肉的程度，其提升效果和维持时间等方面存在很大差异。因此，不要只依赖口碑或广告轻易地决定手术，重要的是要咨询经验丰富的医生，他们拥有丰富的经验和专业知识，通过充分的咨询找到适合本人的手术方法。

안면거상 및 안면목거상술(面部提升及面颈提升术)
활경근성형술(颈阔肌整形术)
이마거상술(额头提升术)

윤곽 · 양악 성형 수술 후 피부 처짐,
노화로 인한 피부 처짐은
거상술이 유일한 해답!

轮廓,双颚手术后的皮肤下垂
老化引起的皮肤下垂
提升术是唯一方案!

과거 50~60대에 나타나던 피부 처짐 현상이 오늘날에는 윤곽 · 양악 성형 수술로 인해 30~40대에서 일찍 나타나게 되었다. 이런 증상을 해소할 수 있는 유일한 해답인 거상술에 대해 알아본다.

过去50~60岁才会出现的皮肤下垂现象, 现在是因轮廓、双颚整形手术, 在30~40岁早期出现。下面我们来了解一下解决这种症状的唯一答案—提升术。

빌리프성형외과
比丽普整形外科医院

www.vlif.co.kr

윤승기(尹勝基)

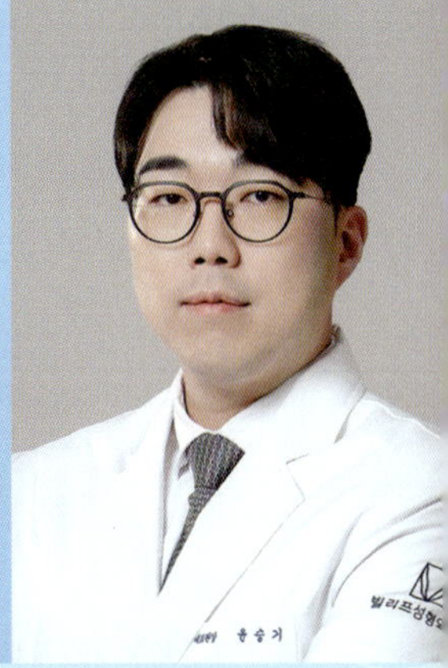

- 성형외과 전문의(整形外科专门医)
- 빌리프성형외과 대표원장(比丽普整形外科医院 代表院长)
- 한양대학교병원 성형외과 외래교수(汉阳大学医院整形外科 门诊教授)
- 대한미용성형외과학회 정회원(KSAPS)(大韩美容整形外科学会 正式会员(KSAPS))
- 대한두개안면성형외과학회 정회원(KCPCA)(大韩头盖颜面整形外科学会 正式会员(KCPCA))
- 국제미용성형외과학회(PRAS)(国际美容整形外科学会(PRAS))

Wechat_VLIFPS-1

08 윤곽·양악수술 후 살처짐…
이마 얼굴 목 등 부위별로
솔루션이 달라야 하는 이유

양악 성형수술 VS 노화로 인한 피부 처짐의 차이

최근 많은 환자들이 미용을 위한 윤곽수술과 양악수술을 시행하고 있다. 주걱턱, 넓고 튀어나온 광대, 각진 사각턱을 가진 환자들이 아이돌이나 배우들처럼 갸름한 윤곽으로 변화하려고 윤곽수술과 양악수술을 찾는다. 현재 윤곽선이 안 예쁘다고 생각한다면 언제든 윤곽수술로 개선이 가능하며, 최근엔 높은 수준의 의료기술로 안전한 환경에서 만족스러운 결과를 얻는 사람들이 많아졌다.

그에 따라 과거나 지금이나 윤곽, 양악수술 후에 불변의 법칙으로 몇 년 안에 리프팅을 찾는 사람들이 많아졌다. 뼈와 겉을 덮고 있는 피부 및 연부조직은 서로 비등하게 존재하는데 여기서 뼈를 절제하게 되면 비등하게 존재했던 피부와 연부조직은 그대로 남아 있기 때문에 남는 조직은 결국 중력의 방향으로 떨어지게 되고 젊은 나이에도 앞광대 피부 처짐, 팔자 부각, 턱선 무너짐 등의 자연 노화가 아닌 성형수술로 인한 노화된 모습으로 변하게 된다. 피부가 얇고 탄력이 선천적으로 떨어지는 케이스일수록 더욱 그렇다.

반면 노화에 따른 처짐은 목과 심부 지방의 재배치 등을 보완하면서 거상을 시행해야 하고, 추후 지방이식 등으로 볼륨을 보충해 주어야 할 필요가 있을 수 있다는 차이가 있다. 다만 두 가지의 공통점은 골격이 축소되었다면 피부와 연부조직 또한 줄어든 만큼 절제가 필요하다는 것이고 이를 절제하는 유일한 방법이 거상술 뿐이라는 것이다.

안면거상 및 안면목거상

안면거상술은 얼굴의 중하부와 목의 주름과 처짐을 개선하는 수술이다. 안면목거상술은 얼굴과 목을 동시에 리프팅하는 절차로, 얼굴 전체와 목의 노화 징후를 개선하여 보다 자연스럽고 젊어 보이는 얼굴을 만들어준다.

안면거상 및 안면목거상은 얼굴 및 목에서 처지는 조직을 제거하는 수술이다. 나이가 들면 얼굴의 대부분의 볼륨이 줄어드는데, 지방, 근육, 그리고 뼈까지 줄어들게 된다. 뼈는 전반적으로 얇아지며, 또한 상악 및 하악골의 세로 길이가 줄어든다. 이렇게 깊은 층의 볼륨이 줄어들면, 그보다 얕은 층에 있는 스마스(SMAS, superficial musculoaponeurotic system)와 활경근 등의 표면부 근육이 남게 되며, 이는 중력 방향으로 쏠려 앉은 자세에서 밑으로 처지게 된다.

스마스((SMAS)란 교근과 이하선 등을 덮고 있는 피부 하방의 두꺼운 연부조직으로, 지방과 섬유조직으로 이루어져 있으며, 이는 하방으로 활경근과 연결되고, 눈쪽에서는 안륜근, 입쪽에서는 구륜근과도 이어지게 된다. 일반적으로 얼굴에서 처짐은 이 스마스가 처져서 발생하며, 이 남는 스마스를 제거해 주어야 처짐이 해결이 된다. 또한 나이가 들면 심부볼 지방도 하방으로 처져 내려가고, 스마스도 얇아져서 불독살이 불룩 튀어나와 보일 수 있는데, 이러한 경우 스마스에 대한 적절한 조치와 함께 심부볼 지방에 대한 재배치가 필요하다.

자연적인 노화의 경우 골 감소가 주로 세로 방향으로 생기기 때문에 스마스가 수직 방향으로 많이 남게 되며, 이러한 경우 수직 방향으로 조직을 당겨서 줄여주는 것이 중요하다. 최근에는 윤곽수술 및 양악수술로 인해 나이 어린 환자에서도 처짐이 발생하는 경우가 많은데, 윤곽수술로 인한 처짐의 경우 자연적인 노화로 인한 처짐과 골 감소의 방향이 달라 당기는 방향을 조정해야 하는 경우가 많다. 또한 앞턱을 줄이는 수술을 한 경우나 원래 무턱인 경우 앞턱이 짧아 자갈턱이 잘 생기고, 이중턱에 불룩함이 어릴 때부터 있는 경우가 있는데, 이러한 환자에서는 남는 활경근을 세로 방향으로 적절히 줄여주는 활경근성형술이 병행되어야 한다.

안면거상과 안면목거상 수술 방법

안면거상과 안면목거상은 얼굴쪽에서는 박리가 동일하게 이루어지지만, 목을 따라 하방으로 얼마나 박리했느냐에 따라 둘을 구분한다. 중하안면부 처짐은 안면거상으로 충분히 해결이 가능하며, 턱선을 따라 위아래로 개선이 이루어지기 때문에 이중턱라인도 일부 개선이 가능하다. 하지만 목쪽 세로 주름이 심한 경우에는 목 쪽에 남는 활경근도 바깥쪽으로 당겨서 제거를 하고 고정을 해 주어야 하며, 이를 위해서는 목거상이 필요하다. 일반적으로 50대 이후부터는 안면목거상이 더 권장된다.

안면거상술/안면목거상술의 경우 스마스 하방으로 넓은 박리가 이루어지므로, 스마스 하방에 존재하는 여러 이물질 등을 같이 제거할 수 있다. 녹지 않는 실리프팅용 실, 녹지 않는 필러, 불법 이물질 등 얼굴 안쪽에 딱딱하게 만져지거나, 얼굴을 더 처져 보이게 만드는 이물질은 수술시에 동시에 제거가 가능하다. 또한 이전에 지방이식을 해서 팔자 위쪽이나 마리오넷 위쪽이 불룩한 경우나 원래 살이 많이 불룩

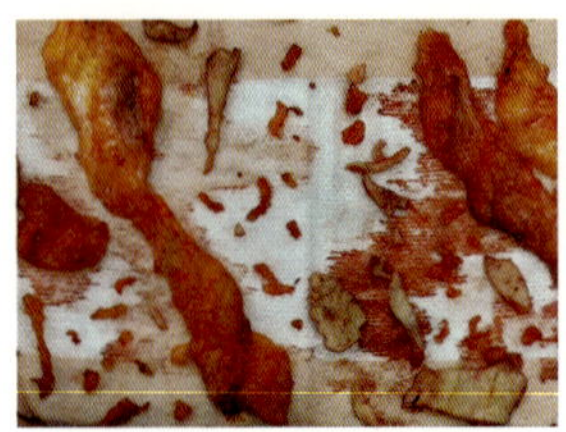

거상 수술시에 절제되는 조직

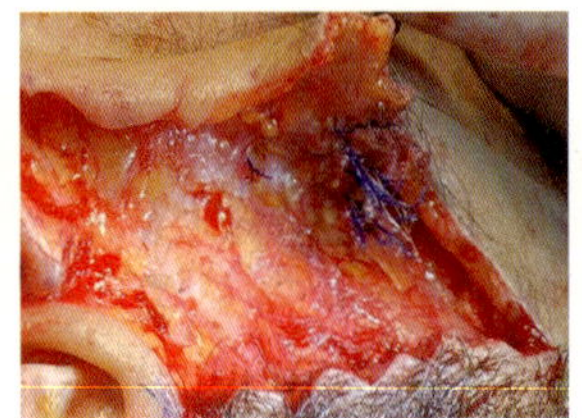

거상 수술시 이물질 제거

한 경우에도, 수술 시에 지방 흡입을 병행하면 볼륨을 줄여 라인을 더욱 매끈하게 만들 수 있다.

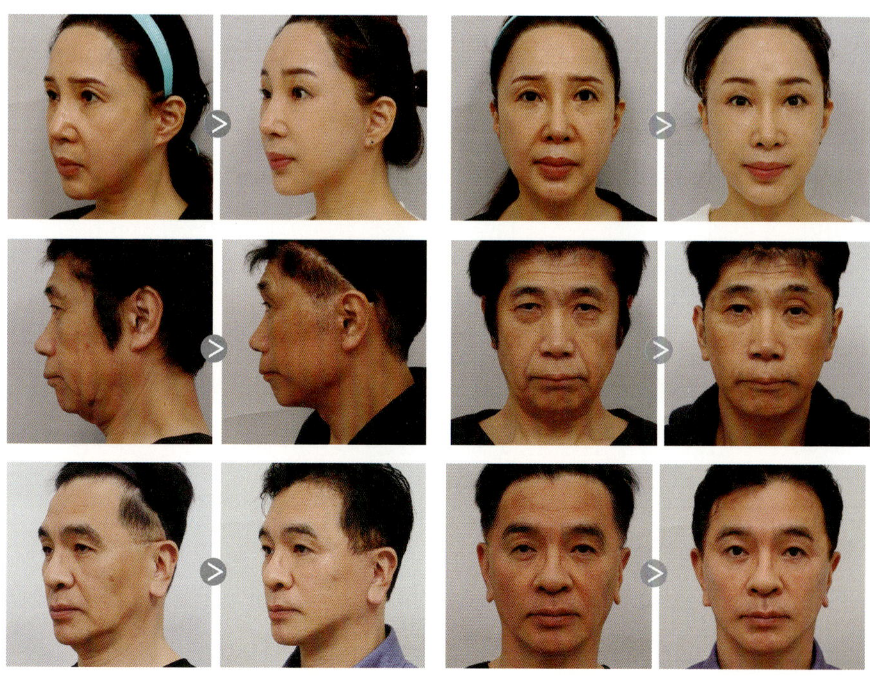

안면목거상술 수술 전과 후 · · · · · · · · · · · · · · · · · 안면목거상술 수술 전과 후

TIP_안면거상과 안면목거상 수술정보				
수술시간	마취방법	입원여부	회복기간	체류기간
3시간~4시간	산소수면마취	불필요	7일	7일

| 활경근성형술

활경근성형술(Platysmaplasty)은 주로 목 부위의 주름과 처짐을 개선하는 수술입니다. 주로 아래턱과 목의 중앙 부분에 초점을 맞추어 턱선과 목선을 보다 명확하게 만든다.

활경근성형수술은 특히 나이가 들면서 목의 활경근(platysma muscle)이 약해지거나 늘어질 때 효과적이다. 얼굴의 스마스 조직과 마찬가지로, 활경근 역시 골격의 수축으로 인해 남는 조직이 목의 가운데로 흘러내리게 되어 세로로 밴드를 형성한다. 이를 해결하기 위해 턱 아래쪽에 처진 양에 따라 2~5cm 정도의 절개를 가로로 넣어 늘어진 근육을 서로 봉합하여 라인을 매끈하게 해주고 필요에 따라 일부 근육을 절제할 수도 있다.

활경근성형술은 주로 목의 피부와 활경근이 탄력을 잃고 처짐이 있는 성인에게 적합하며, 목 부위의 민감한 구조를 다루기 때문에 전문성과 경험이 필요하다. 활경근성형술은 단독으로 시행될 수도 있지만, 얼굴 리프팅과 함께 시행하면 더 좋은 결과를 얻을 수 있다. 특히 안면거상술(facelift)이나 안면목거상술(face and neck lift)과 함께 활경근성형술을 시행하면, 얼굴 전체와 목의 조화를 이루면서 더욱 자연스럽고 젊어 보이는 결과를 얻을 수 있다. 즉, 얼굴과 목의 처짐이 동시에 나타날 경우, 두 수술을 병행하여 더 균형 잡힌 리프팅 효과를 기대할 수 있으며, 더욱 샤프한 라인을 만들어낼 수 있다.

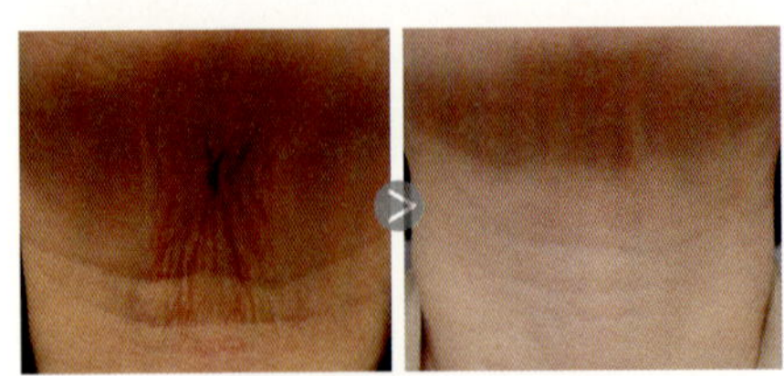

활경근성형수술 정면 전과 후

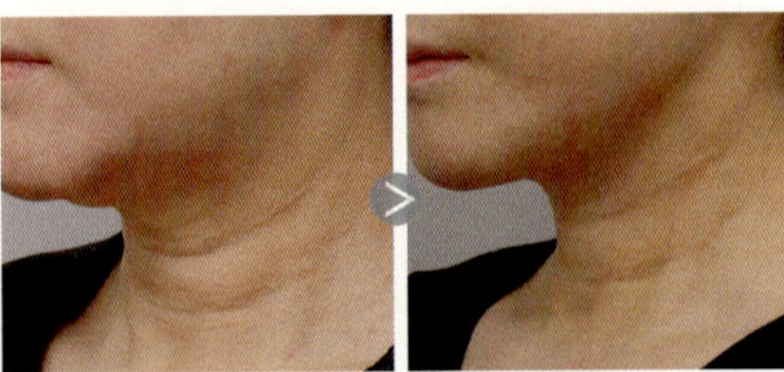

활경근성형수술 측면 전과 후

수술시간	마취방법	입원여부	회복기간	체류기간
30분	산소수면마취	불필요	7일	7일

얼굴이 젊어 보이기 위한 동안 수술의 경우, 환자에 따라 나이가 들어 보이는 요인을 분석하여 안면목거상, 활경근성형술, 이마거상, 이마축소, 눈썹거상, 상하안검, 지방이식 등의 수술을 적절히 시행해야 한다. 이들 수술은 한 번에 시행할 수도 있고 나눠서 시행할 수도 있다. 미용 수술의 경우 환자의 만족도가 가장 중요하므로,

가장 고민되는 부분부터 차례로 해결해 나가는 것이 권장된다. 환자가 생각하는 본인의 문제와 실제로 존재하는 문제 사이에 차이가 있을 수 있으므로, 이를 조목조목 따져서 분석해줄 수 있는 전문가와의 상담이 중요하다.

이마거상술

이마거상술(Brow Lift, Forehead Lift)은 이마와 눈썹 부위의 주름을 개선하고 처진 눈썹을 리프팅하여 보다 젊고 활력 있는 외모를 만들어 주는 성형 수술이다.

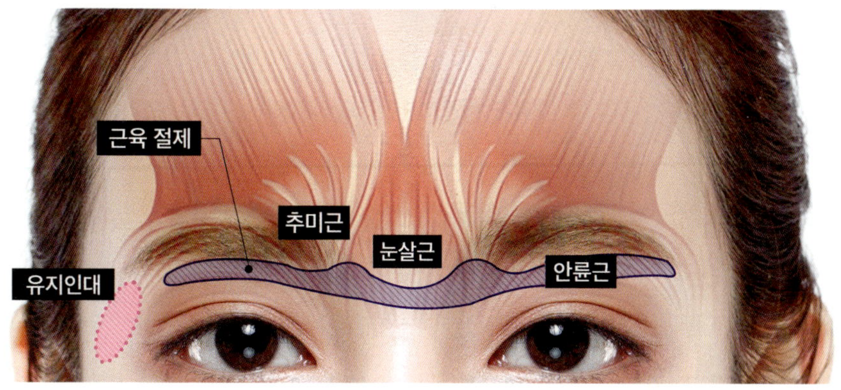

이마의 박리 범위

　이마의 처짐은 두개골 대비 이마 근육이 남아서 발생하며, 아시아인의 경우 어린 나이부터 이마의 처짐이 있는 경우가 많다. 성장기를 거치면서 두개골이 커지지만 상대적인 이마 근육의 과잉은 해결되지 않는 경우가 많아 처짐이 일생 동안 지속되며, 노화가 진행되면 두개골이 얇아지면서 처짐이 점점 심해진다. 상안면부의 경우 노화로 인한 변화는 크게 네 가지를 들 수 있으며, 이마의 처짐, 이마의 넓어짐, 눈가 피부의 늘어짐, 그리고 눈두덩이의 꺼짐이 대부분의 사람에게 정도의 차이는 있지만 필연적으로 발생한다. 이 중에서 이마거상은 이마의 처짐을 해결하는 수술로, 남는 이마 근육을 위로 올려붙여서 처짐을 해결하는 수술이다. 노화의 과정에서 이마거상술을 받으면 눈 뜨는 힘을 억지로 주지 않아도 된다는 편리함이 큰 만족감을 주며, 어릴 때부터 안검하수가 심한 경우, 혹은 쌍꺼풀 수술과 안검하수 교정을 받고 눈썹 올림근이 약해져 눈썹이 더 내려온 경우 등에도 이마거상술을 받게 되면 또렷한 눈매, 눈 뜨는 편리함 등의 미적, 기능적인 효과를 같이 누릴 수 있다.

내시경을 이용한 이마거상술

최근에는 내시경 이마거상술을 많이 시행하는 편이며, 본원에서도 내시경 장비를 필수로 사용하고 있다. 내시경 이마거상술은 1~2cm 내외의 절개를 5군데 하여 이마 근육을 뼈에 고정하고 있는 유지인대를 박리하고, 이마를 밑으로 내리는 작용을 하는 근육을 눈썹 밑에서 절개하여 이마 근육을 위로 당겨 뼈에 고정하는 수술이다.

이때 고정하는 방식은 두 가지가 있으며, 엔도타인 등의 흡수되는 보형물을 사용하는 방법과 뼈에 작은 구멍을 내서 실로 고정하는 본터널링 방법이 있다. 보형물을 사용하는 경우가 일반적으로 고정력이 더 강하여 올라간 위치가 잘 유지된다는 장점이 있으나, 보형물이 흡수되기까지 만져지고 그 부위에 통증이 느껴지는 경우도 있어 환자에 따라 고정 방식을 잘 선택하는 것이 중요하다.

이마거상을 할 때 이마가 넓은 환자는 이마 축소를 병행할 수 있다. 이마거상과 축소를 같이 진행할 시에는 이마거상을 위한 피부 절개는 따로 하지 않고 이마 축소 절개를 통해 수술을 진행한다. 이마 축소술은 넓은 이마 길이를 줄여 동안 효과가 큰 수술이다.

이마거상 시에 눈가 쪽 처짐은 눈썹하거상을 병행해서 해결해야 한다. 눈두덩이 꺼짐이 동반된 경우에는 눈두덩이에 지방이식이 필요할 수 있다. 50대 이상인 경우 대부분 눈가 쪽 처짐이 동반되기 때문에, 눈가 쪽에 남는 피부를 절제해 주어야 그 부위의 처짐이 해결되며, 이마거상이나 눈썹하거상 한가지 만으로는 문제가 해결되지 않는 경우가 많다. 노화로 눈가 쪽 피부가 늘어지면 쌍꺼풀 앞쪽이 두꺼워지고 바깥쪽은 덮이면서 세모눈이 되는 경우가 많다. 이는 눈썹하거상으로 해결해야 한다.

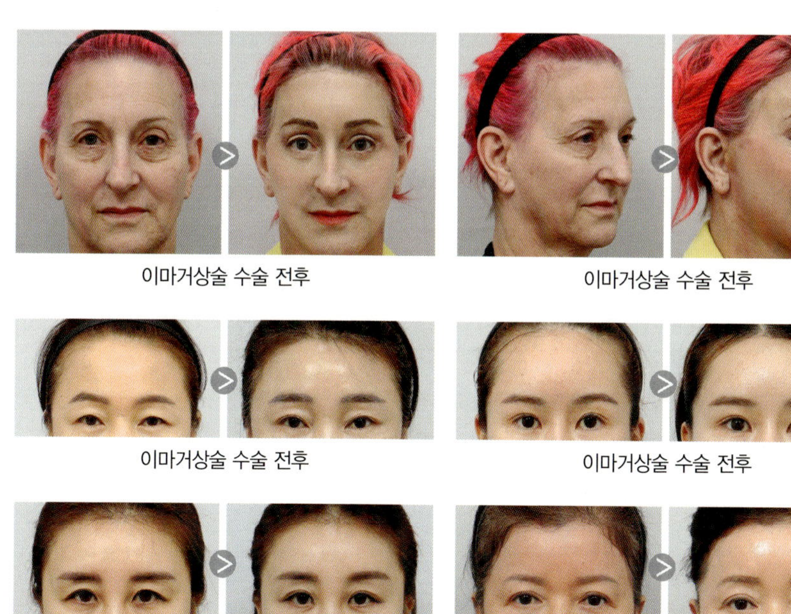

이마거상술 수술 전후

이마거상술 수술 전후

이마거상술 수술 전후

이마거상술 수술 전후

이마거상술 수술 전후

이마거상술 수술 전후

이마거상술 수술 전후

이마거상술 수술 전후

마지막으로 눈두덩이 꺼짐이 동반된 경우에는 눈두덩이에 지방이식이 필요할 수 있다. 이식을 위한 지방은 보통 허벅지 내측에서 채취하며, 이를 원심분리하여 눈두덩이에 이식한다. 과하게 이식하는 경우 너무 불룩해질 수 있기 때문에, 지방이식은 보통 두 번에 걸쳐 진행되며 한 번 할 때마다 소량씩 이식한다. 이마거상, 이마축소, 눈썹하거상, 그리고 눈꺼풀 지방이식을 상안면의 동안 수술에서 적절하게 배합할 경우 효과가 배가된다.

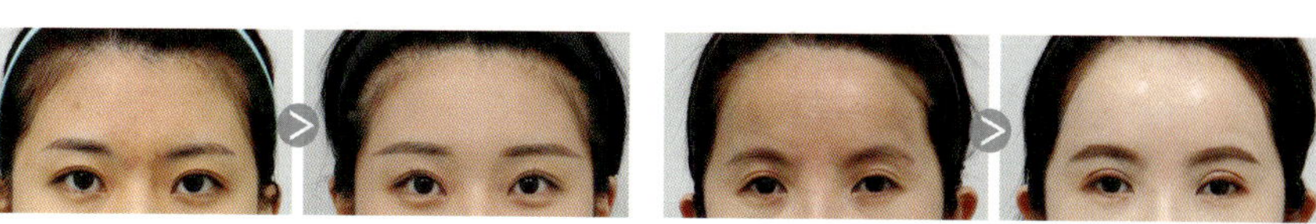

TIP_이마거상 수술정보

수술시간	마취방법	입원여부	회복기간	체류기간
1시간~1시간 30분	산소수면마취	불필요	7일	7일

08 轮廓，双颚手术后皮肤下垂 额头 脸部 颈部 等 按照 部位 解决方案必须不同的 原因

双颚整形手术 VS 老化引起的皮肤下垂的差异

　为了变美，正在施行很多轮廓手术和双颚手术。拥有下颌前突、宽而突出的颧骨、棱角分明的下颌者为了像偶像或演员一样变成细长的轮廓，接受了轮廓手术和双颚手术。如果认为现在的轮廓线不好看，随时都可以通过轮廓手术进行改善，最近通过高水平的医疗技术在安全的环境中取得满意结果的人越来越多。

　因此，无论是过去还是现在，接受轮廓、双颚手术后，以不变的法则在几年内寻找提升术的人越来越多。覆盖骨骼和外部的皮肤及软组织相互平行存在，如果切除骨骼，原本平行存在的皮肤和软部组织会原封不动地保留下来，因此剩余的组织最终会朝着重力的方向下降，年轻时也会出现苹果肌下垂、，法令纹明显、下颌线塌陷等 不是自然老化，而是整容手术变老。皮肤越薄，弹性越差。

　相反，老化导致的下垂需要改善颈部和口角囊袋脂肪的调整等，实行提升术，之后有必要通过脂肪填充等补充立体感。但两者的共同点是，如果骨骼缩小，皮肤和软部组织也会减少，因此需要切除，而且切除的唯一方法就是提升术。

面部提升术及面部颈部提升术

面部提升术是改善脸部中下部和颈部皱纹和下垂的手术。面部颈部提升术是同时进行提拉面部和颈部,可改善整个面部和颈部老化迹象,打造更加自然、年轻的面部。

面部提升术及面部颈部提升术是去除脸部及颈部下垂组织的手术。随着年龄的增长,面部的大部分立体感都会减少, 脂肪、肌肉和骨骼也会减少。骨骼整体变薄,上颌骨和下颌骨的纵向长度也变短。如果深层的体积如此减少, 就会留下浅层的SMAS(Superficialmusculoaponeurotic system)和阔颈肌等表面肌肉, 这会在重力方向倾斜的姿势下垂。

SMAS是指覆盖着咬肌和腮腺等的皮肤下方的厚软部组织, 由脂肪和纤维组织组成,向下与颈阔肌相连,眼部与眼轮肌、嘴部与口轮肌相连。一般来说,脸部下垂是由SMAS下垂引起的, 只有去除剩下的SMAS才能解决下垂问题。另外, 随着年龄的增长, 口角囊袋脂肪也下垂, SMAS也变薄, 口角囊袋可能会显得凸起, 在这种情况下,需要对SMAS采取适当的措施,同时重置脂肪。

自然老化时, 骨减少主要在纵向产生, 因此SMAS会向垂直方向留下很多, 在这种情况下, 向垂直方向拉伸组织并减少组织是非常重要的。最近因轮廓手术及双颚手术导致年轻患者下垂的情况较多, 轮廓手术引起的下垂, 因自然老化导致的下垂和骨减少方向不同, 需要调整拉拽方向的情况较多。另外,进行缩小前颌的手术时或原来无下巴时, 前颌短小, 容易产生下巴皱纹多, 双下巴从小就存在鼓起的情况, 这种患者应该同时进行纵向适当缩小剩余阔颈肌的阔颈肌整形术。

面部提升术和面部颈部提升术手术方法

面部提升术和面部颈部提升术在面部是相同的剥离, 但根据沿着颈部向下剥离的程度,可以区分两者。通过面部提升可以充分解决中下面部下垂问题,由于沿着下颌线上下改善, 因此可以部分改善双下巴线条。但是, 如果颈部纵向皱纹严重,则必须将颈部剩余的阔颈肌向外拉拽并固定,为此需要颈部提升。一般来说, 50岁以后更建议做面部颈部提升术。

　面部提升术/面部颈部提升术通过SMAS层下方的大面积剥离、可以同时去除SMAS下方的各种异物等。手术时可以同时去除不可溶解的埋线提拉使用过的线、不可溶解的填充物、非法异物等脸部内侧的坚硬触摸或使脸部看起来更下垂的异物。另外,以前进行脂肪填充后,法令纹上部或木偶纹上部鼓起或本来就很鼓起时、手术时同时吸脂,可以减少体积,使线条更加光滑。

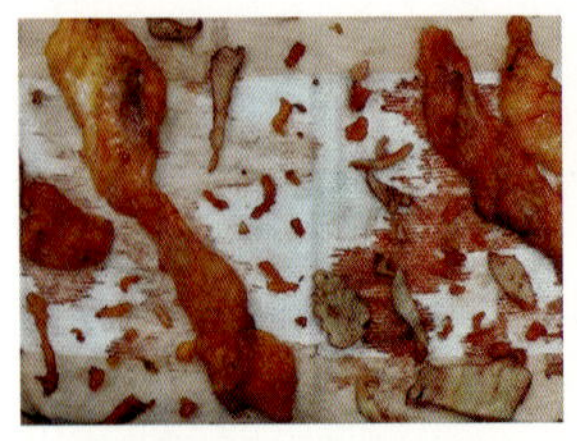
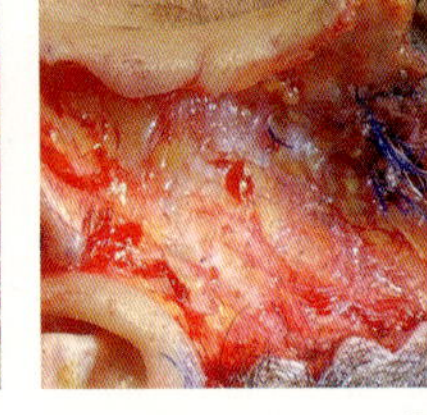

面部提升手术时切除的组织

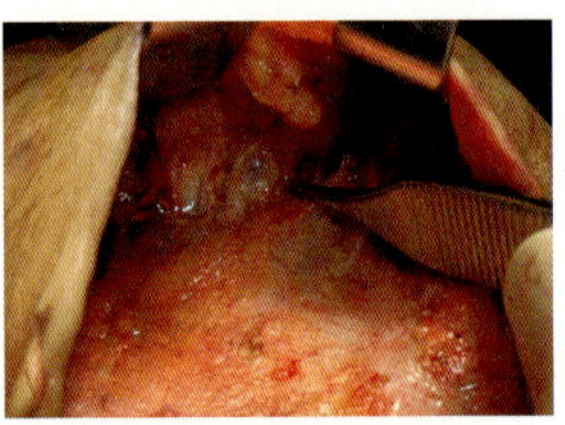

面部提升手术时去除异物

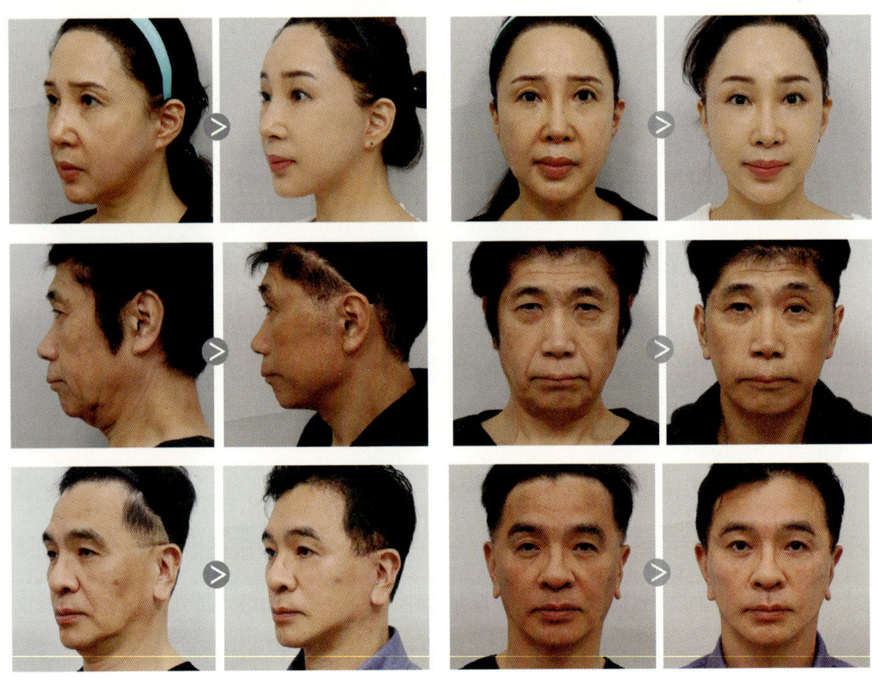

面部颈部提升手术前后　　　　　　　　　　面部颈部提升手术前后

阔颈肌整形术

颈肌整形术（Platysmaplasty）主要是改善颈部皱纹和下垂的手术。 主要聚焦于下颌和颈部中央部分，使下颌线和颈部线条更加清晰

　　阔颈肌整形手术尤其对随着年龄的增长,脖子上的阔颈肌(platysma muscle)变弱或松弛时有效。与面部的SMAS组织一样, 阔颈肌也因骨骼收缩,剩余的组织流向颈部中央, 形成纵向带。为解决这一问题, 可根据下垂量横切2~5cm左右, 使下垂的肌肉相互缝合,使线条流畅,必要时也可切除部分肌肉。阔颈肌整形术主要适用于颈部皮肤和阔颈肌失去弹性、下垂的成年人, 由于涉及颈部敏感结构, 需要专业性和经验。阔颈肌整形术可以单独施行, 但如果与面部提升一起施行, 则可以获得更好的结果。特别是, 如果与面部提升术(facelift)或面部颈部提升术(face and neck lift)一起施行阔颈肌整形术, 那么整个脸部和颈部将实现协调, 从而获得更加自然、年轻的结果。即, 脸部和颈部同时下垂时, 可同时进行两个手术, 期待更加均衡的提拉效果,打造更加纤细的线条。

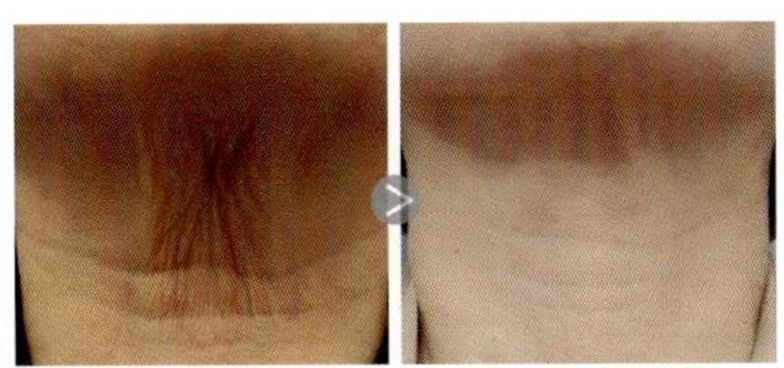

阔颈肌整形术正面前后

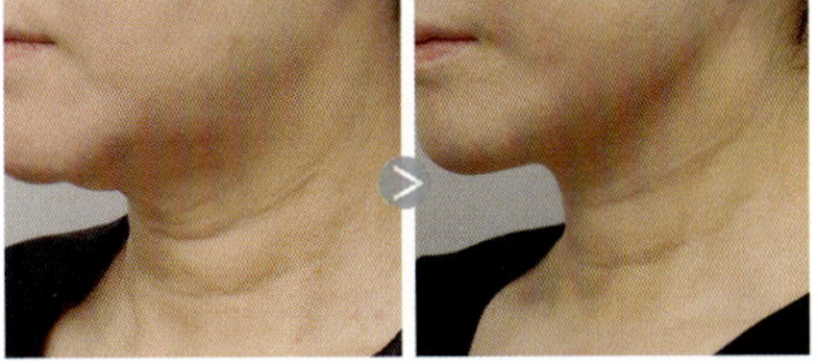

阔颈肌整形术侧面前后

额头提升术

额头提升术（Brow Lift, Forehead Lift）是改善额头和眉毛部位的皱纹、提升下垂眉毛、打造更加年轻、富有活力的外貌的整形手术

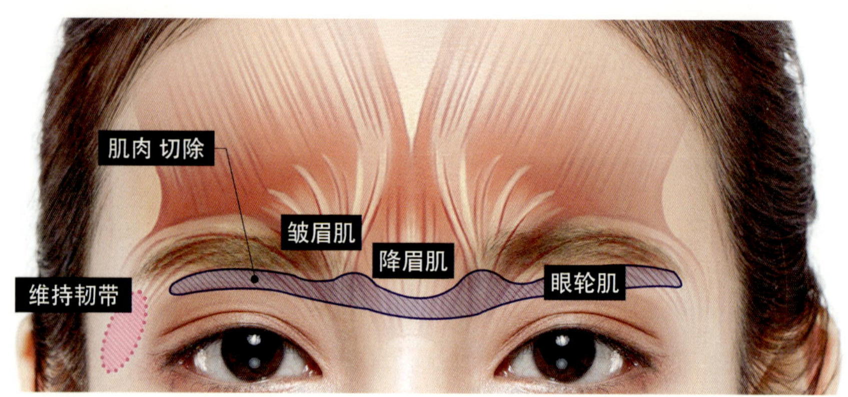

额头的剥离范围

　　额头下垂是因为额头肌肉多于头骨而发生的,亚洲人从小就有额头下垂的情况较多。经过成长期,头盖骨变大,但相对额头肌肉过剩的情况较多,因此下垂会持续一生,如果老化,头盖骨会变薄,下垂会越来越严重。对于面部来说,老化带来的变化大致可以举出四种,额头下垂、额头变宽、眼角皮肤下垂、眼窝凹陷等虽然对大部分人来说存在程度上的差异,但必然会发生。其中,额头提升术是解决额头下垂的手术,是将剩下的额头肌肉向上贴上去解决下垂的手术。在老化过程中接受额头提升术的话,无需勉强使眼部睁开力量,这种便利性给人以极大的满足感,从小开始眼睑下垂严重的情况,或者接受双眼皮手术和眼睑下垂矫正后眉毛上扬肌变弱、眉毛下垂的情况等,如果接受额头提升术的话,可以同时享受清晰的眼眸、睁眼便利等审美、功能性的效果。

使用内窥镜的额头提升术

　　最近经常施行内窥镜额头提升术, 本院也必需使用内窥镜设备。内窥镜额头提升

术是切开5个部位 1~2cm左右的切口, 剥离额头肌肉固定在骨骼上的维持韧带,在眉毛下切开起到额头下垂作用的肌肉,将额头肌肉向上拉拽并固定在骨骼上的手术。

　在这种情况下, 有两种固定方法, 一种是使用胺多肽等被吸收的假体, 另一种是在骨骼上打小孔, 用线固定的主隧道方法。使用假体时, 一般具有固定力更强、保持上升位置更好的优点, 但假体被吸收之前, 有时会摸到、感觉到其部位疼痛, 因此根据不同患者选择好固定方式。进行额头提升时, 额头宽的患者可以同时进行缩小额头。额头缩小术是沿着额头发际线切开, 切除额头组织, 将头皮向下拉拽固定的手术。即使施行额头缩小术, 额头提升术也通过内窥镜进行, 同时进行额头提拉术时, 无需另行为额头提拉术切开皮肤, 而是通过额头缩小切口进行手术。额头缩小术是将方形的发线变圆, 缩短宽额头长度, 实现童颜的有效手术。

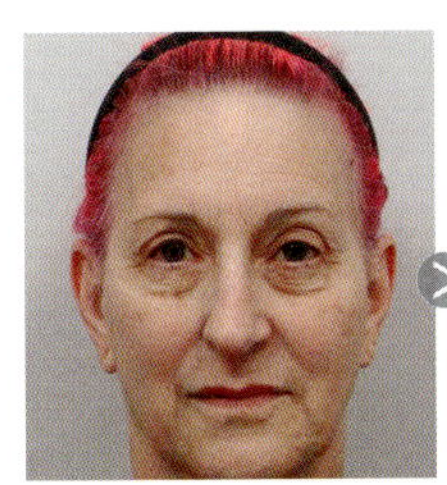 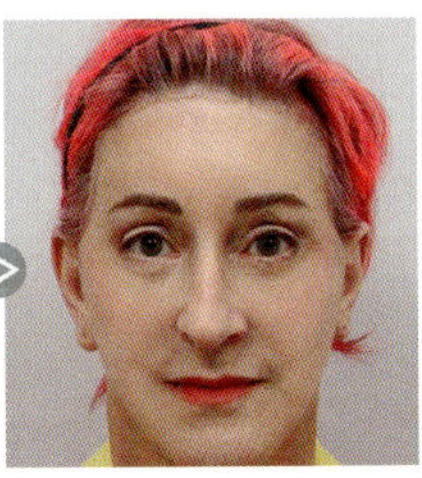 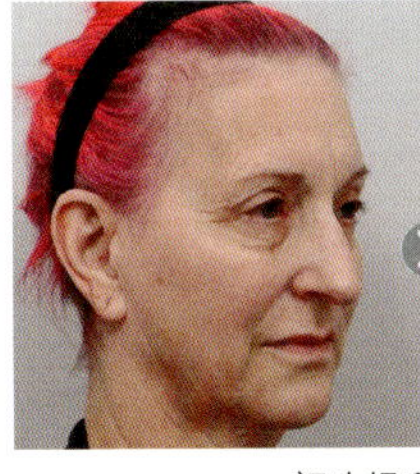 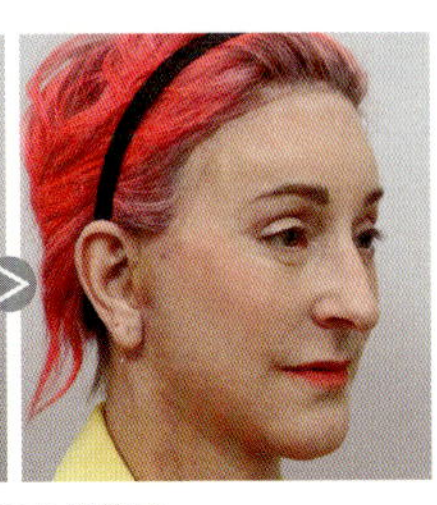

额头提升手术前后　　　　　　　　额头提升手术前后

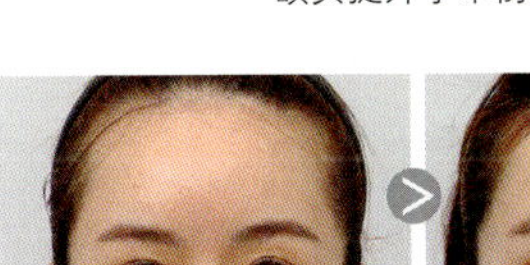 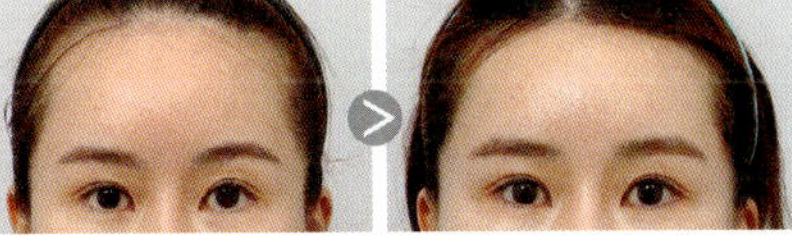

额头提升手术前后　　　　　　　　额头提升手术前后

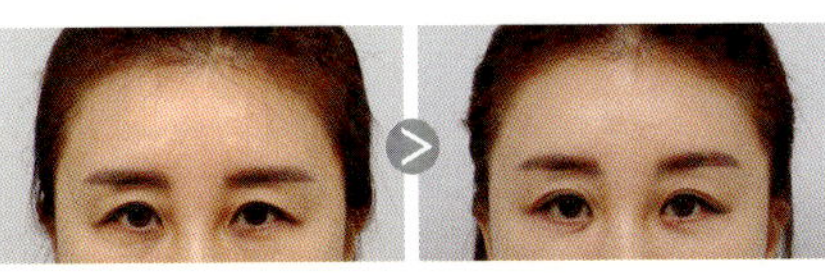 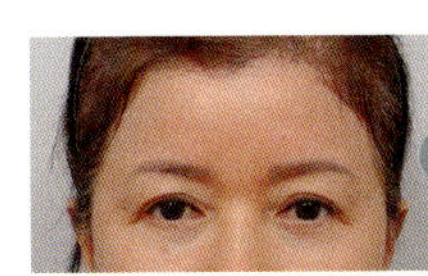 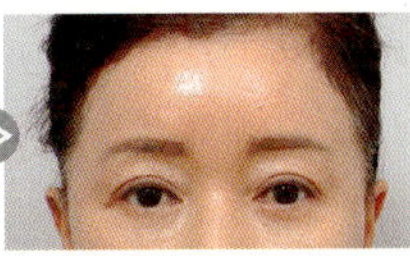

额头提升手术前后　　　　　　　　额头提升手术前后

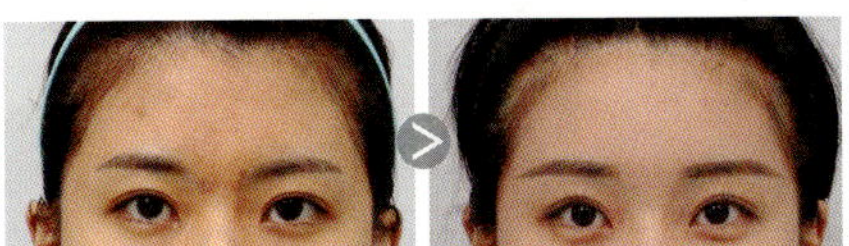 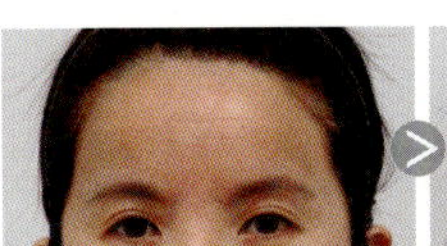 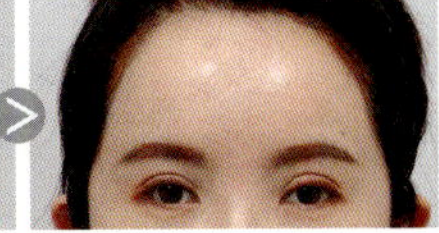

额头提升手术前后　　　　　　　　额头提升手术前后

　　额头提升时眼角下垂是同时用眉下提升术来解决问题。如果同时出现上眼皮凹陷的情况，则上眼皮可能需要脂肪填充。50岁以上的人大部分会伴有眼角下垂，因此只有切除眼角多余的皮肤，才能解决该部位的下垂问题，额头提升或眉下提升中仅靠一种无法解决问题的情况较多。因老化导致眼角皮肤松弛时，双眼皮前方变厚，外侧被覆盖，形成三角眼的情况较多。这需要通过切眉（眉下提升）来解决。

　　最后，如果同时出现上眼皮凹陷的情况，则上眼皮可能需要脂肪填充。用于填充的脂肪通常从大腿内侧采脂，将其脂肪填充到眼窝。过度填充时，可能会过于膨胀，因此脂肪填充一般分两次进行，每次少量填充。眉下提升术、眼皮脂肪填充术在面部童颜手术中适当配合时效果会加倍。

TIP_额头提升 手术信息

手术时间	麻醉方式	是否住院	恢复期间	居留期间
1个小时30分	氧气睡眠麻醉	否	7天	7天

가슴성형, 여성이 원하고 만족도가 높은 성형수술

가슴성형 전문의가 생각하는 아름답고 매력적인 가슴의 조건

 과거와 달리 성형수술을 한 것에 대해서 굳이 숨기지 않는 분위기가 되면서 성형수술을 하는 여성들이 꾸준히 이어지고 있다. 그 중 가슴성형이야 말로 단연, 여성들이 가장 많이 원하는 부위로 만족도 또한 매우 높은 성형수술이다.

 저자는 20여 년 가까이 가슴성형만을 집도해오면서 2차, 3차 … 최고 8번째 가슴 재수술을 받는 여성을 만난 적도 있다. 물론 첫 수술로 단박에 원하는 가슴을 얻게 된다면 금상첨화겠지만 때로는 예기치 않은 부작용이 생기거나 만족스럽지 못한 사이즈, 모양, 단단한 촉감 때문에 재수술을 받게 되는 경우도 흔하다.

 봉봉 성형외과에는 보다 자연스러운 결과로 환자의 만족도를 업그레이드시키기 위해 하이브리드 가슴성형술을 세계 최초로 연구 개발하여 가슴성형에 사용해오고 있다. 무엇보다도 환자가 원하는 방향과 컨셉트, 즉 니즈(Needs)을 정확하게 캐치하고 이러한 희망사항을 부족함 없이 수술에 반영될 수 있도록 최선의 술기 (Best surgical technique)를 구사해오고 있다. 그 결과 가슴성형 수술의 만족을 높이고 불필요한 추가 수술을 예방하는데 앞장서오고 있다.

만족스런 가슴성형을 위한 5가지 요소

가슴성형은 얼굴 못지않게 자신감에 큰 영향을 미치는 요소다. 가슴성형을 고려하고 있는 경우 만족스러운 결과를 얻기 위해 고려해야 할 몇 가지 중요한 요소가 있다. 사이즈, 위치, 밸런스, 좌우대칭 등이다.

1. 사이즈

B, C, D, E …. 각자마다 원하는 가슴 크기가 있다. 하지만 원하는 가슴 크기가 실제로도 잘 어울리고 몸에 무리가 되지 않아야 할 것이다. 지나치게 큰 보형물의 삽입은 자칫 머지않은 미래에 부작용과 후유증을 야기할 수 있다. 특히 흉곽 뼈의 함몰(꺼짐)이나 피부의 심각한 처짐과 얇아지는 문제를 일으키기도 한다.

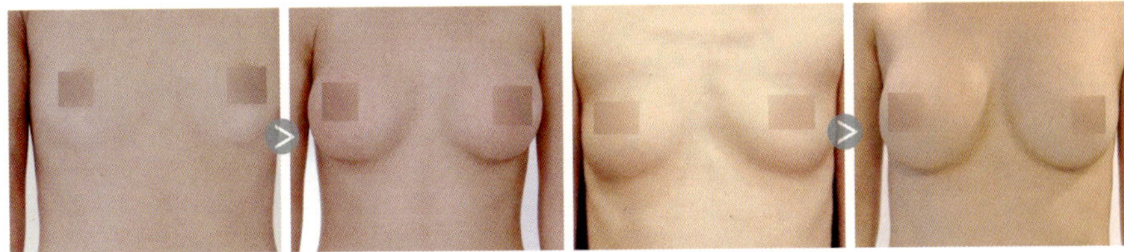

보형물 가슴확대, 유방밑 주름선 절개, 240cc, 라운드 스무스　　보형물 가슴확대, 겨드랑이 절개, 260cc, 라운드, 스무스

2. 밸런스

유방은 여성 신체에서 일정한 비율을 이루면서 조화를 이루어야 한다. 가슴의 둘레와 허리의 둘레, 힙의 둘레비는 1.2 : 1 : 1.3~4 정도가 되는 것이 좋다. 슬림한 몸매의 여성에서 가슴 볼륨을 지나치게 강조하다 보면 자칫 이러한 비율이 깨지기 십상이다. 가슴의 크기가 적절하고 허리, 엉덩이와 적당한 비율을 이루었을 때 바디라인 전체가 매력적으로 보인다.

3. 대칭성

유방은 좌우에 하나씩 있다. 우측과 좌측의 가슴이 밸런스를 이룰 수 있어야 한다. 크기는 물론 유두와 유륜의 밸런스, 가슴 밑선의 좌우 대칭성이 유방의 미적 완성도에 매우 중요하다.

4. 가슴골

실제로 수술한 가슴이 인위적으로 보여지는 원인 중 가장 흔한 것은 부자연스러운 가슴골이다. 보형물을 삽입하더라도 가슴골은 충분한 연부조직의 유무에 따라 자연스러운 정도가 다르다. 넓게 분리된 가슴골은 수술한 느낌을 주게 되는데, 보다 자연스러운 결과를 내기 위해 보형물과 다른 재료를 같이 사용하는 하리브리드 가슴성형을 진행한다.

5. 다이내믹한 움직임

마시멜로, 모찌떡, 인절미처럼 가슴은 부드러운 촉감을 가져야 한다. 봉봉성형 외과에서 하이브리드 가슴성형술을 창안하여, 체위 변동에 따라 자연스럽게 움직이며 달릴 때는 역동적인 출렁임을 보여준다. 특히 유방보형물만으로는 부족한 "Super-Naturalism(궁극의 자연미)"의 추구를 위해 줄기세포 자가지방 이식술과 바디필러의 사용 그리고 비수술적인 리프팅을 사용하기도 한다.

가슴 확대술

여성의 가슴은 크기만 크다고 하여 아름다워 보이지 않는다. 가슴성형에서 가장 중요한 부분은 가슴의 크기를 확대시키는 것보다 균형이 잡혀있고 개인의 신체의 조건과 조화를 이루는 자연스러운 라인을 만들어주는 것이다.

사라진 희망을 찾는 여정, 유방 재건술

여성의 가슴은 크기만 크다고 해서 아름다워 보이지 않는다. 가슴성형에서 가장 중요한 부분은 가슴의 크기를 확대시키는 것보다 균형이 잡혀있고 개인의 신체의 조건과 조화를 이루는 자연스러운 라인을 만들어주는 것이다.

가슴에 삽입되는 보형물이 자리 잡을 공간을 임플란트 포켓(Implant Pocket)이라고 한다. 보형물이 머물게 되는 공간이다. 접근하는 경로에 따라서 겨드랑이 접근법, 유륜을 통한 접근법, 유방밑주름 접근법이 있다. 보형물이 삽입되는 깊이에 따라 근막하삽입법, 근육하삽입법, 이중평면법(변형된 근육하삽입법)이 있다.

가슴수술 시 중요 사항은 임플란트 포켓을 만들 때 출혈이 없이 깨끗하게 만듦으로써 얇고 신축성 있는 피막을 형성되도록 하고 조직 손상을 최소화하는 것이다. 이를 통해 빠른 회복과 적은 통증으로 하루 만에 일상 복귀를 가능하게 하는 "원데이가슴성형"을 고안하여 진료 중이다.

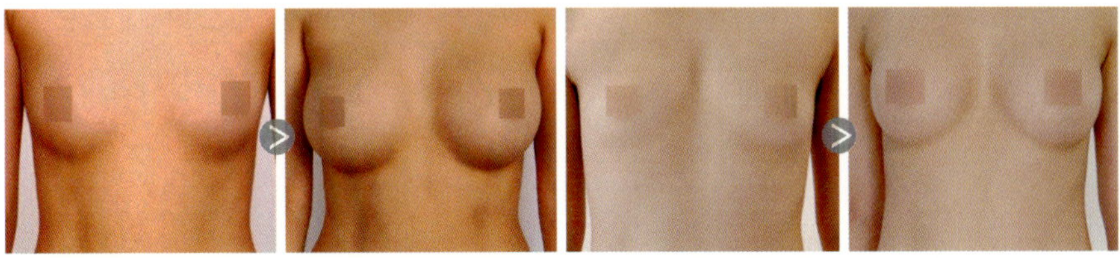

보형물 가슴확대, 겨드랑이절개, 260cc, 라운드 스무스　　보형물 가슴확대, 겨드랑이절개, 300cc, 라운드 스무스

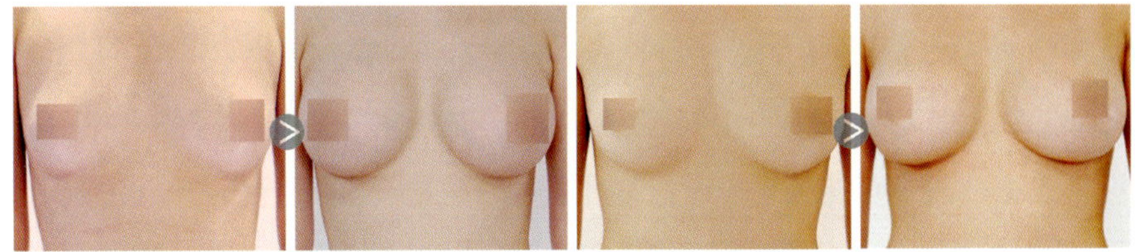

보형물 가슴확대, 유방밑 주름선 절개, 350cc, 라운드, 스무스
[하이브리드 가슴성형]　　보형물 가슴확대, 유방밑 주름선 절개, 380cc, 라운드, 스무스

가슴성형, 얼마나 크게 할 것인가?

여성들이 선망하는 가슴의 크기는 시대나 유행에 따라서도 조금씩 변해왔다. 아름다운 가슴의 기준은 단순히 가슴의 볼륨만을 나타내기보다는 전체적인 바디라인 안에서 가슴이 갖는 이상적 비율을 갖도록 해야 한다.

- **신체 비율** : 환자의 전체 신체 비율과 조화를 이루는 가슴의 크기가 중요하다. 어깨 넓이, 허리 크기, 힙 라인 등을 고려하여 가슴의 크기를 결정하며, 이를 통해 자연스러운 신체 라인을 만들 수 있다.
- **건강과 편안함** : 가슴의 크기가 너무 크면 척추에 부담을 줄 수 있으므로, 환자의 건강 상태와 생활 습관을 고려하여 적절한 크기를 선택한다.
- **환자의 의도와 취향** : 성형외과의 목표는 환자가 원하는 결과를 만족시키는 것이므로, 환자의 취향과 기대치를 충분히 듣고 이해하는 것이 중요하다.

- **자연스러운 모양과 느낌** : 인공적으로 보이지 않고 자연스러운 모양과 느낌을 중요시하는 환자들이 많으므로 신체와 잘 어울리는 크기와 형태를 선택한다.
- **전문 의사와의 상담** : 가슴 성형 수술은 전문 성형외과 의사와의 상담을 통해 개인별로 맞춤화된 계획을 세우는 것이 좋다. 환자의 신체 구조와 건강 상태, 기대치 등을 종합적으로 평가하여 이상적인 가슴의 크기와 형태를 제안해 드리고 있다.

성형외과적으로 이상적인 가슴의 크기는 표준화된 것이 아니라 환자의 개별 상황과 원하는 결과를 기반으로 결정되어야 하며, 전문의와의 충분한 상담과 검토를 거쳐 결정되는 것이 바람직하다.

한국 여성들은 대개 가슴이 빈약한 탓에 유방확대수술을 가장 많이 하고 있다. 가슴확대 수술법에는 유방조직 내에 인공 유방 보형물을 넣는 방법과 빈약한 가슴의 피부 아래에 적정량의 지방 세포를 주입하는 지방이식 가슴확대법이 있다.

가슴 수술은 크기뿐 아니라 몸매와의 조화와 균형을 이루는 것이 매우 중요하다. 환자의 키와 체격, 허리와 엉덩이 라인에 어울리는 가슴을 만들려면 가슴의 폭이나 넓이, 돌출의 정도, 경사도 등 3차원적인 형태를 고려하면서 수술을 해야 한다. 여기에 수술자의 예술적인 안목이 더해졌을 때 비로소 아름다운 가슴이 완성될 수 있게 된다.

지방이식 가슴확대술

가슴을 겉부터 속까지 살펴보면 가장 바깥 족이 피부, 피부아래지방층, 유선조직을 감싸는 쿠퍼씨인대, 유선조직, 대흉근을 둘러싼 근막, 대흉근, 얇은 섬유조직과 적은 양의 지방층, 소흉근, 늑골과 늑연골, 이렇게 되어있다. 이 중에서 부족한 피부 아래 지방층을 보강해 주는 방법이 바로 지방이식 가슴 확대술이다.

지방세포는 이식 후에 생착률, 즉 이식한 지방세포가 얼마나 많이 살아남는지에 따라 확대 효과와 만족도가 결정된다. 지방의 생착률을 높여주기 위해 성장인자와 줄기세포를 함께 사용한다.

지방이식을 통해 좋은 결과를 보기 위한 필요조건!

1. 우선 본인의 체내에 이식에 필요한 충분한 양의 지방이 있어야 한다.
2. 이식된 지방이 잘 생착 되도록 금연, 충분한 수면, 영양섭취
3. 두달간 마사지 금지

    지방이식을 통해 키울 수 있는 가슴의 크기는 대략 한컵 정도이다. 보형물 삽입 후에 적정량의 지방을 가슴골에 이식하여 "I"자형 클리비지(가슴사이 골)를 만들어주고 리플링(피부가 얇아져 보형물이 비쳐보이는 현상)이 있을 경우 피부아래 지방층에 주입하고 좌우 가슴크기의 비대칭이 있을 경우에는 볼륨업이 필요한 부위에 선택적으로 주입해줌으로써 더욱 자연스러운 가슴을 만들 수 있다.

필러를 이용한 가슴확대

    온전히 필러만으로 가슴을 확대하는 데에는 몇 가지 한계점이 있다.

1. 우선 안전한 바디필러의 선정이다. 일반적으로 히알루론산 필러가 보편적이나 다량의 히알루론산 필러의 사용은 때에 따라 가교제에 대한 예민한 면역반응이나 환자의 면역력이 나빠진 상태에서 지연 염증반응과 체액의 저류 등으로 필러의 이동 혹은 염증을 유발하여 부작용이 나타나는 경우도 적지 않다.

2. 무세포 동종진피 필러(Micronized Acellular Dermal Matrix)를 이용할 수 있으나 재료 자체의 비용이 상당히 고가이기에 단독으로 사용하기에는 비용적 부담이 있다.

3. PLA (Poly-lactic acid) 스킨 부스터는 콜라젠, 엘라스틴, 줄기세포 생성 등 다양한 조직 재생에 도움을 준다.

    봉봉성형외과에서는 다양한 필러의 대용량 사용 임상 경험을 바탕으로 "환자 맞춤형 바디 필러 시술"로 안전성을 높이고 있다.

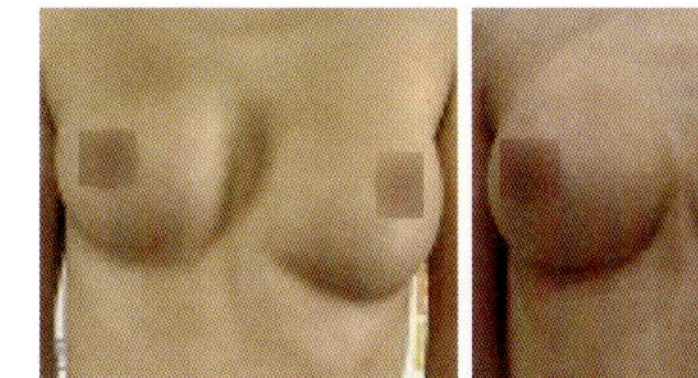
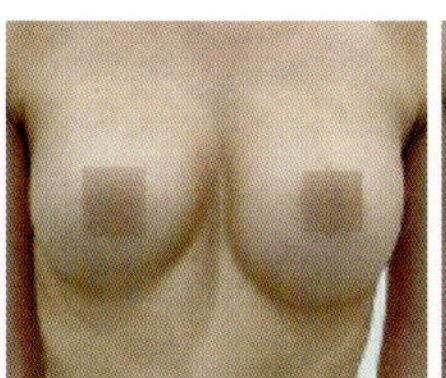
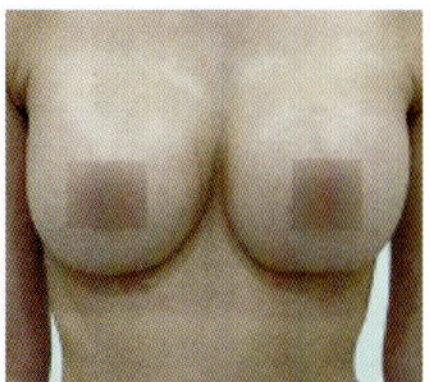

유방비대칭과 촉감 모양 불만족에 대한 가슴재수술
[하이브리드 가슴성형]

더블라인 변형과 밑 빠짐 교정을 위한 가슴재수술

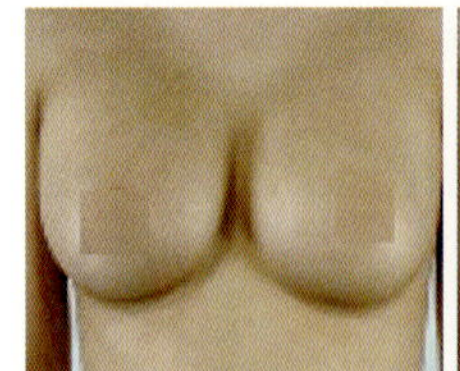
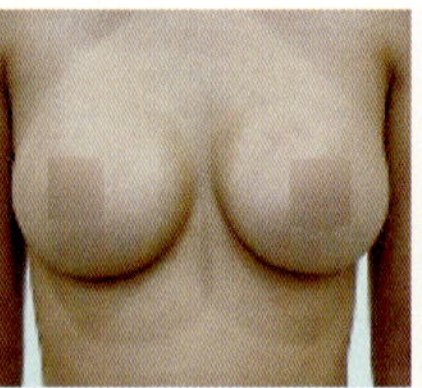
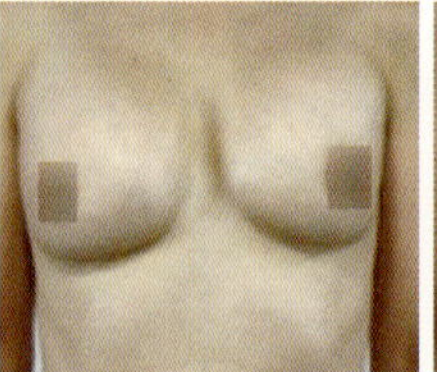
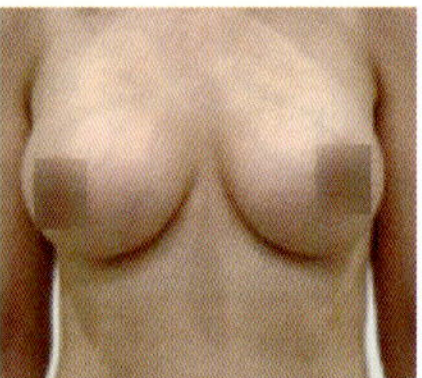

가슴재수술, 윗볼록 교정   가슴재수술, 구형구축 교정, 가슴골 교정 [하이브리드 가슴성형]

수술시간	마취방법	입원여부	회복기간	체류기간
1~2시간	수면, 전신마취	입원없음	5일~1주일	1주일

가슴 축소술

가슴이 본인의 체형에 비해 지나치게 크다면 이 역시 외모 콤플렉스가 될 수 있다. 함몰유도와 거대유도 또한 마찬가지다. 절개 방법도 다양하므로 각자에게 맞는 방법을 찾아야 한다.

유방 축소

유방이 지나치게 큰 경우 그로 인한 골격계의 무리와 피부염을 일으키게 되므로 축소 수술이 필요하다. 피부 디자인은 유방 처짐 교정수술과 크게 다르지 않으나 유선조직과 지방조직을 절제하는 양을 충분히 하여 축소를 원하는 만큼 해주는 것이 환자의 불편을 줄이는 데 중요하다.

함몰유두

선천적 혹은 후천적으로 유두가 함몰되는 경우, 피부 안으로 함입된 유두는 위생적인 문제와 미용적 불편을 야기한다. 많은 경우 함몰유두는 유관발달의 장애를 동반하기도 한다. 저자는 "흉터 걱정 없는 함몰유두 교정법"을 개발하여 국제 성형 논문에 보고한 바 있으며 유관의 기능을 보존하면서 유두의 함몰을 교정하고 있다.

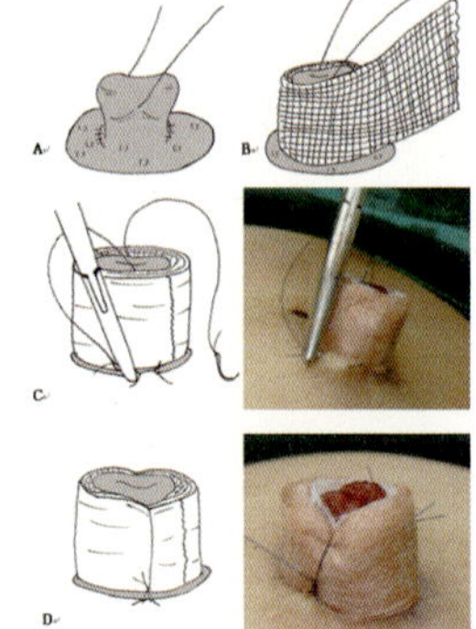

저자가 미국 미용성형외과 학회에 발표한 흉터를 만들지 않는 함몰유두 교정법

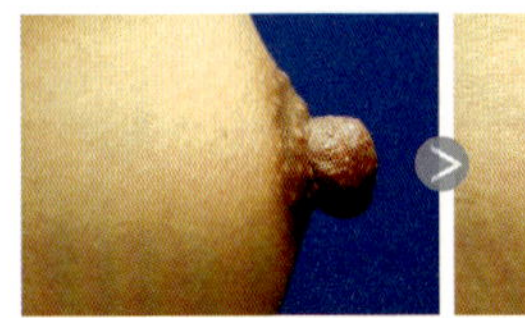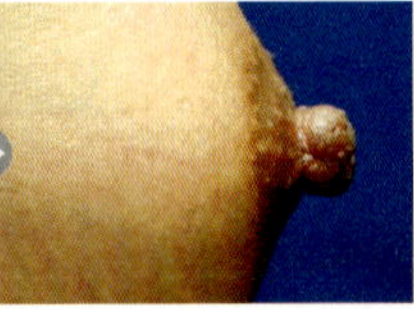

거대유두 유두축소

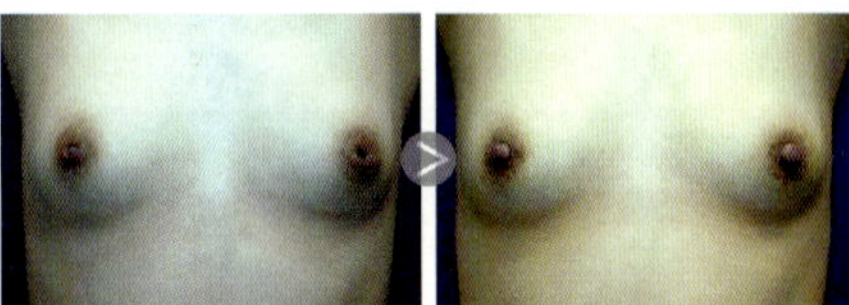

흉터없는 함몰유두 교정

거대유두

이상적인 유두의 크기를 절대적인 수치화할 수는 없으나 기본적으로 유두 : 유륜 : 유방의 가로 폭 비율이 1 : 3 : 9인 것을 이상적인 비율로 본다. 유두의 직경은 1~1.5㎝ 돌출은 1㎝ 안팎인 것이 좋다. 지나치게 유두가 크거나 오랜 수유를 거치면서 늘어나고 처진 경우라면 적절한 크기로 줄이는 유두 축소 수술이 필요하다. 유방의 크기와 모양만큼이나 유두의 크기와 모양 역시 전체적인 유방의 미적 완성도를 결정하는 중요한 부분이다.

유륜 미백과 몽고메리 결절 축소

유륜의 색조가 너무 짙거나 좁쌀 알갱이처럼 도드라진 몽고메리 결절이 지나치게 많거나 큰 경우 미용적인 문제를 일으키게 된다. 유륜의 색소 침착은 몇 차례의 미백 약물 주입과 레이저 치료를 통해 색조가 점차 연해지게 되며 유륜의 크기 및 몽고메리 결절은 특수하게 고안된 전문 장비를 이용하여 치료될 수 있다.

부유방 축소

사람 몸에 있는 한 쌍의 유방 외에 기형적으로 더 달린 유방을 부유방이라 한다. 겨드랑이 앞쪽의 유두 혹은 유선 조직이 남아서 호르몬의 영향으로 커지게 되는 경우 옷맵시가 나지 않고 상반신의 미적 완성도를 떨어뜨리기 때문에 시술이 필요하다.

TIP_가슴축소술 수술정보

수술시간	마취방법	입원여부	회복기간	체류기간
2~3시간	수면, 진정, 전신마취	입원없음	5일	7~10일

09 胸部整形，女性期望且满意度较高的整形手术

胸部整形专门医认为的美丽迷人的乳房的条件

与过去不同的是，由于人们不再羞于承认自己做过整形手术，接受整形手术的女性人数正在稳步增加。其中，胸部整形手术是女性最受追捧、满意度最高的整形手术。我从事胸部整形手术近 20 年，遇到过接受过两次、三次，甚至多达八次胸部修复手术的女性。当然，如果第一次手术就能获得想要的结果，那是再好不过的了，但有时意想不到的副作用或不满意大小、形状或坚硬的触感也会导致修复手术。在棒棒整形外科，为了以自然效果提升顾客的满意度，在世界上首次研究开发并使用了复合隆胸术。最重要的是，准确把握患者意愿和需求的方向和理念，并确保这些意愿在手术中毫无缺失地得到体现，我们一直在尽力运用最佳的技术进行手术。因此，我们在提高患者满意度和避免不必要的额外手术方面一直走在前列。

令人满意的胸部整形的五大要素

胸部整形对自信心的影响不亚于脸部整形。如果正在考虑接受胸部整形, 为了获得满意的效果, 有几个重要因素需要考虑。这些因素包括尺寸大小、位置、和谐度和对称性。

1. 尺寸大小

B、C、D、E .... 每个人都有自己期望的胸部尺寸。但是, 重要的是要确保选择的尺寸大小确实适合本人, 而且不会给身体带来负担。植入过大的假体可能会在将来导致副作用和后遗症。尤其可能它会导致肋骨凹陷或皮肤严重下垂和变薄。

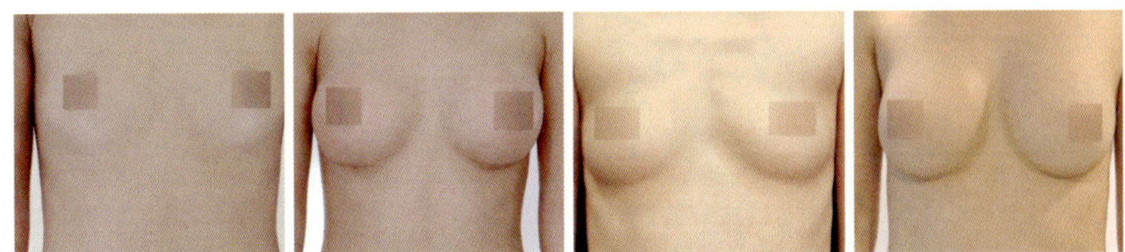

假体隆胸, 乳房下褶皱切开, 240cc, 圆形光面　　假体隆胸, 腋下切开, 260cc, 圆形光面

2. 和谐度

乳房应与女性的身材相称、和谐。胸围与腰围和臀围的比例应为 1.2: 1: 1.3~1.4。身材苗条的女性如果过分强调胸部的体积、'就很容易破坏上述比例。只有胸围大小合适, 与腰围和臀围的比例恰当, 整个身材才会显得迷人。

3. 对称性

乳房位于左右两侧, 一侧一个。左右乳房应保持平衡。除了大小, 乳头和乳晕的平衡以及乳房下线的左右对称对于乳房的美观完整性也非常重要。

4. 乳沟

实际上, 术后导致人造胸最常见原因是乳沟不自然。即使植入了假体, 乳沟部位的自然程度也会因软组织的有无而不同。如果乳沟过宽，就会给人一种手术过的感觉。因此，为了达到更自然的效果，结合使用假体和其他材料来进行复合隆胸整形术。

5. 动态运动

乳房的触感应该像棉花糖、糯米糕、粘米糕一样是柔软的。棒棒整形外科独创的复合胸部整形手术，它可以随着身体姿势的变化自然移动，在跑步时也能显示出动感的反弹力。特别是，仅靠假体植入无法追求的"超自然美"，可结合干细胞自体脂肪移植、身体玻尿酸的使用以及非手术提拉等方法完成。

隆胸术

女性的乳房不因为大才显得美。隆胸手术最重要的一点不是扩大乳房的大小，而是打造出与个人身体平衡和谐的自然线条。

乳房重建，寻找失去的希望之旅

女性的乳房不因为大才显得美。隆胸手术最重要的一点不是扩大乳房的大小，

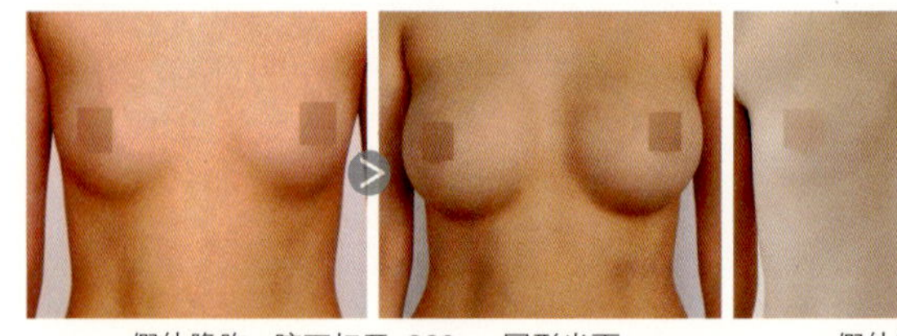

假体隆胸，腋下切开，260cc, 圆形光面

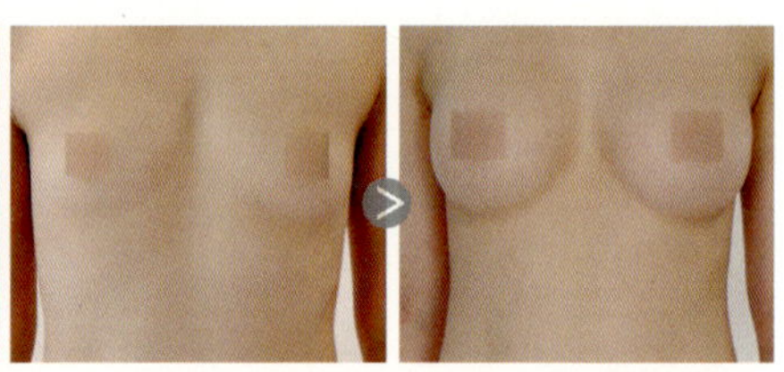

假体隆胸，腋下切开，300cc, 圆形光面

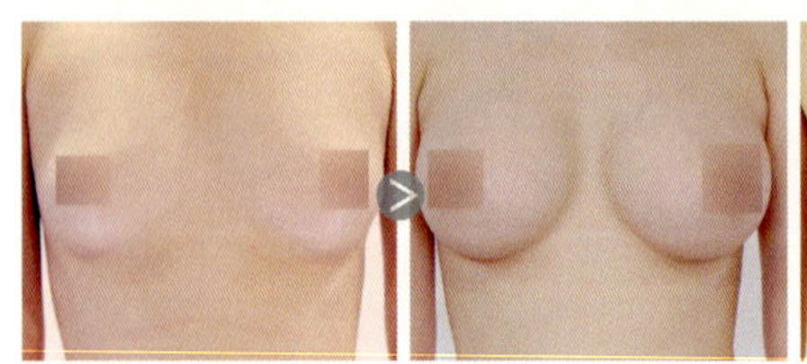

假体隆胸，乳房下褶皱切开，350cc, 圆形光面
[复合胸部整形]

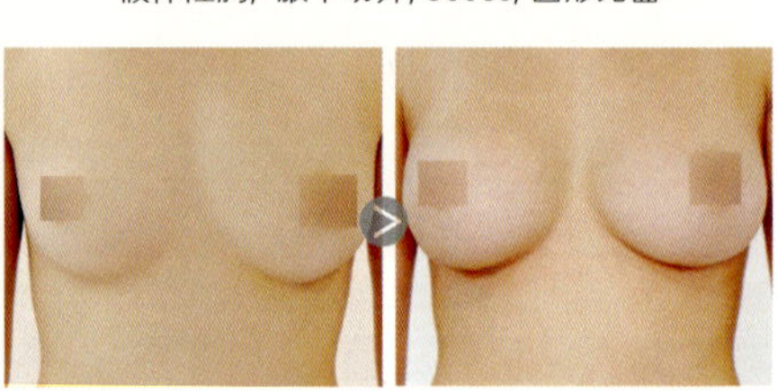

假体隆胸，乳房下褶皱切开，380cc，圆形光面

而是打造出与个人身体平衡和谐的自然线条。植入假体的胸部空间称为假体袋。这是假体所在的空间。根据植入方法的不同，可分为腋下植入、乳晕切开植入和乳房下皱襞切开植入。根据植入假体的深度，可分为筋膜下植入、肌肉下植入和双平面（变形的肌肉下植入法）植入。隆胸手术的关键在于确保假体袋位置无出血，形成薄而有弹性的皮瓣，将组织损伤降到最低。我们研发了"当日隆胸术"，通过以上技术，可快速恢复，减少痛症，可在当天恢复日常。

隆胸，到底要做多大？

随着时代的不同和流行趋势，女性所追求的乳房大小也略有变化。美丽乳房的标准不仅仅是乳房的体积，而是乳房在整个体型中的理想比例。

- **身体比例** ：乳房的大小与患者的整体身材比例相协调很重要。在确定乳房大小时，要考虑到肩宽、腰围和臀线，这样才能塑造出自然的身体线条。
- **健康和舒适度** ：如果乳房过大，会对脊柱造成负担，因此应根据患者的健康状况和生活方式选择合适的尺寸。
- **患者的意愿和喜好** ：整形外科手术的目标是满足患者的预期效果，因此倾听和了解患者的喜好和期望非常重要。
- **自然的外观和感觉** ：许多患者都希望外观和感觉自然而不做作，因此要选择与自己身体相称的尺寸和形状。
- **咨询专家** ：隆胸手术最好咨询整形外科专家，通过咨询制定个性化计划。医生将对患者的身体结构、健康状况和期望值进行综合评估，给出患者实现理想的乳房大小和形状的建议。

在整形外科领域，理想的乳房大小并没有统一标准，应根据患者的个人情况和期望效果来确定，最好是在与专家进行全面咨询和诊断后确定。韩国女性的乳房通常较小，因此隆胸手术也是做的最多的手术项目。隆胸手术分为两种：一种是在乳房组织内植入人工乳房假体，另一种是在乳房皮肤下注入适量的脂肪细胞的脂肪移植隆胸。隆胸手术不仅要考虑乳房的大小，还要考虑到与身体的和谐与平衡。为了使乳房与患者的身高、体型、腰围和臀围相协调，手术时必须考虑到乳房的三维形状：高度或宽度、凸出程度和斜度。再加上医生的艺术眼光，才能塑造出美丽的乳房。

脂肪移植隆胸术

如果从外到内观察胸部，最外层是皮肤、皮下脂肪层、包裹乳腺组织的库珀韧带、乳腺组织、胸大肌周围的筋膜、胸大肌、薄纤维组织和少量脂肪、胸小肌、肋骨和肋软骨。自体脂肪移植隆胸是一种对皮下缺乏的脂肪层进行补充的方法。移植率或移植后存活的脂肪细胞数量决定了隆胸的效果和满意度。为了提高移植率，会结合使用生长因子和干细胞。

脂肪移植取得良好效果的必要条件

1. 首先，本人体内必须有足够的脂肪供移植使用。
2. 为保证移植的脂肪更好的存活，需戒烟、保证充足的睡眠和摄入营养
3. 两个月内不做按摩，通过脂肪移植可以增大的乳房大小约为一个罩杯。

通过脂肪移植可以增大的乳房大小约为一个罩杯。假体植入后，将适量的脂肪移植到乳沟部位，以形成 "I "型乳沟；如果出现波纹（皮肤变薄，使植入的假体显露出来），则会被注射到皮下脂肪层；如果左右乳房大小不对称，则会有选择性地注射到需要丰满的部位，以此来打造更自然的乳房。

注射玻尿酸的隆胸术

仅使用玻尿酸进行隆胸有一定的局限性。

1. 首先是选择一种安全的玻尿酸。一般来说，玻尿酸是常见的填充剂，但大量使用玻尿酸，有时会产生对交联剂的敏感免疫反应，当患者免疫力低下的状态下，会出现延迟性炎症反应和体液滞留等，导致玻尿酸移位或炎症的副作用。
2. 也可以使用无细胞异体真皮填充剂（微粒化细胞真皮基质），但材料本身的成本相当高，单独使用时难以承受费用。
3. 聚乳酸(PLA)皮肤促进剂有助于组织再生，包括胶原蛋白、弹性蛋白和干细胞的生成。

棒棒整形外科根据大量使用各种填充物的临床经验，通过 "患者定制式玻尿酸填充"来提高安全性。

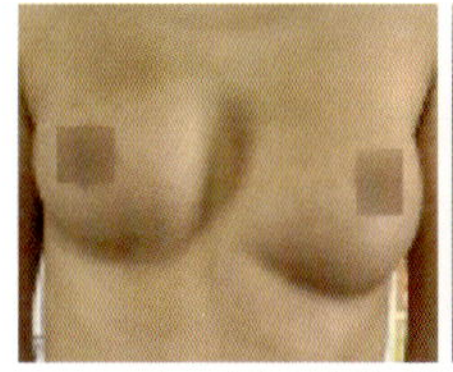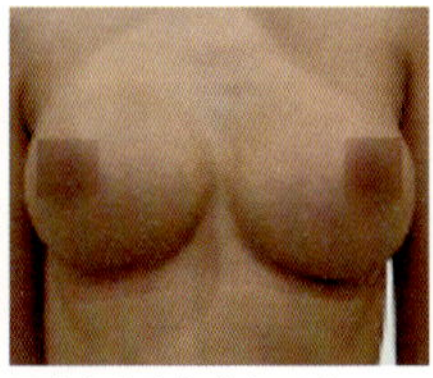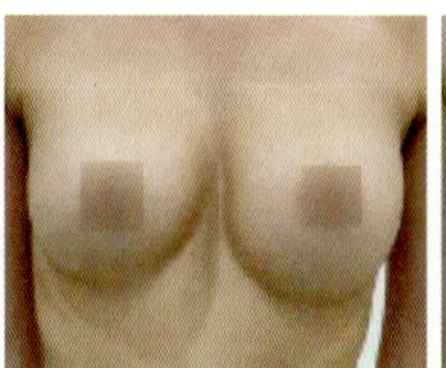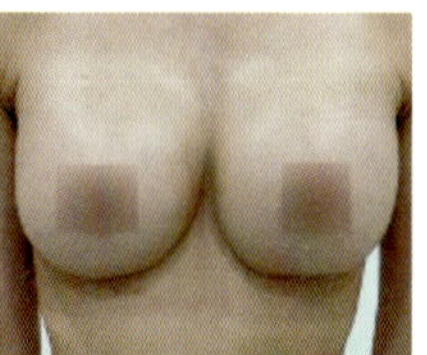

乳房不对称和触感形状不满意的胸部修复手术
【复合胸部整形】

矫正双线畸形和下垂乳房的胸部修复手术

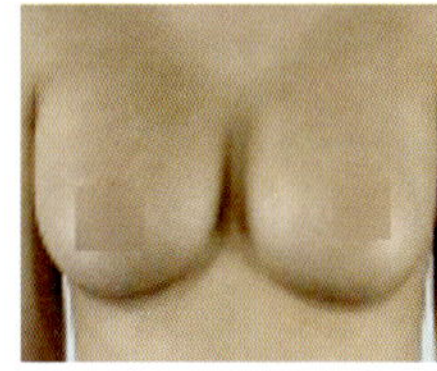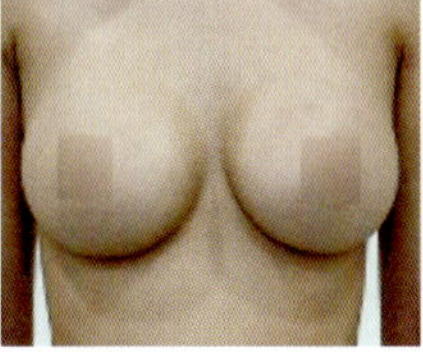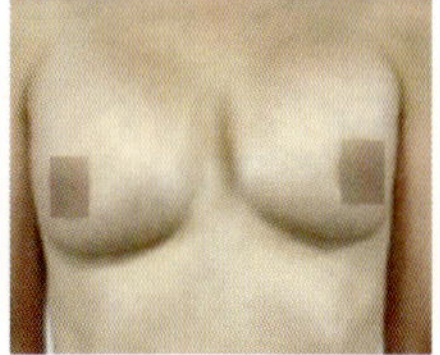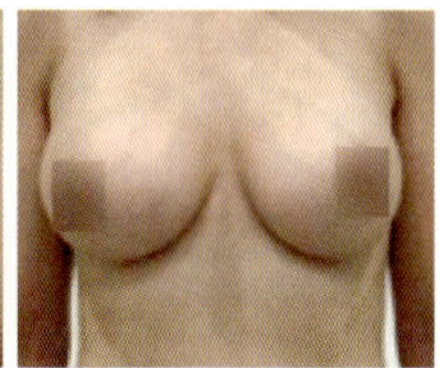

胸部修复手术，上凸矫正

胸部修复手术，薄膜挛缩矫正，乳沟矫正【复合胸部整形】

TIP_假体隆胸手术信息

手术时间	麻醉方法	是否住院	恢复期	停留时间
1~2小时	睡麻+全麻	无需住院	5~7天	7天

缩胸术

如果乳房过大，不符合本人的体型，这也会造成外貌自卑感。乳房凹陷和巨乳也是如此。有不同的切开方法，要找到适合自己的方法。

乳头凹陷

在先天性或后天性乳头凹陷的情况下，乳头会向皮肤内凹陷，造成卫生问题和外观上的不美观。在许多病例中，乳头内陷还伴有乳腺导管发育障碍。笔者开发的 "无疤痕乳头矫正法 "已在国际整形外科杂志上发表，该方法既能矫正乳头凹陷，又能保留乳腺导管的功能。

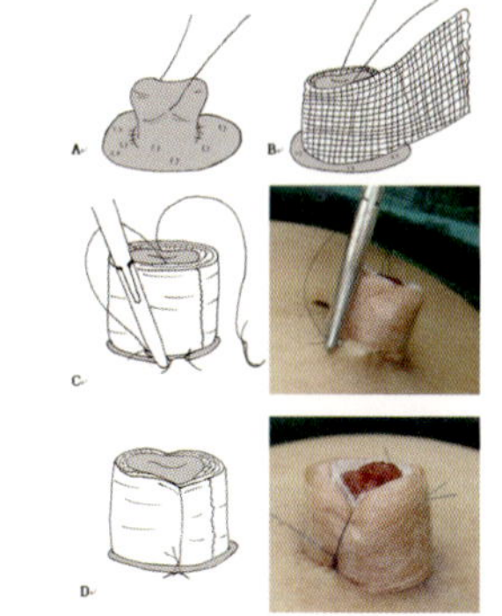

笔者在美国美容整形外科学会上发表的
无疤痕乳头凹陷矫正法

乳房缩小

如果乳房过大，就必须进行缩小手术，因为这会导致骨骼劳损和皮炎。皮肤设计与乳房下垂矫正手术并无太大区别，但切除的乳腺和脂肪组织量对于确保达到理想的缩小效果以减少患者的不适感非常重要。

巨乳

理想的乳头大小没有绝对的量化标准，但基本上，乳头：乳晕：乳房横向宽度的比例为1:3:9是最理想的。乳头直径应为1~1.5cm，凸出部分不超过1cm。如果乳头过大，或者在多年的哺乳过程中已经拉伸和下垂，可能需要进行乳头缩小手术，将乳头缩小到更合适的大小。

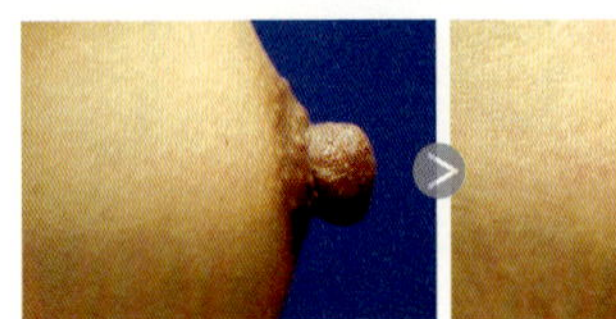

巨乳 乳头缩小

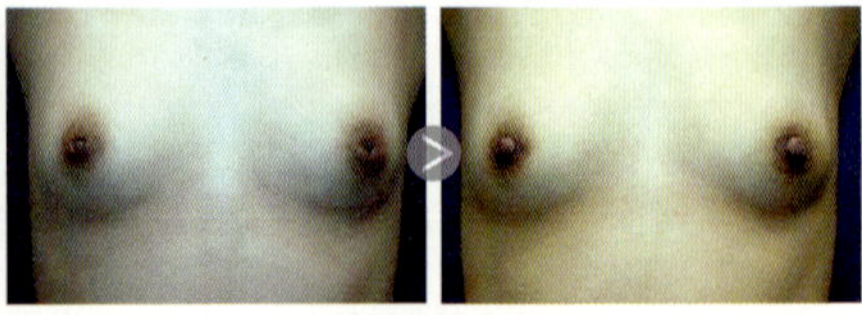

无疤痕乳头凹陷矫正

乳晕美白和缩小蒙哥马利结节

如果乳晕的颜色过深，或者乳晕上的蒙哥马利结节（像小米粒一样）过多或过大，就会造成美容问题。乳晕色素沉着可通过一系列美白注射和激光治疗逐渐淡化，而乳晕大小和蒙哥马利结节则可通过专门设计的设备进行治疗。

副乳缩小

当腋窝前部的乳头或乳腺组织在荷尔蒙的影响下残留并增大时，穿衣不合体，也会降低上半身的整体美感，因此有必要进行手术。

TIP_缩胸手术信息

手术时间	麻醉方法	是否住院	恢复期	停留时间
1~2小时	睡麻+全麻	无需住院	5~7天	7天

치아복구 (牙齿修复)

> # 치아가 건강해지면 미소가 아름다워집니다.
>
> # 牙齿健康，笑容才会美丽。

치아성형의 트렌드는 진화하고 발전한다. 뷰티와 안티에이징 분야에 가장 각광받는 치료가 미니쉬다. 전 세계인이 자신의 자연치아를 평생 사용할 수 있도록 만드는 것이다.

牙齿整形的趋势在不断地演变和发展。在美容和抗衰老领域中最受欢迎的治疗就是MINISH。MINISH 致力于让全世界的人都能终生使用自己的天然牙齿。

미니쉬치과병원
MINISH牙科医院

www.minish.co.kr

강정호(姜廷浩)

- 현) 미니쉬테크놀로지 대표(现任MINISH科技公司代表)
- 현) 미니쉬치과병원 대표원장(现任MINISH牙科医院 代表院长)
- 전) 오늘안치과 대표원장(曾任今日安牙科代表院长)
- 세계 유일 미니쉬 마스터 등급(世界唯一MINISH大师等级)
- 대한심미치과학회 정회원(大韩审美牙科学会正式会员)
- 조선대학교 치과대학 졸업(毕业于朝鲜大学口腔学院)

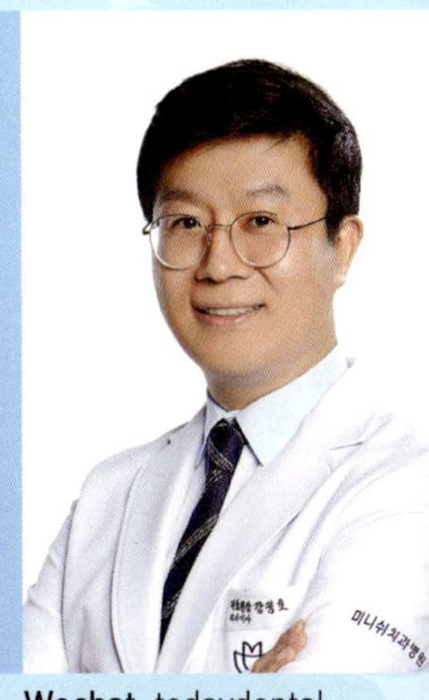

Wechat_todaydental

10 자연치아로 되돌리는 치아복구 솔루션, 미니쉬의 비밀

가능한 치아 손상 없이 자연스러운 아름다움을 건강하게 만들자

자연치아로 되돌리는 치아복구 솔루션 미니쉬의 비밀은 한마디로 손상된 치아를 원래 내 치아처럼 다시 정상인 상태로 만드는 것이다. 좀 더 풀어서 설명하자면, 자연 치아와 가장 유사한 재료(미니쉬블록)를 초정밀 장비와 가공 기술을 통해 손상된 치아에 결합시키는 치아복구 솔루션이다.

미니쉬블록을 다양한 치아의 굴곡에 맞게, 최대 0.1mm 두께까지 얇게 깎아서 치아에 붙인다. 블록을 얇게 깎는다는 것은 부착되는 자연 치아도 그만큼 덜 깎게 된다는 걸 의미한다. 라미네이트나 크라운 같은 보철치료 대비 치아 삭제량을 90% 이상 줄였다. 치아를 거의 깎지 않기 때문에, 자연치아를 최대한 보존하면서 원래 건강한 치아 상태로 되돌릴 수 있다.

치아가 휴대전화라면 가공한 미니쉬블록은 휴대전화 보호 필름에 비유할 수 있다. 세균이나 이물질이 들어갈 틈 없이 밀착시켜 봉쇄해 주기 때문에 잘 깨지지도 않는다. 씹는 힘을 많이 받는 어금니 역시 잘 깨지지 않도록 기술을 고도화했다는 점이 특징이다.

치아복구 : 미니쉬

미니쉬는 손상된 치아를 불필요한 삭제 없이 수복이 필요한 만큼 자연치아와 가장 비슷한 재료인 '미니쉬 블록'을 사용, 원래의 건강한 치아로 되돌리는 치아복구 솔루션이다.

가능한 치아 손상 없이 자연스러운 아름다움을 건강하게!

미니쉬는 라미네이트가 아니다. 단순 치아성형이 아니다. 앞니를 아름답게 만들려

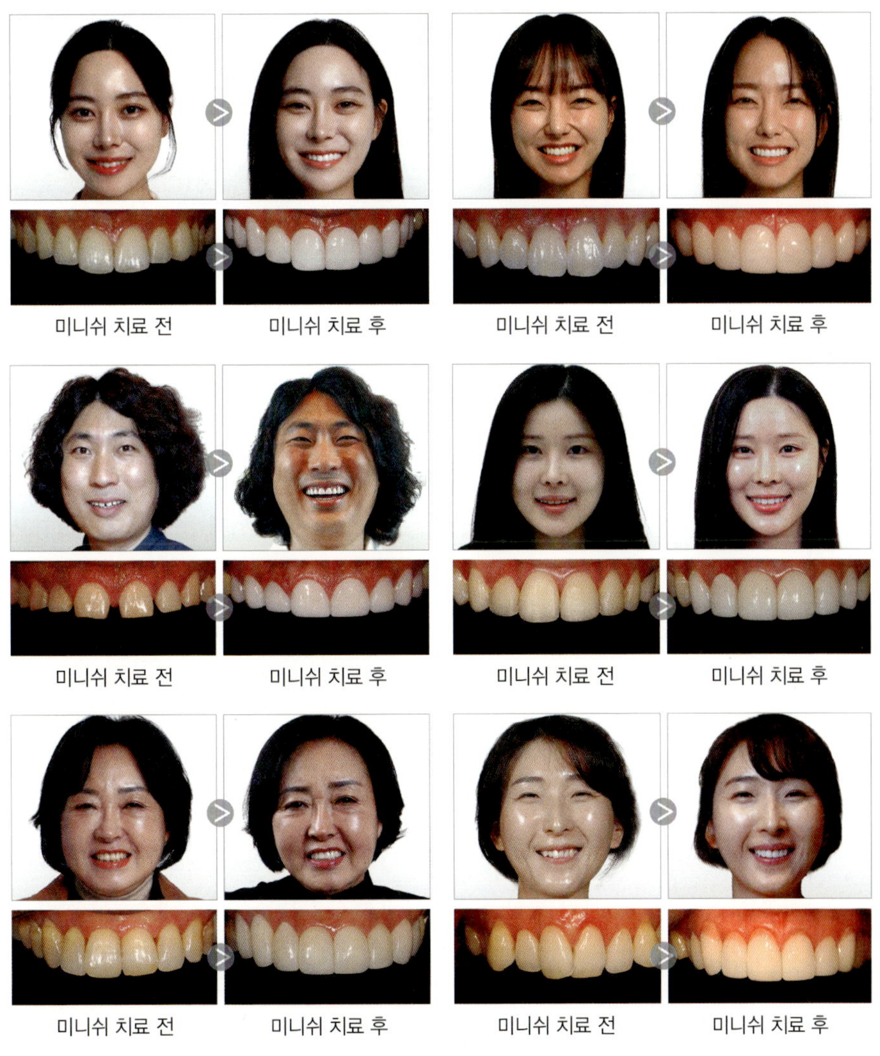

미니쉬 치료 전   미니쉬 치료 후   미니쉬 치료 전   미니쉬 치료 후

미니쉬 치료 전   미니쉬 치료 후   미니쉬 치료 전   미니쉬 치료 후

미니쉬 치료 전   미니쉬 치료 후   미니쉬 치료 전   미니쉬 치료 후

는 목적의 무삭제 라미네이트와 다르다.

자연치아의 물성과 가장 유사한 재료로 수복물을 만든 후 손상된 치아와 접착시켜 원래 내 치아처럼 기능과 심미를 회복시킨다. 심미 개선을 위해 건전한 치아를 희생시키지 않고 앞니뿐만 아니라 어금니 등 전체 치아를 대상으로 치료한다.

치아에 가장 좋은 치료 재료는 치아 그 자체

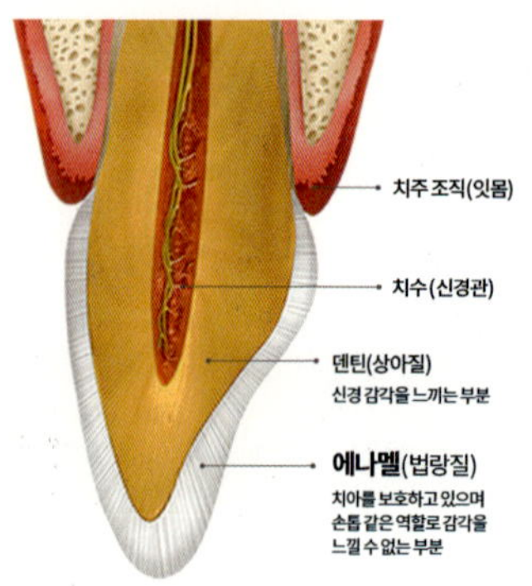

치아의 가장 바깥쪽에 위치한 에나멜(법랑질)은 매우 단단한 성질을 갖고 있다. 외부의 충격으로부터 치아를 보호하고 음식을 무리 없이 섭취할 수 있게 해주며 에나멜 안쪽은 노란색을 띠는 덴틴(상아질)로 구성되어 있다. 덴틴은 단단한 에나멜에 비해 무른 성질을 가지고 있으며 신경과 연결된 상아세관이 있어 감각을 느낄 수 있다. 따라서 에나멜이 손상될 경우 덴틴으로 자극이 전달되면 통증을 그대로 느끼게 된다.

치아가 에나멜과 덴틴의 복합체로 구성된 이유는 고층 건물의 구조를 생각하면 쉽게 이해할 수 있다. 건물을 지을 때 먼저 철근을 세운 뒤 그 위에 콘크리트를 입히고 단단한 콘크리트만 사용할 경우 튼튼하고 강하다(압축력)는 장점이 있지만 유연하게 늘어나는 힘(인장력)이 부족하다. 그렇게 되면 강풍이 불 경우 건물은 붕괴할 수밖에 없고 이를 보완하기 위해 콘크리트에 비해 비교적 유연한 성질을 가진 철근을 넣어 인장력을 보강한다. 그래야 강풍이 불 때 고층 건물이 미세하지만 유연하게 움직이면서 콘크리트에 무리가 가거나 균열이 생기지 않게 된다.

치아도 마찬가지로 에나멜은 단단한 콘크리트 역할을, 덴틴은 유연한 철근 역할을 함으로써 외부의 압력으로부터 치아를 보호하게 된다. 만약 치아가 에나멜의 단단한 성질만 갖고 있다면 교합 시 일어나는 충격에 쉽게 균열이 생기게 될 수 있다. 따라서 치아를 건강하게 오래 쓰기 위해서는 에나멜과 덴틴이 모두 필요하다.

미니쉬 치료 과정

미니쉬는 단 하루만으로도 치료를 마무리할 수 있다. 예약 시간에 맞춰 병원을 방문한 다음, 1시간 정도 대면 검진과 상담, 3D 구강 스캔 등의 과정을 진행한다. 중간에 스케일링 등 잇몸 건강을 보완하는 치료도 추가로 받을 수 있다. 이후 4시간 정도 자유롭게 대기하다 제작이 완료된 미니쉬를 결합하면 모든 치료 과정이 끝난다.

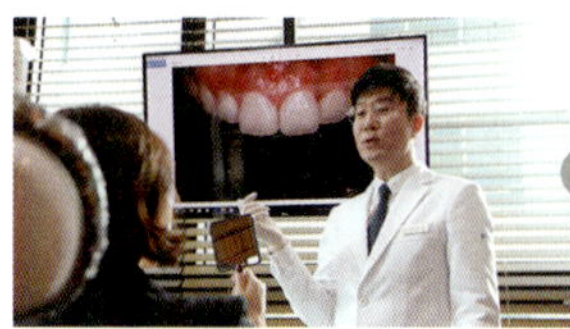

① 의사와 상담

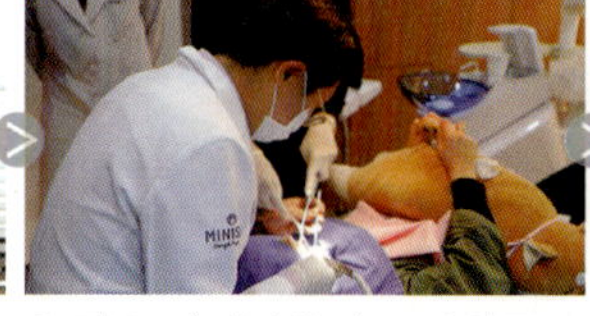

② 필요 시 미니쉬 치료 전 잇몸 성형 및 잇몸 치료

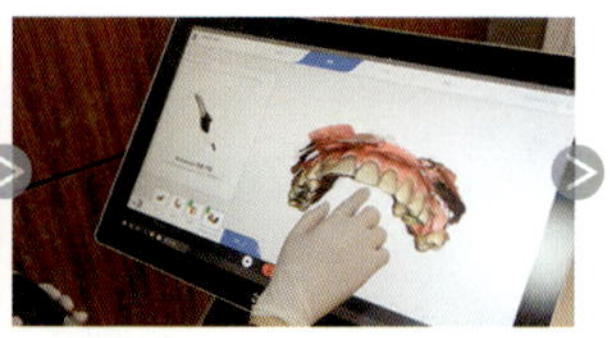

③ 치아 정돈 후 스캐너를 이용한 인상 채득

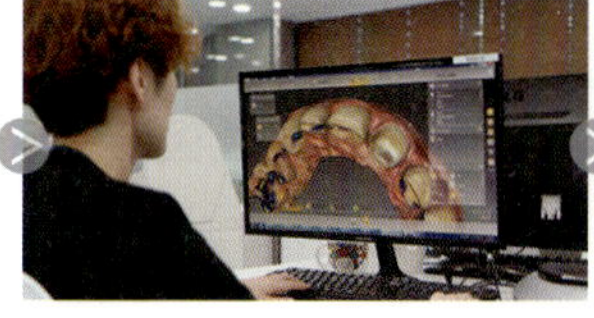

④ 치아 디자인 및 미니쉬 수복물 제작

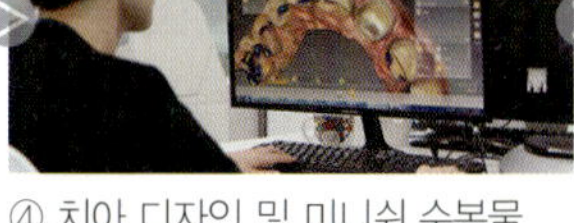

⑤ 미니쉬 형태와 접착제 색상 체크

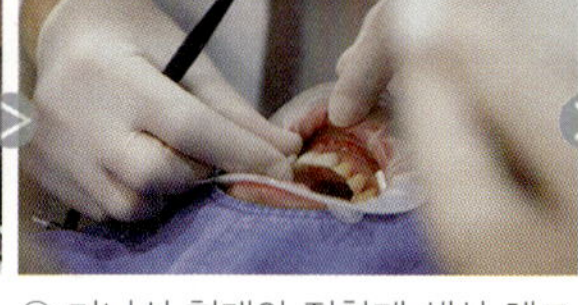

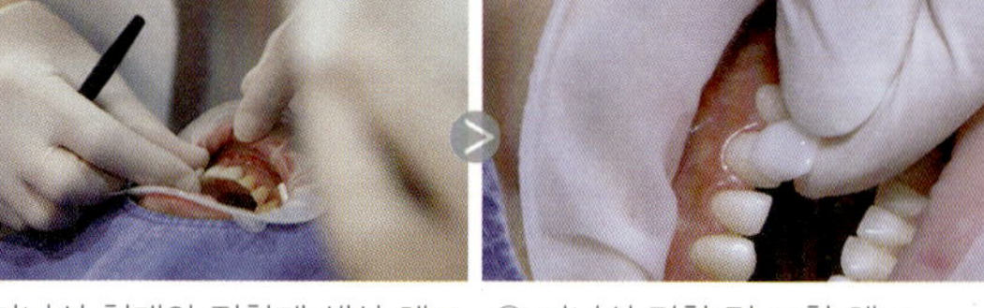

⑥ 미니쉬 결합 및 교합 체크
⑦ 피팅 체크 및 스마일라인 조정
⑧ 정기 검진

K-POP 스타 & 셀럽들이 많이 찾는 이유

한국 연예인들은 2000년대 중후반 라미네이트를 했고, 그 부작용으로 고생하는 이들이 많았다. 톱스타들이 그 부작용을 미니쉬 치료로 해결하면서 연예계에 미니쉬가 알려졌다. 이제는 아이돌 연습생들 대부분이 데뷔전부터 미니쉬를 받고 있다. 이 밖에도 국내 대기업 회장을 비롯해 전문 경영인, 유명 유튜버, 인플루언서 등 셀럽들이 미니쉬를 받은 바 있는데 무려 500여 명이 넘는다. 치료 결과에 너무 만족한 나머지 주변 지인에게도 자연적인 소개로 이어져 미니쉬를 받는 경우가 대부분이었다.

미니쉬의 탄생은 2009년으로 거슬러 올라간다. 당시는 라미네이트 광풍이 불 때다. 강정호 원장은 라미네이트가 심미성에 치중한 나머지 자연치아를 무분별하게 삭제하는 현실에 문제의식을 갖게 했다. 라미네이트가 설령 치의학 교과서에 나온 치료법이라고 하더라도 '예뻐지려고 건강한 치아를 무분별하게 깎아내는 게 적절한가'라는 의문이 생긴 것이다. '치아에 해가 되는 치료', '가족에게 권할 수 없는 치료'는 하지 않는다는 강정호 원장의 진료 철학에 비춰보니 더더욱 그러했다.

기존의 치료법을 개선해야겠다는 생각에 치아 삭제량을 획기적으로 줄이기 위한 연구와 임상을 시작했고 이때가 미니쉬의 출발점이다.

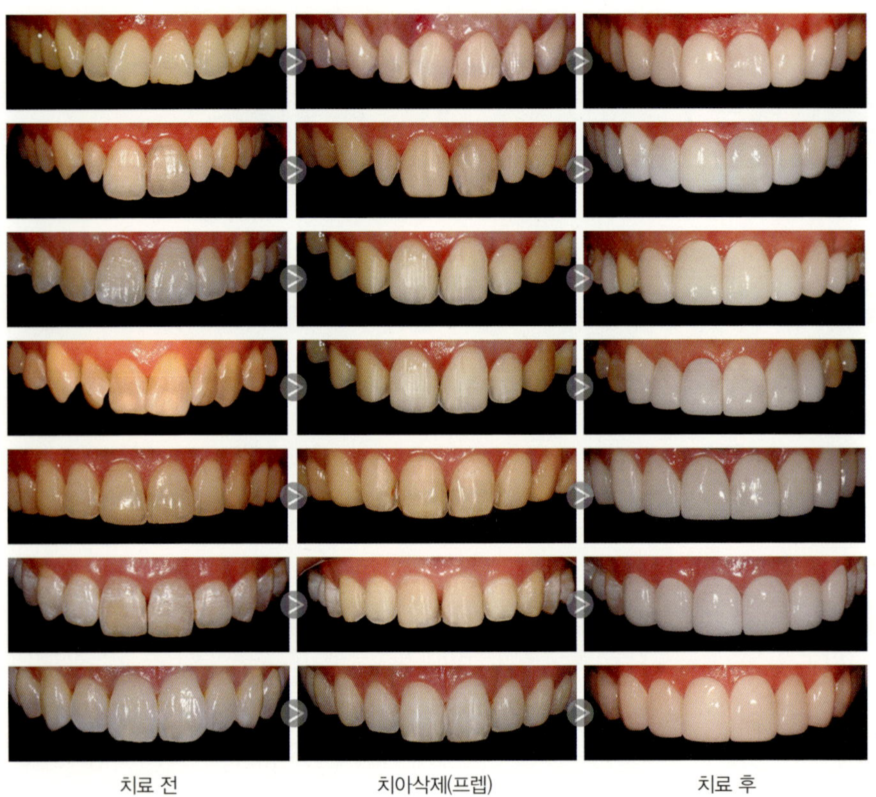

<table>
<tr><td>치료 전</td><td>치아삭제(프렙)</td><td>치료 후</td></tr>
</table>

외형은 물론 치아 내부까지 똑같이!!

자연치아의 구조는 구강 내에서 일어나는 다양한 온도 변화 및 산도 변화와 저작 활동으로 인한 압력 등을 버텨내는 데 최적화된 상태라 할 수 있다. 치아에 가장 좋은 재료는 치아 그 자체이고 손상된 치아를 복구하기 위해서는 치아와 가장 유사한 물성의 재료를 사용하는 것이 중요하다.

외부의 압력으로부터 치아를 보호하고 평생 건강하게 사용하기 위해서는 심미적인 부분에 치중해 외형만 복원해서는 안 되며, 내부구조까지 원래 치아처럼 만들어 줘야 한다. 따라서 에나멜이 손상되면 에나멜과 유사한 재료로 수복물을 만들고, 덴틴이 문제면 덴틴과 가장 유사한 재료인 레진을 사용해 원래 치아의 물성에 가깝게 회복시켜 줘야 한다. 외형뿐 아니라 내부구조까지 원래 치아처럼 만들어줘야 한다. 치아 겉면인 에나멜은 에나멜과 가장 유사한 물성의 재료인 '미니쉬블록'으로 덴틴이 문제면 덴틴과 가장 유사한 재료로 복구해야 한다.

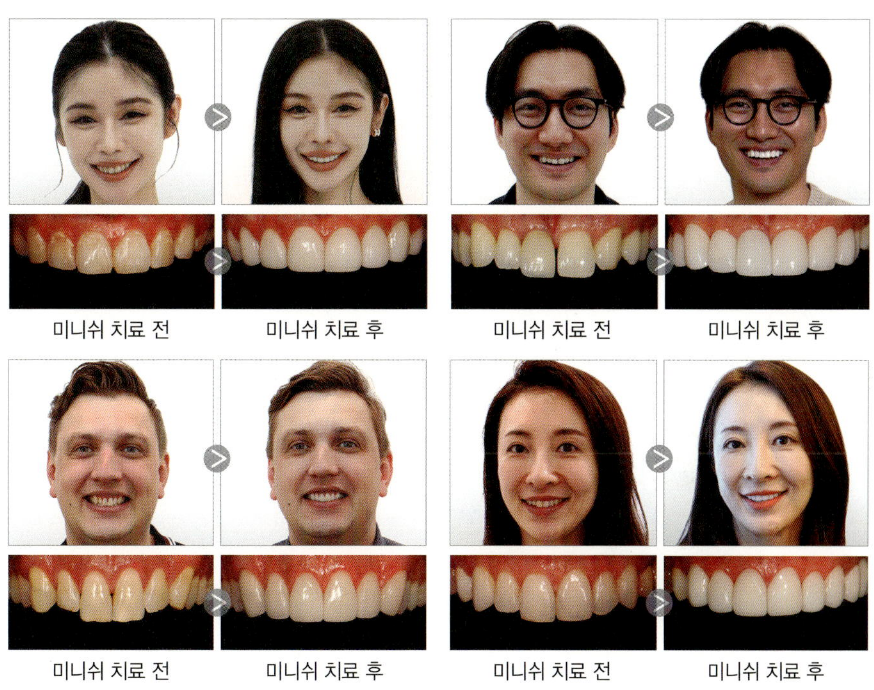

| 미니쉬 치료 전 | 미니쉬 치료 후 | 미니쉬 치료 전 | 미니쉬 치료 후 |
| 미니쉬 치료 전 | 미니쉬 치료 후 | 미니쉬 치료 전 | 미니쉬 치료 후 |

하루 만에 예쁜 치아를 가지고 싶다면?

치아도 얼굴 피부와 마찬가지로 나이를 먹는다. 치아에 실금이 생기거나 마모되는 경우, 가지런했던 치열이 틀어지거나 앞니가 벌어지는 경우, 치아가 노랗게 변색되는 경우 등이 치아 노화의 대표적인 증상이다.

앞니가 벌어졌거나 덧니가 있을 때, 혹은 치아가 변색됐을 때 해결할 수 있는 방법으로는 앞니 부분 교정과 미니쉬를 고려할 수 있다. 또한 치열이 고르지 못한 경우 미니쉬를 이용해 치열을 시각적으로 교정한 것처럼 만들 수 있다. 충치 치료뿐만 아니라 파절, 마모, 부식, 변색, 실금 등의 치아 노화 등도 가능하다

교정 후나 치주 질환에 의한 블랙트라이앵글도 치료 범위에 해당한다. 앞니뿐만 아니라 손상된 어금니도 포함된다. 치아에 나타난 노화 증상 역시 나이 들어 보이게 하는 요인이 된다. 따라서 젊어 보이는 인상을 주고 싶다면 벌어진 틈 없이 가지런한 앞니로 되돌리는 것이 좋다.

해외 및 지방에 거주 하는 경우, 바쁜 일정 탓에 치과 방문이 어려운 경우, 단기간에 치과 치료를 받아야 하는 경우에는 미니쉬가 해결책이다. 오전에 진단받고, 오후에 완성되어 하루 만에 건강하고 예쁜 치아를 가지게 된다.

미니쉬 치료 대상은 임플란트를 제외한 대부분의 치과 치료에 미니쉬가 사용될 수 있다고 보면 된다. 충치를 때우는 보철 치료 외에도 미니쉬를 이용하면 하루 만에 치아 교정 효과도 볼 수 있다.

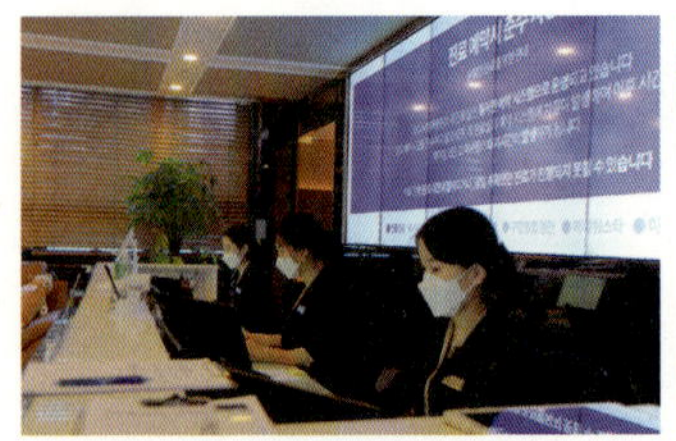
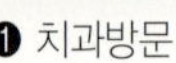
❶ 치과방문
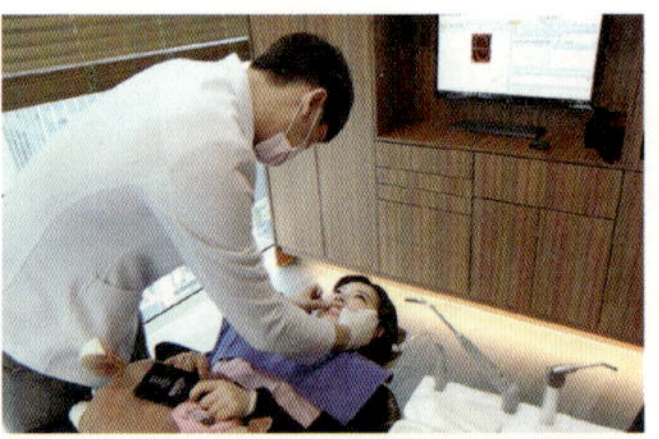

❷ 상담 및 치료(30분)

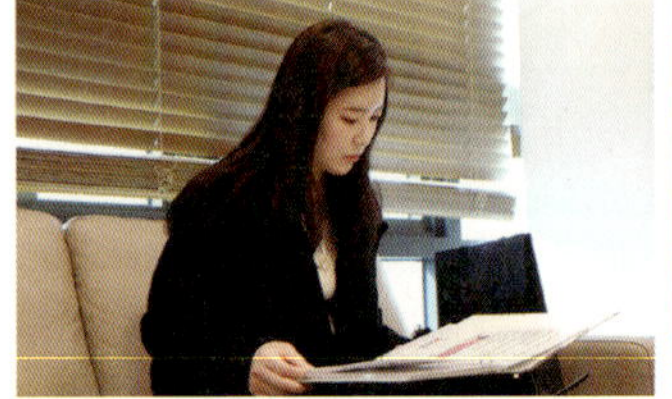
❸ 대기
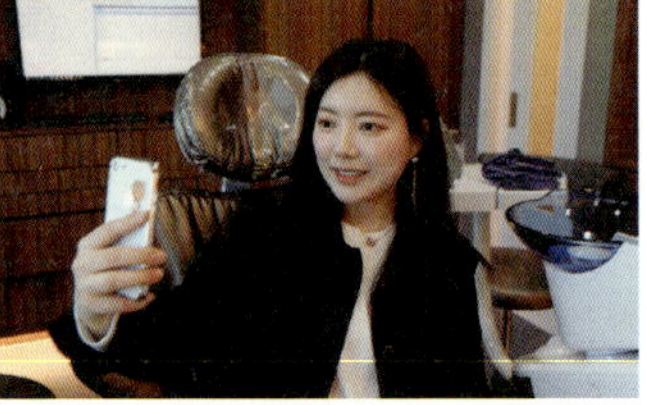
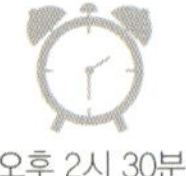

❹ 완성

16년, 15만여 건의 축적된 임상데이터

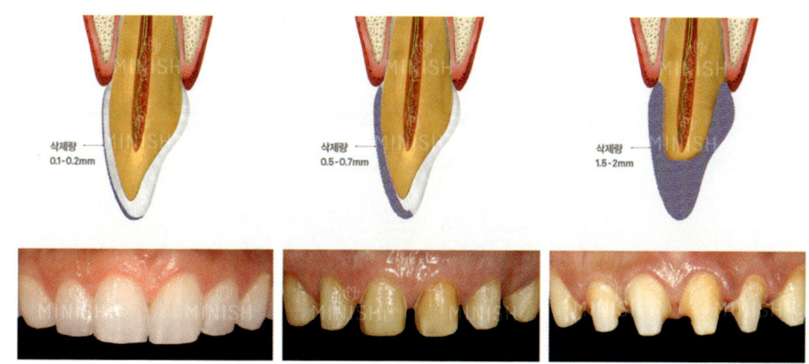

미니쉬 VS 라미네이트 VS 크라운 치아 삭제량 비교

2009년 치아 삭제량을 획기적으로 줄이기 위한 임상과 연구/개발을 시작해 현재 15만여건 이상의 임상 치료 데이터를 축적했다. 16년이라는 시간을 거치면서 '탈이 나지 않는다'는 점이 검증됐고 치료 후 겉으로는 다같은 치료처럼 보여도 치아의 속 상태나 물성은 완전히 다르다. 미니쉬 치료 후 치아의 삭제량 사례를 보면 삭제가 거의 없기 때문에 부작용 없이 오랜기간 내 치아처럼 쓸 수 있다.

치아 복구는 흡사 건물 리모델링에 비유할 수 있다. 건물 완공 후 바로 문제가 생기지는 않지만, 시간이 지나고 외부 충격이 있으면 흔들리거나, 누수가 생기는 등 문제점이 나타나게 되는데 치아의 성질이나 컨디션을 고려하지 않은 치료는 시간이 지나면서 구조적으로 무너지고 속에서부터 탈이 나게 된다.

미니쉬는 자연치아와의 유사성이 높은 물질 사용으로 10년의 보증기간을 두고 있다. 가장 내 외모와 어울리는 치아, 그 이상의 결과를 만들어 주기 위해서는 초정밀 가공 기술을 구현해낼 최첨단 장비, 그리고 경력이 풍부한 기공사와 의료진들의 코웍으로 보증 년수를 늘릴 예정이다. 평균 15년 경력의 연구원으로 구성된 전문 연구원이 상시 근무 하기에 환자 개개인의 맞춤형태로 진행된다.

TIP_미니쉬 수술정보				
수술시간	마취방법	입원여부	회복기간	체류기간
1시간	필요시 진행	없음	1일	1일

10 MINISH的秘密：恢复天然牙齿的牙齿修复方案

在不损坏牙齿的情况下，尽可能健康地展现自然美

作为恢复天然牙齿的牙齿修复方案，MINISH的秘诀简单来说是让受损的牙齿恢复如初。进一步解释的话，是通过超精密设备和加工技术，将与天然牙齿最相似的材料（MINISH块）粘合到受损牙齿上的牙齿修复解决方案。

将MINISH块根据不同的牙齿弧度进行雕刻后贴在牙齿上，其厚度最薄可雕刻至0.1mm。材料雕刻得越薄，也就意味着天然牙齿的磨除量越少。与烤瓷牙或牙冠等治疗方法相比，牙齿磨除量可减少90%以上。由于几乎不打磨牙齿，因此可以在最大限度地保存天然牙齿的同时，将其恢复到原来健康的状态。

如果将牙齿比喻成一部手机，那么经过加工的MINISH块就是手机的保护膜。它被紧紧贴合并封锁，因此细菌或异物难以进入，并且不容易破碎。其特点是，即使咀嚼力度最强的臼齿部位也同样适用此不易碎的先进技术。

牙齿修复：MINISH

MINISH是一种牙齿修复解决方案，是使用最接近天然牙齿的材料 "MINISH块"，在规避不必要损伤的情况下，将受损牙齿恢复到原来健康的状态。

尽可能减少对牙齿的伤害，实现健康自然之美

MINISH不是烤瓷牙。它不是简单的牙齿整形。它不同于旨在美化门牙的瓷贴面。

使用最接近天然牙齿特性的材料制作修复体后，将其贴合在受损的牙齿上，以恢

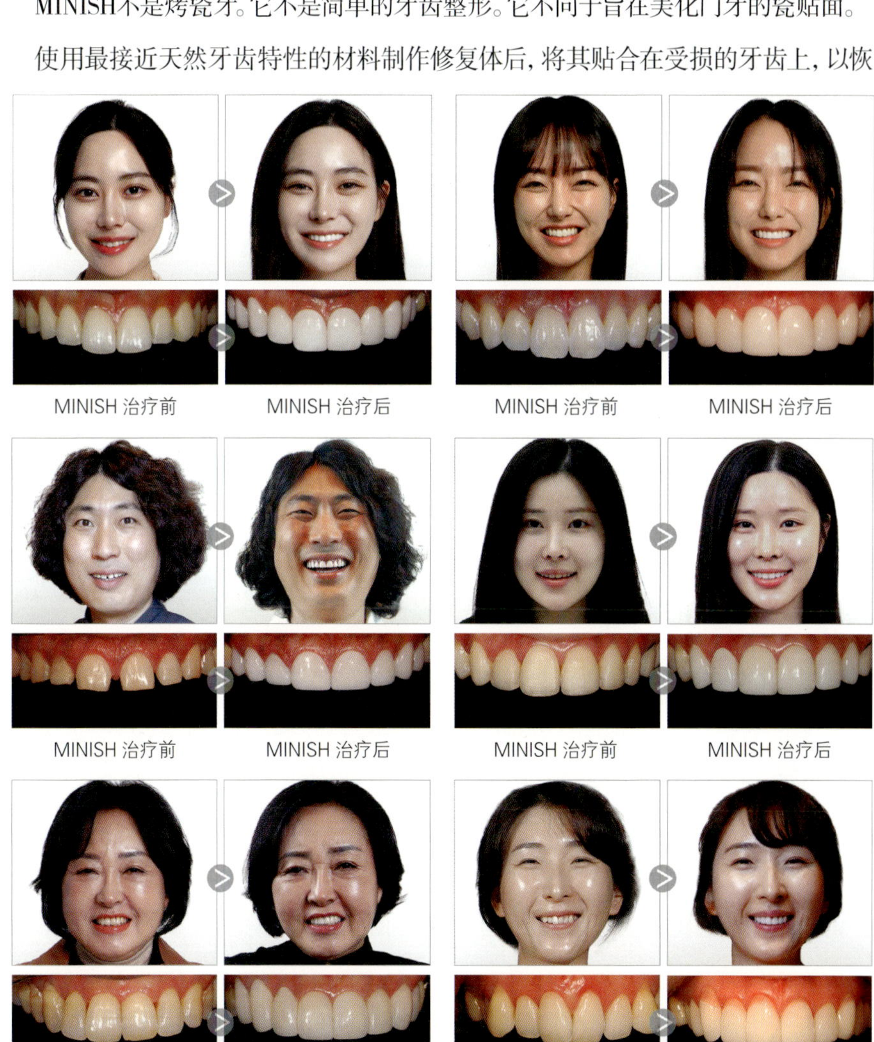

MINISH 治疗前　　　　MINISH 治疗后　　　　　　MINISH 治疗前　　　　MINISH 治疗后

MINISH 治疗前　　　　MINISH 治疗后　　　　　　MINISH 治疗前　　　　MINISH 治疗后

MINISH 治疗前　　　　MINISH 治疗后　　　　　　MINISH 治疗前　　　　MINISH 治疗后

复牙齿的功能和美观。MINISH与用于美化门牙的烤瓷牙贴片不同。它不是牺牲健康的牙齿来改善美观，而是对整个牙齿进行治疗，包括臼齿和门牙。

治疗牙齿的最佳材料是牙齿本身

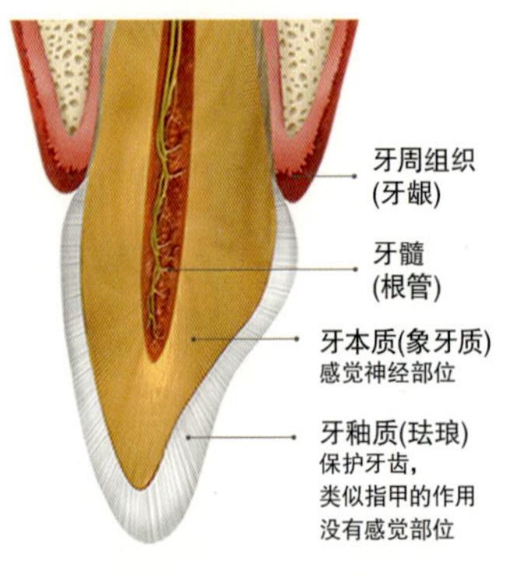

牙釉质（珐琅）是牙齿的最外层，具有非常坚硬的性质。可以保护牙齿不受外力撞击，让我们可以轻松进食。珐琅质的内部是牙本质（象牙质），呈黄色。牙本质相比坚硬的珐琅质来说较软，牙本质小管与神经相连，具有感知作用。因此，如果牙釉质受损，刺激就会传到牙本质，从而让我们感觉到疼痛。

牙齿由牙釉质和牙本质复合构成，其原因想想摩天大楼的结构就不难理解。建造大楼时，先用钢筋加固，然后浇筑混凝土，虽然实心混凝土具有坚固结实的优点（压缩力），但却缺乏灵活伸展的能力（拉力）。

如果是这样的结构，当遇到强风时，摩天大楼就会倒塌，为了弥补这一缺陷，会使用比混凝土相对灵活的钢筋来加强拉力。这样，才能使摩天大楼在遭遇强风时轻微而灵活地晃动，从而不会对混凝土造成负担或龟裂。

同样，牙釉质就像坚硬的混凝土，而牙本质则像柔韧的钢筋，可以保护牙齿免受外部压力。如果我们的牙齿只有牙釉质的坚硬特性，那么在咬合力的冲击下，牙齿很容易就会裂开。因此，珐琅质和牙本质对牙齿的健康和寿命都是必要的。

MINISH治疗过程

MINISH治疗最快可在一天内完成。按照预约时间到达医院，然后进行大概一小时左右的面诊、商谈和3D口腔扫描。还可以进行如洗牙类的治疗，以加强我们的牙龈健康。之后，将有大约四个小时的自由等待时间，最后将制作完成的MINISH贴合在牙齿上后，整个治疗过程就结束了。

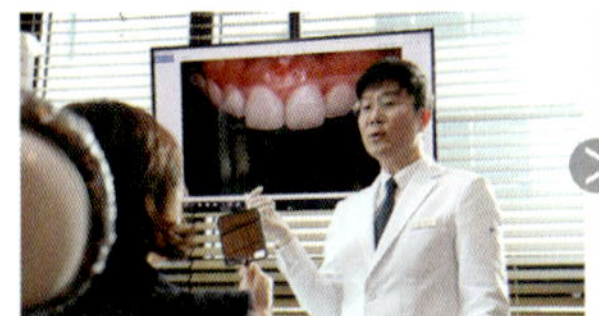

① 与医生面诊

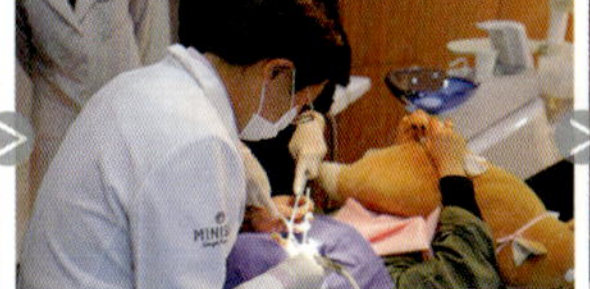

② 需要时进行MINISH治疗前的牙龈整形和牙龈治疗

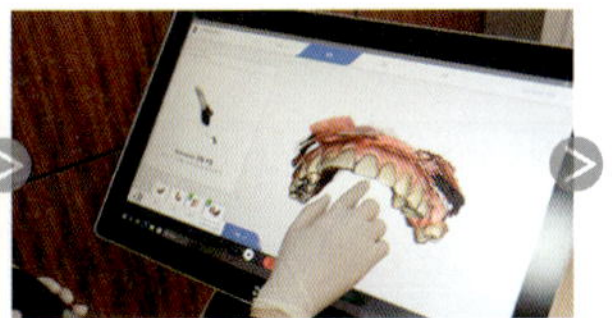

③ 洗完牙后用扫描仪取印模

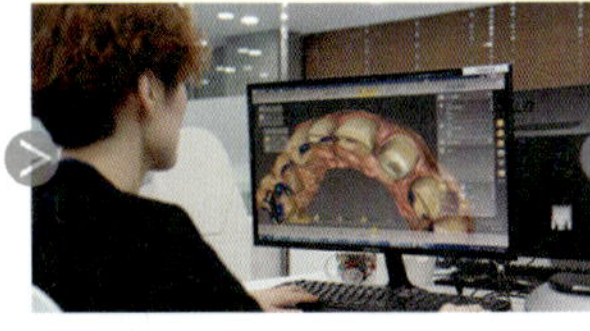

④ 牙齿设计和MINISH修复物制作

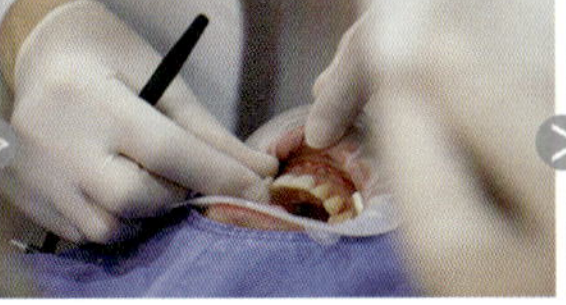

⑤ 确认MINISH的形状和粘合剂颜色

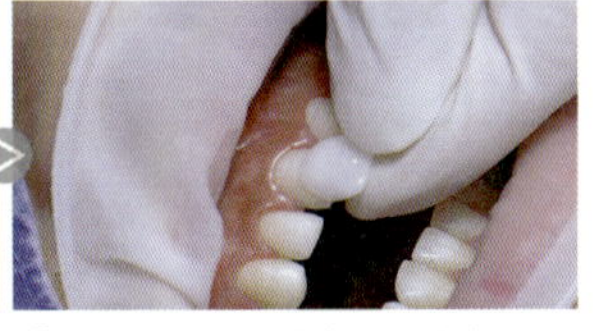

⑥ 检查MINISH结合以及咬合
⑦ 检查贴合度并调整微笑线
⑧ 定期复查

备受K-POP明星和名人青睐的理由

2000年代中后期, 韩国明星流行做烤瓷牙, 但许多人因此受到副作用的困扰。随着

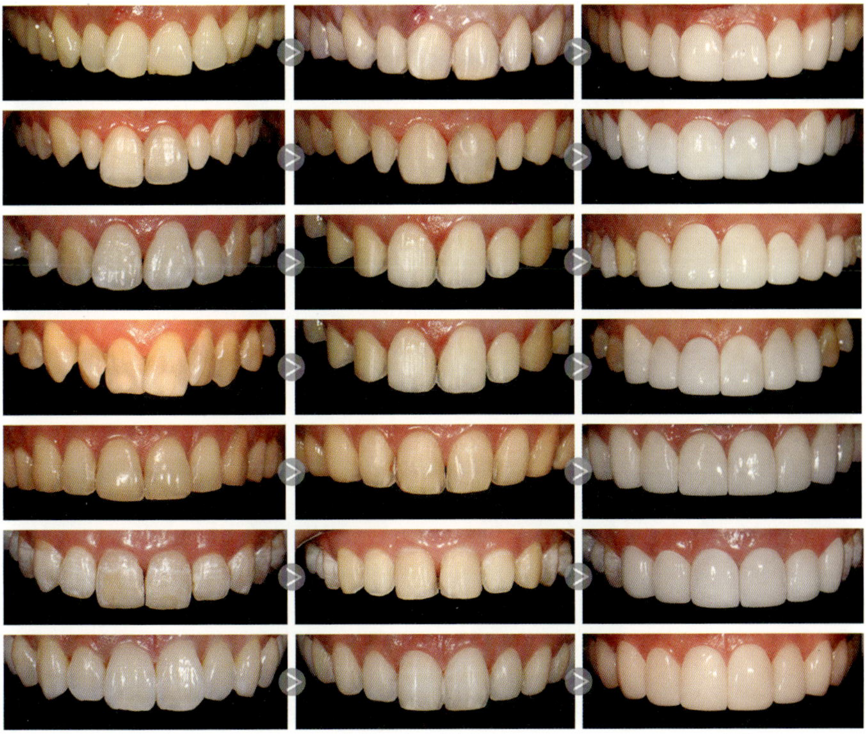

治疗前　　　　　　打磨牙齿（准备阶段）　　　　　　治疗后

一线明星开始用MINISH治疗副作用，MINISH在娱乐圈也逐渐为人所知。现在，大多数偶像练习生从出道前开始就会接受MINISH治疗。此外，包括韩国大型企业的会长、专业管理人员、著名油管达人和网红等，都接受过MINISH的治疗，人数多达500多人。他们大多对治疗效果非常满意，并主动向亲朋好友推荐MINISH。

2009年，烤瓷牙热潮席卷而来。姜廷浩院长开始意识并关注烤瓷牙过度偏重于美观的事实，这导致了对天然牙齿的过度磨除的现实问题。即使烤瓷牙是齿医科教科书中提到的治疗方法，他也提出了质疑，那就是"为了美观而磨除健康的牙齿是否合适"。仔细想想，"对牙齿有害的治疗"，"无法推荐给家人的治疗"，这些问题恰好与姜廷浩院长的治疗理念相悖。

出于改善现有治疗方法的想法，姜院长进行了大量的研究和临床试验以减少对牙齿的打磨，这就是MINISH的诞生。

拒绝单纯侧重审美的治疗！！

天然牙齿的结构可谓最佳优化的状态，能够承受口腔中发生的各种温度和酸度变化，以及咀嚼时产生的压力。最适合牙齿的材料就是牙齿本身，要修复受损的牙齿，必须使用与牙齿特性最接近的材料。

为了保护牙齿免受外部压力的影响，并确保终生健康使用，不能只侧重于外观的美感修复，在内部结构上也要与牙齿本身相似。 因此，如果是珐琅质受损，修复体应使用类似珐琅质的材料；如果是牙本质的问题，则应使用与牙本质最相似的

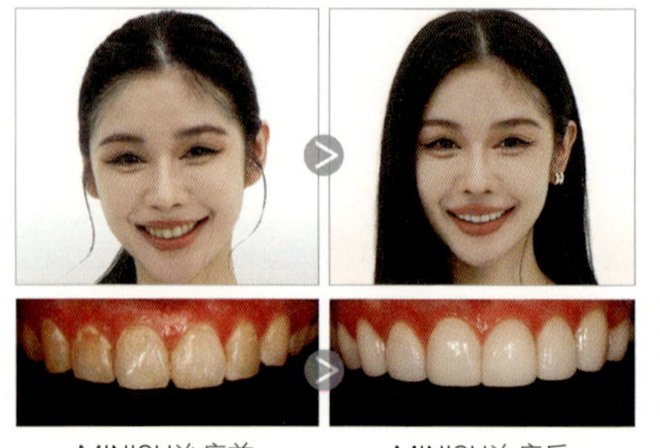
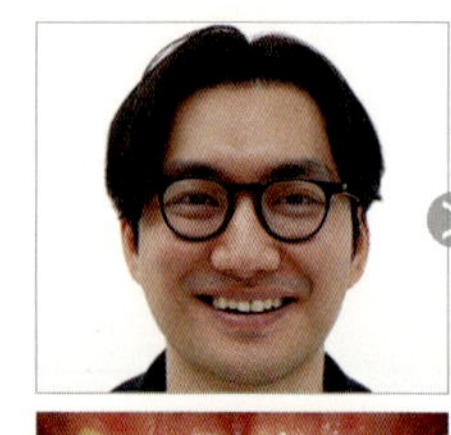
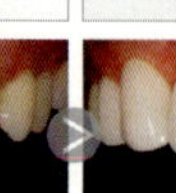
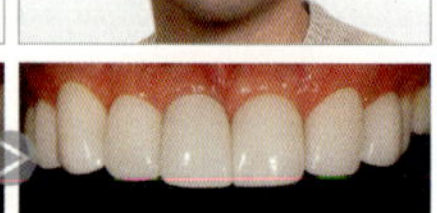

| MINISH治疗前 | MINISH治疗后 | MINISH治疗前 | MINISH治疗后 |

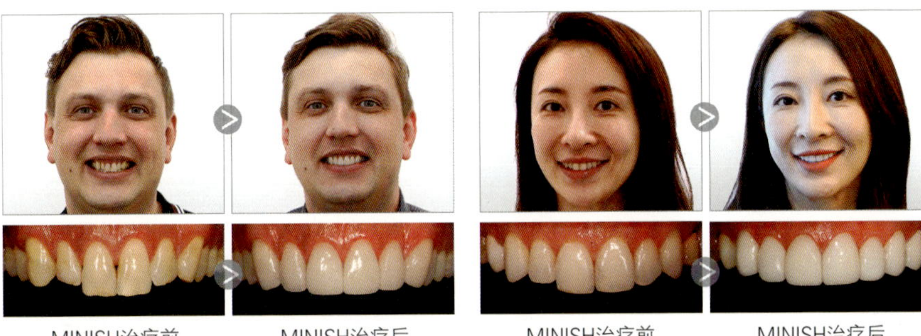

MINISH治疗前　　　　MINISH治疗后　　　　MINISH治疗前　　　　MINISH治疗后

树脂材料，以恢复牙齿本来的特性。修复体不仅在外观上，而且在结构上都必须与自身牙齿相似。牙齿的外表面，即牙釉质，应该使用最接近牙釉质的MINISH块材料，牙本质的问题要选择与牙本质相似的材料进行修复。

想在一天内拥有一口漂亮的牙齿？

牙齿如同面部皮肤一样，也会老化。牙齿不整齐或磨损，整齐的牙齿变得歪斜，门牙有缝隙以及牙齿变黄都是牙齿老化的常见迹象。如果门牙有缝隙、有虎牙或牙齿变色，可以考虑门牙的部分矫正和MINISH。此外，如果牙齿不整齐，通过MINISH治疗也可以从视觉上矫正牙齿。除了治疗蛀牙，还可以解决缺损、磨损、腐蚀、变色和裂纹等牙齿老化问题。牙齿矫正治疗后或牙周病引起的黑三角也在治疗范围内，包括受损的臼齿和门牙。牙齿的衰退也会使人看起来显老。因此，如果想给人年轻的印象，最好拥有整齐无间隙的门牙。如果居住在国外或首尔以外地区，或因工作繁忙而无法看牙医，或者需要在短时间内进行牙科治疗，MINISH就是理想的最佳选择。您可以在上午接受诊断，下午完成治疗，一天之内就能拥有健康美丽的牙齿。MINISH治疗适用于大多数人的牙科治疗，种植牙除外。另外，除了用于填补蛀牙的修复治疗外，MINISH还可用于在一天内矫正牙齿。

16年间，积累了15万以上的临床数据

2009年开始进行临床研究和开发，以显著降低牙齿的磨除量，目前已积累临床治疗数据15万余例。经过16年的实践，"不会出现问题"这一点得到了验证，治疗后虽然

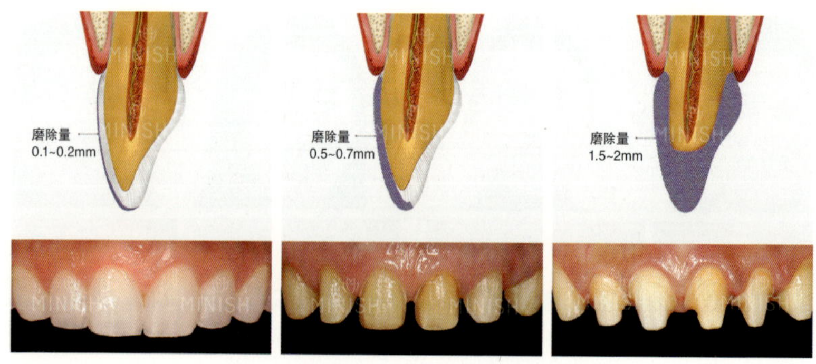

MINISH VS 烤瓷牙 VS 牙冠 牙齿磨除量比较

外表看起来相似，但牙齿的内在状况和特性却完全不同。通过MINISH治疗后的牙齿磨除量案例可以看出，近乎没有进行打磨，因此可以将其作为自己的牙齿长期使用，而不会产生任何副作用。牙齿修复可以比作建筑翻新。虽然建筑物在翻新完工后可能不会立即出现去掉"任何"问题，但随着时间的推移，外部冲击会导致建筑物摇晃、漏水等问题。不考虑牙齿性质和状况的治疗方法也会随着时间的推移导致牙齿结构崩溃，并从内部引发牙齿问题。MINISH与天然牙齿高度相似，提供10年质保。为了打造出最符合本人气质的牙齿，以及提供更好的结果，通过使用最先进的设备，实现超精密的加工技术，并与经验丰富的技师和医务人员合作，从而延长保修期。诊所拥有平均15年经验的专业研究人员，确保为每位患者提供个性化治疗。

TIP_MINISH手术信息

手术时间	麻醉方法	是否住院	恢复期	停留时间
1小时	根据需要进行	无需住院	1天	1天

모발이식(M자 탈모)(毛发移植(M型脱发))
여성 모발이식(헤어라인교정)(女性毛发移植(发际线矫正))
모발이식 재수술(毛发移植修复手术)

"
외모콤플렉스 부추기는 '탈모'
이를 개선을 위한 다양한 모발이식

为了改善让外貌自卑的
"脱发"的多样的毛发移植
"

탈모의 대표적인 증상인 M자탈모, 정수리탈모와 헤어라인이 유독 뒤로 후퇴하여 넓은 이마나 각진 이마 때문에 생기는 외모 콤플렉스! 자신감과 아름다움을 찾기 위한 모발이식의 모든 것.

脱发的典型症状包括M型脱发、头顶脱发、特别是发际线特别靠后以及宽或有棱角等造成的外貌自卑! 为了帮助找回自信和美丽, 关于植发的全部

뉴헤어모발성형외과
NEWHAIR毛发整形外科医院

www.newhairps.com

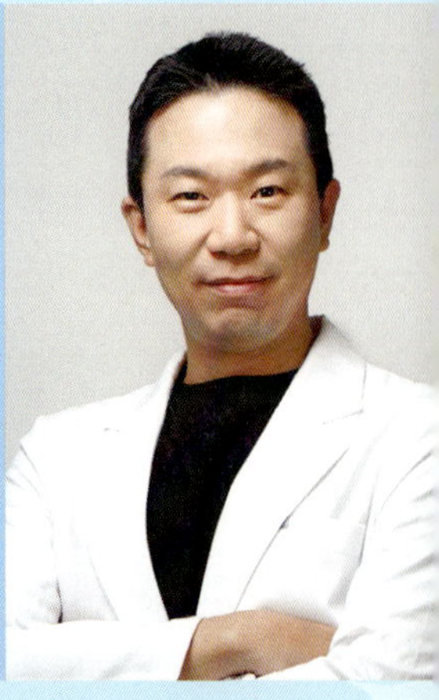

김진오(金镇午)

- 성형외과 전문의(整形外科专门医)
- 연세대학교 의과대학 졸업(延世大学医科大学毕业)
- 세브란스병원 외래교수(severance医院门诊教授)
- 대한레이저피부모발학회 이사(韩国激光皮肤和毛发生长学会理事)
- 세계모발이식학회(ISHRS) 정회원(世界毛发移植学会 (ISHRS) 正式会员)

11 탈모 해결을 위한 최고의 방법, 모발이식

급증하는 여성 탈모 원인

사람은 누구나 머리주머니인 '모낭'을 가지고 태어난다. 모낭으로부터 자라나는 머리카락은 성장과 함께 굵어지지만, '모낭'은 그 수가 더 많아질 수 없다. 식습관이나 생활습관과 관계없이 '모낭'의 수는 증가 할 수 없는 것이다. 대부분의 사람은 사춘기 시절까지는 낮은 헤어라인을 가지다가 20~22세가 되면서 헤어라인이 올라가 안정적인 모습이 된다. 탈모 유전자를 가지고 있지 않다면 대부분의 사람이 이 즈음에서 헤어라인의 변화가 멈출 것이다.

그러나 탈모 유전자를 가지고 있는 사람들의 헤어라인은 계속 후퇴하게 된다. 우리몸의 5-알파 전환효소(5a-reductase)가 테스토스테론을 디하이드로테스토스테론(DHT)로 변환 시키는데 이 과정은 매우 자연스러운 신체의 호르몬 변화지만 유전자를 가지고 있는 사람의 경우엔 DHT로부터 모낭이 공격을 받게 되고 모낭이 DHT에 대해 매우 민감하게 반응하여 점점 약해지다가 사라진다.

여성탈모는 유전적 요인뿐 아니라 빈혈, 갑상선질환, 내분비이상, 불규칙한 생리주기, 교원성질환 그리고 급격한 체중감소 혹은 영양적 불균형이 원인이 될 수 있다.

이 외에는 신체의 컨디션을 떨어뜨리는 스트레스, 음주, 흡연 등이 탈모를 가속화 할 수는 있으니 자제하는 것이 좋다.

모발이식(M자 탈모)

모발이식은 머리카락을 옮겨서 심는 수술이다. 엄밀하게 말하면 머리카락(hair)을 이식하는 것이 아니고 머리카락을 생산하는 세포인 모낭(Follicle)을 이식하는 것이다.

나무를 옮겨 심는 것에 비유하면 머리카락은 나무의 줄기, 몸통에 해당하고, 모낭은 뿌리에 해당한다. 즉 줄기를 옮기는 것이 아니라 뿌리를 옮기는 것이다.

머리카락을 손으로 잡아 뽑으면 뿌리 세포인 모낭은 나오지 않고 줄기인 머리카락만 나오는 것이기 때문에 이렇게 뽑은 머리카락을 이식하면 당연히 나지 않는다.

모발 이식의 원리 : 자가 모발 이식

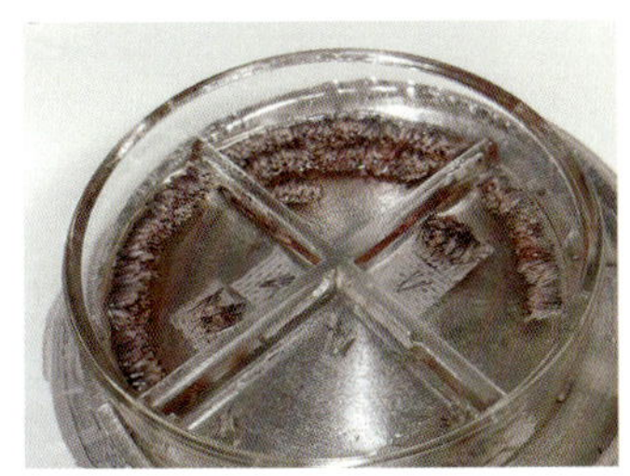

모발 이식은 자신의 머리카락을 이식하는 것이다. 그래서 모발 이식의 정식 학명은 '자가' 모발 이식이다. 신장, 간, 심장, 폐 이식처럼 다른 사람의 것을 기증받아서 쓰는 것이 아니다. 다른 사람의 머리카락을 쓰는 것이 이론적으로 불가능한 것은 아니지만, 다른 장기 이식처럼 수술 후 장기의 거부 반응을 막는 면역 억제제 등을 쓸 가치가 있는 수술이 아니기에 현실적으로 남의 머리카락을 이식하는 타인 모발 이식은 시행되지 않는다.

보통 뒷머리와 옆머리 부분이 탈모가 흔하게 생기는 앞머리나 정수리 부분보다는 모발 밀도도 높고 굵은 머리카락이 많아서 가장 선호하는 채취 부위이다.

가능한 모발 이식 양과 횟수

사람마다 가능한 모발 이식 양이 다르다. 인종에 따라서도 다르고, 같은 인종 내에서도 편차가 크다. 머리카락의 밀도가 높고, 굵기가 굵으며, 한 모낭 당 머리카락의 숫자가 많은 사람은 1만 모 이상의 모발 이식이 가능하기도 하다. 반면 모발 밀도가 떨어져 듬성듬성하고, 굵기가 얇고, 1모 모낭이 많은 사람은 2~3천 모 정도도 이식이 어려울 때가 있다. 평균적인 한국인의 모발 양으로 봤을 때 평생 가능한 모발 이식 양은 4000~8000모, 이식 횟수는 2~4회 정도로 보면 된다.

한 사람에서 최대한 많은 모발을 채취하여 이식하려면, 절개법으로 가능한 만큼(1~2회) 채취를 하고, 그다음에 비절개로 전환해서 채취(1~2회) 하는 것이 능률적이다. 최대량을 채취할 필요가 없다면 관계없지만, 최대치를 얻으려면 절개를 먼저 해야 절개 부위의 모든 모발을 100% 이식에 쓸 수 있기 때문에 효율적이다.

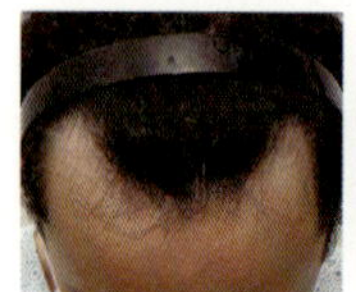

M자 탈모

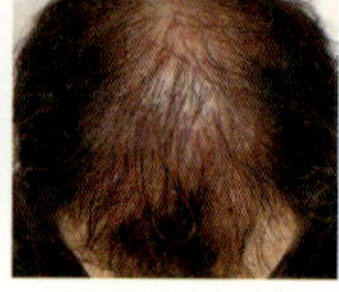

남성형 탈모(1)

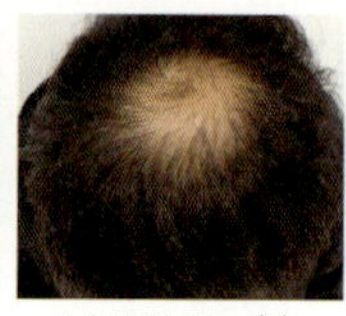

남성형 탈모(2)

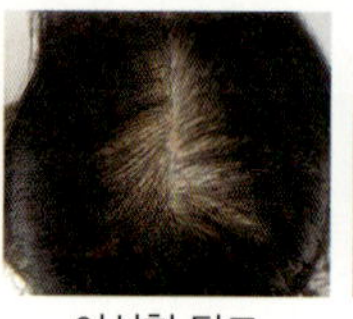

여성형 탈모

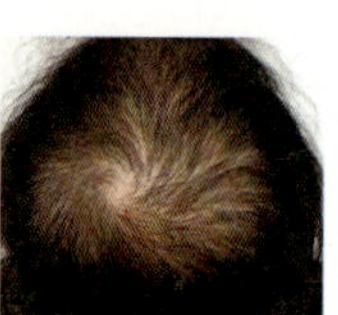

정수리 탈모

모발 이식의 종류

모발 이식은 모발을 어떻게 채취하는지에 따라 절개법(FUT·Follicular Unit Transplantation) or FUSS(Follicular Unit Strip Surgery)과 비절개법(FUE·Follicular Unit Extraction or Excision)으로 분류할 수 있다.

각각의 방법은 장점과 단점이 있으며 한 가지 방법이 무조건 우월하거나 하지 않다. 중요한 것은 그 방법을 하는 것이 아니라 원하는 결과를 얻는 것이므로 집도의와 이 부분에 대해서 꼭 의논을 하는 시간이 필요하다.

절개법

후두부의 피부를 얇은 띠 모양(strip)으로 떼어내고, 그 피부 절편에 붙어 있는 머리카락을 현미경으로 하나하나 모낭 단위로 분리하여 이식하는 방법이다. 절제하는 피부 편의 크기는 이식량과 모발 밀도 등에 따라 차이가 있지만, 폭은 1.0~1.5 cm 정도이고, 길이는 양이 적으면 10cm 이하로도 하지만, 일반적으로 많이 시행되는 3,000모 이상의 이식에서는 20~30cm 정도가 필요하기도 하다. 절개 채취 및 봉합은 짧게는 20분에서 30분, 길게 1시간 정도 걸린다.

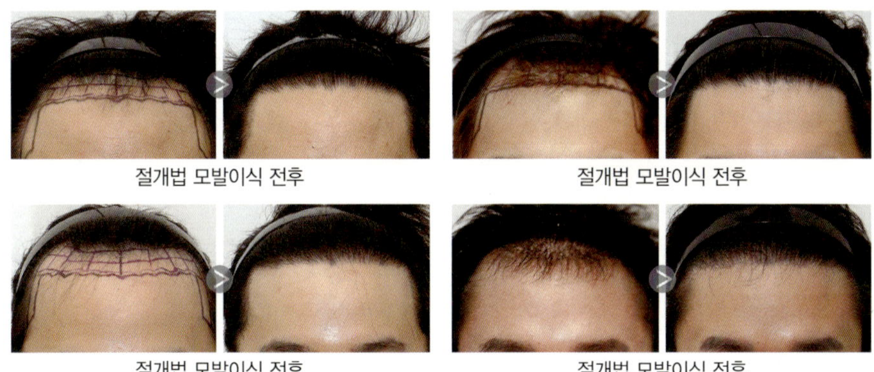

절개법 모발이식 전후

절개법 모발이식 전후

절개법 모발이식 전후

절개법 모발이식 전후

　절개 모발 이식의 장점은 안정적인 생착률, 짧은 수술 시간, 머리카락을 자르지 않고 수술할 수 있는 편의성, 상대적으로 저렴한 비용 등이다. 단점은 두피 내에 선으로 된 흉터가 남고, 수술 직후 통증이 비절개법보다 좀 더 있는 편이며 회복에 시간이 좀 더 걸린다. 두피가 비칠 정도로 짧게 깎지 않는다면 일반적인 경우에 흉터가 보이지는 않는다.

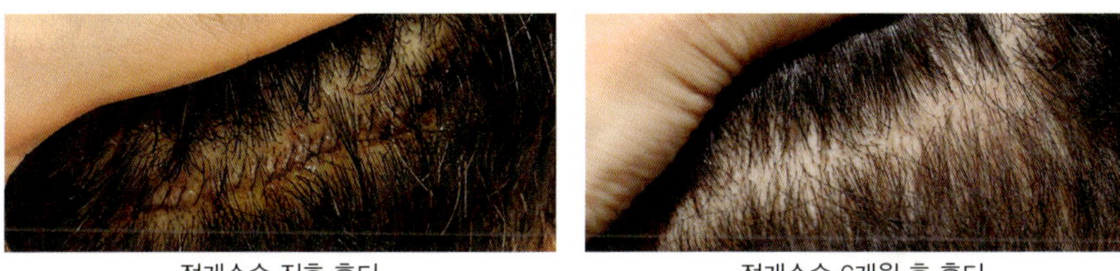

절개수술 직후 흉터

절개수술 6개월 후 흉터

비절개법

　머리카락 1~2개가 들어가는 작은 원통형 미세 드릴을 사용해서 모낭 단위로 머리카락의 뿌리 부분을 한 개씩 뽑아 채취하는 방법이다.

　절개법이 선으로 된 흉터(linear scar)가 남는데 비해서 비절개법은 점으로 된 흉터(dotted scar)가 남아서 흉터가 잘 눈에 띄지 않고, 수술 후 통증이 적고 회복이 빠르다. 절개는 채취된 피부편에 있는 모발을 이식에 쓰므로 이식모의 선택권이 적은데 반면, 비절개는 의사가 채취할 모발을 하나하나 고를 수 있어서 두껍고 모낭 당 모발이 많은 2~3모 모낭 위주로 뽑을 수 있다는 장점이 있다.

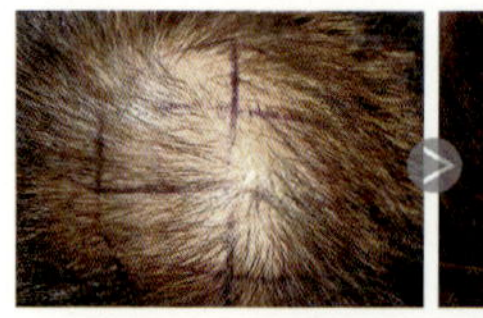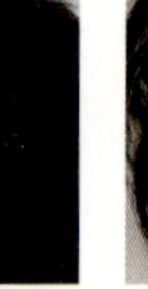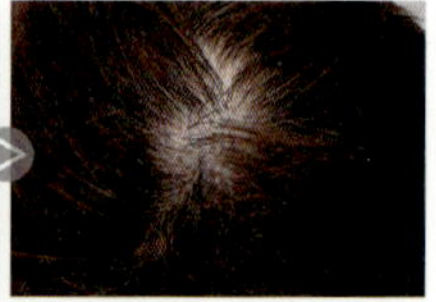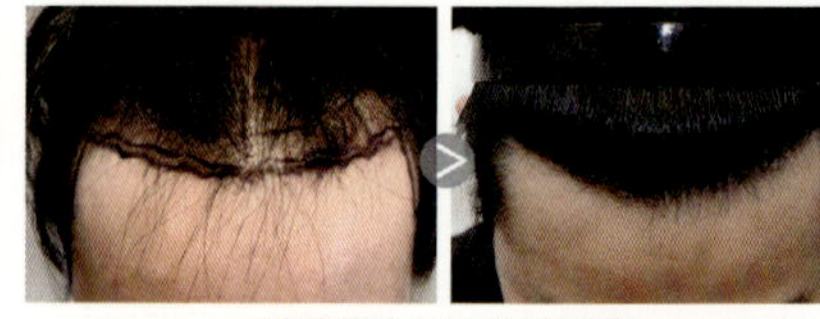

비절개법 모발이식 전후   비절개법 모발이식 전후

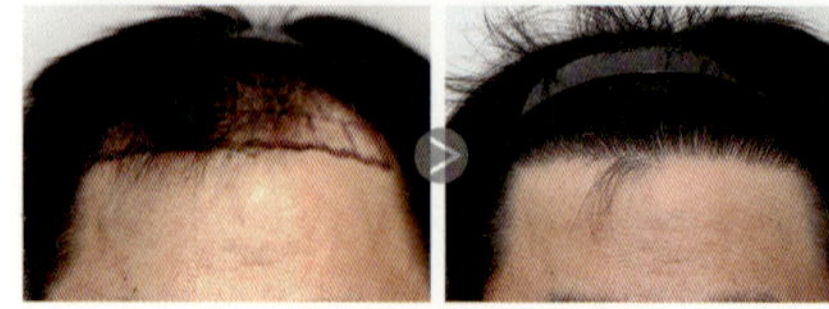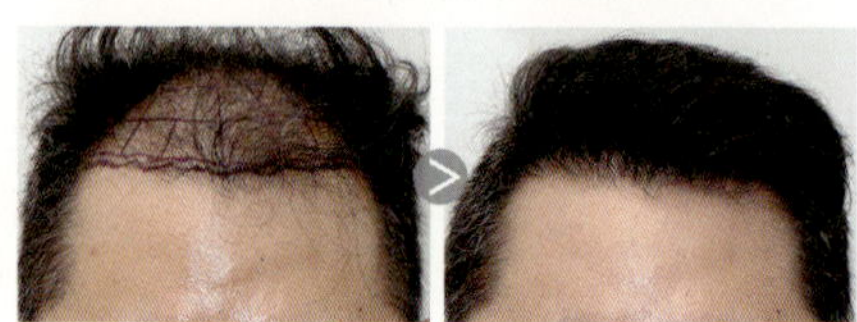

비절개법 모발이식 전후   비절개법 모발이식 전후

단점은 생착률이 절개법보다는 떨어질 수 있고, 삭발 부위가 필요하며, 수술 시간이 오래 걸린다는 것이다. 생착률 부분은 비절개 도입 초기에는 절개법과 차이가 많이 났으나 비약적인 기술의 발전으로 격차를 많이 줄여서 큰 차이는 없다고 볼 수 있다. 하지만 가늘고 스트레스에 약한 타입의 모발에서는 절개법에 비해 생착률이 떨어질 가능성이 존재한다.

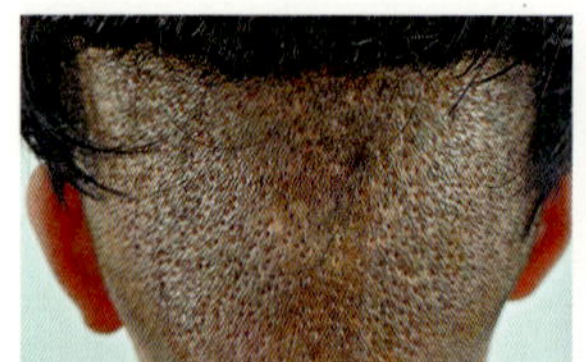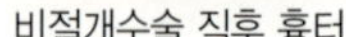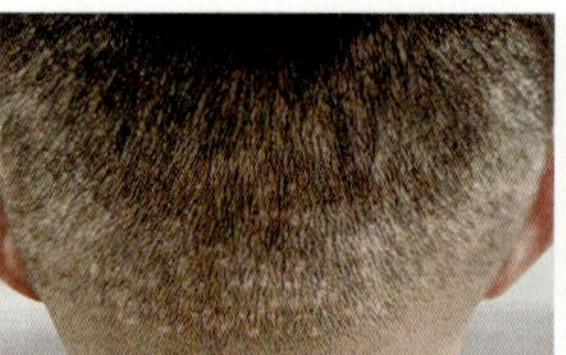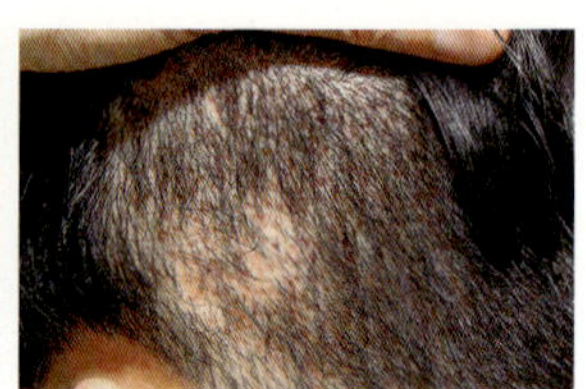

비절개수술 직후 흉터   비절개수술 직후 티나는 흉터   비절개수술 흉터

모발 이식의 결과

이식모의 생착 시기

이식된 모발은 이식 직후부터 1~2일은 주위 조직의 확산으로 받은 영양분과 산소를 가지고 살아간다. 부족한 양분으로 살아가야 하는 힘든 시기이다. 수술 후 3~4일이 지나면 미세 혈관이 자라 들어와서 본격적인 양분과 산소 공급이 가능해진다. 그래서 미세 혈관이 자라기 전까지 첫 3일이 매우 중요하며, 이 시기에는 혈류 및 산

소 공급이 원활하도록 몸에 스트레스를 주는 상황을 피하는 것이 좋다. 담배나 술을 특히 피하도록 한다.

10~11일 정도가 지나면 모낭과 주위 조직과의 유착이 완전히 일어나 손으로 모발을 뽑아도 모낭(뿌리)은 남아있고 줄기(모간;shaft)만 빠지므로 생착에 영향을 받지 않는 시기가 된다. 이 시기가 지나면 딱지를 제거해 주는 병원도 있는데, 딱지와 함께 이식모가 빠져도 괜찮은 시기이기 때문이다. 딱지를 억지로 떼거나 이식모를 억지로 뽑는 것은 굳이 좋을 것이 없으므로 저절로 탈락하게 두는 것을 추천한다.

모발 이식 후 탈락

이식 수술이 끝나면 이식모가 그대로 자라면 바로 좋은 효과를 거두므로 좋겠지만, 그대로 자라는 머리카락의 비율보다는 한번 탈락하고 자라는 머리카락의 비율이 훨씬 높다. 보통 50~80% 정도의 이식모는 수술 후 1~2주 정도가 지나면 탈락하게 된다. 이식모는 수술 중 많은 스트레스에 노출되기 때문에 성장기를 이어가기보다는 휴식을 취하려는 성질을 갖는데, 그래서 대부분의 이식된 머리카락이 이식 직후 탈락하는 휴지기로 돌입한다. 휴지기는 일종의 '동면(겨울잠)'으로 봐도 됩니다. 이식된 모발의 70~80%가 탈락하는 것뿐 아니라 수술 시 두피에 가해진 충격 등으로 기존에 있었던 모발 역시 탈락하는 증상이 생기기도 한다. 이를 '동반 탈락(shock loss)'이라고 하는데, 역시 휴지기를 거쳐서 회복하는 과정을 거치므로 크게 걱정하지 않아도 된다. 모발 이식 후 3~4주 정도가 지나면 이식모 탈락과 동반 탈락이 동시에 일어나서 모발 이식 전보다도 못한 상황이 생기기도 하는데, 3~4개월 정도 지나면서 머리카락이 다시 나기 시작한다.

모발 이식 완성까지 걸리는 시간

이식모의 탈락 비율이나 휴지기 기간이 사람마다 모낭마다 차이가 크다. 수술 직후부터 바로 암흑기 없는 분들은 바로 완성된 결과를 얻을 수 있겠으나 그런 경우는 매우 드물고, 모발 이식 후 암흑기를 거쳐 3~4개월 정도 지나면 짧은 휴지기를 보낸 모낭들은 모발을 다시 생산하게 된다.

긴 휴지기를 갖는 모낭들은 6~12개월 정도 시간이 필요한데, 일반적으로 6개월 정도 지난 시점에 70~80% 정도의 모낭이 모발을 재생산하고, 나머지 6개월에는 20~30% 정도의 모낭이 모발을 재생산하기 시작한다. 길게는 모발 이식 후 18개월 이후까지 새로 난 머리카락이 있다는 보고도 있다. 그래서 최종 결과를 판단하는 시기는 보통 수술 후 10~12개월 정도이다.

TIP_모발이식 수술정보

수술시간	마취방법	입원여부	회복기간	체류기간
6시간 이상	국소마취	입원없음	1~3일	비절개법(2~3일), 절개법(7~10일)

여성 모발이식(헤어라인교정)

여성 헤어라인 교정을 위한 모발이식은 굵기 별로 자연스럽게 배치하는 것과 잔머리 연출을 자연스럽게 하는 것이 포인트이다.

여성의 모발이식 수술은 많은 디테일이 필요한 수술이다. 얼굴 형을 교정하는 안면 윤곽 수술의 개념도 있으면서, 디자인과 선의 모습을 중요시 하는 미술적인 측면, 그리고 조직을 옮겨 심는 조직 복원 수술의 생물학적 요소도 내포하는 복합적인 수술이기 때문이다. 한 가지 요소만 잘해서 좋은 결과를 얻기가 어렵기 때문에 굉장히 많은 경험과 노하우가 필요하여 헤어 라인 교정술이 모발이식 쪽에서도 가장 디테일이 필요하고 섬세한 분야다.

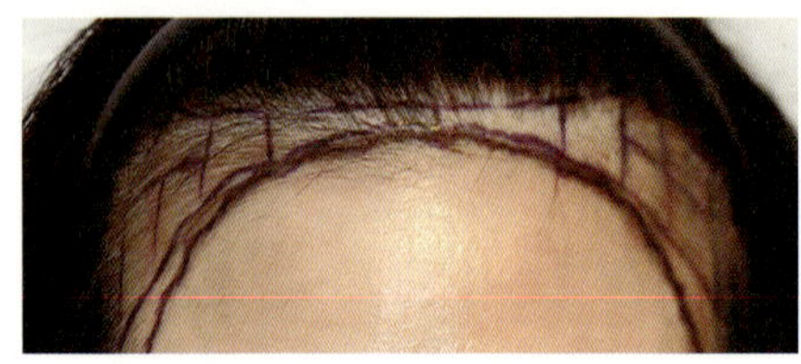

여성헤어라인 디자인 정면 사진

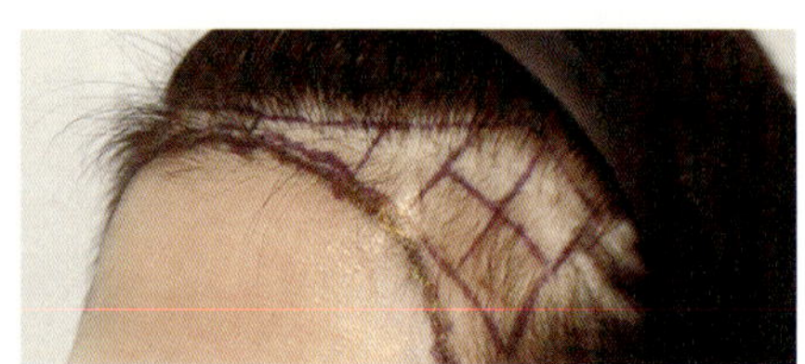

여성헤어라인 디자인 측면 사진

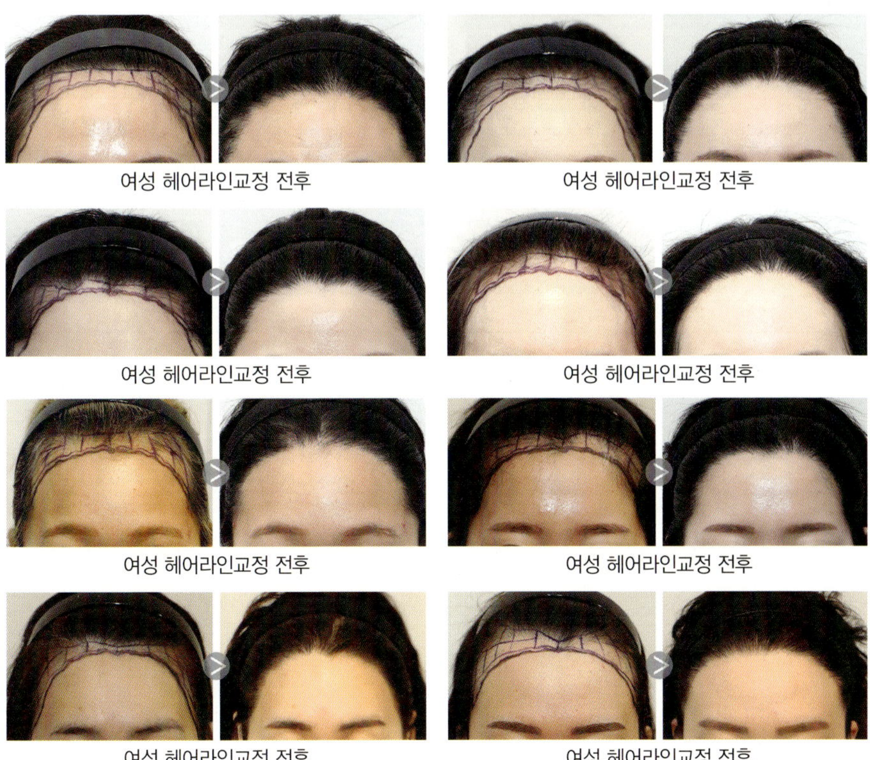

이상적인 이마의 넓이(이상적인 헤어라인)

얼굴에 이상적인 비율이 있듯이 머리카락이 시작하는 이마 선(hairline)의 위치 역시 이상적이라고 생각되는 비율이 있다. 이마 선과 미간, 미간과 코끝, 코끝과 턱 끝의 사이의 비율이 1 : 1 : 1이면 이상적인 비율이나 절대적인 것은 아니고 얼굴의 다른 비율 등에 맞춰서 조절해야 한다. 헤어라인을 디자인 때는 관자놀이 피크를 만들어 주는 것이 자연스럽다. 눈썹 45도 상방, 관자놀이 부분에 약간 튀어나온 굴곡을 관자놀이 피크(Temporal peak)라고 하는데, 이 부분을 전진시키면서 구레나룻과 자연스럽게 연결하면 측면 얼굴의 크기를 줄이는데도 매우 효과적이다.

TIP_여성의 모발이식 (헤어라인교정) 수술정보

수술시간	마취방법	입원여부	회복기간	체류기간
6시간 이상	국소마취	입원없음	1~3일	비절개법(2~3일), 절개법(7~10일)

11 解决脱发的最佳方案，
毛发移植

女性脱发迅速增加的原因

每个人出生时都有装毛发的囊，也就是毛囊。从毛囊长出来的头发会随着生长变得越来越粗，但"毛囊"的数量却无法增加。无关饮食习惯还是生活习惯，"毛囊"的数量也无法增加。大多数人在青春期之前发际线较低，但随着年龄的增长，20至22岁发际线会往后退而达到稳定的样子。除非你有脱发基因，否则大多数人的发际线都会在这个时候不再发生变化。

然而，有脱发基因的人的发际线却会不断后退。我们体内的5-α转化酶（5a-还原酶）会将睾酮转化为DHT，这个是体内非常自然的荷尔蒙变化过程，但在携带该基因的人，毛囊会受到DHT的攻击。毛囊对DHT的反应非常敏感，因而毛囊将逐渐萎缩，然后消失。

女性脱发除了遗传因素外，还有贫血、甲状腺疾病、内分泌异常、月经周期不规律、胶原蛋白疾病、体重快速下降或营养不平衡等原因。除此之外，最好远离会使身体状况恶化的压力、酒、烟等，因为这都会加速脱发。

毛发移植（M型脱发）

毛发移植是一种移动毛发后种植的手术。严格来说，它移植的不是毛发，移植的是生产毛发细胞的毛囊。

如果把它比作移植一棵树，头发就相当于树干和树身，毛囊就相当于树根。换句话说，不是动茎，而是动根。因为用手拔头发时，只能拔出毛发，不能拔出毛发的根细胞毛囊，所以移植的是毛发的话，那就不会再长出来头发。

毛发移植原理:自体毛发移植

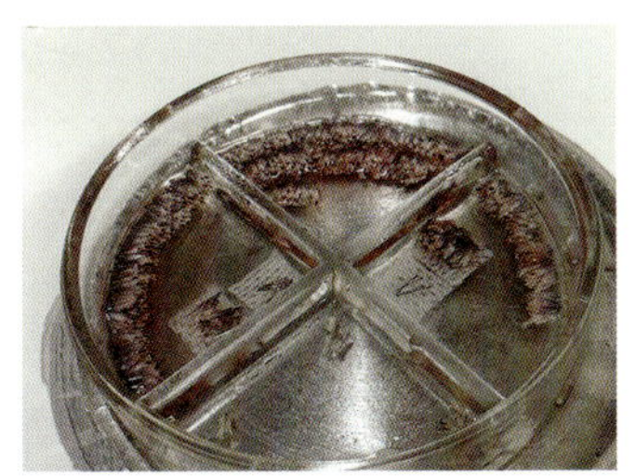

毛发移植指的是移植自己的头发。因此毛发移植的官方学名是"自体"毛发移植。就像肾脏、肝脏、心脏和肺移植一样，不是别人捐献的。虽然理论上使用别人的头发也不是不可行，但与其他器官移植不同，这并不是一个值得在手术后，服用免疫抑制剂来防止器官排斥的手术，所以在现实中，并不会使用别人头发的毛发移植进行手术。通常，比起常见脱发的发际线或头顶区域，头部的后枕部和两侧是最佳的采集毛囊的部位，因为毛囊密度更好，头发更粗。

植发手术可行的量和次数

每个人可以进行的毛发移植的量是不同的。因人种而异，即使是同一种族，也存在很大差异。对于头发密度高、厚度厚、每个毛囊毛发数量多的人来说，毛发移植1万根以上是可行的。相反，对于头发密度低、头发稀疏、厚度薄、单个毛囊多的人来说，即使移植2000至3000根头发也可能很有难度。

考虑到韩国人平均头发量，一生可移植的毛发量为4000至8000根头发，移植次数为2至4次。如果想从一个人身上采集和移植尽可能多的毛发，最有效率的方法是先使用切开法尽可能采集更多的毛发（1至2次），然后改用非切开法采集毛发（1至2次）。如果不是采集到最大量的话，虽然没有太大关系，想要获得最大值的最高效的方法是先做切开法，因为切开区域所有毛发可以100%来用于移植。

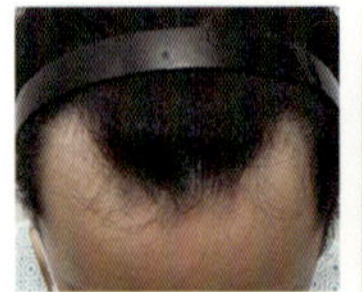

M型脱发

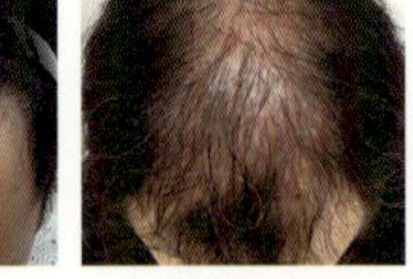

男性型脱发 (1)

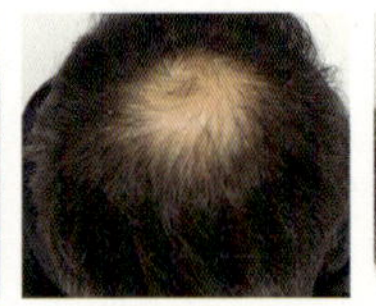

男性型脱发 (2)

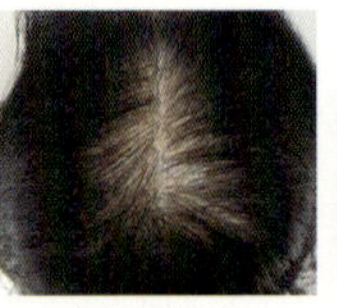

女性型脱发

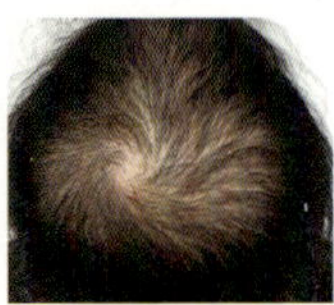

头顶脱发

毛发移植的类型

根据毛发采集方式的不同，毛发移植可分为切开法（毛囊单位移植（FUT）或毛囊单位剥离手术（FUSS））和非切开法（毛囊单位提取或切除（FUE））。

每种方法都有优点和缺点，没有一种方法是绝对优越的。重要的不是采取方法，而是得到想要的结果，所以需要花时间跟外科医生咨询。

切开法

切开法是提取后脑勺的头部细条的头皮，在显微镜下将附着在头皮条上的毛发分离成单个毛囊，并进行移植的手术方法。根据移植量和毛发密度的不同，切除的头皮部分的面积也不同，宽度约为1.0至1.5厘米，如果数量少，长度可以小于10厘米，一般移植超过通常需要3,000根头发，可能需要20厘米~30厘米左右。切开、采集和缝合的手术时长，短则20至30分钟，长则约1小时。

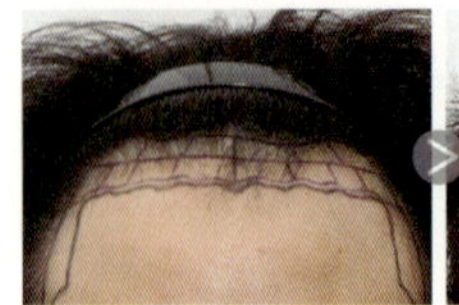

切开式毛发移植前后

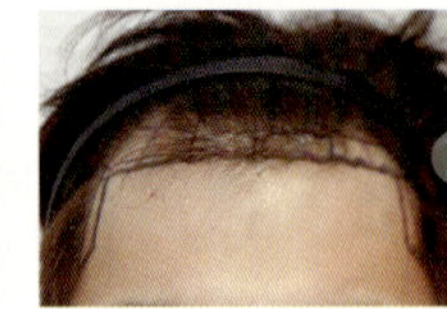

切开式毛发移植前后

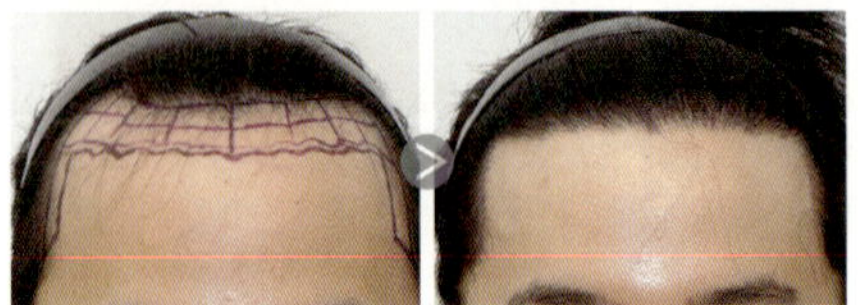

切开式毛发移植前后

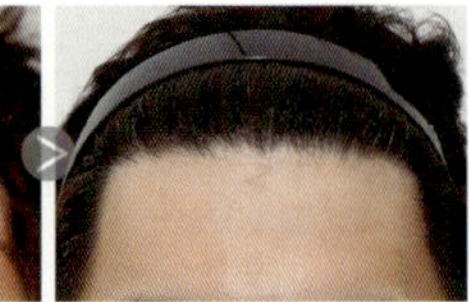

切开式毛发移植前后

切口毛发移植的优点是成活率稳定、手术时间短、手术方便、无需剃发、成本相对较低。缺点是头皮内会留下线状疤痕，术后痛感比非切开法大，恢复时间也更长。一般来说，除非头发的长度短到露出头皮，否则疤痕是看不见的。

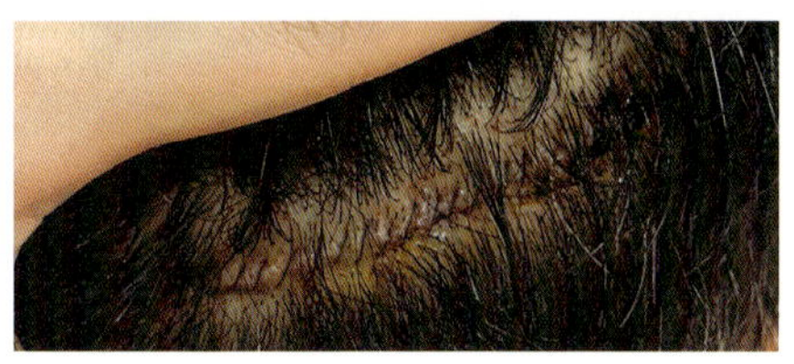
切开手术后 即时留疤

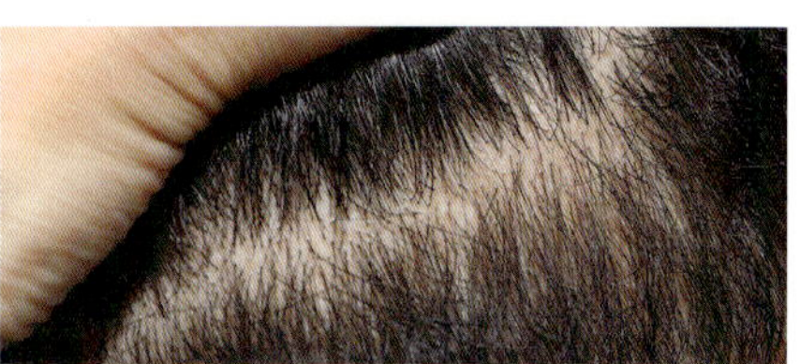
切开手术后6个月的疤痕

非切开法

非切开法是一种用可容纳 1–2 根毛发的小型圆柱形的钻头从毛囊根部提取毛发的植发方法。

与切开法留下的线状疤痕相比，非切开法留下的疤痕是点状的，因此疤痕不那么明显，术后疼痛更小，恢复也更快。切开法是用切取的头皮上的毛发进行移植，所以移植毛发的选择较少；而非切开法优点则是医生可以一根一根地选择要提取的毛发，可以集中采集有2 – 3根头发的毛囊。

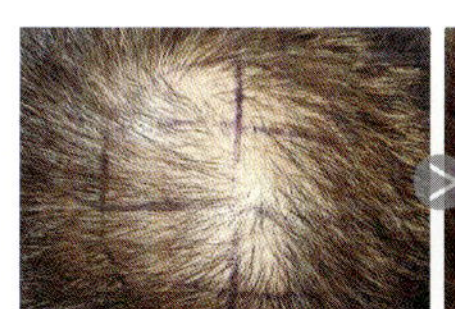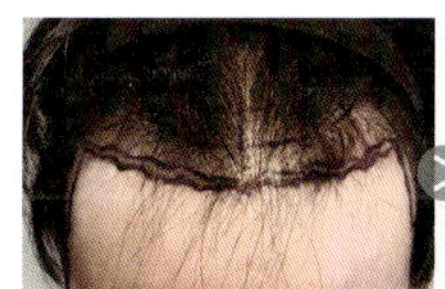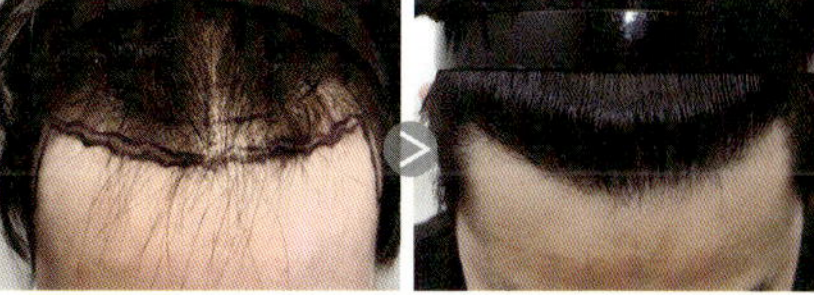
非切开毛发移植前后　　　　　　　　　非切开毛发移植前后

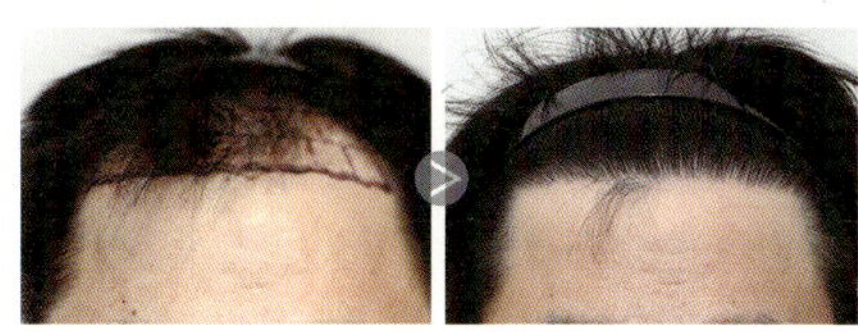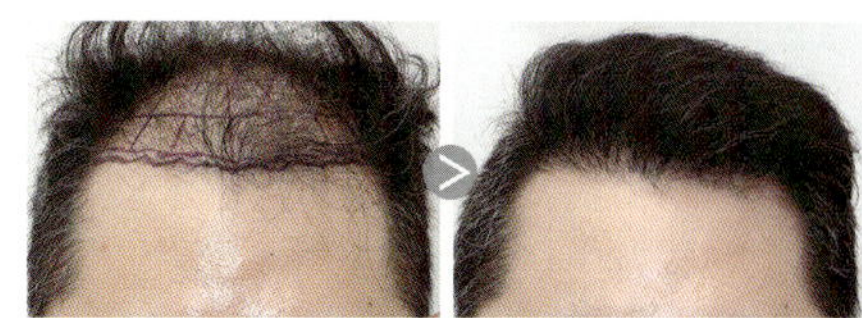
非切开毛发移植前后　　　　　　　　　非切开毛发移植前后

缺点是存活率相对来说比切开法低，需要剃发，手术时间长。刚引入非切开法时，存活率与切开法有很大差异，但随着技术的快速发展，差距已大大缩小，因此没有显著差异。不过，对于稀疏且易受压力的毛发类型来说，与切开法相比，存活率可能还是会低一些。

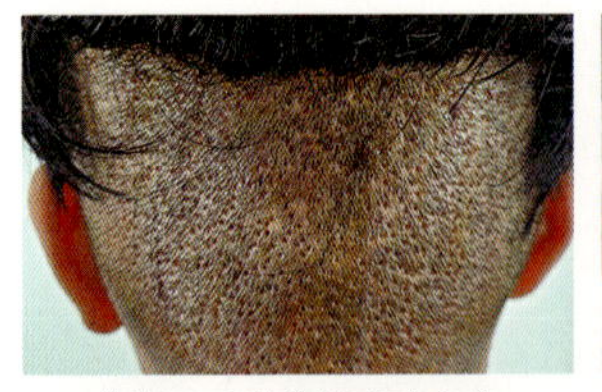
非切开毛发移植即时疤痕

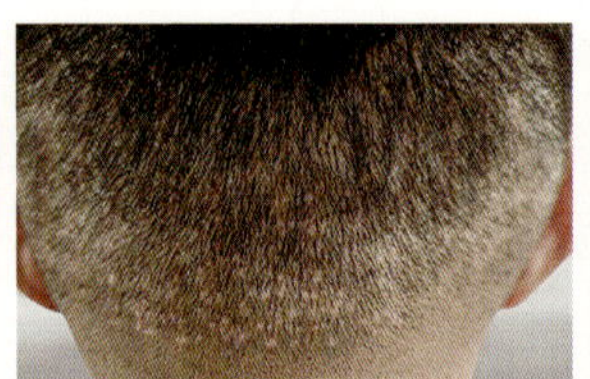
非切开毛发移植即时明显的疤痕

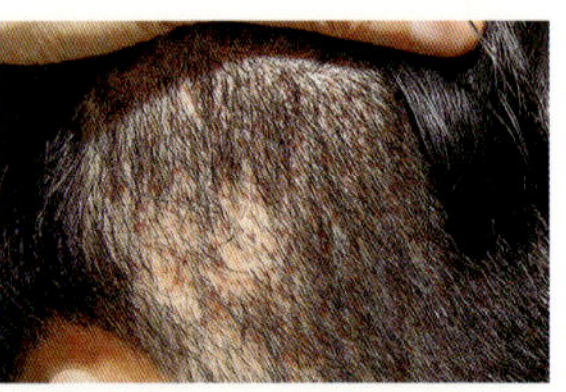
非切开手术疤痕

毛发移植的结果

移植毛发的存活时间

移植后的毛发术后1－2天，是通过周围组织扩散而获得的营养和氧气后存活下来的，如果营养不足是难以存活下去的时期。手术后3-4天，毛细血管生长并开始供应营养和氧气。因此，前三天对于毛血管生长至关重要，在此期间最好避免造成对身体的压力，以保证血流和供氧顺畅。尤其要避免吸烟和饮酒。

约10至11天后，毛囊与周围组织已完全发生粘连，即使用手将毛发拔出，毛囊（根部）仍会保留，仅去除茎部（毛干），是不影响存活的。有些医院会在这段时间之后去除结痂，因为此时移植的头发会随结痂一起脱落。不过强行去除结痂或者拔掉移植的毛发都没有什么好处，所以建议让其自行脱落。

移植后脱落

移植手术后，虽然"如果移植的毛发能按原样长出来"就好了，但是比起不掉继续生长的毛发，掉了之后重新生长的头发更多。通常在术后1-2周左右，大约50-80%的移植毛发会脱落。

由于移植的毛发在手术过程中会受到很大的压力，毛囊往往会处于休息状态，而不继续生长，因此大多数移植的头发会进入休止期，移植后会立即脱落。休止期可以被视为一种"冬眠"。不仅移植的头发70-80%会脱落，现有的头发也可能因手术时头皮受到冲击而脱落。这被称为"同伴脱落"，但不必太担心，因为同伴脱落也会经历一个休止期和恢复过程。

　　植发后约3-4周，移植头发的脱落和伴随的脱落可能会同时发生，可能脱发情况比植发前更糟，但约3-4个月后，毛发又会开始生长出来。

毛发移植最终结果所需的时间

　　移植毛发的脱落比例和休止期因人而异、因毛囊而异。手术后没有立即出现休止期的人，也许能立即获得最终的效果，但这种情况非常罕见，在植发后约3-4个月，毛囊开始经历短暂的休止期再次长出头发。

　　休止期较长的毛囊大约需要6~12个月，一般6个月左右，大约有70~80%的毛囊再生出毛发，剩下的6个月内，大约有20~30%的毛囊再生出毛发。还有报道称，毛发移植后，18个月内还会长出新的毛发。因此，判断最终结果的时间通常是术后10至12个月左右。

TIP_毛发移植手术信息

手术时间	麻醉方式	住院情况	恢复期	停留时间
6小时以上	局部麻醉	不住院	1至3天	非切开法（2–3天）、切开法（7–10天）

女性毛发移植(发际线矫正)

女性发际线矫正的植发要点是按头发粗细自然排列，打造自然纤细的头发。

　　女性毛发移植手术是一项需要很多细节的手术。因为是包括矫正面部形状的面部轮廓、艺术层面强调设计和线条外观以及是需要移植组织，修复组织的手术。这3要素只做好一个也很难取得好的效果，因此发际线矫正是需要大量的经验和技巧，而且是毛发移植中最需要细心的领域。

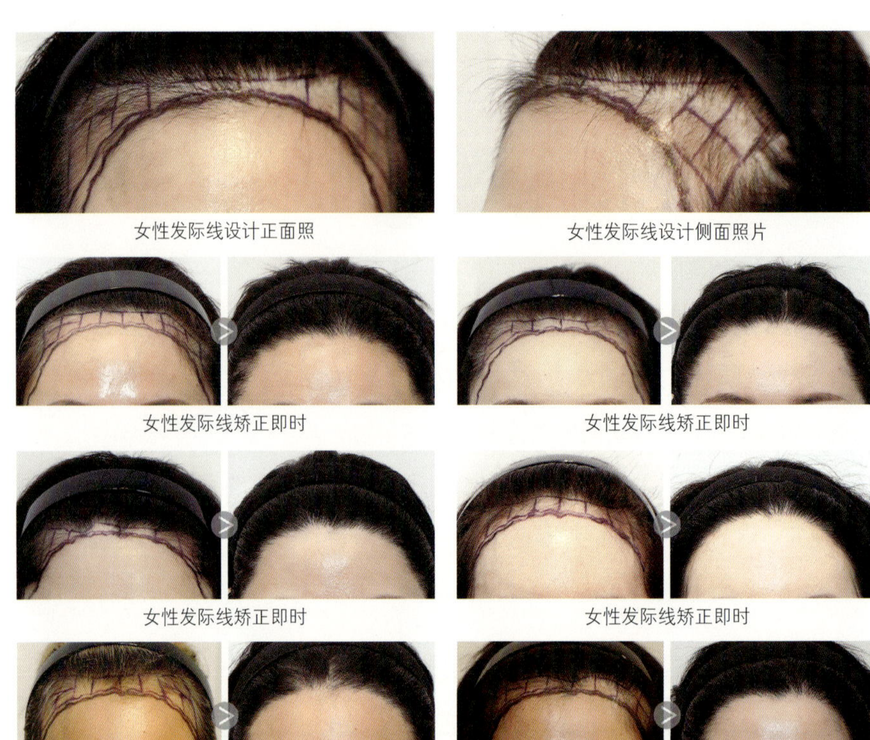

理想的额头宽度（理想的发际线）

正如脸部有一个理想的比例一样，头发开始的发际线位置也有一个理想的比例。如果发际线与眉毛、眉毛与鼻尖、鼻尖与下巴尖的比例是1:1:1　并不是绝对的理想比例，必须根据脸型的其他比例进行调整。设计发际线时，很自然地会在太阳穴处画出发峰。眉毛上方45度延伸、太阳穴处稍微突出的曲线称为颞峰，如果这个部位提前并与鬓角自然相连，对于缩小侧面宽度是非常有效。

TIP_女性毛发移植（发际线矫正）手术信息				
手术时间	麻醉方式	住院情况	恢复期	停留时间
6小时以上	局部麻醉	不住院	1至3天	非切开法（2–3天）、切开法（7–10天）

12 '나'를 사랑하는 자존감 회복! 지방흡입을 고민한다면

비만의 종착역, 지방흡입을 통해 건강한 삶을 꿈꿔보자

과거에는 지방 흡입이 위험한 수술로 인식되어 쉽게 접할 수 없었지만 비만이 사회적 문제로 대두되면서 지금은 여러 종류의 비만 클리닉을 통해 치료받을 수 있을 만큼 대중화가 되었다. 지방흡입 수술 또한 임상 데이터가 쌓이면서 비만 개선 효과와 안정성이 눈에 띄게 향상되었다.

지방흡입은 단순히 체중감량의 목적이 아닌 체형의 교정이라는 점을 상기한 후 받아야 한다. 아무리 다이어트를 하고 식이요법을 병행하더라도 오랜 시간 동안 특정 부위에 축적된 피하지방을 고르게 줄이는 것은 어려운 일이다. 이때 지방흡입 수술을 통한다면 조금은 수월하게 체형을 교정할 수 있다.

지방흡입 수술을 위해 고려해야 하는 점은 다음의 세 가지가 있다. 첫째, 다양한 사례를 통해 체형에 대한 이해도가 높고 지방흡입 경험이 많은 숙련된 의사가 집도하는지, 둘째, 안전하게 시행하고 있는지, 마지막으로 단기간 전신에 걸친 무리한 시술을 권유하거나 시행하지 않는지 등이다.

지방흡입은 단순히 체형의 변화를 가져올 뿐만 아니라, 나아가 마음의 변화까지도 가져온다. 자존감을 회복시켜주고 건강한 아름다움을 추구하여 더 나은 생활을 꿈꾸게 한다. 이것이 우리가 궁극적으로 도달하려는 가치이다.

건강하고 나에게 만족하며 행복하게 사는 것. 바로 그것이다.

이중턱 지방흡입

이중턱 지방흡입 수술은 실제 흡입하는 지방의 양은 많지 않지만, 해당 지방이 사라짐으로 인해 바뀌는 인상은 훨씬 크다.

얼굴형만 달라져도 체중을 감량한 효과가 큰 부위

이중턱은 턱 아랫부분에 피하지방이 몰려 있어서 얼굴선이 아래로 쳐져 보여 실제 나이보다 더 들어 보이게 하는 단점이 있다. 과체중이 아닌 정상체중의 환자에게도 흔하게 발생하는데, 이는 노화가 진행됨에 따라 그 정도가 더 심해진다.

이중턱 지방흡입 수술은 실제 흡입하는 지방의 양은 많지 않지만, 해당 지방이 사라짐으로 인해 바뀌는 인상은 훨씬 크다. 체중을 감량하지도 않았는데 살이 빠졌다는 말을 들을 수 있는 그러한 수술이다. 이중턱 지방흡입을 위한 절개 흉터는 양쪽 귓볼 뒤쪽과 턱 아래에 위치하고 있어 고개를 높이 들지 않는 이상 잘 보이지 않는다.

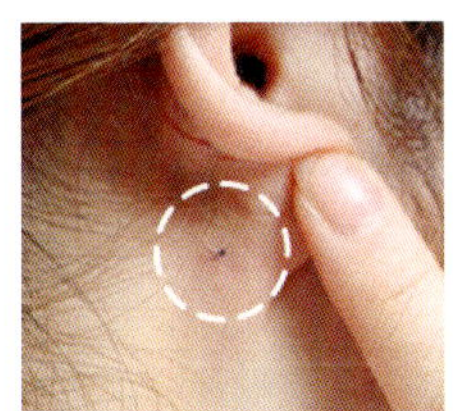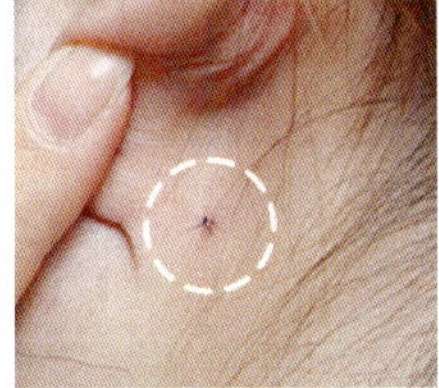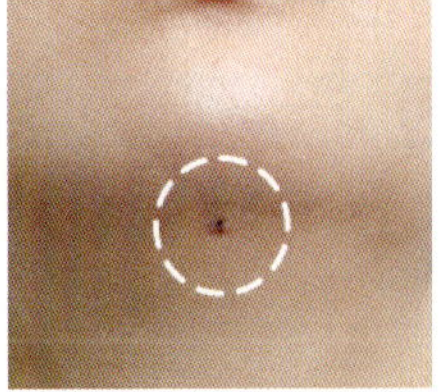

턱지방흡입 흉터사진 : 수술 후 2일차/실밥 제거 전

이중턱 지방흡입 수술은 많은 신경이 지나가는 얼굴과 가까우므로 더욱 정교하게 시행되어야 한다. 미적 감각과 숙련된 기술을 동반한 의사가 수술할 경우, 생각보다 멍과 부종도 심하지 않기 때문에 바로 다음 날 일상생활도 가능하다.

이중턱 지방흡입은 턱 아랫쪽에 있는 지방의 분포 양상에 따라 수술시 디자인이 달라진다. 아랫쪽으로 과도하게 처진 양상의 이중턱은 얼굴이 커 보이고 나이 들어 보이게 한다. 이러한 경우에는 처진 부위를 중심으로 하여 넓게 흡입을 시행한다. 그러면 얼굴 옆 선이 갸름해지므로 어려 보이는 이미지를 얻을 수 있다. 만약 지방이 턱 아래쪽에서부터 시작하여 귀까지 전체적으로 분포한다면 수술의 범위는 U자 모양으로 전체적으로 넓게 시행된다. 이러한 경우 앞 얼굴의 크기가 현저히 줄어들어 이목구비가 뚜렷해 보일 수 있다. 목이 짧고 둔해 보였던 인상이 얼굴선과 목선의 지방을 흡입함으로써 목의 굵은 주름까지도 어느 정도는 완화하는 효과를 기대할 수 있다.

체중을 많이 감량하였는데 인상이 변하지 않거나, 정상체중임에도 불구하고 과체중처럼 오해를 받는다면, 그것은 얼굴 아래의 이중턱 때문일 가능성이 크다. 만약 본인이 이러한 사례라면 수술을 고려해볼 만하다.

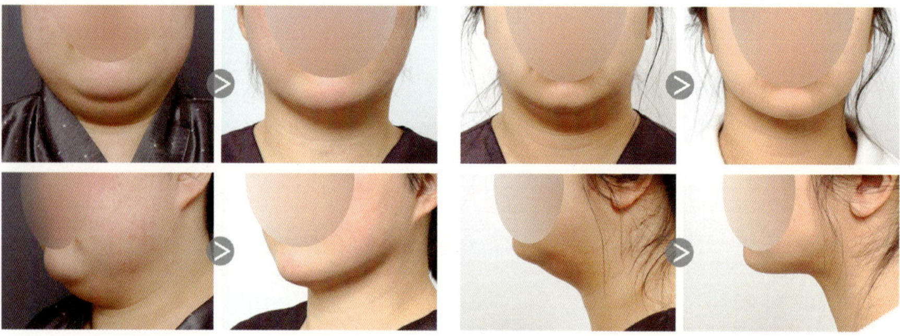

이중턱+목 지방흡입 수술전후
20대 여성, 162cm, 80kg으로 120cc 지방흡입

이중턱 지방흡입 수술전후
164cm, 72kg으로 70cc 지방흡입

TIP_이중턱 지방흡입 수술정보

시술시간	마취방법	입원여부	회복기간	체류기간
40~60분	수면마취	필요없음	1~2일	3일

전신 지방흡입

부분비만의 고민이 아닌 전체적인 지방제거가 필요한 경우라면 전신 지방흡입을 고려할 수 다. 하지만 진신지방흡입은 팔, 복부, 허벅지 등 부위별 기간을 두고 나누어서 수술을 하는 것이 중요하다.

전신 지방흡입, 기간을 두고 나누어서 수술을 해야 하는 이유

전신 지방흡입을 생각하는 환자들중에는 빠르게 아름다운 몸매를 가지고 싶은 마음 때문에 당일 전신에 걸쳐서 수술받기를 원하는 이들이 있다. 하루에 전신 지방흡

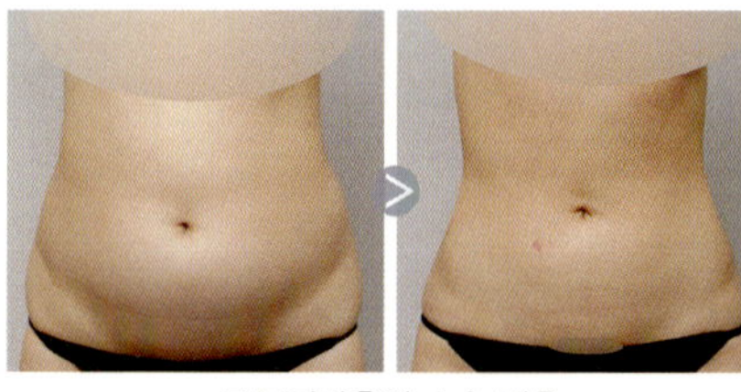

복부지방흡입 수술 전후
161cm, 58kg으로 2,200cc 지방흡입 수술 진행함

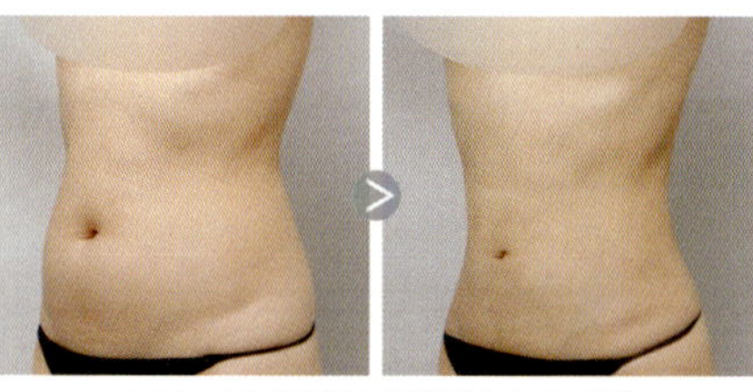

복부+ 브라라인 지방흡입 수술 전후
160cm, 54kg으로 2,600cc 지방흡입 수술 진행함

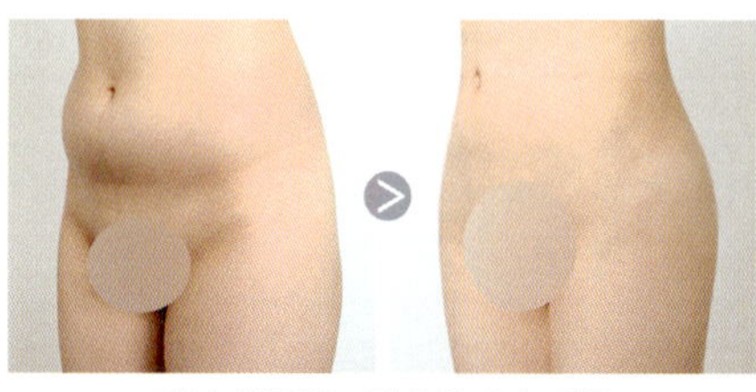

복부+힙골반 지방흡입 수술 전후
159cm, 48kg으로 복부(1200cc)+힙골반(500cc)
지방흡입 수술 진행함

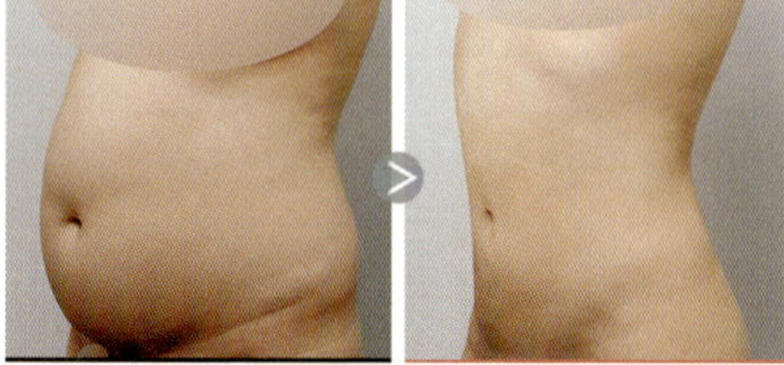

복부 지방흡입 수술 전후
155cm, 63kg으로 5500cc 지방흡입 수술 진행함

입을 하면 수술 스케줄을 잡는 데에 용이한 것이 사실이긴 하지만, 환자를 생각하는 병원이라면 하루 한 부위의 원칙을 고수해야 한다.

01_ 지방흡입은 미용적 측면으로는 피하지방을 제거하여 체형을 보다 아름다워지기 위한 작업이다. 하지만 신체의 입장에서는 '에너지 저장고인 지방'을 물리적으로 잃은 것과 다름없다. 이것이 전신에 걸쳐 한꺼번에 일어난다면 면역력과 회복력 저하까지 일어나게 된다.

02_ 수술시 피하지방층에 튜메슨트(Tumescent)*라는 용액을 주입하여 흡입을 실시하게 되는데, 이 용액을 주입한 뒤 흡입할 수 있는 지방의 양은 한정되어 있다. 한 부위에 들어갈 용액을 여러 부위 혹은 전신에 나누어 과도하게 주입하면 마취가 쉽지 않고 원하는 결과가 나오지 않을 확률이 높아진다.

03_ 한 부위를 섬세하게 지방흡입 하는 데에는 보통 2~3시간이 소요된다. 여러 부위를 꼼꼼하게 하려면 수술 시간이 늘어나게 되고, 수면 마취가 안전하긴 하지만 장시간 사용 시에는 위험도가 증가한다.

04_ 경험이 풍부하지 못한 의사에게 하루 만에 전신지방흡입을 받을 경우, 한 번에 가능한 흡입양을 고려하지 않아 체형 비대칭, 합병증 등의 부작용을 유발할 수 있다.

따라서 조화로운 체형이 나오기 위해서 는 하루에 한 부위 이상을 수술하지 않는 것이 바람직하다.

* 튜메슨트(Tumescent)는 1985년, 미국 캘리포니아 피부과 의사인 제프리A. 클라인(Jeffrey A. Klein)이 고안한 용액으로 국소마취제, 혈관수축물질 및 식염수를 함유한 다량의 희석 용액을 치료 부위의 지방층에 주입하여 피하지방을 제거해주는 방식이다. 이 방식은 지방과 그 주위 조직을 마치 물에 불리는 것과 같이 부풀어 오르게 하여 수술 중 출혈을 더욱 적게 하여 조직손상은 최소화함과 동시에 멍과 통증을 감소시켜 지방흡입이 더욱 용이하게 할 수 있었다.

부위별 지방흡입의 기대효과

수술부위	기대효과
팔　지방흡입	• 팔, 부유방, 겨드랑이, 어깨, 등 부위까지 흡인하여 조화로운 체형 가능 • 겨드랑이 안쪽의 취소 절개만으로 팔 전체 360도 입체성형이 가능 • 어깨에서부터 손끝까지 가늘고 길어보이는 효과
복부　지방흡입	• 허리라인이 위로 올라가 날씬하고 키가 커보이는 효과 • 배꼽, 음모, 팬티라인 절개로, 가려진 곳에 흉터가 위치하여 비노출가능 • 앞, 뒤, 옆구리 입체성형 방식으로 균형있는 라인 연출
허벅지 지방흡입	• 허벅지 전체와 승마살, 무릎 부위의 불필요한 지방을 제거하여 다리가 길고, 키가 커보이는 효과 • 엉덩이선 아래의 최소 절개를 통해 수술 흔적이 보이지 않음 • 장기간 축척 되어 울퉁불퉁한 셀룰라이트 개선

안전하고 만족도 높은 지방흡입 Tip

1. 한 부위씩 기간을 두고 시술가능 (단, 환자의 회복 속도를 고려하여 무리한 시술 지양)
2. 수술 다음 날부터 가벼운 운동 및 일상생활 가능
3. 실밥 제거 10일~14일 이내 실밥제거
4. 수술 후 4주 뒤부터 고주파 마사지 등을 받음으로써 빠른 회복에 도움

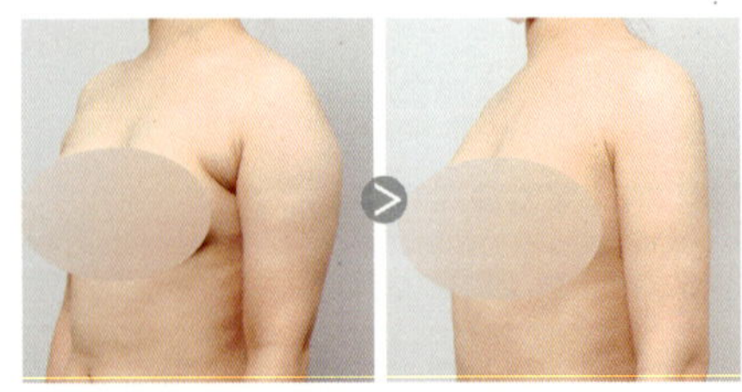

팔 부유방 겨드랑이 뒷볼록 지방흡입 수술전후
156cm, 56kg으로 1,100cc 지방흡입 수술 진행함

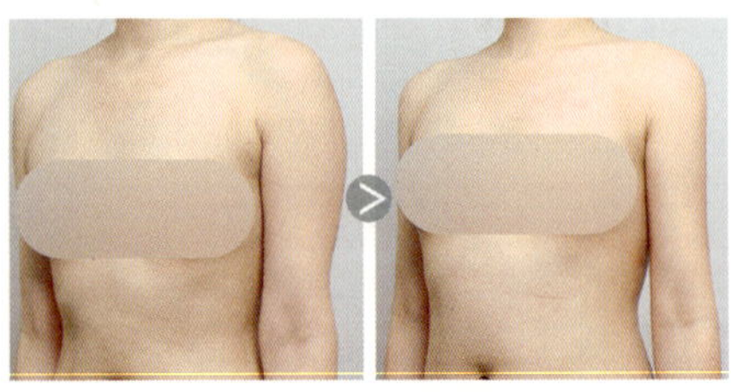

팔 지방흡입 수술전후
161cm, 52kg으로 1,300cc 지방흡입 수술 진행함

이러한 효과를 가지고 있는 전신 지방흡입은 아름다운 몸매로 거듭나게 해주는 데 큰 도움이 된다. 하루에 한 부위라는 원칙만 잊지 않는다면 원했던 만족감과 더불어 자존감도 함께 얻을 수 있을 것이다.

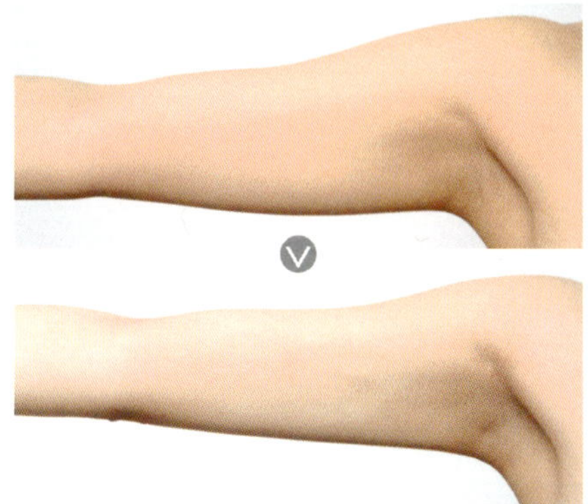

팔뚝+부유방 겨드랑이 뒷볼록 지방흡입 수술전후
165cm, 48kg으로 700cc 지방흡입 수술 진행함

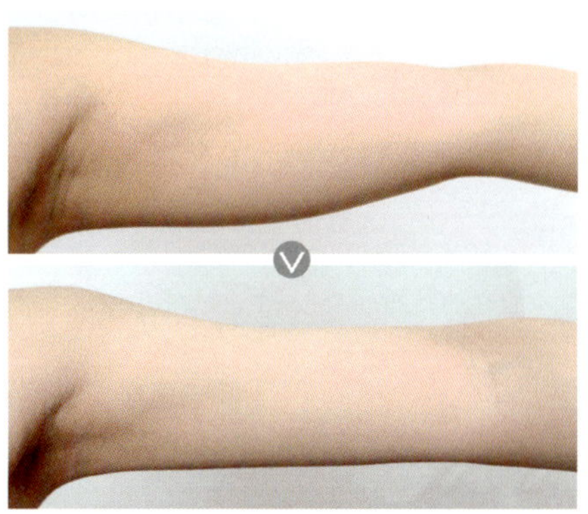

팔뚝+부유방 겨드랑이 뒷볼록 지방흡입 수술전후
160cm, 51kg으로 1,000cc 지방흡입 수술 진행함

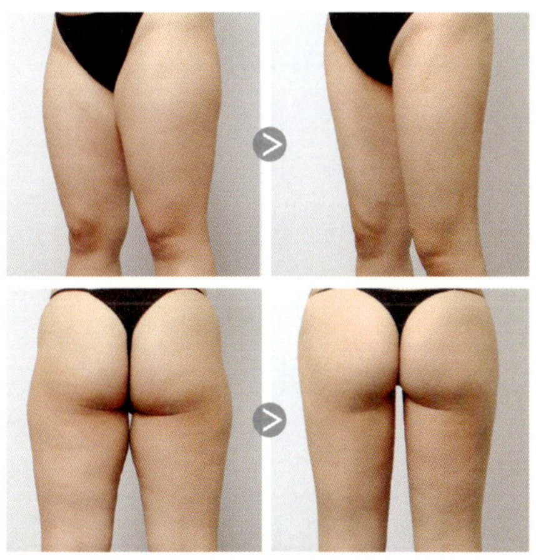

허벅지 + 샤넬 +무릎 지방흡입 수술 전후
163cm, 70kg으로 4500cc 지방흡입 수술 진행함

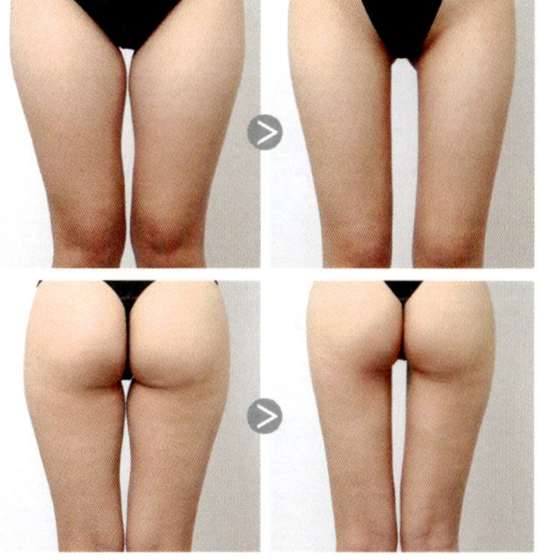

허벅지 + 샤넬 +무릎 지방흡입 수술 전후
165cm, 54kg으로 2000cc 지방흡입 수술 진행함

TIP_바디 부위별 지방흡입 수술정보

시술시간	마취방법	입원여부	회복기간	체류기간
2시간~3시간	수면마취	필요없음	3~5일	3~5일

※ 수술시간은 환자 개인의 지방량과 수술범위에 따라 달라질 수 있음

지방흡입 재수술

지방흡입 후 부작용으로 인해 많은 사람이 울퉁불퉁한 피부 변화를 경험하게 된다. 첫 수술 후 불만족스러운 결과를 초래한 원인에 따라 맞춤식으로 진료해야 한다.

몸과 마음의 상처를 어루만져주는 희망의 빛, 지방흡입 재수술

재수술 중에서도 가장 높은 난이도를 가지고 있는 것은 단연 지방흡입 재수술이다.

지방흡입 재수술 시기는 개인마다 차이가 있지만 일반적으로 첫 수술로부터 6개월에서 1년이 지난 후가 가장 적합하다. 6개월 정도가 흘려야 조직의 유착이 풀어지고, 피부층, 근육층, 신경 조직층 등의 회복이 이루어지기 때문이다.

지방흡입 재수술이 필요한 경우는 크게 세 가지로 볼 수 있다. 첫 번째, 지방을 너무 적게 흡입한 경우인데, 이 경우는 재수술을 통해 남아있는 지방을 흡입하면 만족할만한 결과를 이끌어 낼 수 있다. 다만 1차 지방흡입으로 인해 생긴 딱딱해진 조직과 섬유화 등을 고려하여 많은 경험이 있는 의사가 오랜 시간 공들여 미세하게 흡입해야 한다.

두 번째, 지방을 너무 많이 흡입하여 유착된 경우가 있다. 환자의 욕심과 의사의 잘못된 판단 등으로 과도하게 지방을 흡입하면 유착이 생기게 된다. 유착은 피부와 막에 염증이 생겨 서로 들러붙는 것으로, 이 경우에는 지방이식을 해도 생착률이 낮아 원상태로 돌리는 일이 어려울 수 있다. 만약 유착이 너무 심한 경우에는 이것을 완화하는 '유착완화술'을 진행한다. 유착부위를 섣불리 과도하게 박리하다보면 오히려 더 많은 유착이 생기고 이식한 지방의 생착을 방해할 수 있기 때문에 이런 위험을 예방하기 위해 수압을 이용해서 함몰된 부분을 위주로 마취하며 조심스럽게 박리술을 시행한다.

세 번째, 지방흡입 후 수술 부위가 울퉁불퉁해진 경우이다. 미세한 요철의 경우 섬유화된 지방층을 충분히 녹인 후 미세하게 분해하여 가장 가는 관으로 흡입하면 매끄러운 피부결로 개선이 가능하다.

지방흡입 재수술은 무엇보다 의사의 풍부한 경험과 섬세한 기술력이 가장 중요하다. 따라서 첫 지방흡입이 야기한 문제들을 정확하게 진단하고 문제들을 개선할 수 있는 역량을 갖춘 전문의, 어떠한 재수술도 포기하지 않고 환자의 안위를 살피는 병원을 만나 오랜 시간 상담하여 결정하면 좋은 결과를 얻을 수 있다. 위를 살피는 병원을 만나 오랜 시간 상담하여 결정하면 좋은 결과를 얻을 수 있다.

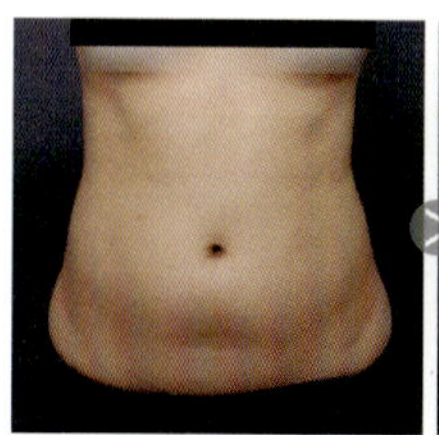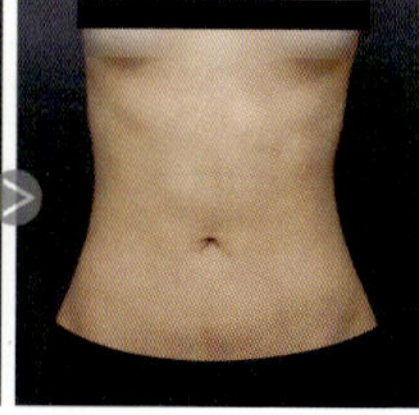

복부지방 흡입 재수술
160cm, 54kg으로 2,400cc 지방흡입 수술 진행함
(수술 후 2개월 경과)

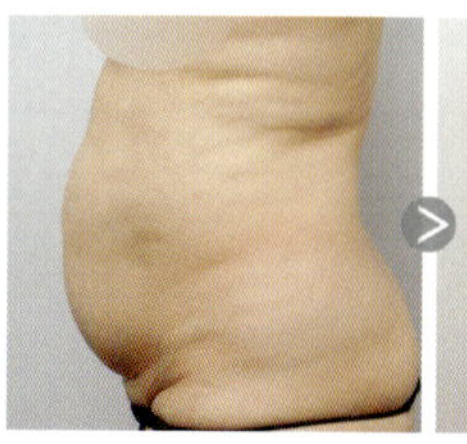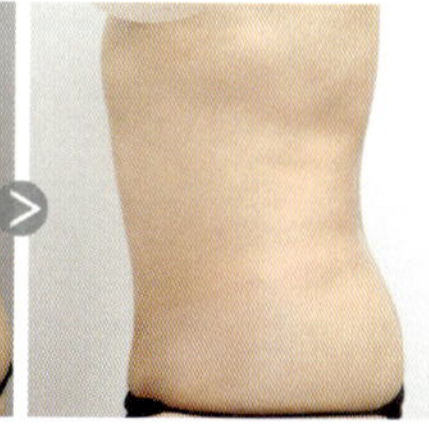

복부지방 흡입 재수술
157cm, 78kg으로 4,300cc 지방흡입 수술 진행함
(수술 후 2개월 경과)

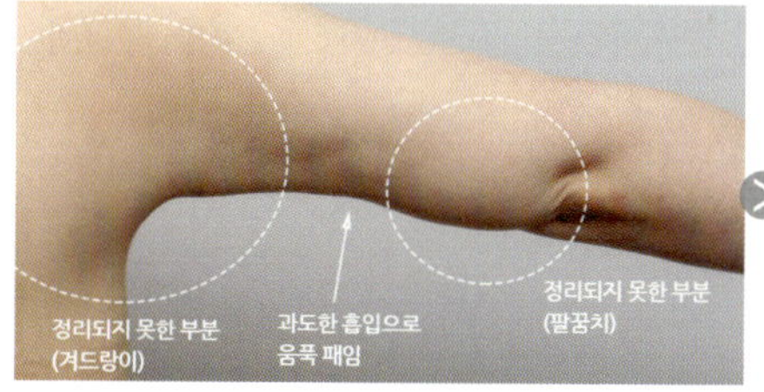

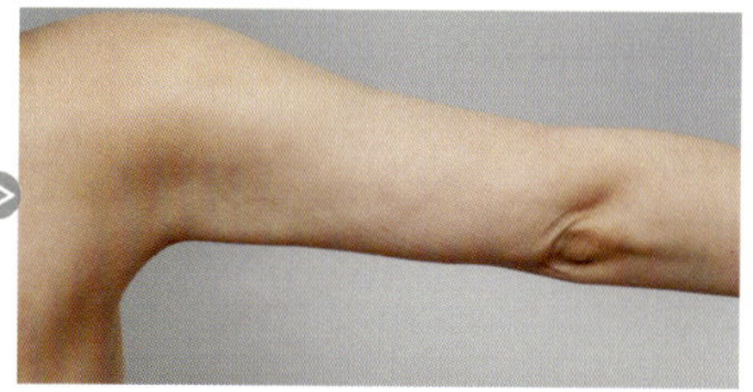

팔 지방 흡입 재수술
158cm, 57kg으로 팔 재수술 800cc+지방이식 100cc 진행함(수술 후 1년 4개월 경과)

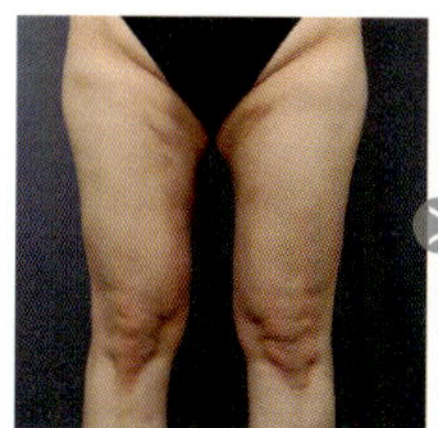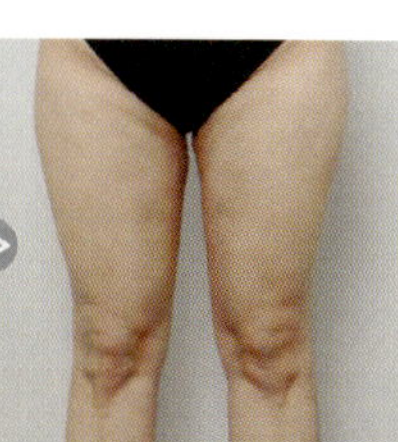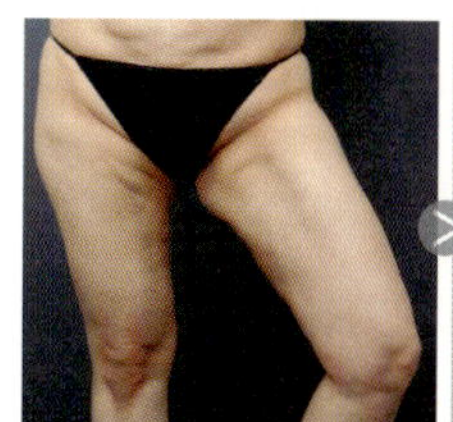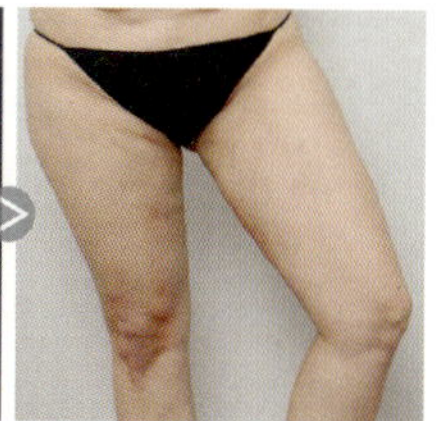

허벅지 재수술 + 지방 이식 재수술
162cm, 66.3kg으로 40대 초반 허벅지(1,900cc) + 이식 (1250cc) 진행함(수술 후 11개월 경과)

TIP_지방흡입 재수술정보

시술시간	마취방법	입원여부	회복기간	체류기간
3시간~5시간	수면마취	필요없음	3~7일	3~5일

※ 수술시간은 환자 개인의 지방량과 수술범위에 따라 달라질 수 있음

12 重拾爱"自我"的自尊感！如果正在考虑吸脂手术

亚洲人和吸脂手术

吸脂术过去被认为是一种风险较高的手术，因此接触该手术并不容易。但随着肥胖症日益成为一个社会问题，许多人通过各种类型的减肥诊所寻求治疗， 吸脂术已变得足够普及，而且随着吸脂术临床数据的积累，其有效性和安全性也有了显著提高。

做吸脂手术时一定要记住， 吸脂不仅仅是为了减重，而是为了重塑体型。通过去除位于肌肉和皮肤之间的皮下脂肪层，就能更接近自己的理想身材。无论如何节食和锻炼，都很难均匀地减少某些特定部位长期积累的皮下脂肪，这时就是吸脂术发挥作用的地方，因为能更轻松地获得更好的身材。

做吸脂手术时应考虑以下三点。首先，手术应由在吸脂方面通过多种案例充分了解体型，并且吸脂手术经验丰富的外科医生进行；其次，手术应安全进行；最后，外科医生不建议或不在短期内进行过多的全身性手术。

吸脂手术必须配合术后运动和饮食计划。 必须改正过去错误的生活习惯，为保持改变后的体型而坚持不懈地努力。吸脂手术不仅能改变体型，还能带来心理的变化。能让你恢复自信和自尊，让你通过追求健康美来憧憬更美好的生活。这就是我们最终要达到的价值。

换言之，就是健康、知足、幸福地生活。

双下巴吸脂术

双下巴吸脂手术实际抽取的脂肪量很小，但术后带来的给人的印象变化却很大。

脸型的变化带来极大减重效果的部位就是双下巴

　　双下巴是皮下脂肪堆积在下巴下方使脸型向下松垂，缺点是看上去要比实际年龄显老。体重不超重的正常体重患者中也很常见，而且随着年龄的增长，这种情况会变得更加严重。

　　双下巴吸脂手术实际抽取的脂肪量并没有那么多，但其部位的脂肪消失后，给人的印象却大为改观。该手术的特点就是，其实并没有减肥，却经常会听到变瘦了的赞美。双下巴吸脂手术的切开疤痕位于两侧耳垂后和前颏正下方，如果不抬头就看不到切口。

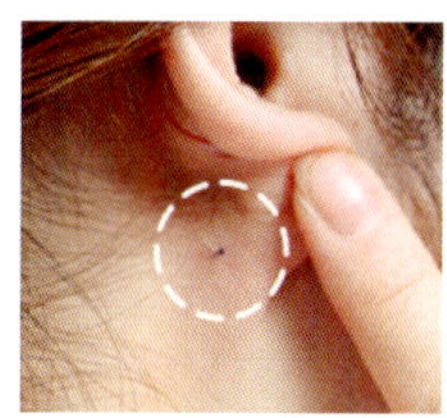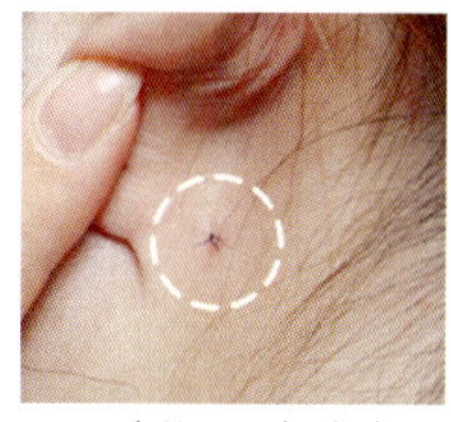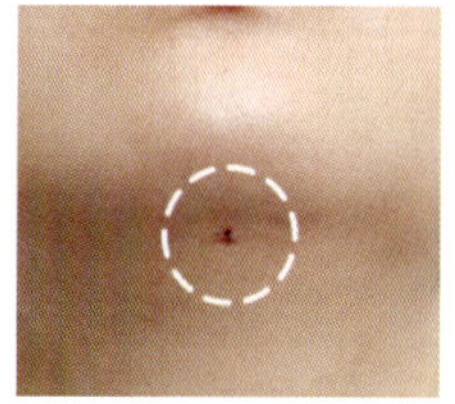

手术第二天/拆线前

　　双下巴部位与众多神经穿过的面部较近，因此手术要更精准地进行。 如果由审美和技术娴熟的外科医生操作，瘀伤和肿胀不会想象的那么严重，第二天就可以恢复日常生活。

　　双下巴吸脂术的设计取决于下巴下部的脂肪分布。双下巴向下过度下垂会使脸看上去更大更显老。在这种情况下，要以下垂部位为中心进行大范围抽吸。这将使脸部两侧的线条变得纤瘦，看起来更年轻。如果脂肪分布在从下巴底部开始一直延伸到耳朵，那么手术范围要以U形区域进行整体抽吸。在这种情况下，正面看时面部的面积会明显缩小，五官会显得更清晰。通过抽吸下颌线和颈部的脂肪，可以在一定程度上改善颈部短小且呆笨的印象，还可以缓解颈部深层皱纹的效果。

　　如果体重减轻了很多，但外观却没有改变，或者体重正常，但却被误认为超重，那么就很可能有双下巴。如果本人是这种情况，可以考虑进行手术。

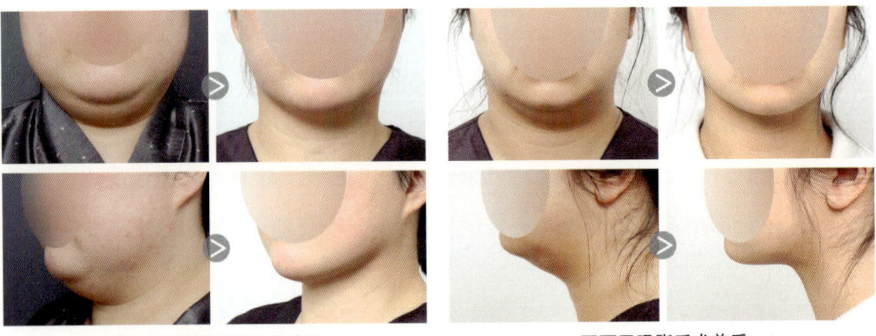

双下巴+颈部吸脂手术前后
20代女性，162cm，80kg，吸脂量120cc

双下巴吸脂手术前后
164cm，72kg，吸脂量70cc

TIP_双下巴吸脂手术信息

手术时间	麻醉方法	是否住院	恢复期	停留时间
40~60分	睡眠麻醉	无需住院	1~2天	3天

全身吸脂手术

如果不是局部肥胖，而是需要消除全身多余脂肪，就可以考虑全身吸脂。不过，重要的是，全身吸脂手术应针对不同部位（如手臂、腹部和大腿）间隔一定时间分次进行。

全身吸脂手术，要间隔时间分次进行手术的原因

一些考虑全身吸脂手术的患者希望在同一天进行全身所有部位的脂肪抽吸，因为她们想尽快拥有美丽的身材。虽然在同一天安排全身吸脂确实更方便，但关心患者的诊所应该坚持每天只抽取一个部位的原则。

01_吸脂术从美容方面讲，是通过去除皮下脂肪来塑造更优美的体型的手术。然而，从身体的角度来看，这是一种作为能量储存库的脂肪的物理损失。如果这种情况发生在全身，就会导致免疫力和恢复能力下降。

02_在手术过程中，会在皮下脂肪层注射一种名为(Tumescent)*的肿胀液，注射肿胀液后，能够被抽吸出来的脂肪量是有限的。将一个部位的肿胀液量分多个部位或全身过量注射，就会影响麻醉，而且会增加达不到预期效果的几率。

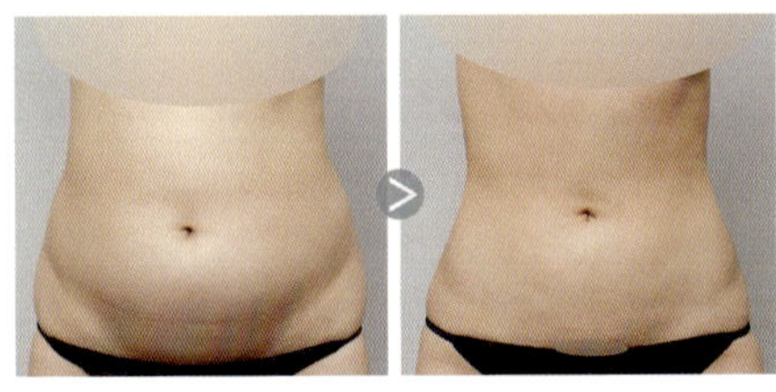

腹部吸脂手术前后
161cm, 58kg，进行抽吸2200cc脂肪的手术

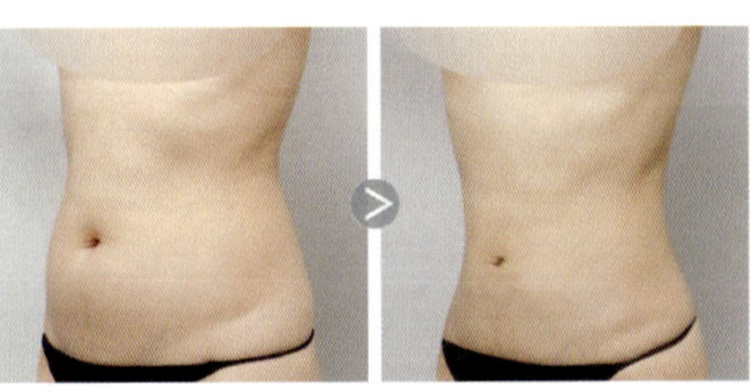

腹部+胸罩线吸脂手术前后
160cm, 54kg，进行抽吸2600cc脂肪的手术

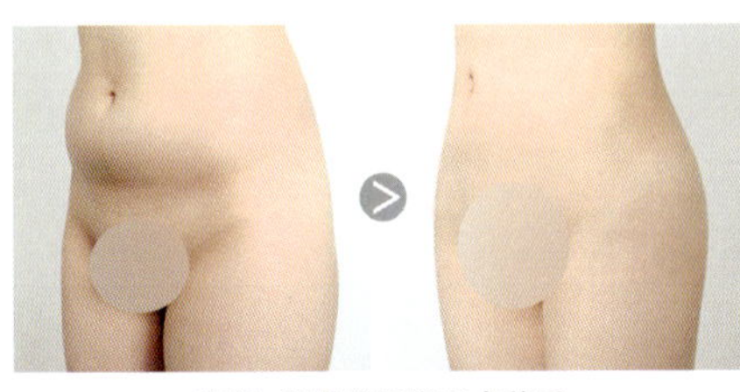

腹部+臀骨盆吸脂手术前后
159cm，48kg, 进行腹部抽吸1200cc脂肪+臀骨盆抽
吸500cc脂肪的手术

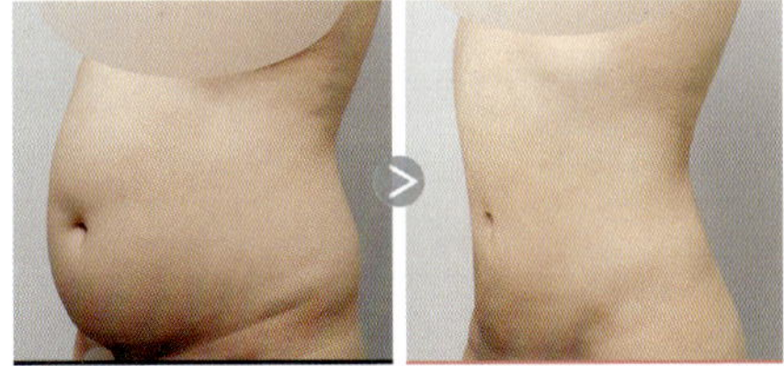

腹部吸脂手术前后
155cm, 63kg，进行抽吸5500cc脂肪的手术

03_单个部位精准地进行吸脂手术通常需要2~3个小时。如果想多个部位精细地吸脂，手术时间会更长，虽然睡眠麻醉很安全，但长时间使用会增加风险。

04_如果由经验不足的医生在一天内完成全身吸脂手术，可能不会考虑到一次抽吸的量，这将会导致体型不对称、并发症和其他副作用。

因此，为了达到匀称的身材，建议一天不要做一个部位以上的吸脂手术。

* 肿胀液（Tumescent） 是美国加利福尼亚州皮肤科医生杰弗里A.克莱因（Jeffrey A. Klein）于 1985 年发明的一种溶液，它通过向治疗部位的脂肪层注射大量含有局麻药、血管收缩剂和生理盐水的稀释溶液来去除皮下脂肪。这种方法使脂肪和周围组织浸泡在水中一样膨胀，从而减少了手术中的出血量，最大限度地减少了组织损伤，同时减轻了淤青和疼痛，使抽脂手术变得更加容易。

安全、满意的吸脂术小贴士

1. 间隔一定时间分部位做（考虑患者的恢复速度，不要过度治疗）
2. 术后第二天开始可进行轻微的运动和日常生活
3. 拆线时间为术后10~14天以内
4. 术后4周起可做些高周波按摩类的管理，有助于快速恢复

不同部位的吸脂手术的期待效果

吸脂部位	期待效果
手臂吸脂	· 抽吸手臂、副乳、腋下、肩膀、背部等部位的脂肪，重塑和谐体型 · 从腋下内侧做最小切开，可以对手臂进行360度立体塑形 · 从肩膀到手指尖，看上去更纤长的效果
腹部吸脂	· 腰线上提，看起来更苗条、更高挑 · 在肚脐、阴毛或内裤线处做切口，疤痕位于隐蔽部位，使人看不到疤痕 · 雕塑正面、背面和侧面，打造均匀的线条
大腿吸脂	· 去除整个大腿、大腿外侧和膝盖部位的多余脂肪，让腿看起来更修长、更高挑 · 臀线下方做最小切口，手术隐蔽性强 · 改善因长期堆积而形成的凹凸不平的橘皮组织外观

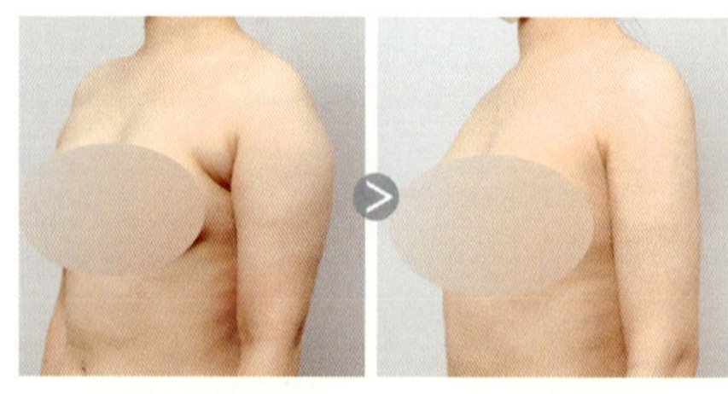

手臂、副乳、腋下、后凸起吸脂手术前后
156cm, 56kg, 进行抽吸1100cc脂肪的手术

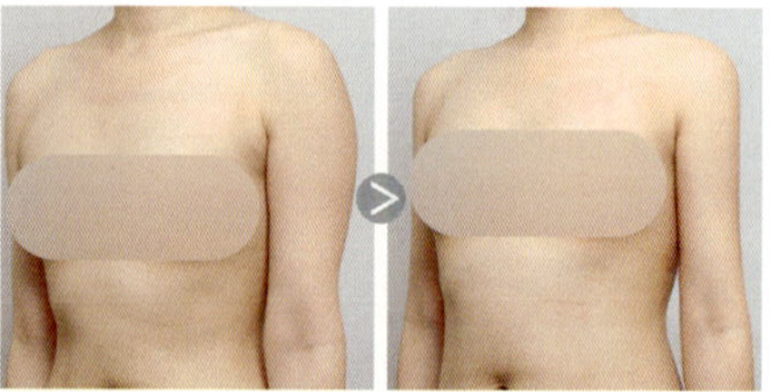

手臂吸脂手术前后
161cm, 52kg, 进行抽吸1300cc脂肪的手术

　　具有如此效果的全身吸脂是实现美丽身材的绝佳方法。只要牢记每天一个部位的原则，就能获得一直在寻找的满足感，进而提升自尊心。

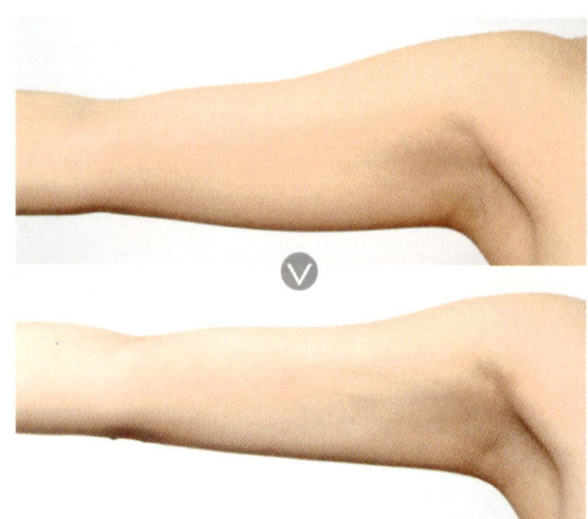

上臂+副乳、腋下、后凸起吸脂手术前后
165cm, 48kg, 进行抽吸700cc脂肪的手术

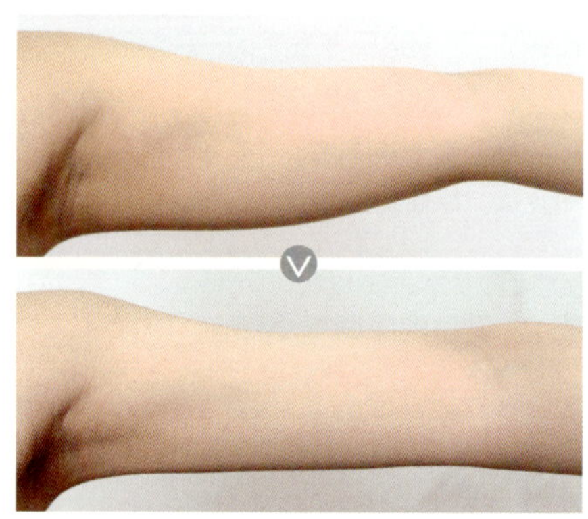

上臂+副乳、腋下、后凸起吸脂手术前后
160cm, 51kg, 进行抽吸1000cc脂肪的手术

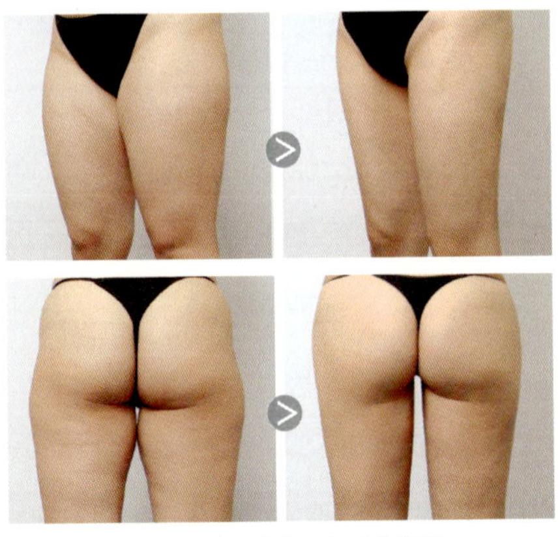

大腿+臀部+膝盖吸脂手术前后
163cm, 70kg, 进行抽吸4500cc脂肪的手术

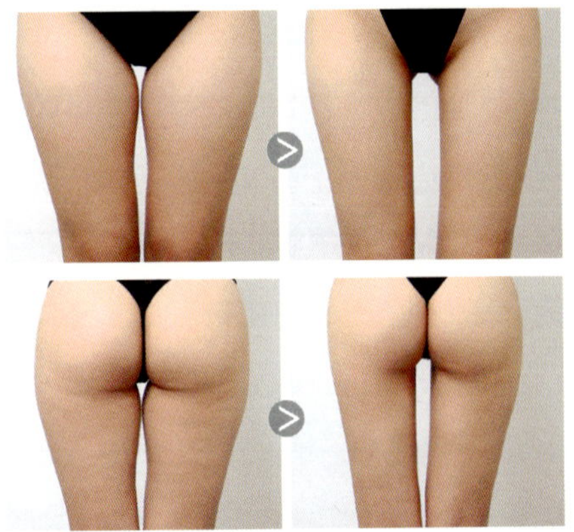

大腿+臀部+膝盖吸脂手术前后
165cm, 54kg, 进行抽吸2000cc脂肪的手术

TIP_身体各部位吸脂手术信息

手术时间	麻醉方法	是否住院	恢复期	停留时间
2~3个小时	睡眠麻醉	无需住院	3~5天	3~5天

吸脂修复手术

做完吸脂手术后，很多人会经历凹凸不平的吸脂副作用的皮肤变化，在第一次手术后，应根据导致效果不理想的原因进行定制式治疗。

吸脂修复手术是治愈身心创伤的希望之光

迄今为止所有修复手术中，吸脂修复手术是难度最高的手术。吸脂修复手术的时间因人而异，但一般来说，初次手术后六个月到一年是最佳时间。这是因为组织粘连松解以及皮肤、肌肉和神经组织层愈合需要至少六个月的时间。

需要进行吸脂修复手术的情况大体有三种。首先是抽出的脂肪太少，在这种情况下，可以进行第二次手术，通过抽出剩余的脂肪，会取得满意的效果。但需要注意的是，因第一次手术造成的硬化组织和纤维化等问题，需要有经验的医生消耗较长的时间进行精细的手术。

其次，是因为吸脂过多而导致粘连的情况。由于患者的贪婪和医生的判断失误，过度抽脂可能导致粘连。粘连是皮肤和薄膜出现炎症而粘在一起，在这种情况下，即使做脂肪移植其存活率较低，很难恢复到原来的状态。如果粘连过于严重，则需要进行 "粘连溶解 "手术来松解粘连。 但将粘连部位草率地过度剥离，反而会导致更多的粘连，影响移植的脂肪的存活，因此为了预防这种风险，会使用水压对凹陷部位为主进行麻醉，并且谨慎剥离。

第三，是吸脂后手术部位凹凸不平的情况。对于细微凹凸不平的情况，可以充分融化纤维脂肪层，然后用最细的管子细微分解和抽吸，可以改善皮肤的光滑质感。

吸脂修复手术的关键在于医生的经验和对细节的关注，因此，找到对于初次手术导致的问题可以进行准确诊断和纠正的专门医，以及无论哪种修复手术都不会放弃的顾及患者安危的医院，花时间充分咨询后再决定手术，就会获取较好的结果。

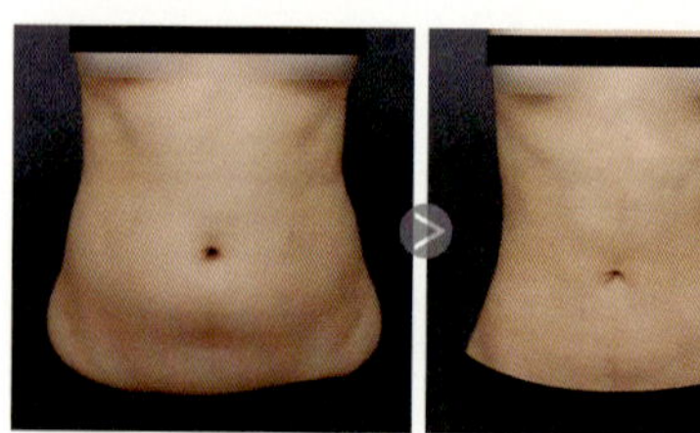
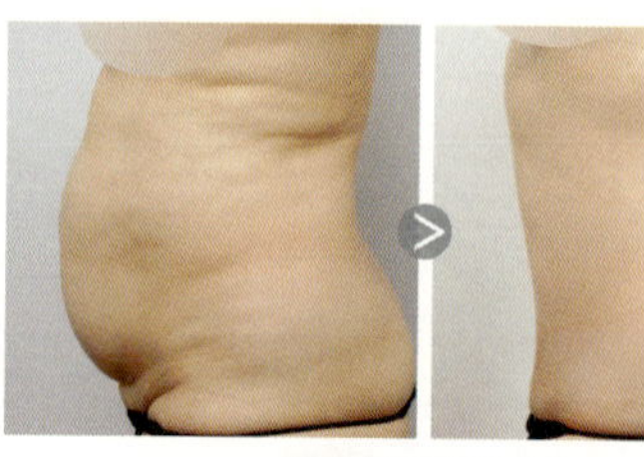

腹部吸脂修复手术
160cm, 54kg, 进行抽取2400cc脂肪的手术
（术后2个月效果）

腹部吸脂修复手术
157cm, 78kg, 进行抽取4300cc脂肪的手术
（术后2个月效果）

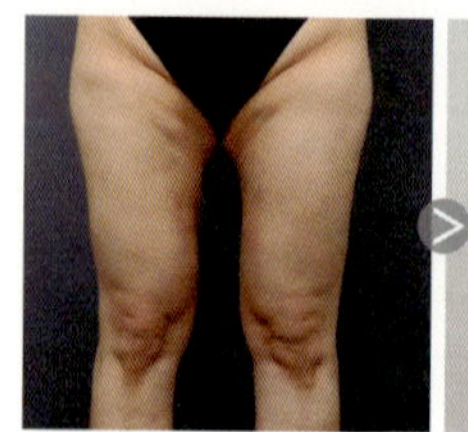
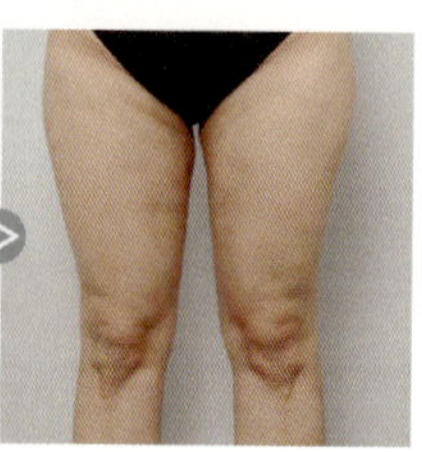
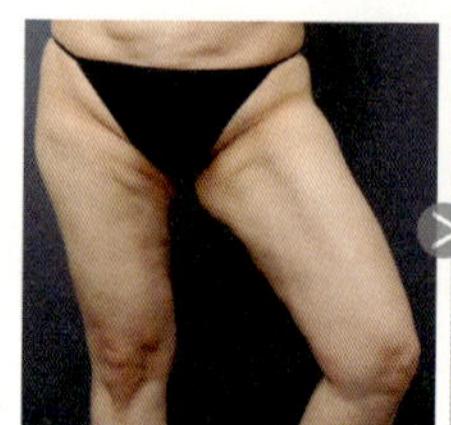
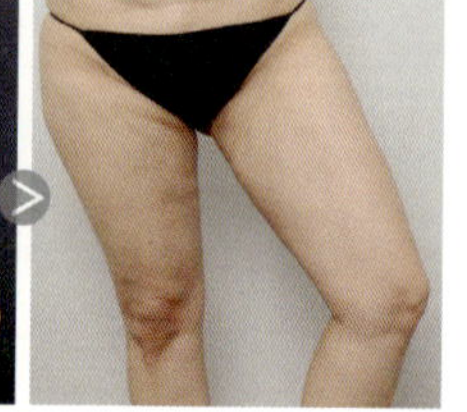

大腿吸脂修复手术+脂肪移植修复手术
162cm, 66.3kg, 40多岁 大腿吸脂1900cc+脂肪移植1250cc （术后11个月效果）

TIP_吸脂修复手术信息

手术时间	麻醉方法	是否住院	恢复期	停留时间
3~5个小时	睡眠麻醉	无需住院	3~7天	3~5天

*手术时间会根据患者的脂肪量和手术范围会有差异

림프부종(淋巴水肿)

하지정맥류(下肢静脉曲张)

> 세계 어디에서도 고칠 수 없는 불치병 – 림프부종
>
> # 림프부종은 영원히 고칠 수 없는 질환인가? 아니다!!!
>
> # 淋巴水肿 – 不可治愈？NO!!!

심영기 박사는 타 병원과 비교해서 끊임없이 림프부종 치료에 대해 연구하고 독보적인 치료법을 개발해서 여러 가지 시술을 통해 풍부한 경험을 쌓았다. 수술 전 림프부종의 심한 정도 및 상태에 따라 차이가 있지만 시술 후 1년 림프부종은 80%에서 110% 정도 감소하였다.

沈荣基博士利用其他机构没有的优势—对淋巴水肿拥有更丰富的治疗经验,持续不断地进行相关的研究。依据手术前患者的严重情况，手术后一年可以减少水肿半径80~110%。

연세S의원
延世S医院

www.yssh.kr

심영기(沈荣基)

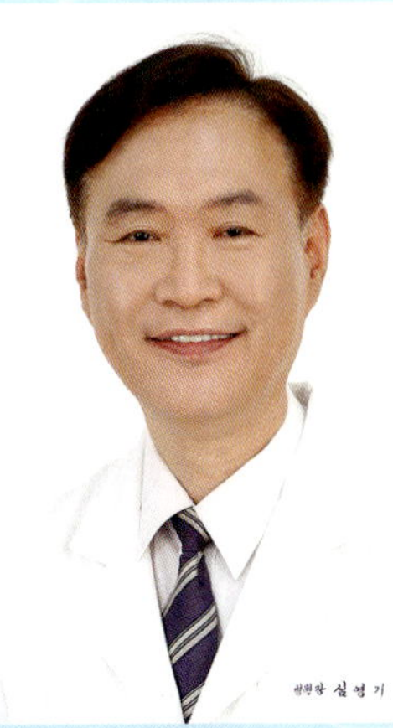

- 연세에스의원 대표원장(延世S医院 代表院长)
- 성형외과 전문의(整形外科专门医)
- 연세대학교 의과대학 의학박사(延世大学医学院医学博士)
- 중국 대련병원 설립(中国大连医院成立)
- 대한정맥학회 창립(大韩静脉学会创立)
- 중국 북경병원 설립(中国北京医院成立)
- 림프부종, 하지정맥류, 난치병 전문치료 (淋巴水肿, 下肢静脉曲张, 疑难杂症专业治疗)

Wechat_lymphshim

13 불치병 림프부종에 도전한다!

림프부종은 영원히 고칠 수 없는 질환인가? 아니다!!

심영기 박사는 타 병원과 비교해서 끊임없이 림프부종 치료에 대해 연구하고 독보적인 치료법을 개발해서 여러 가지 시술을 통해 풍부한 경험을 쌓았다. 수술 전 림프 부종의 심한 정도 및 상태에 따라 차이가 있지만, 시술 후 1년 림프부종은 80%에서 110% 정도 감소하였다. 현재까지 개발된 방법보다 심영기 박사의 치료법이 임상적 결과가 더 좋았다.

치료 자체가 덜 침습적이며 흉터가 적고 통증도 적으며 회복기간이 짧다. 수술결과가 다른 치료법보다 빨리 나타난다. 세계 최초로 림프흡입수술 및 줄기세포 치료를 병합사용하였으며 성공적인 결과를 얻었다.

줄기세포치료는 신생혈관 및 신생림프관 형성 작용이 있어 림프부종 및 하지 허혈성 괴사에 효과가 좋았다. 이 치료는 안전한 치료이며 2~5년에 1회 반복 시술이 가능하며 2010년 심영기식 수술을 시작한 이래 100%의 성공률을 보이고 있다. 줄기세포는 배양하지 않고 수술실에서 즉시 분리하여 환자 본인에게 이식해 줌으로써 줄기세포로 인한 암 발생이나 돌연변이로 발전될 가능성이 없다.

림프부종

림프부종이란 림프액이 순환계로 배액되지 못하고 피부 및 피하지방 안에 비정상적인 고농도 단백질로 구성된 림프액의 축적으로 생긴 부종을 말하며, 합병증으로 피부 만성염증, 조직 섬유화 등이 수반되는 질환이다.

림프계

림프계는 심혈관 계통과는 다르게 인체의 체액순환을 담당하는 계통으로 세포, 조직, 기관에 "림프"라고 불리는 액체 상태로 존재하면서 정화 및 영양공급을 하는 작용을 한다. 혹자는 림프계통을 신데렐라 같다고 말한다. 림프계는 신데렐라처럼 묵묵히 체내에서 생성된 노폐물을 치우고 조직의 재생과 치유역할을 한다. 림프계는 동시에 영양분, 무기질, 비타민 등도 공급하며, 박테리아, 노폐물, 독성 물질을 효과적으로 여과시켜 혈액 순환계로 보내서 배출되도록 하는 작용을 한다.

림프계의 기능

- 순환기능
- 해독기능
- 영양공급
- 면역작용

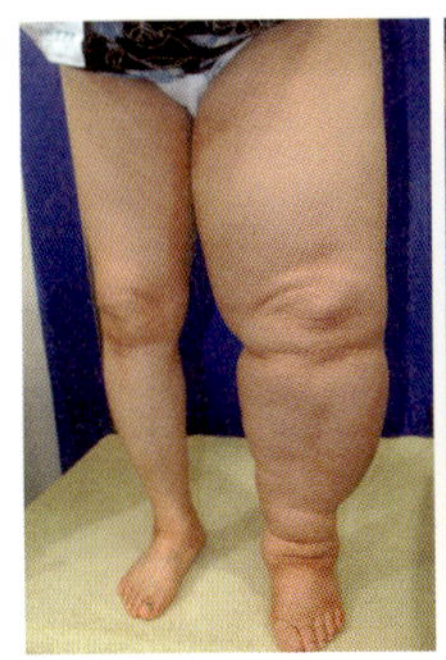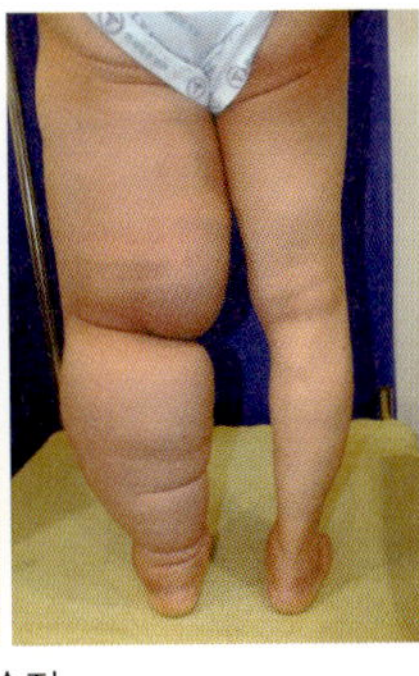

수술전

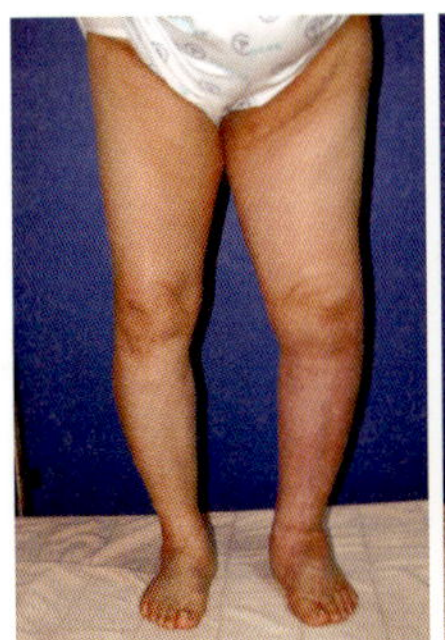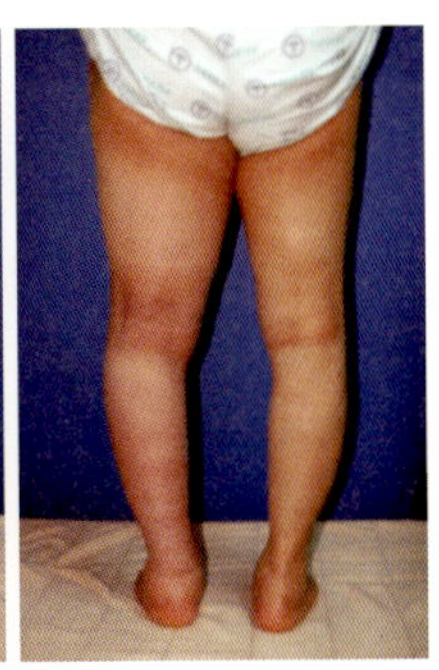

수술후 13개월

▲ 좌측 하지에 발생한 2차성 림프부종 : 62세 여자 환자. 자궁암 수술 후 발생한 림프부종 10년간 투병. 다리 무게 때문에 무릎관절에도 퇴행성 관절변형 발생. 점점 림프부종 악화. 연세에스병원 심영기 원장 집도후 무릎관절운동 및 통증이 호전됨. 수술 후 림프선염 염증 발생안함. 면역력이 향상됨. 체중 84kg에서 66kg으로 수술 13개월 동안 18kg 감소. 종아리 쪽 직경 22.5cm 감소.

림프부종 증상

　림프부종 환자들은 사지에 만성적으로 부종이 생기면서 림프부종으로 진행되는데 처음에는 팔 또는 다리가 비대칭이 되고 평소에 잘 맞던 옷이 꼭 끼게 되며 부종이 심해지면 부종으로 인해 무게가 늘어나면서 만성피로, 외모에 대한 콤플렉스가 생겨 사회 활동의 위축 등 삶의 질이 떨어지고, 세균이나 진균의 감염이 자주 발생하게 된다. 림프부종 80%의 환자가 다리에 생기는 데 팔, 얼굴, 외음부, 체간부에도 림프부종이 생길 수 있다. 부종 초기에는 원위부에서부터 붓지만 진행되면 점점 근위부까지 붓게 된다. 환자분들은 보통 통증이 없는 부종 및 무게감을 호소한다.

　발열, 오한, 전신쇠약 등의 증상이 있으며 반복감염, 피부가 갈라지거나 궤양이 생기고 사마귀가 생기기도 한다. 환자들은 세균이나 진균의 감염 위험이 높다.

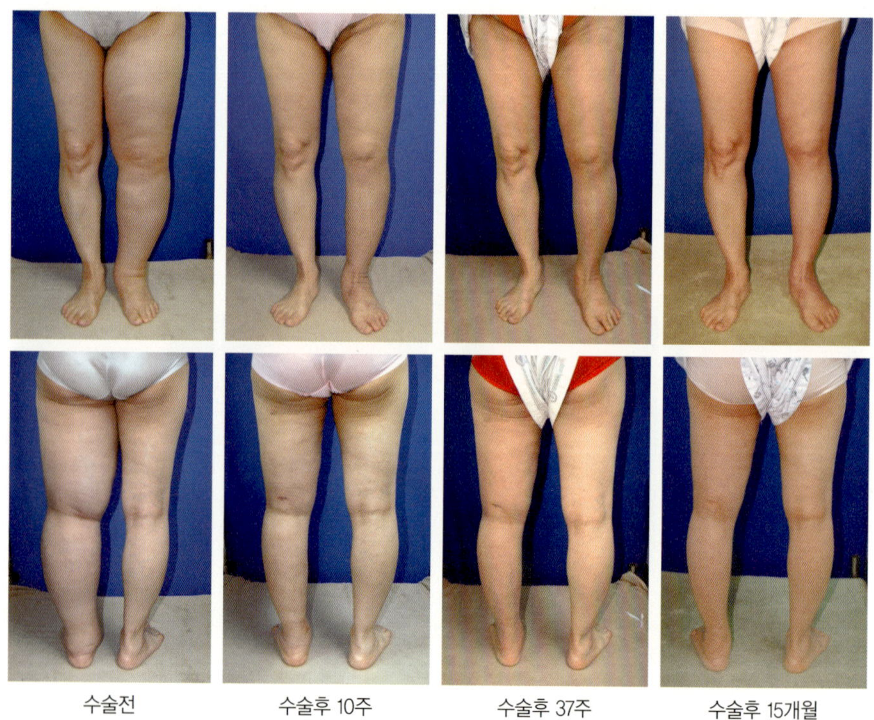

▲ **좌측 하지 2차성 림프부종** : 53세 여성. 좌측 하지 림프부종 2기. 8년전 자궁암수술. 방사선 치료 10회. 암 완치 판정 받음. 다리에 반복적인 림프선염. 심영기 박사 집도 후 37주에 거의 정상 다리크기가 됨.

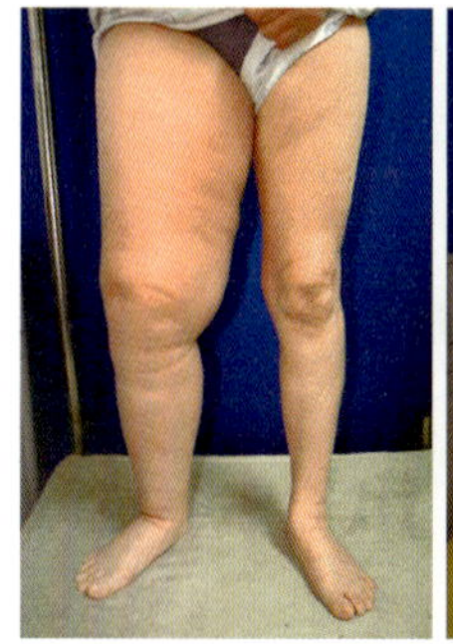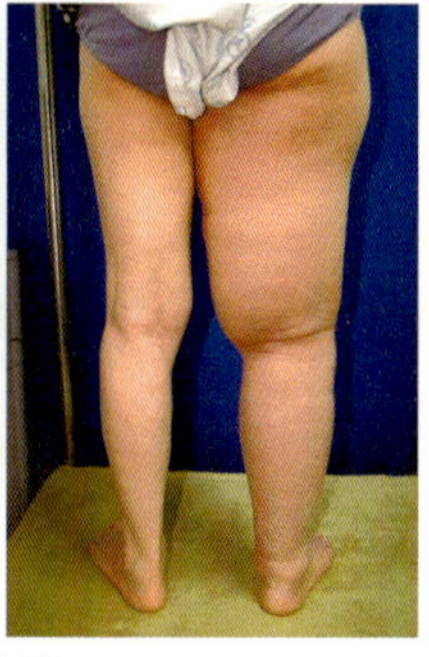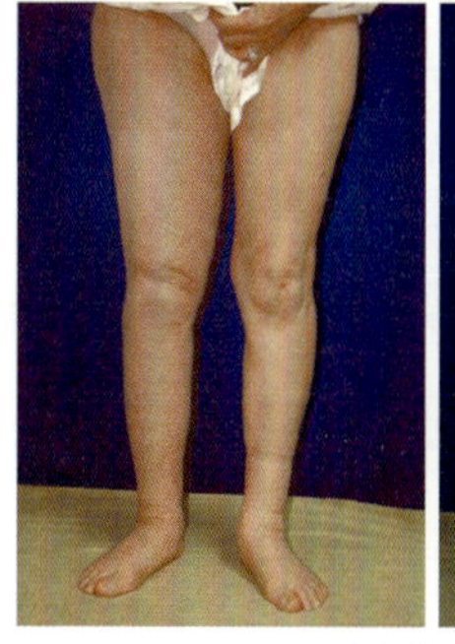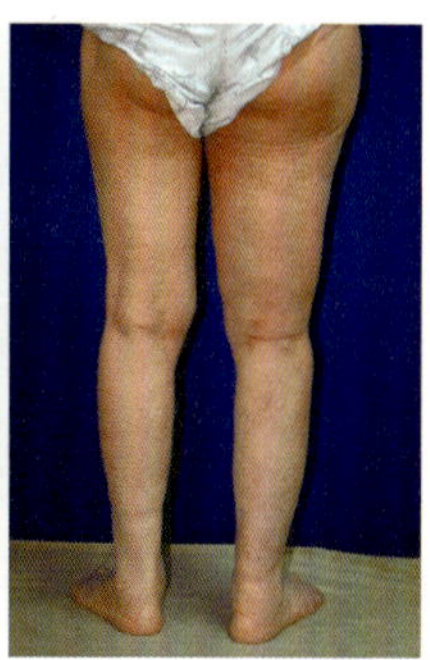

수술전   수술후 8개월

▲ 우측 하지에 발생한 2차성 림프부종 : 66세 여자 환자. 38년전 자궁암 수술 후 발생한 림프부종 20년간 투병. 점점 림프부종 악화. 심영기 원장 집도후 8개월 : 14cm감소. 수술후 림프선염 염증 발생안함.

림프부종의 가장 좋은 치료는 초기부터 철저히 압박요법을 잘해 주는 것이 중요하다. 피부 섬유성 변화 및 피하 지방세포비대가 생기기 전에 물리치료사의 도움을 받는 것이 좋다. 림프부종의 진행을 늦추기 위해 가급적 많은 방법을 동원하는 것이 좋고 특히 암수술을 받은 환자에게서 림프부종 발생이 가능하므로 주의 깊게 관찰하고 조기 압박치료를 해주는 것이 좋다.

림프부종의 종류

- 일차성 림프부종 : – 선천성 림프부종 : 단순성, 유전성 림프부종
  - 조발성 림프부종 : 14세 전후 발생
  - 완발성 림프부종 : 35세 전후 발생

- 이차성 림프부종 :

  - 원인　① 감염 : 기생충, 세균, 진균 등
  　　　　② 외상 : 수술, 방사선치료, 화상 등
  　　　　③ 암수술 이후
  　　　　④ 기타 : 전신질환, 임신 등

림프부종의 치료

대부분의 림프부종 환자들은 의사로부터 외면을 당한다. 의사들은 림프계통에 대해 배우지도 못했고 눈에 잘 보이지도 않아서 거의 치료가 불가능하기 때문이다.

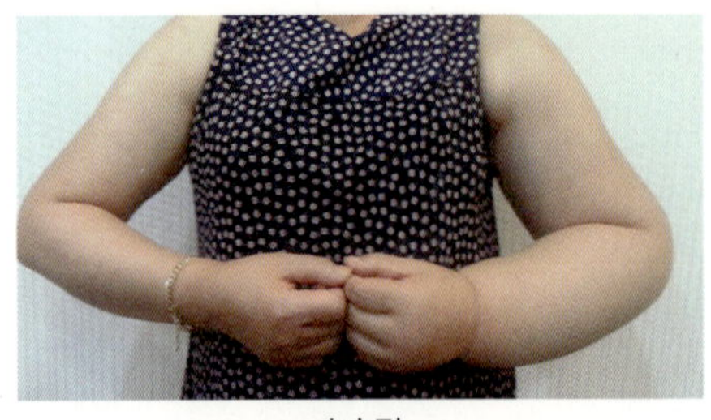

수술전

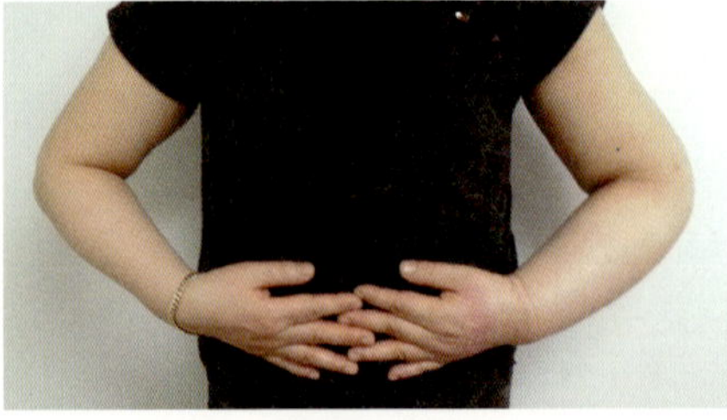

수술후 5개월

▲ **좌측 팔 2차성 림프부종** : 56세 여성증례, 11년전 좌측 유방암수술, 화학요법 및 방사선 치료, 8년간 부종으로 고생, MCS+ EBW 수술 후 팔 슬리브 및 붕대요법으로 관리.

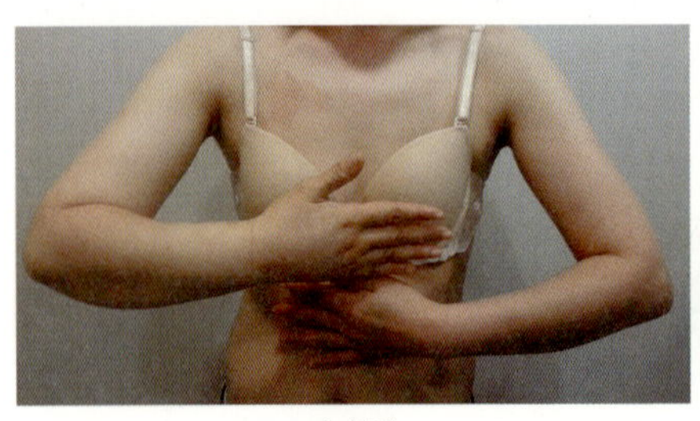

수술전

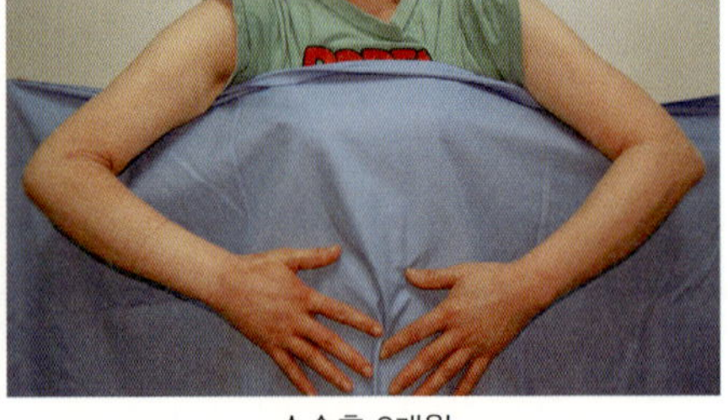

수술후 8개월

▲ **우측 팔에 이차성 림프부종** : 지방줄기세포를 이용한 복합치료법 시술, 붕대요법을 하지 않아도 됨.

림프부종의 진행 정도에 따라서 치료원칙은 다르다. 초기에는 체류된 림프액을 배출 배액 시켜주는 것이며 림프오니가 쌓이지 않도록 해주는 것이다. 말기에는 재생 회복이 불가능한 병변 조직을 절제해 주거나 국한적으로 림프관이 막힌 부분을 연결시켜주는 것이다.

- **초기 림프부종의 치료** : 비수술적 치료가 위주가 된다.
- **거상치료** : 30~40cm 하지를 거상하면 림프의 순환이 좋아지고 부종이 경감된다.
- **압박요법** : 의료용 압박 스타킹, 압박붕대, 공기압펌프
- **감염예방**
- **말기 림프부종의 치료** : 주로 수술 치료를 사용한다. 일차성 림프부종 환자의 약 15%에서는 하지 절단 수술 등 절제수술은 한다. 현재 존재하고 있는 수술방법으로 림프부종을 치료하기는 것은 불가능하지만 수술을 하면 증상이 개선된다.
- **현재 전 세계적으로 사용되고 있는 림프부종의 수술법**
  - 유리 피판수술(Free Flap)

- 미세 림프정맥문합술(LVA)
- 미세 자가림프절 이식술(VLNT or ALNT)
- 도수 림프배액술(MLD)
- 외과적 절제술(excision)

심영기 박사의 치료법

- 최소 침습수술이며 병합요법을 사용한다.
- 림프흡입술 + 지방흡입술 + 줄기세포 + 미세림프수술
- 경구약, 복합물리치료, 해독요법, 주사요법은 수술 후 정기적으로 방문하여 치료받는다.
- 압박붕대 및 의료용 압박양말은 수술 후 12~24개월 착용하며 더 이상 붓지 않을 때는 착용하지 않는다.

TIP_림프부종 수술정보

수술시간	마취방법	입원여부	회복기간	체류기간
3~4시간	국소정맥마취	2~3주	2주	3~4주

하지정맥류

선천적으로 혈관 판막이 얇고 약하거나, 움직이지 않고 같은 자세로 오래 있는 경우, 하지에 혈액이 축적되게 된다. 정맥압이 높아지게 되고 정맥 판막이 파손되어, 피부표면에 혈관이 돌출되는 현상이 생긴다. 하지정맥류의 가장 중요한 특징은 피부 표면으로 혈관이 지렁이처럼 구불구불 돌출된다는 것이다.

하지정맥류의 진단

하지정맥류는 일단 생기면 스스로 치유되지 않고 점점 나빠지는 질환이다. 일단 하지정맥류가 있다고 진단되어지면, 혈관을 전문으로 보는 외과계 전문의에게 진찰을 받아서 수술 적기를 놓치지 않는 것이 좋다.

- 1기 : 모세혈관 확장증, 거미상 정맥
- 2기 : 직경 2mm의 푸른색 세정맥이 돌출된 것
- 3기 : 직경 2~4mm의 푸른색 정맥 세줄기 이상이 돌출된 것
- 4기 : 직경 4~8mm의 푸른색 정맥이 돌출된 것

- 5기 : **직경 8mm의 푸른색 정맥이 돌출된 것**
- 6기 : **혈전성 정맥염, 피부궤양, 피부 색소침착 등 합병증이 있는 경우**

하지정맥류는 어떻게 치료할까?

하지정맥류는 흔히 볼 수 있는 질환으로 발병원인에 따라 두 가지로 분류할 수 있다.

1. 원발성 하지정맥류는 가장 많이 생기는 형태이며 제일 좋은 치료는 근본 수술이다.
2. 속발성 하지정맥류는 심부정맥의 판막의 이상에 의해서 생기는 것으로 보존적 치료를 받는 것이 좋다.

정확한 진단이 하지정맥류 치료 성공의 중요한 열쇠이다. 여러 가지 치료 방법 중에 외과의사가 직접 초음파를 보면서 소절개를 통해 하지정맥류를 수술하는 것이 국제적인 추세이며 대부분의 환자에게 적합한 방법이다. 이와 같은 방법은 정확한 진단으로, 소 절개, 입원하지 않고 통원치료, 수술 후 즉시 걸을 수 있는 장점으로 환자 및 가족들에게 매우 편리한 방법이다. 하지정맥류는 유전성향이 있는 질환이므로 가족 중에 하지정맥류가 있다면 주의 깊게 살펴볼 필요가 있다. 그리고 조기에 발견하여 조기 예방하는 것이 좋다.

하지정맥류 치료 후 재발의 원인

최근 하지정맥류 치료법은 매우 많아졌다. 하지만 전통적인 외과 수술법뿐만 아니라 레이저치료도 어느 정도의 재발률이 있다. 실제로 하지정맥류 치료 후 재발되는 것은 막을 수 있다. 수술 후 하지정맥류 재발되는 가장 많은 이유는 부정확한 진단과 수술을 철저하게 하지 않았기 때문이다. 그러므로 하지정맥류 치료는 수술적 정확한 진단과 풍부한 경험이 있는 외과계열의 전문의가 집도해야 하고 완전히 철저하게 필요 없는 정맥혈관을 제거해야 하지정맥류의 재발을 최소화할 수 있다.

하지정맥류를 수술하지 않고 방치할 경우 정맥의 혈전, 피부염, 피부궤양 등의 합병증이 생길 수 있다. 그러므로 하지정맥류는 조기 진단, 조기 치료를 받는 것이 재발률을 최소화하는 길이다.

■ **하지정맥류 1기 : 모세혈관 확장증, 거미상 정맥**

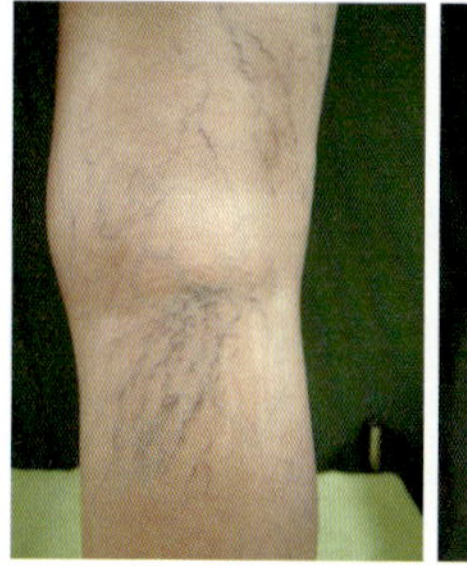 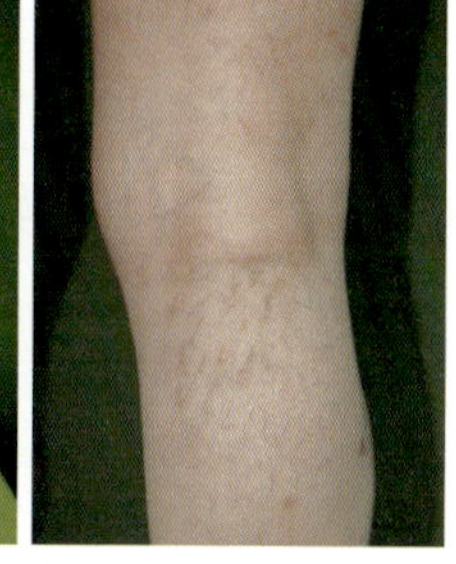

| 수술전 | 수술후 2개월 |

■ **하지정맥류 2기 : 직경 2mm 푸른색 세정맥 돌출**

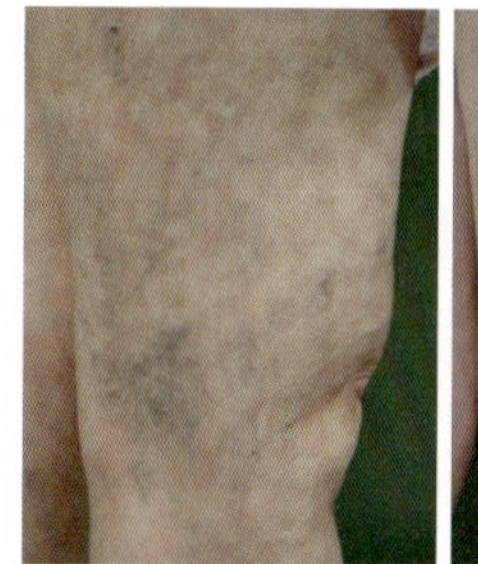 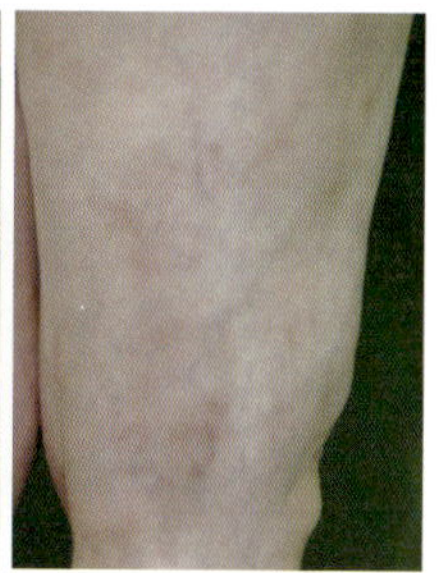

| 수술전 | 수술후 7개월 |

■ **하지정맥류 3기 : 직경 2~4mm의 푸른색 정맥 세줄기 이상 돌출**

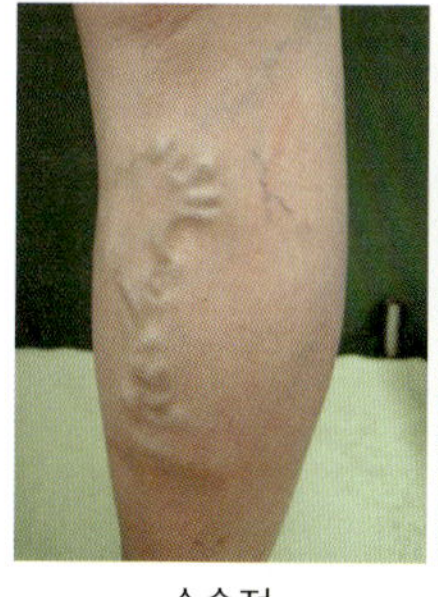 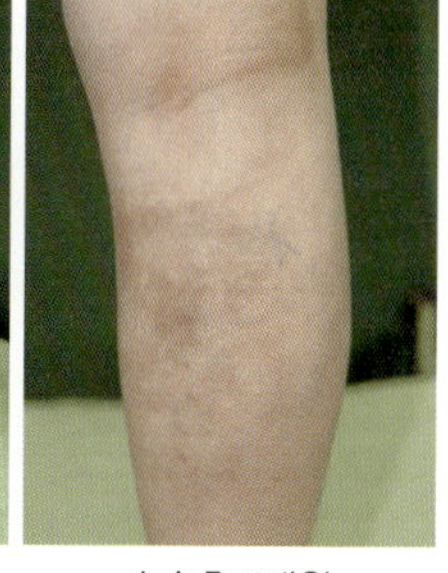

| 수술전 | 수술후 5개월 |

■ **하지정맥류 4기 : 직경 4~8mm의 푸른색 정맥 돌출**

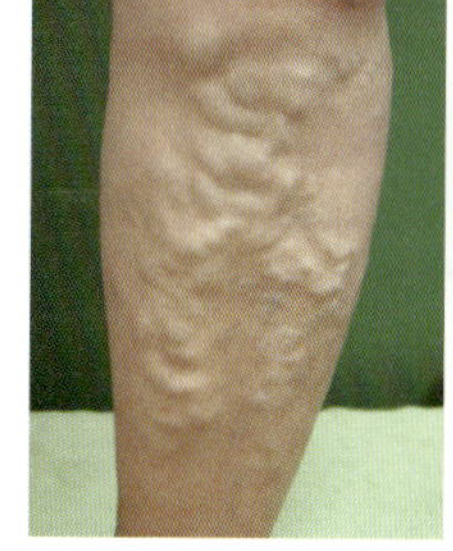 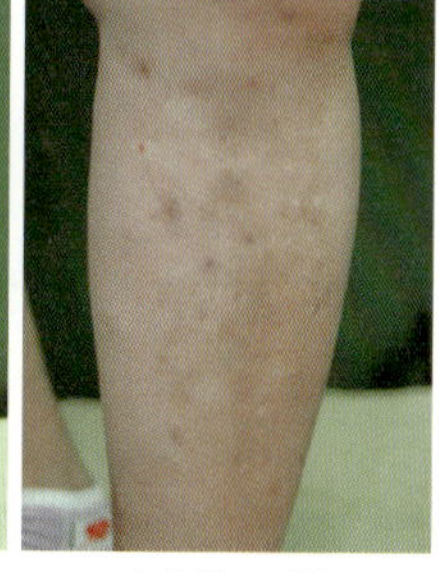

| 수술전 | 수술후 4개월 |

■ **하지정맥류 5기 : 직경 8mm의 푸른색 정맥 돌출**

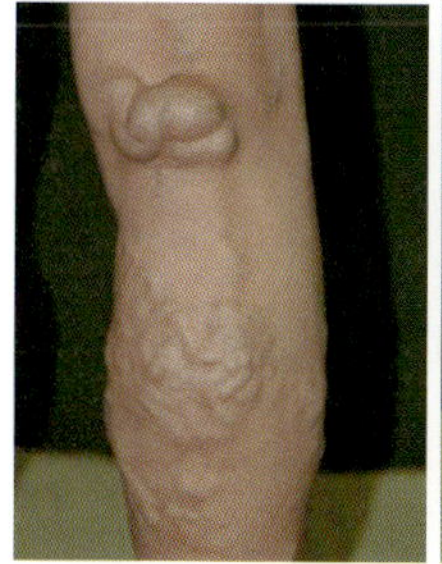 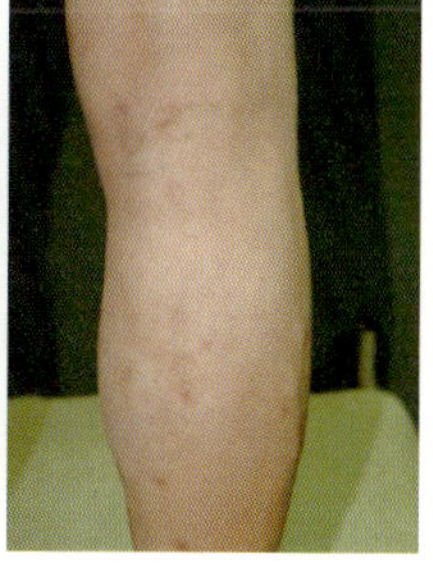

| 수술전 | 수술후 7개월 |

■ **하지정맥류 6기 : 합병증**

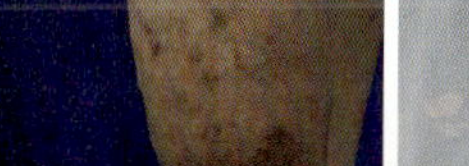 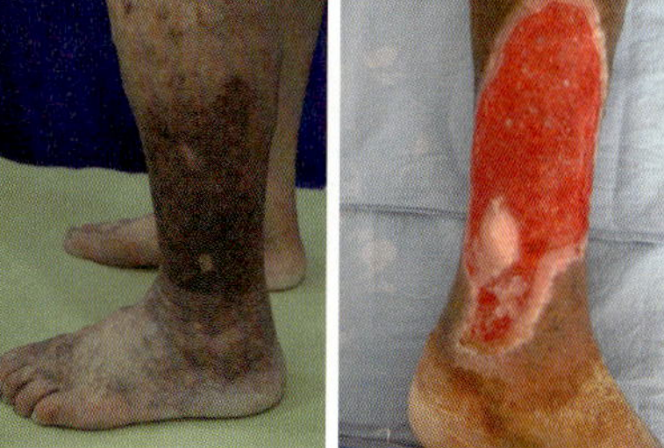

| 피부착색 | 피부궤양 |

TIP_하지정맥류 수술정보

수술시간	마취방법	입원여부	회복기간	체류기간
1시간	국소정맥마취	당일	1주	7일

13 挑战治愈淋巴水肿

淋巴水肿 – 不可治愈？NO!!!

　　延世S医院利用其他机构没有的优势——对淋巴水肿拥有更丰富的治疗经验，持续不断地进行相关的研究。

　　依据手术前患者的严重情况，手术后一年可以减少水肿半径80~110%。

　　与目前其他的治疗手段相比，临床效果更好。更加微创的手术，仅少量的结疤区域(瘢痕)，最小限度的疼痛，并且更短的恢复时间。与其他方法相比，具有更快产生治疗效果的优势。世界首次的干细胞治疗配合负压抽吸，并取得了成功的结果。

　　在淋巴水肿和小腿贫血性坏死中，干细胞治疗能有着血管及淋巴管生成的作用。安全的治疗程序。如果患者要求，可以每2~5年进行干细胞治疗，而且从2010年算起，目前的手术成功率仍是100%。由于我们不培养干细胞，因此没有癌症发生的可能。在手术中，立即移植新鲜的干细胞。

淋巴水肿

淋巴水肿是指机体某些部位淋巴液回流受阻引起的软组织液在体表反复感染后皮下纤维结缔组织增生，脂肪硬化，若为肢体则增粗，后期皮肤增厚、粗糙、坚韧如象皮，亦称"象皮肿"。

淋巴系统

淋巴系统作为人体基础的体液系统，起着浸润所有的细胞、组织以及器官的作用，同时净化并提供养分给它们。因此，这个不起眼的系统也可以被称之为人体的"灰姑娘"系统。就像故事中的灰姑娘，淋巴系统在不起眼的地方默默的工作，净化人体其他系统排放的废物。淋巴系统往往被认为是血液循环系统的一个不起眼的"妹妹"，但事实上淋巴系统在保护人体健康起着十分重要的作用。它可以迅速地激活深处的组织修复以及再生。淋巴在默默地清除其他系统排除的废物的同时，又提供养分给这些系统。淋巴谨慎地区分出并且摧毁细菌、细胞残骸以及毒素；主动从细胞处带走代谢废物，运输到血液当中；高效地收集回收水和蛋白质到心脏处。最后，淋巴还能提供给体内细胞诸如矿物质、脂肪、维生素和蛋白质等的营养物质。淋巴系统不仅是人体的清道夫，同时也是抚养者。

淋巴系统的功能： ● 循环功能 ● 排毒功能 ● 提供营养物质 ● 免疫功能

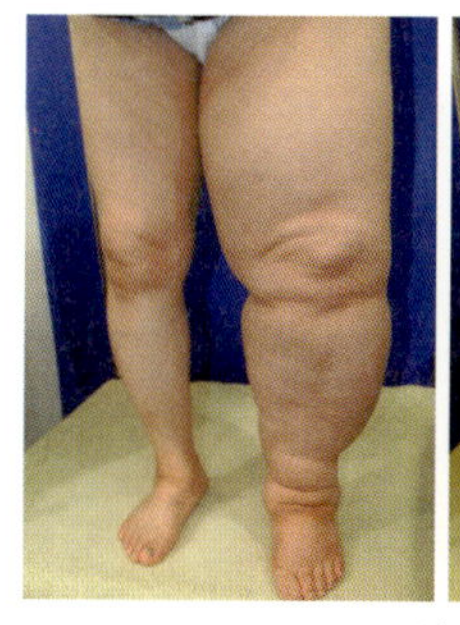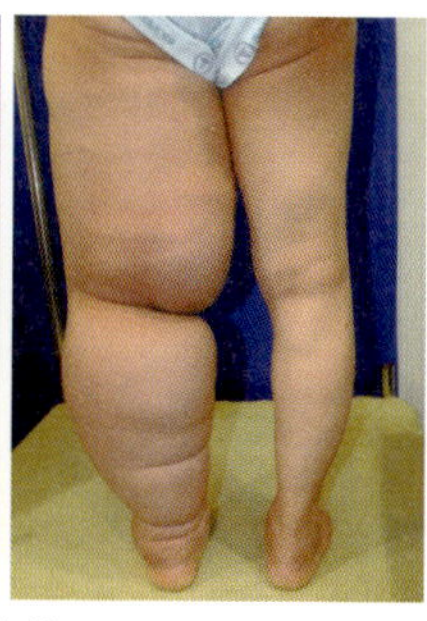

手术前

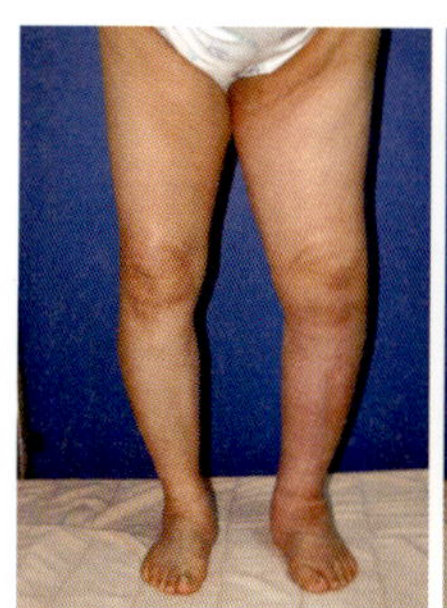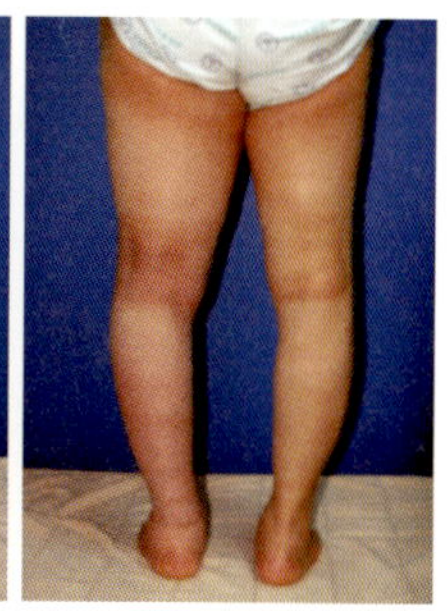

手术后13个月

▲ 左腿处继发性淋巴水肿：62岁的女性患者.全子宫切除手术以后淋巴水肿发生。她患淋巴水肿10年。诊断淋巴水肿后，进行加压包扎和医用弹力袜治疗。淋巴水肿逐渐恶化。左膝关节处发生退行性关节炎。患者十分沮丧，运动受限，并忍受着左膝关节的疼痛。沈荣基 博士为患者进行了手术，术后13个月对治疗效果进行观察，左腿尺寸明显减小。患者体重也13个月内减少了18kg。左膝关节的运动限制和疼痛也大大改善。变化最多的是小腿区域，同术前相比减小了22.5厘米。EBW（弹性绷带包扎）每天都在使用。患者很高兴，通过治疗改善了她的生活质量。我们希望她在进一步治疗期间能有更大的变化。

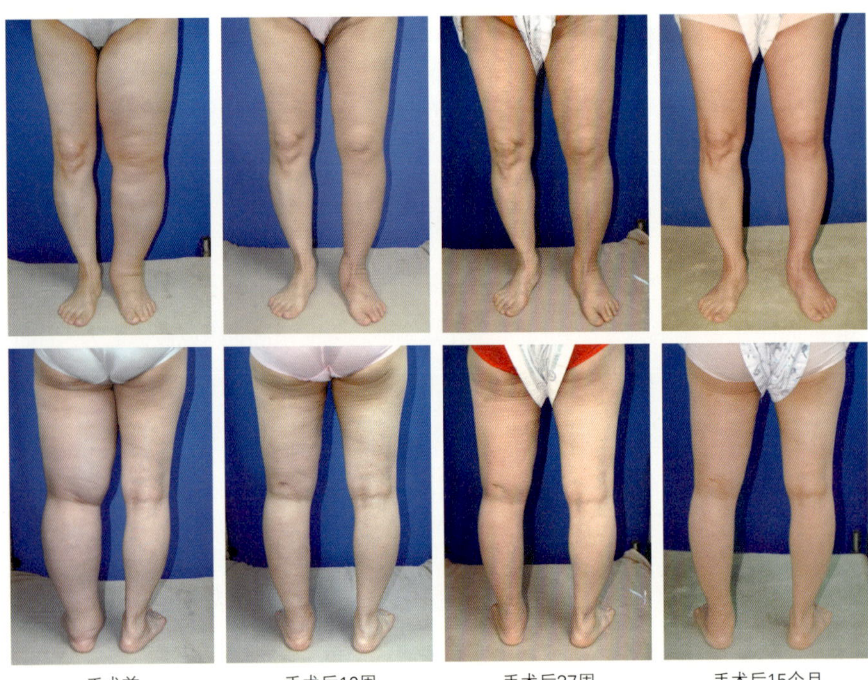

▲ 左腿处继发性淋巴水肿：53岁的女性，子宫癌手术之后水肿发生。8年前做了切除手术，没有化疗，进行过10次放疗。在一家著名大型医院就诊且接受了良好的压力治疗，但病情并无好转甚至恶化。她遭受了频繁的蜂窝织炎和抑郁，企图自杀。沈荣基博士进行联合疗法治疗。腿的改变发生在第37周，左腿的尺寸变得正常。病人和她的家人很高兴，患者说她现在可以很轻松地运动，也可以穿很薄的牛仔裤。

淋巴水肿症状

　　谈到淋巴水肿，患者经常会提及长期的四肢肿大。四肢不对称或是过分增加的外周通常是该疾病最应该诊断出来的特征。随着肿大慢慢进行，患者有可能会有穿不下衣服的问题。一旦该情况发生，淋巴水肿就可能由于过大的重量和尺寸导致患者疲劳，或者公众场合的不便，并且严重影响到日常活动。此外，细菌或真菌的反复感染也常见。病变处可能是上肢、脸、生殖器、躯干，但是与前面这些相比，高达80%的患者是在下肢出现病变。最开始是四肢末梢开始发生病变，接着蔓延到近躯干部分。患者通常会提及无痛觉的肿大以及腿脚肥大。

　　发烧、发冷及全身性的虚弱可能发生。患者可能会有蜂窝组织炎、淋巴管炎、裂伤、溃疡、以及/或疣状改变的复发病史。患者有更多的可能患上细菌及真菌的感染。对淋巴水肿最好的处理方法是在皮肤纤维化以及脂肪肥大化之前，尽早配合物理治疗，进行加压疗法。有许多可以减缓淋巴水肿肿大以及恶化的方法。因此，当外科医生做完癌症手术后，应该注意是否有淋巴水肿的出现，并根据病人的情况给予合适有效的治疗手段。

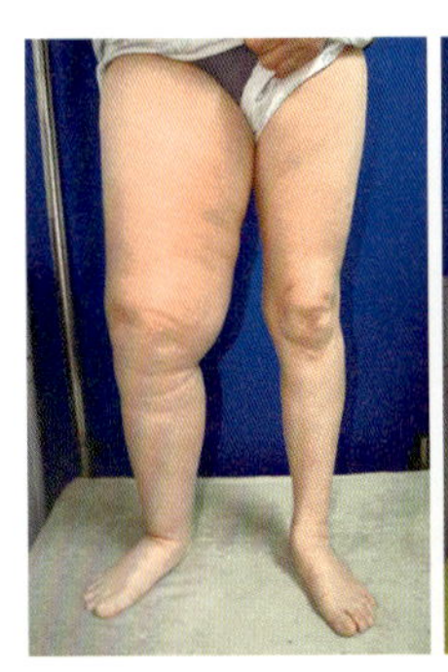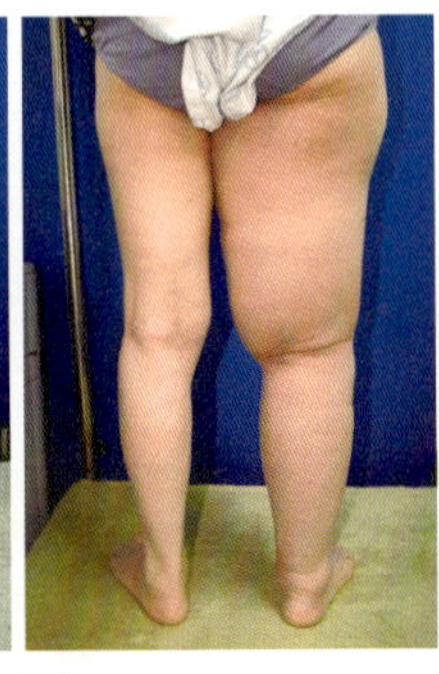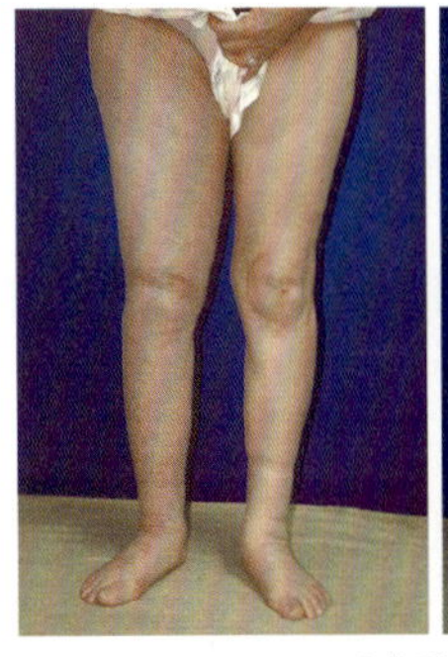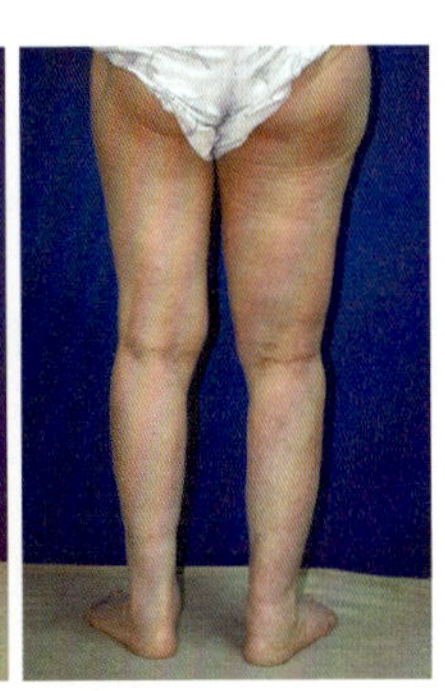

手术前　　　　　　　　　　　　　　　　手术后8个月

▲ 右腿处继发性淋巴水肿：66岁的女性，38年前子宫癌手术之后水肿发生。 她患淋巴水肿20年。淋巴水肿逐渐恶化。沈荣基 博士为患者进行了手术，术后8个月对治疗效果进行观察，右腿尺寸明显减小。同术前相比减小了14厘米。

淋巴水肿 分类

- **原发性淋巴水肿**： – 先天性淋巴水肿，单纯性遗传性。
  - 早发性淋巴水肿，14 岁 前后 发生
  - 迟发性 淋巴水肿，35 岁 前后 发生
- **继发性淋巴水肿**： – 感染性 寄生虫、细菌、真菌等。
  - 损伤性 手术、放疗、灼伤等。
  - 恶性肿瘤性 原发性肿瘤、继发性肿瘤。
  - 其他 全身性疾病、妊娠等。

淋巴水肿治疗

大多数淋巴水肿的患者因此被医生所忽视。许多医生放弃治疗淋巴水肿，因为他们没办法看清藏在面纱后面的淋巴的真实情况。淋巴水肿根据病程早晚，治疗原则不同。早期以排除郁积滞留淋巴液，防止淋巴积液再生为宗旨，晚期则以手术切除不能复原的病变组织或以分流术治疗局限性淋巴管阻塞为目的。

- **急性期淋巴水肿**：以非手术治疗为主。
- **体位引流** 抬高患肢利用重力作用可促进淋巴液回流。
- **加压包扎 弹力袜 弹力绷带**
- **预防感染**
- **慢性淋巴水肿**：手术治疗 约15%的原发性淋巴水肿最终需行下肢整形手术。现有手术方法均不能治愈淋巴水肿，但可改善症状。
- **目前世界上其他的手术治疗方法–**
    - 游离微血管组织移植[Free Flap]
    - 微血管淋巴管静脉分流 (吻合)[LVA]
    - 微血管自体淋巴结移植[VLNT or FLNT]
    - 经手淋巴引流按摩[MLD]= 经手淋巴排液按摩
    - 手术切除[excision]

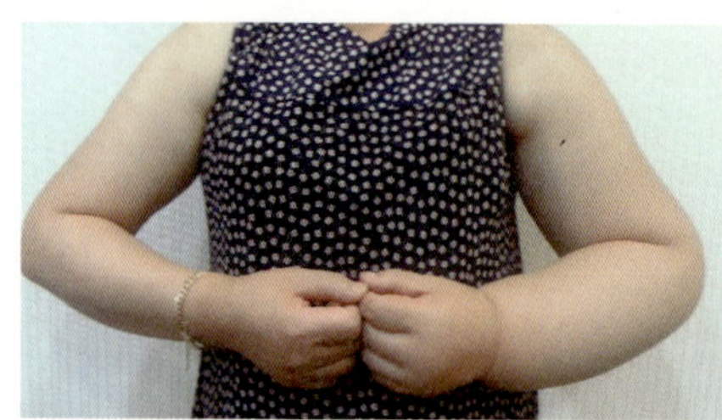

手术前　　　　　　　　　　　　　手术后5个月

▲ 左臂继发性淋巴水肿：56岁女性病例, 11年前进行过左乳房处的乳腺癌手术, 化疗 + 放疗，8年的水肿，MCS(医用压力袜) + EBW(弹性绷带包扎)

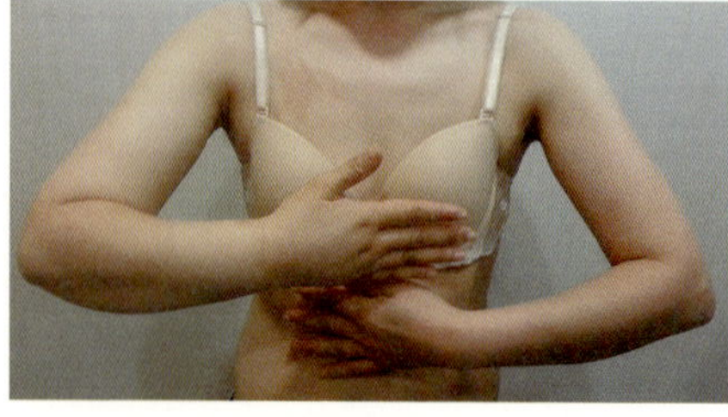
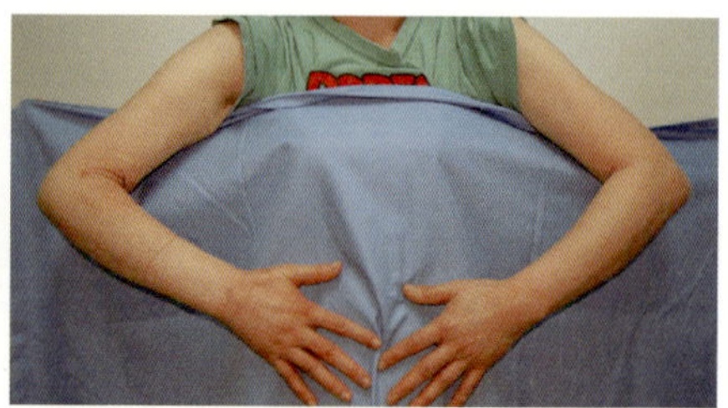

手术前　　　　　　　　　　　　　手术后8个月

▲ 右前臂手部继发性淋巴水肿：使用联合疗法(脂肪干细胞治疗)后的变化, 放弃了 EBW

Dr. Shim's 的方法包括

- 微创手术辅以
- 抽脂术 + 负压抽吸 + 干细胞治疗 + 显微手术

- P.O. 口服 药物治疗, CDT, 解毒 手术后随访进行注射治疗。
- 在接下来的12~24月内, 采用加压包扎/医用弹力袜。过后如果不再肿大, 就停止使用。

TIP_淋巴水肿手术信息

手术时间	麻醉方法	住院与否	恢复期间	停留时间
3~4小时	局部麻醉与静脉镇静	2~3周	2周	3~4周

下肢静脉曲张

静脉曲张形成的主要原因是由于先天性血管壁膜比较薄弱或长时间维持相同姿势很少改变, 血液蓄积下肢, 在日积月累的情况下破坏静脉瓣膜而产生静脉压过高, 是血管突出皮肤表面的症状。静脉曲张的主要特点是血管突出皮肤表面, 像蚯蚓一样, 弯弯曲曲, 疙疙瘩瘩。

静脉曲张诊断

静脉曲张的病症为不可逆的一种病变过程, 一旦确认患有静脉曲张, 应尽早到正规医院的血管外科就诊, 以免错过最佳的治疗期。

下肢静脉曲张如何诊治

下肢静脉曲张是一种常见病, 目前根据发病原因可以将下肢静脉曲张分为以下二种类型:

1. 原发性下肢静脉曲张 最常见的一种静脉曲张, 最好的治疗办法就是手术。

2. 继发性下肢静脉曲张: 通常继发于下肢深静脉瓣膜功能不全, 这种静脉曲张手术效果不理想, 通常建议保守治疗。

由此可见, 精确的术前诊断是下肢静脉曲张治疗成功的关键。手术后复发主要是由于诊断不完整与手术不彻底导致。在众多的治疗方法中, 由外科医生亲自用彩超作引导的微创手术是当今国际治疗此病的大趋势, 创伤小、术后即可行走, 适合大多数患者。这种方法诊断精确、有经验的外科医生进行手术, 才能最大程度避免复发的出现。下肢静脉曲张多由遗传所致, 有家族病史的人要警惕, 早期手术还是很有必要的, 而且早期手术复发率低。从年轻时就应做好预防。

■ 下肢静脉曲张 1期：毛细血管扩张

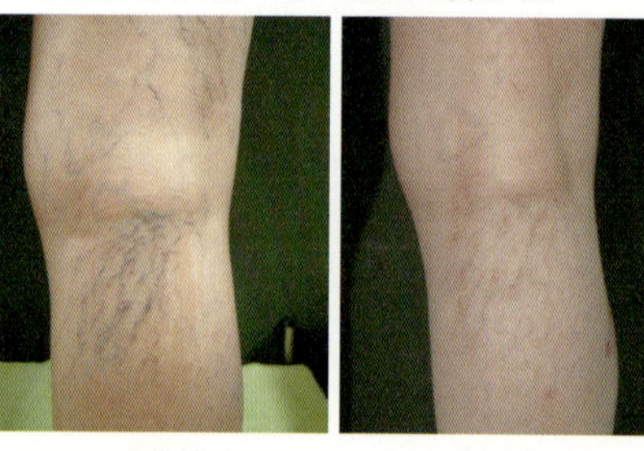

手术前　　　　　　　　　手术后2个月

■ 下肢静脉曲张 2期：有凸出的蓝色的血管
一两条大概直径2毫米内的情况

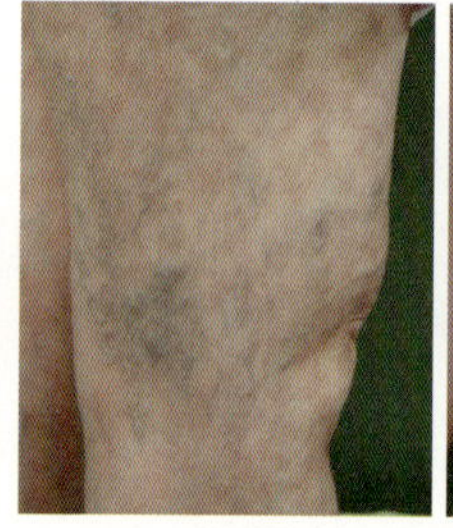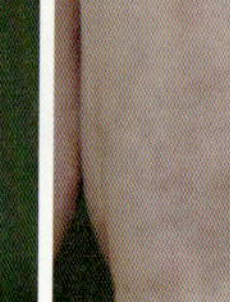

手术前　　　　　　　　　手术后7个月

■ 下肢静脉曲张 3期：有凸出的蓝色血管三
条以上的严重的情况，直径2~4毫米

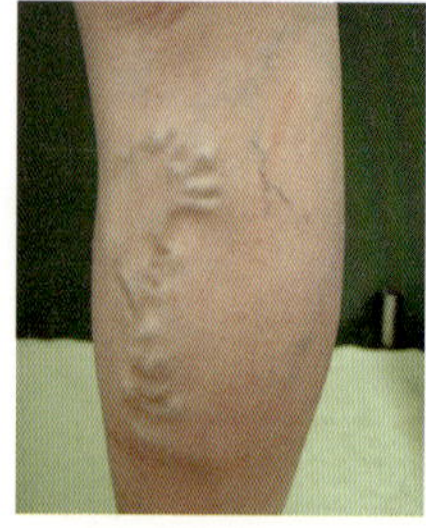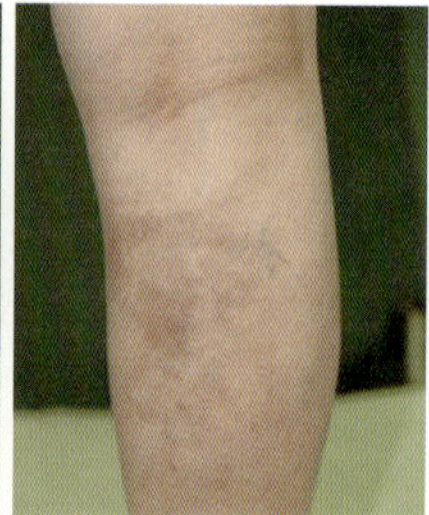

手术前　　　　　　　　　手术后5个月

■ 下肢静脉曲张 4期：有直径4~8毫米的血
管和蓝色的血管出现的情况

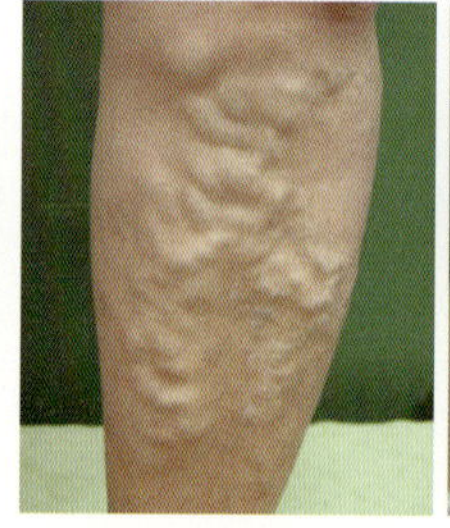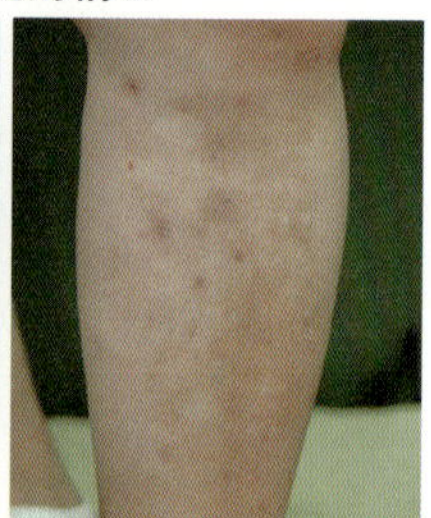

手术前　　　　　　　　　手术后4个月

■ 下肢静脉曲张 5期：直径8毫米以上特粗
的突出血管的情况

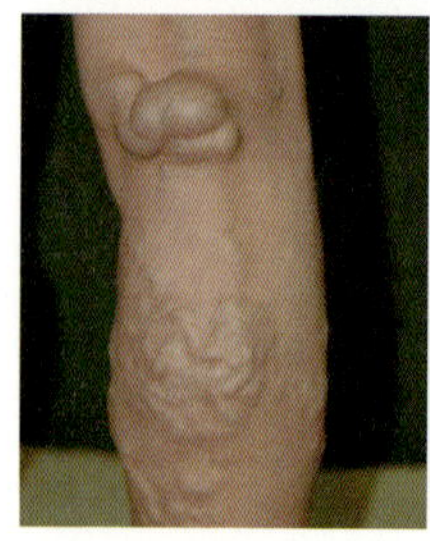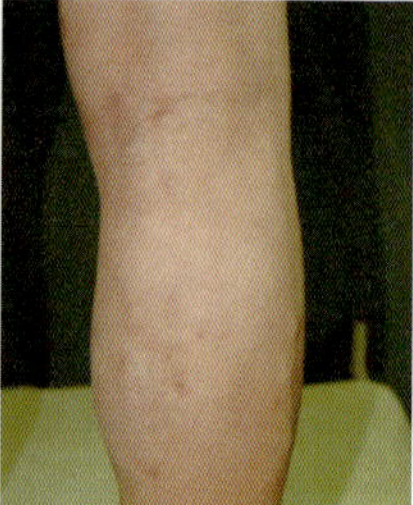

手术前　　　　　　　　　手术后7个月

■ 下肢静脉曲张 6期：血栓性静脉炎，皮肤
溃疡，黑腿

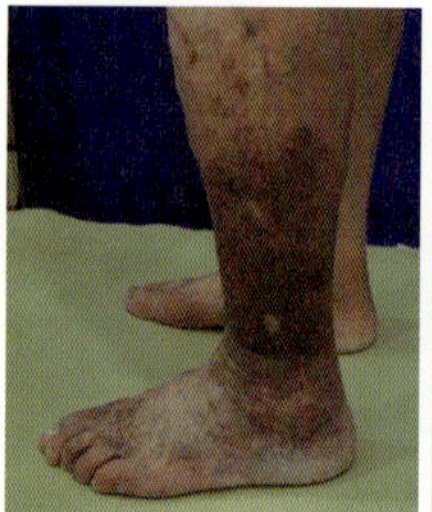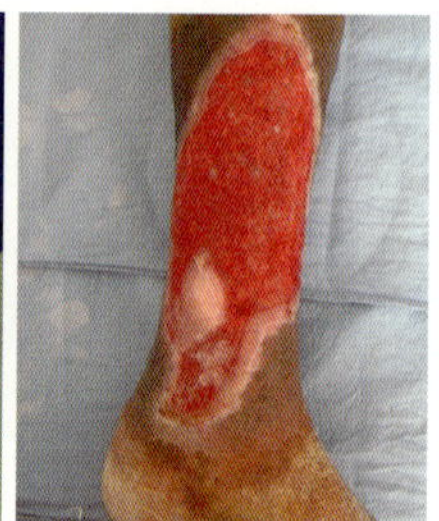

黑腿　　　　　　　　　　皮肤溃疡

手术时间	麻醉方法	住院与否	恢复期间	停留时间
1小时	局部麻醉与静脉镇静	当日	1周	7天

14 지방이식을 통해 글래머러스한 골반라인으로!

입체적인 라인 디자인과 체형별 섬세한 수술이 빚어내는 트렌디한 바디라인

남녀노소 불문하고 건강하고 날씬한 몸매에 대한 관심이 높다. 특히 아름다운 뒷태 라인을 완성하기 위해서는 몇가지 요건들이 필요한데, 군살없이 매끈한 허리라인과 적당한 볼륨과 탄력을 갖춘 힙이 기본이라 할 수 있다.

하지만 동양인은 서양인에 비해 골반이 작고, 다리가 짧아 늘씬한 느낌을 주기엔 어려움이 있다. 여기에 부위의 특성상 엉덩이 근육만 만들기 어렵고, 살이 찌면 지방이 가장 많이 쌓이는 부위 중 하나이기 때문에 혼자만의 노력으로 볼륨과 탄력, 그리고 모양을 모두 만족시키기란 굉장히 어렵다. 그래서 부족한 볼륨을 채워 입체적인 라인을 만드는 지방이식 수술을 선택하는 사람들이 늘고 있다.

최근에는 의학기술의 발달로 상체와 하체의 밸런스를 맞춰 볼륨감을 채우고, 탄력까지 업(Up) 시켜주는 지방이식수술로 납작하고, 허리는 잘록하게 파고 골반은 이식으로 볼륨업시켜, 축처진 엉덩이 콤플렉스를 해소할 수 있게 되었다.

허파고리 (HerpaGory)

복부와 허리의 군살을 제거한 뒤 추출한 지방을 볼륨이 부족한 골반이나 힙딥에 이식하여 굴곡이 있는 몸매로 개선하는 수술이다.

"허파고리 (HerpaGory)" 시술은 허리 지방을 빼서 골반에 이식한다는 의미의 신조어다. 다시 말해 허리나 허벅지 등의 과도한 지방을 채취하여 힙딥(hip dip)이나 엉덩이의 볼륨이 부족한 부위로 옮기는 "자가지방이식"으로 지방흡입술과 지방이식술의 효과를 동시에 이용한 바디라인교정술이다.

"힙딥(hip dip)"은 허리와 엉덩이 사이의 움푹 들어간 부분을 가리키는 용어로, 일부 사람들에게는 이 부위가 두드러져 보일 수 있다. 이 움푹 들어간 부위는 골반 구조와 지방 분포에 따라 자연스럽게 생기는 현상이며, 많은 사람들에게는 정상적인 신체적 특징이다. 하지만 운동만으로 타고난 체형을 극복하는데 한계가 있기 마련이며 보다 드라마틱한 라인을 원한다면 지방흡입으로 얻은 자가지방을 이식하는 게 한 방법이 될 수 있다.

허리와 힙의 황금비율

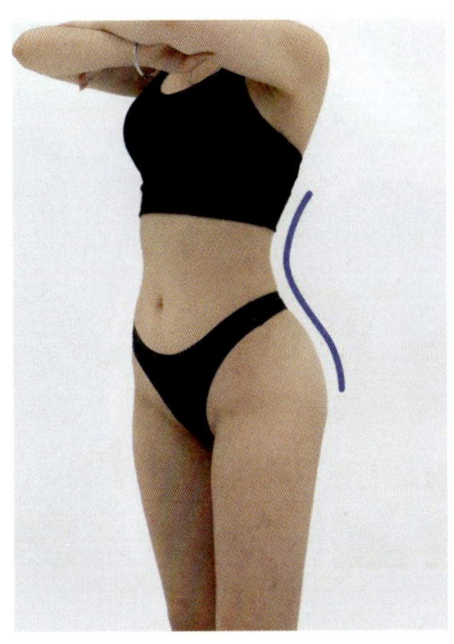
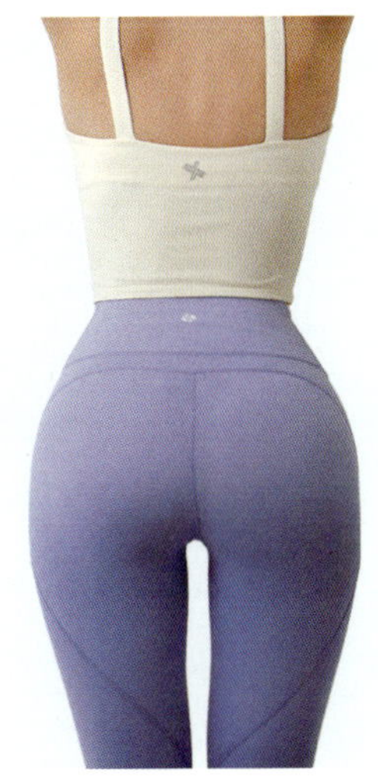

여성의 허리와 힙의 황금비율(WHR·Waist-Hip Ratio)'은 대개 0.7로 간주된다. 즉, 허리 둘레를 힙 둘레로 나누었을 때 나오는 비율이 0.7에 가까울수록 더 균형 잡힌 신체 비율로 여겨지는 경우가 많다. 예를 들어, 허리 둘레가 70cm이고 힙 둘레가 100cm인 경우, 허리-힙 비율은 0.7이 된다. 엉덩이가 크고 허리가 잘록할수록 0.7에 가깝다. 반대로 뱃살이 두둑하고 골반이 좁을수록 WHR은 커진다.

하지만 동양 여성은 허리가 날씬한 편이지만, 골반이 좁은 경우가 많아 0.7의 황금비율을 이루기 쉽지 않다. 허리 24인치에 엉덩이 34~36인치 정도가 돼야 0.7에 근접하고 이 같은 신체 사이즈를 가진 여성들을 남성들은 성적인 매력을 느끼게 한다.

애플힙(Apple Hip)

신체미에 대한 인식은 문화와 시대에 따라 다르므로, 황금비율이라는 개념은 주관적일 수 있다. 그럼에도 불구하고 많은 사람들이 신체의 키 보다 몸매의 황금비율에 대해 많은 관심을 갖고 있다.

신체 비율은 남녀를 가리지 않고 나타나며, 좋은 비율에는 작은 얼굴도 한몫 하지만 다리길이도 빼놓을 수 없는 중요사항이다. 특히 힙업운동으로 납작하거나 처지고 늘어진 엉덩이를 볼륨업 시켜, 보다 다리가 길어 보이는 효과를 주고 탄력 있는 엉덩이로 인해 건강한 이미지마저 들게 한다.

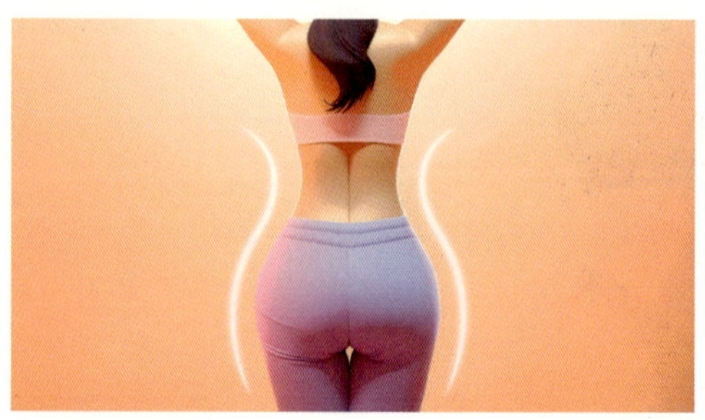

언제부턴가 애플힙(Apple Hip)은 여성들의 워너비 스타일이 됐다. 애플힙은 주로 둥글고 탄력 있는 엉덩이를 가리키는 말이다. 마치 사과처럼 둥글고 위로 올라간 모양의 엉덩이를 의미한다.

애플힙을 갖기 위해서는 매일 정량의 단백질을 보충하고, 불필요한 체지방을 걷어내는 것은 물론 웨이트트레이닝도 이어져야 한다. 근육을 강화함으로써 허벅지와 힙라인을 탄탄하게 다져야 하기 위해서다. 이같은 노력은 단순 한두달 시간을 투자하는 게 아니라 적어도 1년 정도 장기간 계획을 잡고 이뤄져야 한다.

하지만 일반인이 매일같이 규칙적인 운동을 해보지만 강도 높은 운동량에 지쳐 포기하거나 다른 방법을 찾는 이들이 많다. 이미 엉덩이가 처지거나, 힙딥 라인이 강조되거나, 라인이 투박해 신경쓰이는 경우라면 운동과 마사지만으로 해결하는 데 한계가 있다.

이럴 경우 의학적 조치를 고려해볼 수 있다. 그중 하나가 허파고리다. 한번 시술로 허리와 허벅지 둘레는 줄이고 필요에 따라 제거한 지방을 골반 부위에 이식함으로써 굴곡을 만드는 게 도움이 될 수 있다. 자신의 몸에서 지방을 추출하여 필요한 부위에 주입하는 시술로 힙 딥 부위에 지방을 이식하면 움푹 들어간 부분이 채워져 보다 곡선미 있는 몸매를 만들 수 있다.

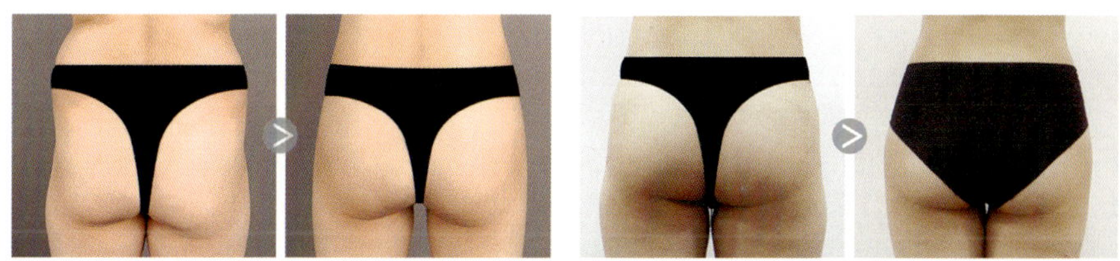

허파고리 수술로써 움푹들어간 힙딥을 보다 곡선미있는 몸매로 만들었다

허파고리 시술 대상 및 효과

특히 늘어진 힙과 과도하게 지방이 축적된 허벅지로 인해 다리가 짧아 보이거나, 아무리 열심히 운동해도 골반라인이 밋밋한 사람에게 만족도가 높다. 좌우의 힙라인 위치가 다르거나 엉덩이 양쪽의 크기가 비대칭인 경우에도 고려해볼 수 있다.

허파고리 시술의 가장 큰 장점은 매끈한 바디라인이다. 허리나 허벅지 부위의 필요 없는 지방을 채취하여 힙딥 부위에 채우면 허리의 체형이 개선되면서 엉덩이의 전체적인 라인이 더 매끈하고 곡선미 있게 보일 수 있다. 무엇보다도 인공적인 보형물 대

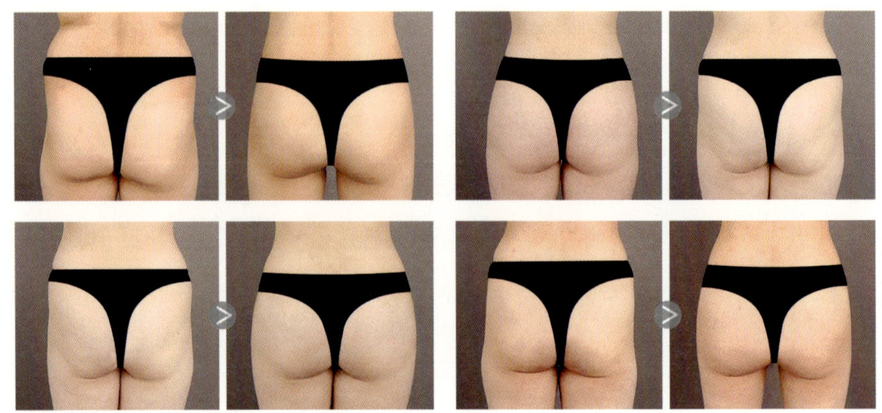

허파고리 (HerpaGory) 시술 전후. 수술후 2~3개월 후의 모습

신 자신의 지방을 사용하기 때문에 결과가 매우 자연스럽다. 또한 자가지방이식을 통해 자신의 조직을 사용하는 것이므로 알레르기 반응이나 거부반응의 위험이 없어 안전하다.

▌허파고리 시술 방법

두꺼운 허리, 허벅지 등의 부위에서 불필요한 지방을 제거하여 필요한 곳에 이식하는 일석이조의 방법이다.

자가지방이식을 통해 아름다운 허리& 골반라인 만들기를 위한 허파고리 시술 과정은 크게 3단계로 이루어진다.

1. **지방 채취** : 환자의 복부, 허벅지 등 지방이 풍부한 부위에서 지방을 채취한다. 이 과정은 일반적으로 지방흡입을 통해 이루어진다.

2. **지방 정제** : 채취한 지방을 정제하여 순수한 지방 세포만을 남긴다. 이 과정에서 불순물이나 손상된 지방 세포가 제거된다.

3. **지방 이식** : 정제된 지방을 힙 딥 부위에 주입한다. 이식은 여러 층에 걸쳐 고르게 이루어지며, 부드럽고 자연스러운 곡선을 만들기 위해 신중하게 진행된다.

허파고리 시술 후 주의점

지방을 채취한 부위와 이식한 부위 모두에서 멍이나 부종이 생길 수 있으며, 회복 기간이 필요하다. 초기 회복 기간은 보통 1~2주 정도이며, 이 기간 동안에는 무리한 운동이나 좌식 생활을 피하는 것이 좋다. 이후 몇 달에 걸쳐 엉덩이의 모양이 안정화된다.

수술 후 약 2~3개월 후면 최종 결과를 확인할 수 있다. 이식된 지방이 안정적으로 정착하고, 최종적인 엉덩이 모양을 확인할 수 있다. 일부 지방은 흡수될 수 있지만, 생착된 지방은 오랜 기간 유지된다.

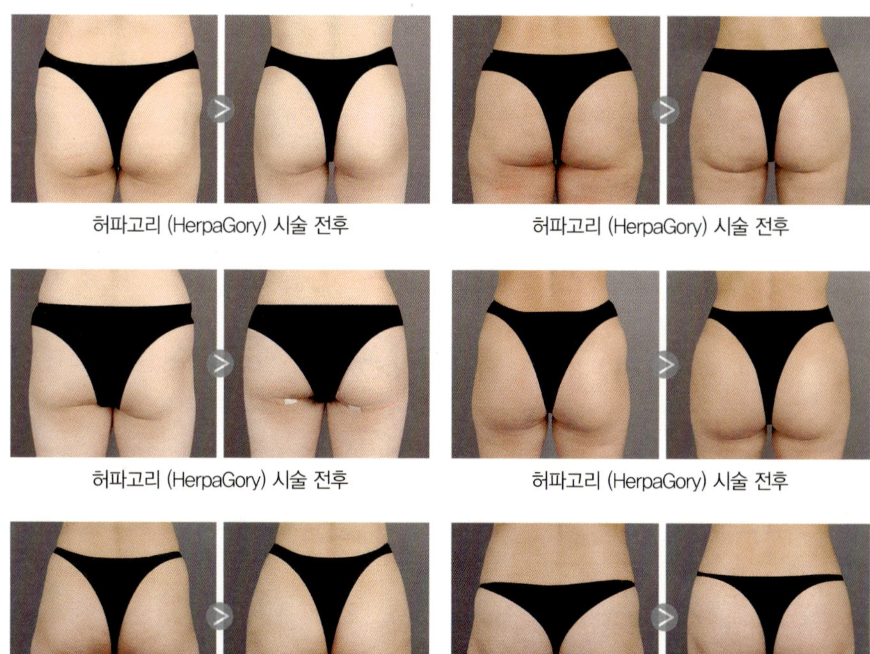

허파고리 (HerpaGory) 시술 전후 허파고리 (HerpaGory) 시술 전후

허파고리 (HerpaGory) 시술 전후 허파고리 (HerpaGory) 시술 전후

허파고리 (HerpaGory) 시술 전후 허파고리 (HerpaGory) 시술 전후

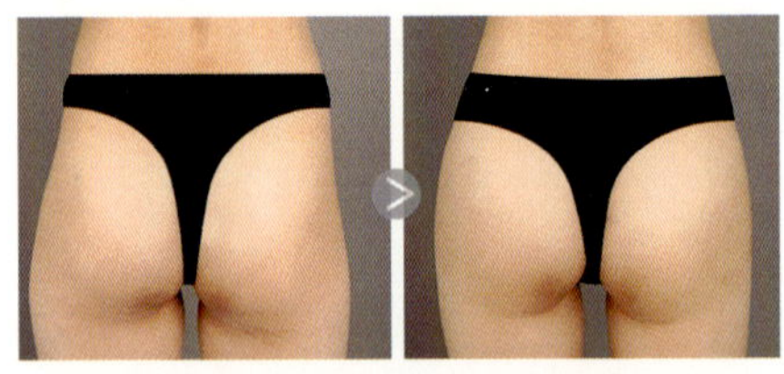

허파고리 (HerpaGory) 시술 전후

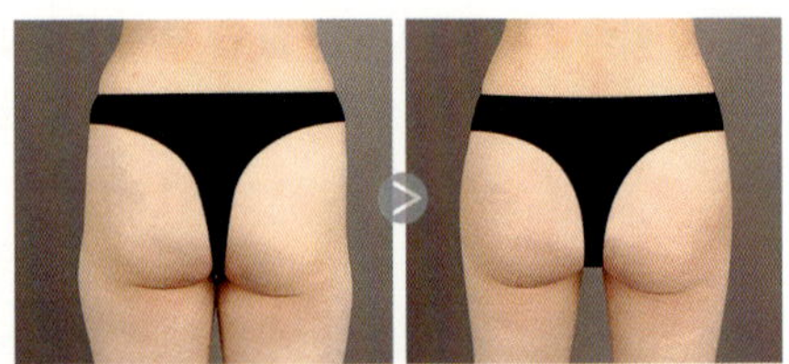

허파고리 (HerpaGory) 시술 전후

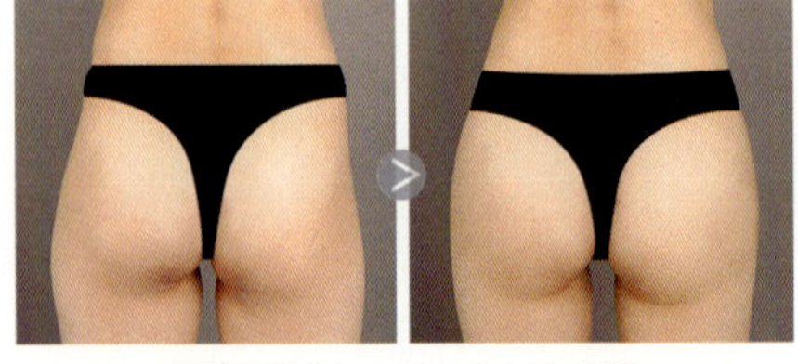

허파고리 (HerpaGory) 시술 전후

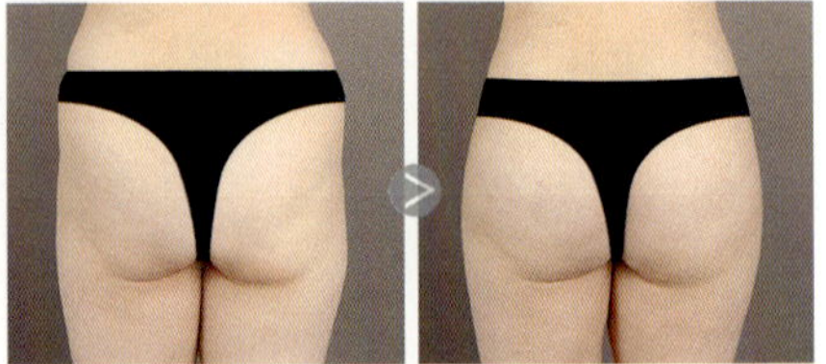

허파고리 (HerpaGory) 시술 전후

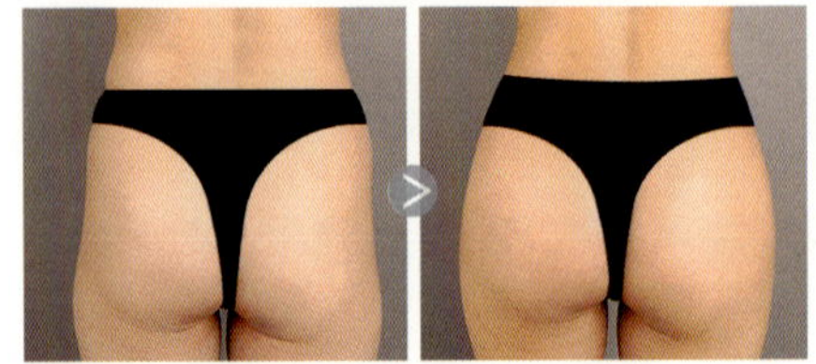

허파고리 (HerpaGory) 시술 전후

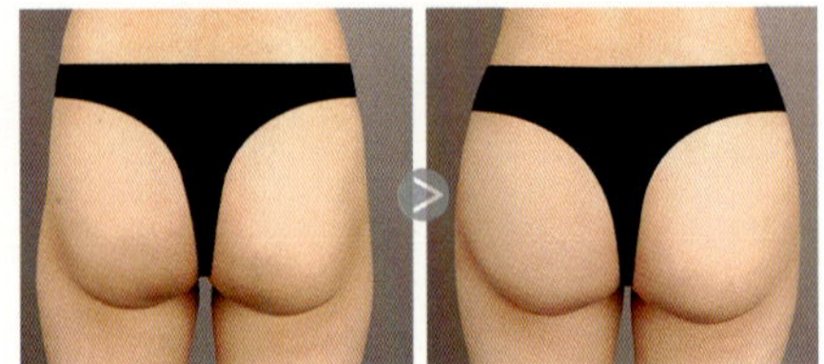

허파고리 (HerpaGory) 시술 전후

▶압박복 착용 : 수술 후에는 엉덩이와 지방을 채취한 부위의 붓기와 부종을 줄이기 위해 압박복을 착용한다. 압박복은 엉덩이 모양을 유지하고, 이식된 지방이 잘 정착하도록 돕는다.

▶안정 및 회복 : 수술 후 일정 기간 동안은 엉덩이에 직접적인 압력을 가하지 않도록 주의해야 한다. 엉덩이에 부담을 줄 수 있는 활동이나 좌식 생활을 피해야 하며, 가능하면 엎드려서 자는 것이 좋다.

▶지속적인 관리 : 의료진의 지시에 따라 통증 관리, 상처 관리, 체액 배출 등을 적절히 관리해야 하며, 회복 기간 동안 정기적으로 병원을 방문해 경과를 체크해야 한다.

성공적인 허파고리 시술을 위한 2가지 조건

하지만 성공적인 지방이식을 위해서는 생착률이 매우 중요하다. 생착률은 이식한 지방이 제대로 자리잡아 오랫동안 유지되는 비율을 말한다 생착률이 떨어지면 아무리 많은 양의 지방을 이식하더라도 충분한 볼륨감을 오랫동안 유지하기 어렵기 때문에 이식할 지방을 채취하는 단계에서부터 지방세포의 손상을 최소화하고, 이식한 지방이 주변 혈관들과 잘 연결되어 혈액과 영양분을 충분히 공급받을 수 있도록 하는 것이 중요하다.

이식된 지방의 일부는 시간이 지나면서 흡수될 수 있다. 이로 인해 첫 시술 후 추가적인 지방 이식이 필요할 수 있다.

자가지방이식은 복잡한 과정과 전문성이 필요한 시술로, 비용이 다소 높을 수 있다. 무엇보다도 탄력과 볼륨을 동시에 개선하기 어려운 힙의 보디라인을 살리기 위해서는 미적 감각과 더불어 생착률을 높이는 노하우가 요구되기 때문에 임상경험이 풍부한 집도의를 만나는 게 중요하다.

TIP_허파고리 (HerpaGory) 시술 정보

시술시간	마취방법	입원여부	회복기간	체류기간
1시간 30분 내외	국소마취	필요없음	3~5일	3~5일

14 通过脂肪移植打造丰满的骨盆线条！

　　无论男女老少，对健康苗条身材的关注度都很高。特别是要完成优美的背部线条，需要几个条件，包括没有赘肉的流畅的腰部线条，以及具有适当的丰满度和弹性的臀部。然而，亚洲人的骨盆较小，腿也比西方人短，因此很难呈现修长的效果。此外，由于臀部的特殊性质，只锻炼出臀部肌肉是很困难的，而且体重增加时该部位又是脂肪堆积最多的部位之一，因此仅靠自身的努力很难获得既有丰满度，又有弹性和形状的臀部。因此，越来越多的人选择脂肪移植手术来填补不足的容量，塑造立体线条。

　　近年来，随着医疗技术的发展，通过平衡上下半身的比例、增强丰满度、增加弹力的脂肪移植手术，来解决瘦腰、增大骨盆、改善松垂的臀部的问题。

细腰蜂臀（HerpaGory）

去除腹部和腰部的多余脂肪后，将提取的脂肪移植到缺乏体积的骨盆或臀部凹陷区（hip dip），以改善曲线美体型的手术。

"细腰蜂臀(HerpaGory)"手术是一个新词，意思是抽取腰部的脂肪并将其移植到骨盆。换句话说，就是将从腰部和大腿等部位采集多余的脂肪，移植到臀部凹陷区（hip dip）或臀部容积不足部位的"自体脂肪移植手术"，是同时利用吸脂术和脂肪移植术的体型矫正手术。

"臀部凹陷（hip dip）"是一个术语，指的是腰部和臀部之间的凹陷区域，这对某些人来说可能很明显。这个凹陷区域是骨盆结构和脂肪分布的自然结果，对于许多人来说是正常的身体特征。

然而，仅靠运动来克服天生的体型是有限的，如果想要更引人注目的身材曲线，通过移植抽脂获得的自体脂肪可能是一种方法。

腰和臀的黄金比

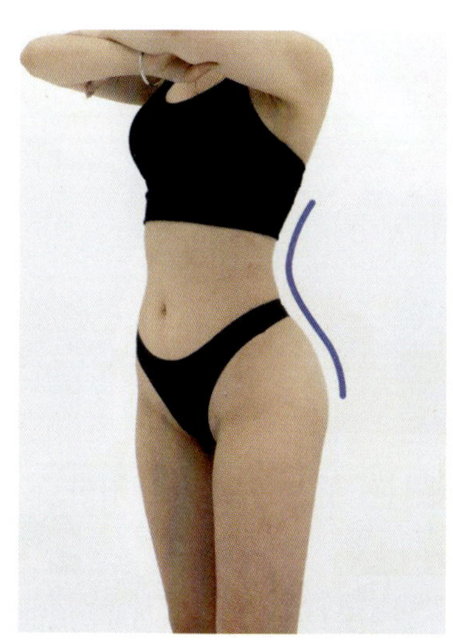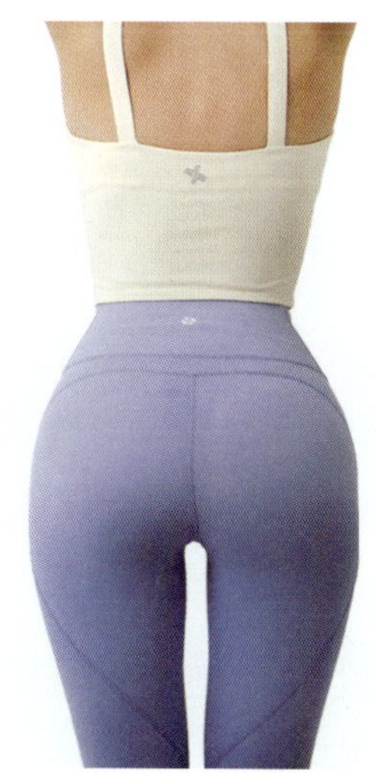

女性腰部与臀部的黄金比例（WHR·Waist-Hip Ratio）通常被认为是0.7。也就是说，腰围与臀围的比例越接近0.7，往往被认为身材比例越匀称。例如，如果腰围为70厘米，臀围为100厘米，则腰臀比为0.7。臀部越大，腰部越细，黄金比就越接近0.7。相反，腹部脂肪越厚、骨盆越窄，腰臀比就越大。

然而，亚洲女性虽然腰围纤细，但骨盆往往较窄，很难达到0.7的黄金比例。腰围为24英寸、臀围为34至36英寸的比例应该比较接近0.7，男性认为这种体型的女性具有性吸引力。

相反，男性理想的腰臀比是0.9~1。据了解，许多女性都会被胸腰比"CWR(Chest-Waist Ratio)"为1.33的男性所吸引。从宽阔的肩膀到细腰，再延伸到骨盆的倒三角形体型会影响异性吸引力。

苹果臀（Apple Hip）

对体型美的看法因文化和时代而异，因此黄金比例的概念可能会具有主观性。尽管如此，许多人对身材黄金比例的兴趣要大于对身高的兴趣。无论男女，身体比例都是存在的，虽然小脸对比例好有一定的作用，但腿的长度也是不可忽视的重要因素。特别是提臀运动可以增加平坦或下垂臀部的体积，使双腿看起来更修长，并通过具有弹性的臀部带来健康的形象。

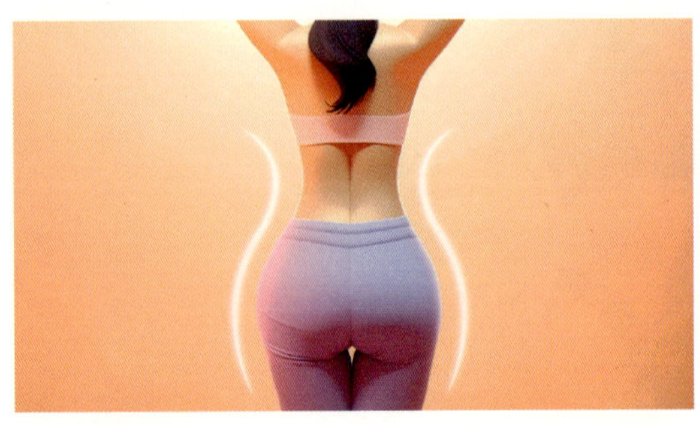

不知从何时起，苹果臀成为了女性崇尚的风格。苹果臀主要是指圆润、富有弹性的臀部。指臀部圆润而上翘，就像苹果一样。

为了拥有苹果臀，每天必须补充一定量的蛋白质，去除体内不必要的脂肪，并持续进行重量训练。这是为了通过加强肌肉来塑造大腿和臀部线条。这些努力并不是只投入一两个月的时间，而应该是坚持至少一年的长期规划。

然而，普通人中虽然每天会定期锻炼，但因为厌倦了高强度的锻炼而放弃或寻找其他方法的人也不在少数。如果臀部已经下垂，或臀部凹陷（hip dip）线条突显出来，再或者因线条粗糙而特别在意的话，仅通过运动和按摩来解决这些问题是有限的。

在这种情况下，可以考虑采取医疗措施。其中之一就是细腰蜂臀（HerpaGory）。只需一次手术，就能缩小大腿维度，并根据需要将抽取的脂肪移植到骨盆部位来塑造曲线。这是一种从自体提取脂肪后移植到所需部位的手术，通过将脂肪填补到臀部的深凹部位，让身材更富有曲线美。

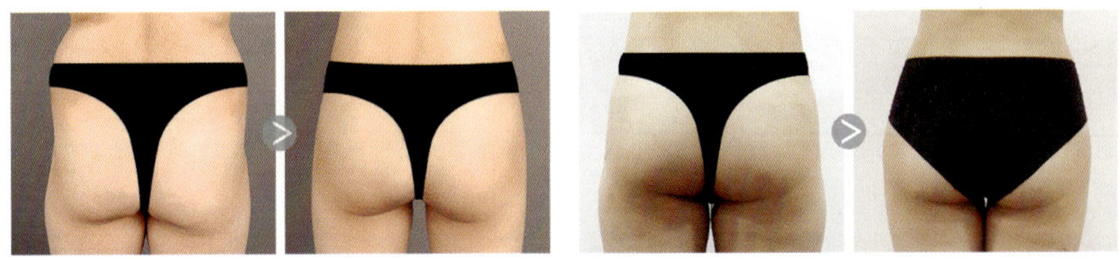

通过细腰蜂臀（HerpaGory）将深凹进去的臀部凹陷打造出富有曲线美的体型。

细腰蜂臀(HerpaGory)手术适用人群及效果

对于臀部过度下垂、大腿脂肪过多导致腿看起来较短，或者无论如何锻炼，骨盆线条都很平坦的人来说，手术的满意度尤其更高。如果左右两侧臀线位置不同，或者臀部大小不对称，也可以考虑细腰蜂臀（HerpaGory）手术。

细腰蜂臀（HerpaGory）手术的最大优点是身体线条流畅。通过抽吸腰部或大腿部位多余的脂肪，填充到臀部下垂区域，可以改善腰部体型，让臀部整体线条看起

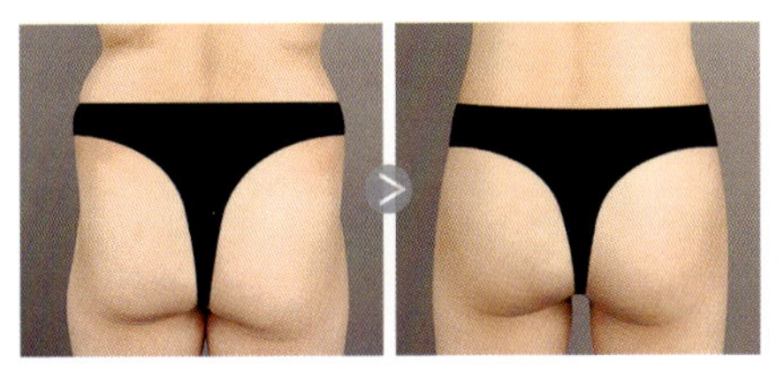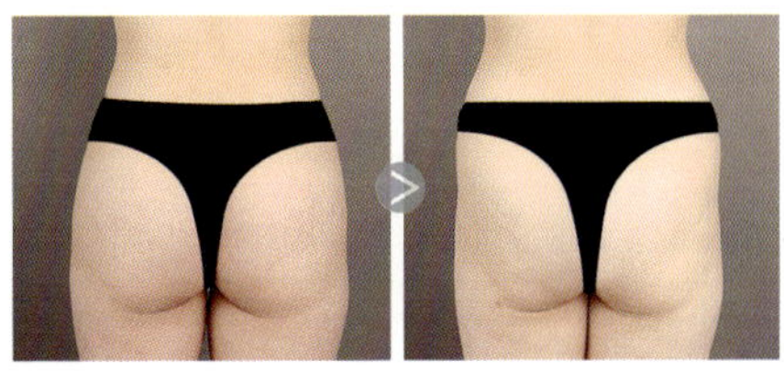

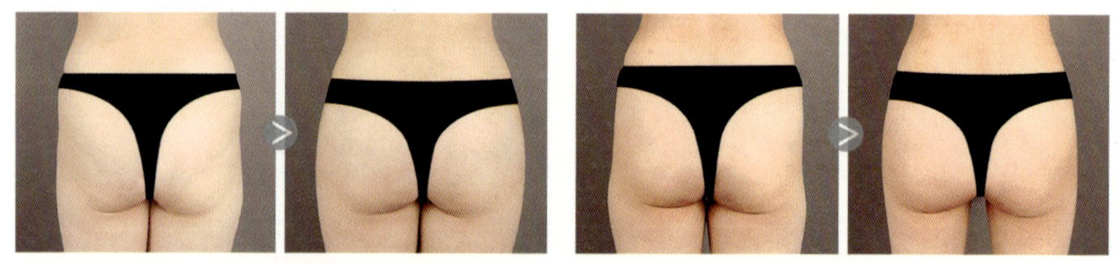

细腰蜂臀（HerpaGory）手术前后，手术后2~3个月后的体型

来更流畅、更富有曲线美。最重要的是，因为使用的是自体脂肪而非人工假体，所以结果非常自然。此外，由于手术是通过自体脂肪移植使用自身的组织，因此不会出现过敏反应或排异反应，手术很安全。

细腰蜂臀（HerpaGory）手术方法

这是一箭双雕的手术，是从粗腰部位、使腿看上去更粗更短的臀部下方、背部等部位抽取多余的脂肪，将其移植到所需部位的方法。

通过自体脂肪移植打造优美的腰部&骨盆线条的细腰蜂臀（HerpaGory）手术，大体为以下3个过程。

1. 提取脂肪：从患者的腹部、大腿等脂肪丰富的部位抽取脂肪。这个过程通常是通过吸脂术完成。
2. 脂肪提纯：将提取的脂肪进行提纯后只保留纯粹的脂肪细胞，在此过程中，含有杂质或受损的脂肪细胞会被清除掉。
3. 脂肪移植：将提纯的脂肪注入到臀部凹陷部位（hip dip）。移植通过多层均匀地进行注入，为了塑造柔美自然的曲线而慎重进行。

细腰蜂臀（HerpaGory）手术后注意事项

抽取脂肪的部位和移植的部位都可能出现於伤和浮肿，需要恢复期。最初的恢复期通常约为1至2周，在此期间最好避免过度运动或久坐的生活方式。在接下来的几个月里，臀部形态将会稳定下来。

手术后大约2至3个月即可看到最终结果。移植的脂肪稳定后，即可确定臀部的最终形状。一些脂肪可能会被吸收，但存活的脂肪会保留很长时间。

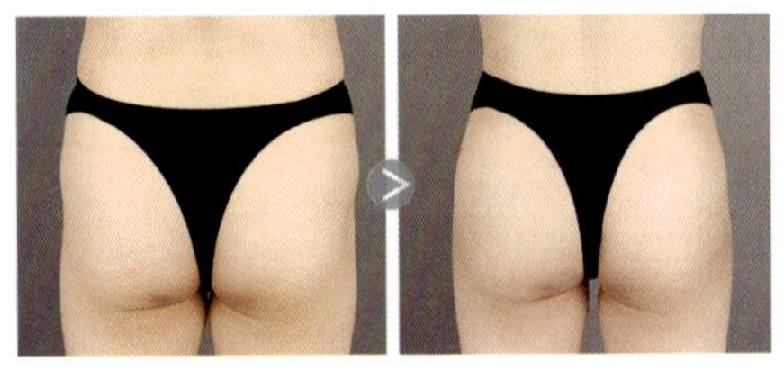

细腰蜂臀（HerpaGory）手术前后

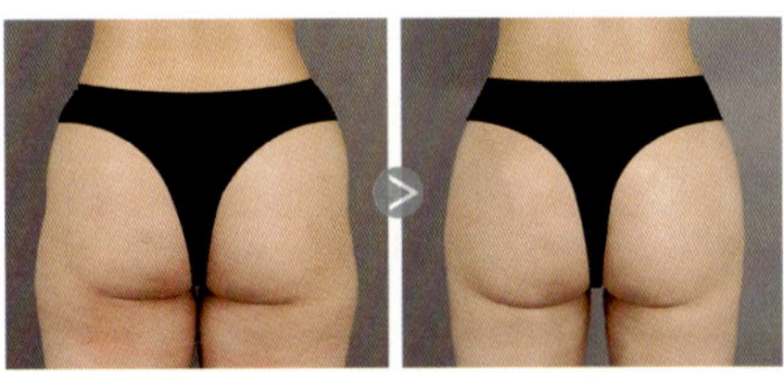

细腰蜂臀（HerpaGory）手术前后

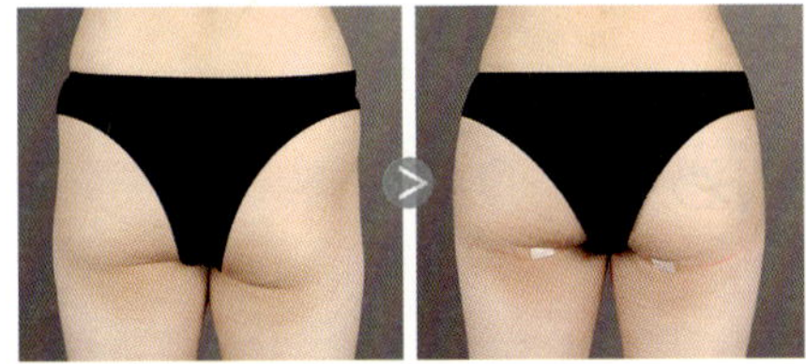

细腰蜂臀（HerpaGory）手术前后

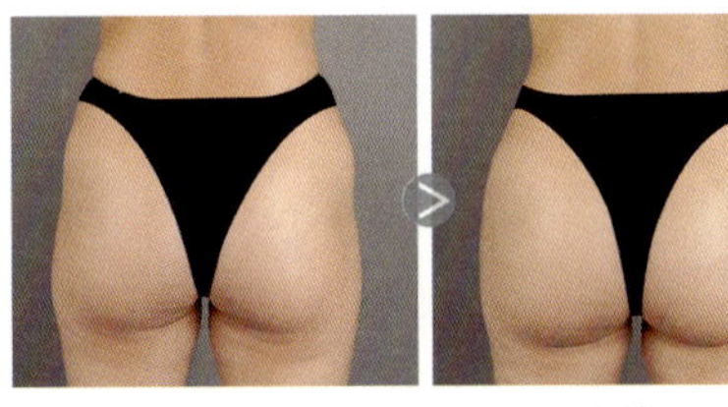

细腰蜂臀（HerpaGory）手术前后

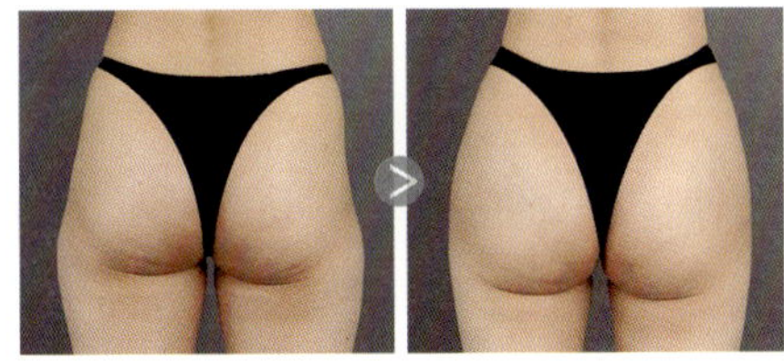

细腰蜂臀（HerpaGory）手术前后

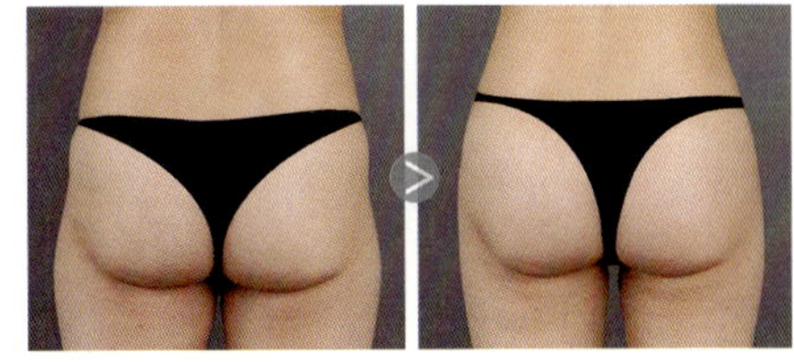

细腰蜂臀（HerpaGory）手术前后

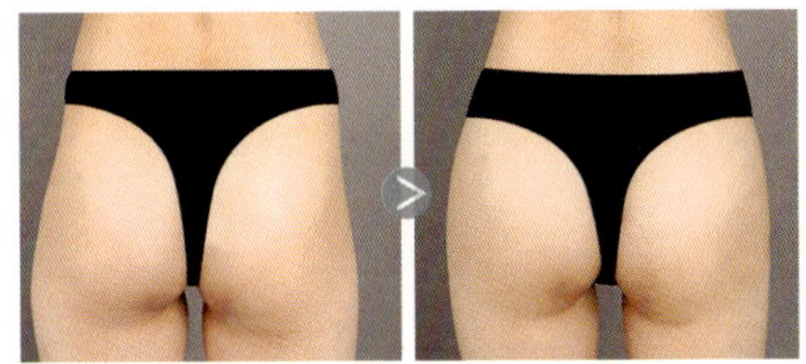

细腰蜂臀（HerpaGory）手术前后

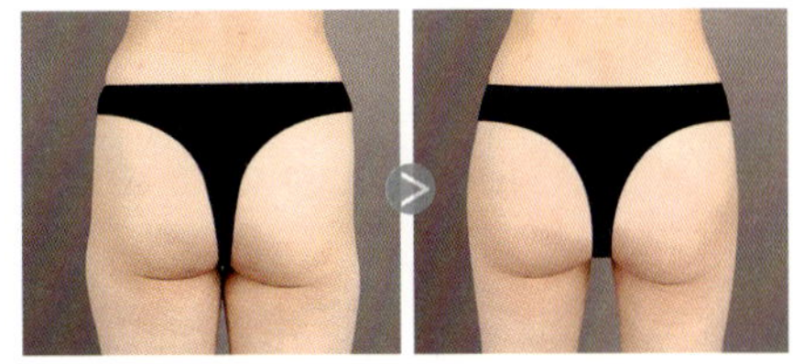

细腰蜂臀（HerpaGory）手术前后

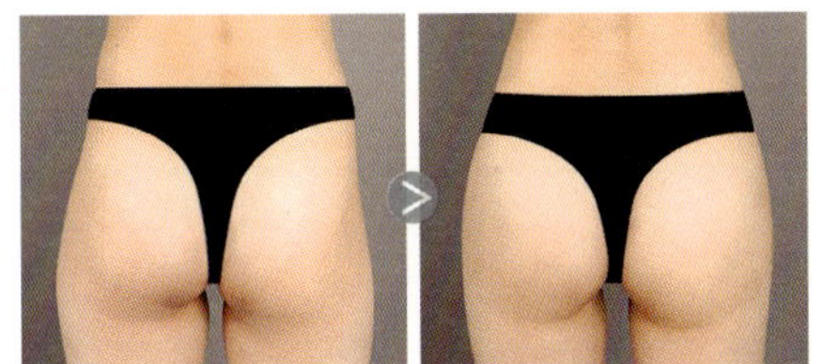

细腰蜂臀（HerpaGory）手术前后

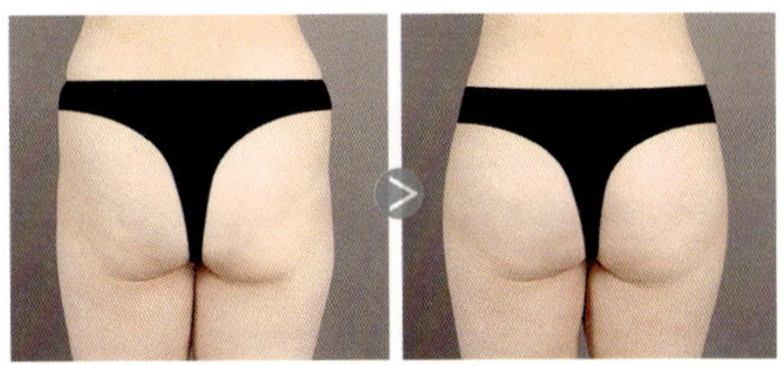

细腰蜂臀（HerpaGory）手术前后

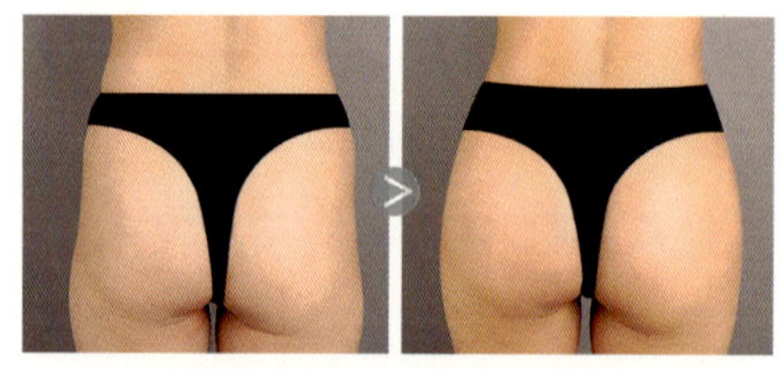

细腰蜂臀（HerpaGory）手术前后

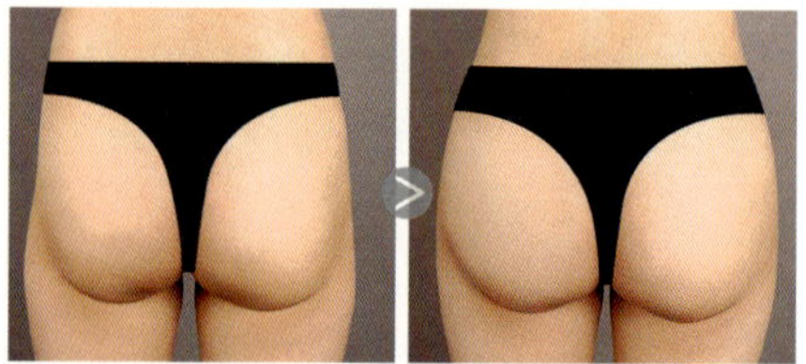

细腰蜂臀（HerpaGory）手术前后

▶ 穿束身衣 ：术后要穿束身衣，以减轻臀部和抽取脂肪部位的肿胀和浮肿。束身衣有助于保持臀部的形状，并帮助移植的脂肪定型。

▶ 稳定性和恢复 ：术后一定时间内注意不要对臀部施加直接压力。应该避免可能对臀部造成压力的活动或久坐的生活方式，如果可能的话，最好趴着睡觉。

▶ 持续管理 ：应按照医务人员的指示进行疼痛管理、伤口护理和液体引流等管理，患者必须在恢复期间内定期到医院进行检查。

成功的细腰蜂臀（HerpaGory）手术的2个条件

对于成功的脂肪移植来说，脂肪的存活率非常重要。所谓存活率，是指移植的脂肪能够存活并长期维持的比率。如果存活率低，无论移植多少脂肪，都很难长期保持足够的丰满度。因此，在抽取脂肪时，必须尽量减少对脂肪细胞的损伤，并确保移植的脂肪与周围血管连接良好，以便获得充足的血液和养分。

随着时间的推移，一些移植的脂肪可能会被吸收。因此，第一次手术后可能需要进行额外的脂肪移植。自体脂肪移植手术是复杂的过程和需要专业知识的手术，因此费用可能会较高。同时改善弹力和丰满度的臀部体型线条有一定难度，因此找到具有美感的同时，又拥有提高脂肪存活率技术的临床经验丰富的医生非常重要。

TIP_细腰蜂臀（HerpaGory）手术信息

手术时间	麻醉方法	是否住院	恢复期	停留时间
1个半小时左右	局部麻醉	无	3~5天	3~5天

15
동안피부
童颜皮肤

여드름 & 여드름 흉터(痤疮与痤疮疤痕)
과다색소침착(기미, 흑자) (色素沉着（黄褐斑，晒斑))
모공확장증(毛孔扩张症)
피부처짐 레이저 치료(松弛皮肤的激光治疗)

> 젊고 우아한 아름다움으로 나이 드는 비결 :
> # 피부가 스펙이다.
>
> # 年轻优雅，美丽变老的秘诀：
> # 皮肤是竞争力。

사람마다의 고유한 피부 특징과 문제점을 진단하여 그에 맞는 치료와 관리를 해주었을 때 개선 효과가 극대화될 수 있다.

诊断好每个人固有的皮肤特征和问题并进行相应的治疗时，才能达到最佳效果。

청담은피부과의원
清潭恩皮肤科医院

www.eunskin.com

김태은(金泰恩)

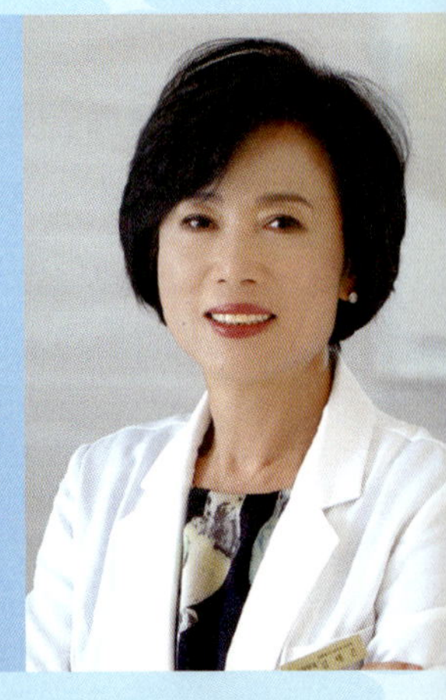

- 피부과 전문의, 의학박사(皮肤科专门医，医学博士)
- (전)대한피부과 의사회 부회장(前任大韩皮肤科医师会 副会长)
- (전)피부과 여의사회 회장(前任皮肤科女医师会 会长)
- (전) 강남구 의사회 부회장(前任江南区医师会 副会长)
- (전)성균관대학 외래 부교수, (현)이화여자대학 외래 부교수, 순천향대학 피부과 외래 부교수
  (前任成均馆大学门诊 副教授, 现任梨花女子大学门诊/顺天乡大学皮肤科门诊 副教授)

15 피부 속과 겉을 치유하는 메디칼 스킨케어

젊고 아름다운 피부, 치료와 미용 관리의 접목인 메디칼 스킨케어

동서고금, 남녀노소, 지역의 구분 없이 누구나 아름답고 젊게 보이고자 하는 욕망이 있다. 더욱이 100세 시대를 살아가고 있는 현대인들에게는 더욱 그러하다. 가장 먼저 피부가 아름답고 건강해야 한다. 물론 피부가 건강의 바로미터이기 때문에 평소 건강하도록 노력을 해야 함은 말할 것도 없다. 메디컬 스킨케어란 피부의 속과 겉을 '치유'의 개념으로 관리하여 젊고 아름다운 피부로 만들어주는 것이다.

이런 개념으로 필자는 1990년부터 피부의학과 피부미용, 코슈메슈티컬 화장품을 접목시켜 메디컬 스킨케어의 개념으로 확대하고 접목하여 현재에 이르렀다. 그 시간을 거치면서 수많은 사람의 피부를 접해왔고 각각의 문제를 해결하면서 깨달은 건 사람마다 얼굴이 다르게 생겼듯이 피부의 특성도 다 다르다는 것이다. 따라서 각 사람마다 고유의 피부 특징과 문제점을 진단하여 그에 맞는 치료와 관리를 해주었을 때 개선 효과를 극대화할 수 있었다. 청담은피부과의 메디컬 스킨케어는 좀 더 전문적이고 정확한 개별 관리가 가능하기 때문에 그 사람에게 최적의 피부 상태가 되도록 바꾸어줄 수 있다. 그래서 꾸준히 메디칼 스킨케어를 받아온 사람은 세월이 지나도 자기 나이보다 훨씬 젊고 건강한 피부를 유지하며 우아하고 아름답게 나이 들게 된다.

토탈뷰티 MLT 프로그램

피부 겉의 문제와 피부 속의 문제까지 피부 층별로 공략하는 다양한 작용의 각기 다른 레이저를 사용하여 치료함으로써 일시적인 피부 개선이 아닌 전반적인 피부 표면의 개선과 피부 속 탄력이 복원되는 근본적인 치유 개념의 피부 개선 프로그램이다.

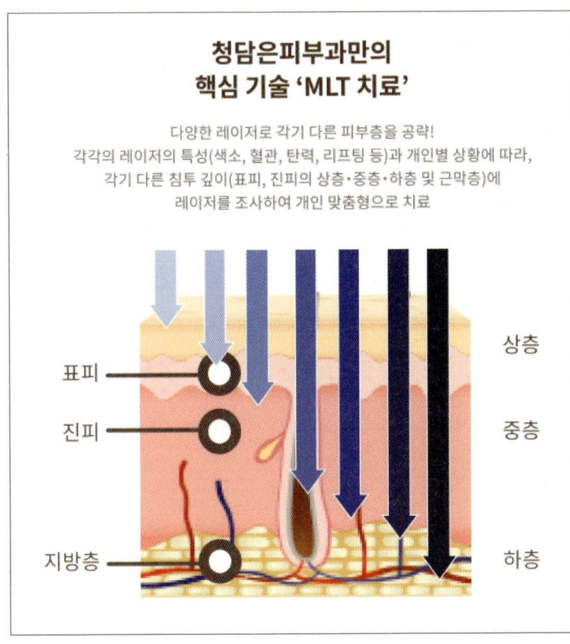

얼굴 나이를 거꾸로 되돌리는 MLT 프로그램은 피부의 문제를 건강하고 아름답게 개선해 주는 체계적인 관리 프로그램으로서, 과도하게 활동하는 멜라닌 세포의 생산을 저하시키고 비정상적인(노화 각질, 색소낀 각질) 각질 세포를 탈락시키는 동시에 건강한 표피 세포로 재생해 준다.

거친 피부, 칙칙한 피부, 기미, 잡티, 주근깨, 검버섯, 색소침착, 탄력 없는 노화 피부, 넓어진 모공 및 여드름, 여드름 자국, 여드름 흉터, 잔주름, 붉은볼, 홍조, 아토피, 알러지 피부 등의 치료 개선에 탁월하다. 또한 피부 진피층과 근막층의 탄력을 증가시킴으로써 피부 처짐의 문제가 개선된다.

레이저 클리닉

Multi-Laser-Therapy로 Multi-Layer-Target(MLT) 요법이란?

다양한 피부문제와 깊이에 따라 선별된 레이저로 피부층별 공략

여드름 & 여드름 흉터

여드름은 생겼을 때도 골칫거리지만 자칫하면 흉터를 남기기 때문에 적절하고 빠른 치료가 매우 중요하다. 예민한 사춘기에 생기는 여드름은 심하면 대인기피증까지 이어지기도 한다.

근본적인 원인 제거와 치료 병행

성장기 여드름은 재생력이 좋은 시기라도 그 염증 정도와 깊이에 따라 흉터를 남기기도 한다. 또한 성인이 되어서도 생기는 성인 여드름은 피부 재생력이 떨어지므로 방치하면 쉽게 흉터가 생기고 거뭇거뭇하게 색소침착으로 발전하기도 한다. 사춘기에 안드로겐 호르몬이 증가하면서 모낭 피지샘에서 피지 분비가 늘어나 모낭에 존재하는 '프로피오니 박테리움 아크네' 균의 작용에 의해 분비된 피지가 유리 지방산으로 바뀌게 된다. 이 지방산이 모낭벽 상피세포를 자극하고 모낭 입구를 더욱 각질화시켜 털구멍을 막으면서 염증이 유발되어 여드름의 형태로 나타나는 것이다. 최근에는 식습관과 환경변화, 스트레스, 피부에 맞지 않는 화장품의 사용으로 인해서 성인 여드름도 급격하게 늘어나고 있다.

여드름 치료는 우선 근본적인 원인이 되는 여드름균과 피지의 과다분비를 억제해 주면서 환자의 상태에 따라 내복약 복용, 약제 도포, 면포 압출이나 스킨 스케일링을 병행해 주는 것이 좋다. 더욱이 염증이 진피 깊숙한 곳에서 심하게 생긴 경우에는 후유증으로 여러 형태의 흉터를 남기는 경우가 대부분이므로 여드름 치료를 레이저로 하여 탄력섬유가 늘어나도록 유도하여 흉터가 생기는 것을 최대한 예방해 줄 필요가 있다.

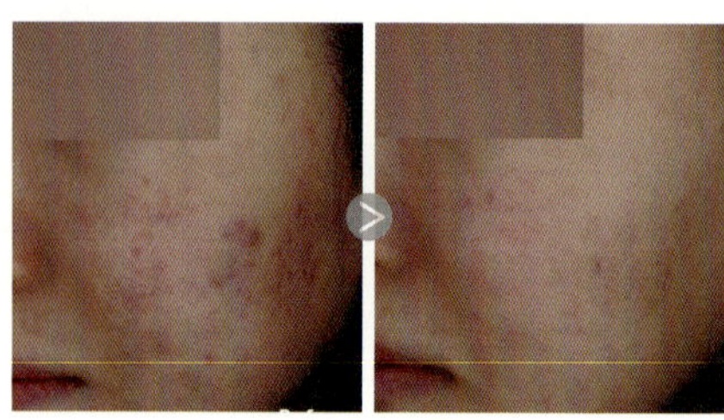

여드름 치료전후

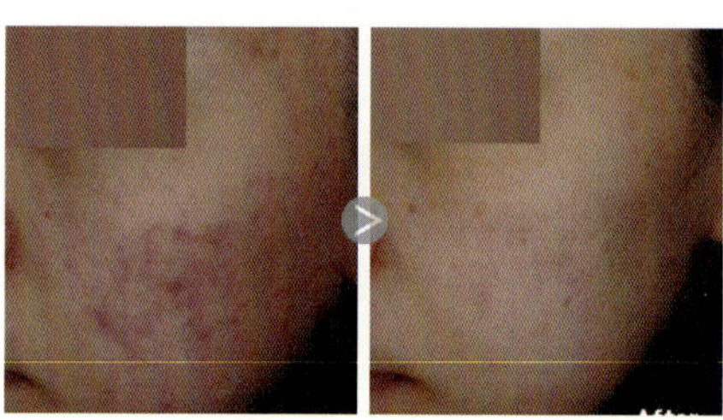

여드름, 붉은 흉터자국 치료전후

성인 여드름인 경우에는 필요하다면 내복약의 복용 및 바르는 약제(예 : 피지감소약제, 항생제, 소염제 등)과 non-comedogenic(피지형성을 유발시키지 않는 원료로 제조) 화장품을 잘 선택해서 사용하는게 매우 중요하다. 그 외에 여드름과 피지 억제 치료가 가능한 PDT(Photo Dynamic Therapy) 치료를 하게 되면 약물을 복용하지 않고도, 레블란 약제를 바른 후 그 약제가 피지선에 도달한 후 피지선을 타겟하는 레이저를 조사하면 짧은 시간에 탁월한 치료 효과를 볼 수 있을 뿐 아니라 흉터로 진행할 수 있는 것을 막을 수 있으며, 여드름 재발 방지에도 그 효과가 탁월하다. 여드름 부위에 집중적으로 흡수되는 약물(레블란)을 피부에 바르고 레이저를 쬐어 여드름균을 파괴시키고 피지선을 위축시키는 것이다.

레블란 PDT 여드름 치료는 효과가 빠르고, 피부재생효과까지 있어서 피부 톤이 개선되고 여드름 재발 및 흉터 예방에도 좋다.

여드름 흉터

남녀노소 누구나 매끄러운 도자기 피부를 갖기 원한다. 그러나 심한 염증성 여드름 혹은 여드름 관리를 소홀히 하여 패이고 얽은 피부를 가진 이들의 고민이 크다. 하지만 피부과 전문치료를 통해 얼마든지 문제성 피부를 고운 피부로 변화시킬 수 있다. 먼저, 여드름 흉터로 인하여 푹 패인 흉터 부위엔 흉터 조직을 뚫어주는 레이저(MCL31 Spot)을 이용해 흉터의 깊이와 크기에 맞게 패인 흉터를 섬세하게 뚫어준다. 여드름의 패인 흉터가 모여있는 부위의 피붓결을 우둘두둘 곱지 않고 거칠다.

이러한 부위는 MCl31 Dermablate 더마블레이트 레이저를 이용해 울퉁불퉁한 피붓결을 매끄럽게 다듬어준다 피부에 열손상을 주지 않아서 레이저 치료 시 별로 아프지 않아 바르는 마취만으로 충분하며, 레이저 치료 후 4일 정도 지나면 붉음증도 거의 남지 않는다. 또한 진피층 깊숙한 곳까지 RF 고주파 에너지를 전달해 콜라겐 재생을 도와줌으로써 흉터를 차오르게 한다. 이때 PRP를 주입하는 치료를 병행하면 더욱 효과가 크다. 이 과정을 2주일 간격으로 6~8회 진행하면 2개월 이후부터는 패인 흉터와 거친 피붓결, 넓은 모공 등이 눈에 띄게 현저히 개선되는 걸 확인할 수 있다.

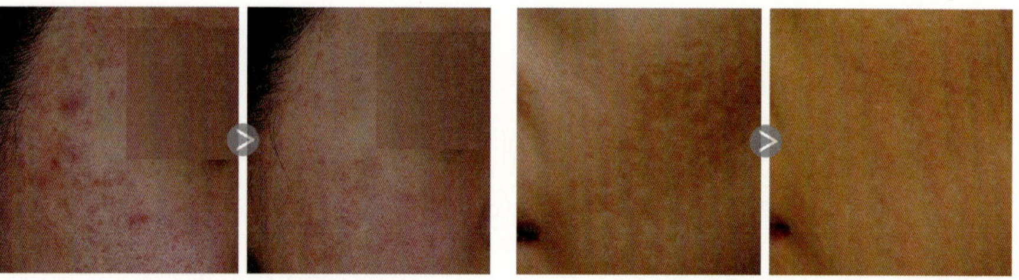

여드름 흉터 치료전후   여드름 흉터 치료전후

시술시간	마취방법	회복기간	빈도	체류기간
1~1시간 30분	연고마취	4~5일	5~10회/1년	1~2일

과다색소침착(기미, 흑자)

기미는 주위 피부보다 특정 피부 부위가 검어진 과색소 침착증이다. 특히 이마, 뺨, 윗입술 위에 발생하는데 어두운 부위는 종종 얼굴의 양 측면에 거의 동일한 양상으로 나타나기도 한다.

기미 치료

아직까지 기미가 발생하는 명확한 원인이 밝혀지지 않았지만 자외선과 호르몬, 약물, 스트레스의 영향이 큰 것으로 알려져 있다. 임신을 하거나 경구피임약을 복

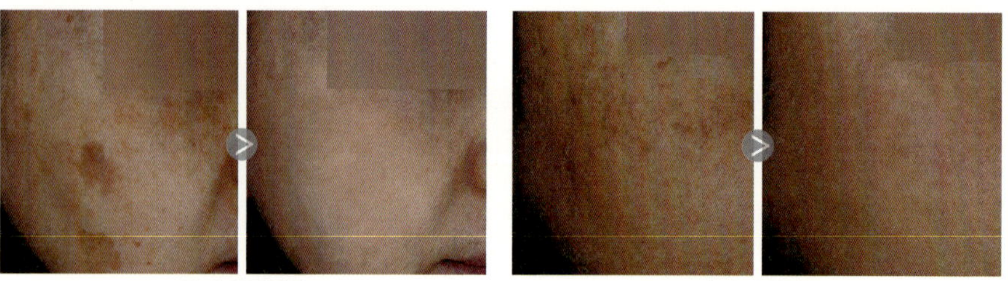

기미 치료전후   기미 치료전후

용하면서 호르몬에 변화가 생겨 기미가 발생하는 경우가 많다. 기미의 경우 오타모반 등의 다른 피부질환과 구분을 잘해야 한다. 기미는 치료가 불가능하다고 알고 있으나, 청담은피부과에서는 기미 치료를 성공적으로 하고 있다. 기미는 표피층과 진피층에 모두 분포되어 있는 혼합형인 경우가 대부분이다. 따라서 표피, 진피의 상·중·하층을 공략하는 각각의 레이저를 토닝의 방식으로 치료하게 된다.

치료방법

01 피부 색소 깊이에 따라 층별 색소 분해 치료(MLT) : 피부의 색소에 반응하는 루비레이저, 알렉산드라이트, 엔디야그, 울트라플러스 등의 레이저로 토닝방식으로 치료한다.

02 피부 표면에 겉 색소세포 탈락 및 정상 피부 세포로의 교체(청담은피부과 자체 개발한 피부에 자극없는 세이프 이지필(Safe Easy Peel) : 홈케어로 매일 밤 세안 후 미백연고제 및 가볍게 필(light peel)을 유도하는 연고제 및 색소를 품고 있는 각질이 잘 탈락되도록 각질 연화제를 바르고 자는 프로그램으로 자극이 없이 끼어있는 기미가 서서히 빠져나가도록 한다. 즉 피부과 전문 의사가 그 효능과 안전성을 약속하는 코슈메슈티컬 화장품으로 홈케어로 사용하여 정상적인 피부턴-오버 주기를 회복시켜 건강하고 깨끗한 피부로 탈바꿈시킨다.(www.mdpromise.co.kr)

흑자와 주근깨는 표피층에 위치하는 색소 문제이므로 표피층의 색소를 공략하는 KTP 레이저로 2개월 간격으로 1~2회 치료로 만족한 효과를 얻을 수 있다. 검버섯은 표피층 위로 두꺼워진 병변이므로 CO2 레이저로 태워서 병변을 없애는 치료를 한다.

TIP_기미 시술정보				
시술시간	마취방법	회복기간	빈도	체류기간
1~1시간 30분	연고마취	4~5일	2~10회/1년	1~2일

| 모공확장증

모공이 커지는 원인을 크게 두 가지로 분류하면 사춘기 무렵부터 성호르몬의 영향, 유전적 요인에 의해 지성, 여드름 피부인 경우와 피부 노화로 인한 탄력저하, 피부 늘어짐으로 볼 수 있다.

모공 치료

　피부의 결이 좋고 매끄럽다는 건 모공이 작다는 것이다. 어릴 때는 누구나 피부가 곱고 예쁘고 모공도 보이지 않는다. 특히 사춘기 이후부터 지성피부 여드름 피부는 피지 과다 분비와 탄력 저하로 모공 확장이 된다. 또한 나이가 들면서 피부노화로 인해 모공도 커지게 된다. 여드름 지성 피부는 아이소트레티노인이라는 성분의 약제를 복용하여 피지선의 피지 분비기능을 억제시키면 여드름도 줄고 모공도 작아지는 효과가 있다.

　그러나 내복약의 부작용을 걱정하여 약 복용을 원하지 않는 이들에게는 피부 손상 없이 진피층의 탄력섬유 재생을 촉진시킴으로써 넓어진 모공을 줄여주는 레이저 요법 등이 있다. 진피 재생력이 촉진되면 피부 탄력도가 높아지고 피부가 탱탱해지면서 모공도 작아지게 된다. 피부 속을 건강하게 함으로써 피부가 다시 젊어지기 때문이다.

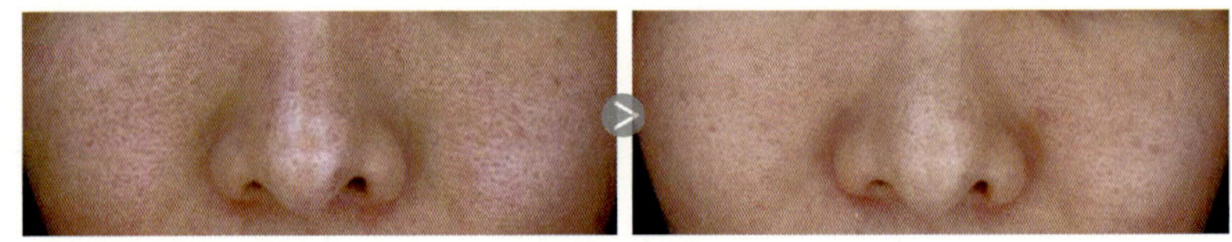

모공확장증 치료전후

TIP_모공확장증 시술정보				
시술시간	마취방법	회복기간	빈도	체류기간
1~1시간 30분	연고마취	4일	5~10회/1년	1~2일

피부 처짐 레이저 치료

Facial Contour 회복 : Skin Lifting, Tightening & Skin Rejuvenation with Neocollagenesis & Collagen Remodeling

01 Thermage, Oligio : 집속된 Monopolar RF(고주파)을 이용하여 콜라겐 섬유의 강화, 탄력증대, 진피 콜라겐의 리모델링으로, 피부 리프팅, 타이트닝, 피부 리쥬비네이션, 주름 완화, 늘어진 얼굴선을 올려주며, 얼굴처짐을 개선시키는데 도움이 되는 치료이다.

02 Ulthera, Thightan(High Intensity Focused Ultrasound for Skin Lifting & Tightening) : 오랜 세월 동안 노화가 조금씩 점차 진행되어 우리의 얼굴도 중력을 견디지 못하고 근육까지 처지게 된다. 울세라, 타이탄의 초음파는 근육의 근막층을 공략하는 집속 초음파 치료로 턱선 처짐, 팔자주름, 이중턱, 눈썹처짐, 눈밑 처짐 등을 완화하는데 도움이 되는 치료이다.

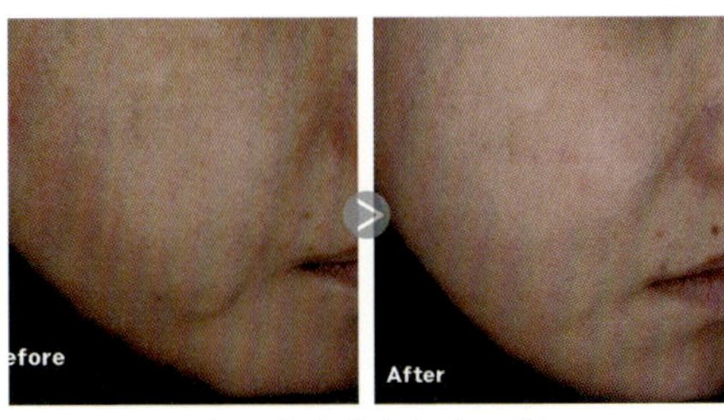

피부 처짐 레이저 치료전후

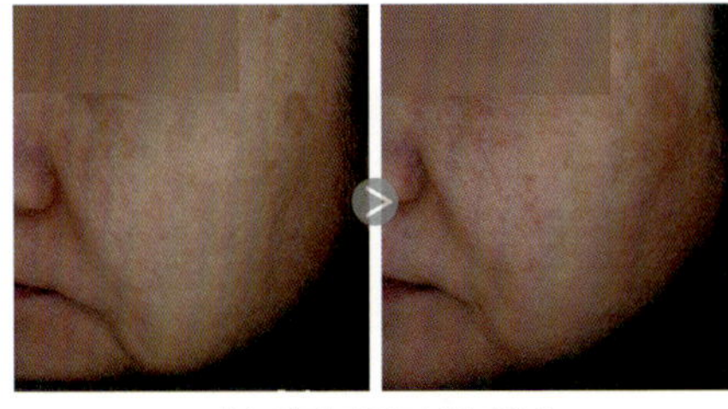

피부 처짐 레이저 치료전후

TIP_피부 처짐 레이저 치료 시술정보

시술시간	마취방법	회복기간	빈도	체류기간
1~1시간 30분	연고마취	0~1일	3~4회/1년	1~2일

에스테틱 클리닉

01 Promise Skin Care

다이오드 레이저를 이용한 피부 재생 케어로 피부의 진피층을 관리하는 스킨케어다. 다양한 피부과 치료의 연장선으로 이어지는 최고급 안티에이징 재생 유지를 위한 피부관리 프로그램이다.

02 Corage Skin Care

QMR Technology(유럽 Telea사의 특허기술)로 16가지의 멀티파장으로 피부에 어떠한 손상 없이 부드럽게 타이트닝, 리프팅, 볼륨감을 높여주는 피부세포재생 치료 및 관리 프로그램이다.

03 Home Care 요법

민감한 피부, 트러블 피부도 안전하게 피부과 전문의 처방의 코슈메슈티컬(Cosmeceuticals, 치유 개념의 화장품)으로 피부전문의 즉 의사(M.D.)가 그 효능과 안전성을 약속하는 MD Promise 화장품으로 홈케어로 치료 효과를 유지시킨다.

15 由内而外修复肌肤的医学护肤

医学护肤将治疗与美容护理相结合，让皮肤更年轻、更美丽

古今中外，男女老少，爱美之心人皆有之。尤其是对于生活在百岁时代的现代人更是这样，首先要拥有健康美丽的肌肤。不言而喻，皮肤是健康的晴雨表，因此应始终努力保持皮肤健康。医学护肤的理念是由内而外 "治愈 "皮肤，让皮肤更年轻、更美丽。

基于这一理念，我从1990年开始将皮肤医学、皮肤美容学和药用化妆品结合起来，并将其扩展和融合为医学护肤的概念。多年来，我接触了很多人的皮肤，认识到正如每个人的脸型不同，皮肤的特征也不尽相同，因此，我能够通过诊断每个人独特的皮肤特征和问题，对症治疗，最大限度地提高改善效果。

清潭恩皮肤科的医学护肤可以提供更专业、更精确的个性化护理，从而改变皮肤状况，使其达到最佳状态。因此，坚持接受医学护肤的人可以优雅、美丽地变老，保持比同龄人更年轻、更健康的皮肤。

全面美容MLT疗程

此疗程是一种具有基本治疗理念的皮肤改善计划，使用不同作用的激光，针对皮肤表面的问题和皮下深层的问题进行治疗，从而整体改善皮肤表面，恢复皮肤弹性，而不是暂时的改善皮肤。

简单的施术体验到微整形的效果

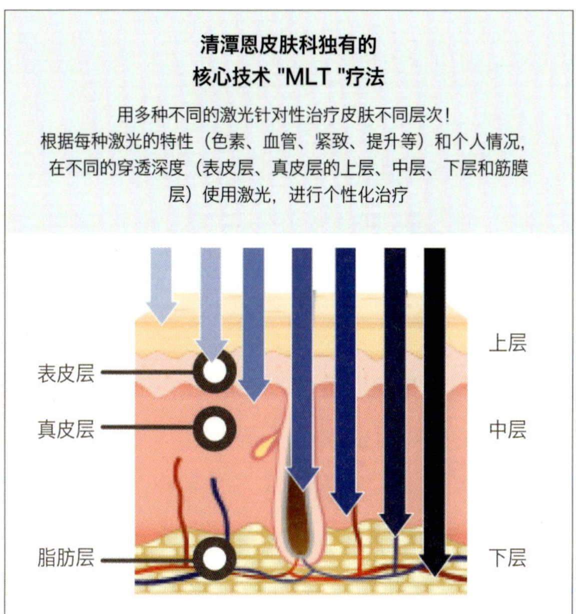

　　MLT面部逆龄疗法是一种系统性治疗方案，通过减少过度活跃的黑色素细胞的生成、脱落异常的角质细胞（如老化角质、色素沉着角质），同时再生健康的表皮细胞，从而改善皮肤的健康和美感。该疗法对治疗皮肤粗糙、皮肤暗淡、黄褐斑、色斑、雀斑、老年斑、色素沉着、无弹性老化皮肤、毛孔粗大和粉刺、痘印、痘疤、细纹、红脸颊、潮红、特异性皮肤和过敏性皮肤等有很好的效果。另外，还能通过增加皮肤真皮层和筋膜层的弹性来改善皮肤松弛问题。

激光治疗

什么是多层靶向（MLT）多激光疗法？
针对不同的皮肤问题和皮肤深度，使用激光靶向治疗不同皮肤层

痤疮与痤疮疤痕

痤疮从形成开始就会给人带来困扰，也很容易留下疤痕，因此及时地适当地治疗非常重要。尤其对于敏感的青春期更是如此，严重时可能会导致抑郁症状。

治疗与消除根源相结合

即使在再生能力最好的时期，青春期痤疮也会因炎症的严重程度和深度而留下疤痕。此外，成人痤疮即使在成年后也会发生，如果不及时治疗，由于皮肤再生能力差，很容易留下疤痕，并发展成色素不均的情况。青春期时，雄性激素增加，毛囊皮脂腺分泌皮脂增多，痤疮丙酸杆菌将皮脂转化为游离脂肪酸。这些脂肪酸刺激毛囊壁的上皮细胞，使毛囊口进一步角化，堵塞毛孔，引起炎症，表现为痤疮。近年来，由于饮食和环境的变化、压力以及使用不适合皮肤的化妆品，成人痤疮的发病率急剧上升。

痤疮的治疗以抑制痤疮细菌和皮脂过度分泌的根本原因为基础，根据患者的病情，可采用内服药、药物涂抹、针清或深度清洁等综合治疗方法。此外，如果炎症深入真皮层，往往会留下各种类型的疤痕作为后遗症，因此有必要通过激光痤疮治疗诱导弹性纤维伸展，尽可能防止疤痕的形成。

对于成人痤疮，根据需要服用和使用药物（如减少皮脂的药物、抗生素、消炎药等）以及使用非致粉刺化妆品（使用不会导致皮脂形成的成分）非常重要。除此之外，针对痤疮和皮脂抑制的光动力疗法（PDT）是一种不用口服药物的治疗方法，它是在涂抹光敏剂后，在药物到达皮脂腺后，再用激光照射皮脂腺，这样不仅能在短

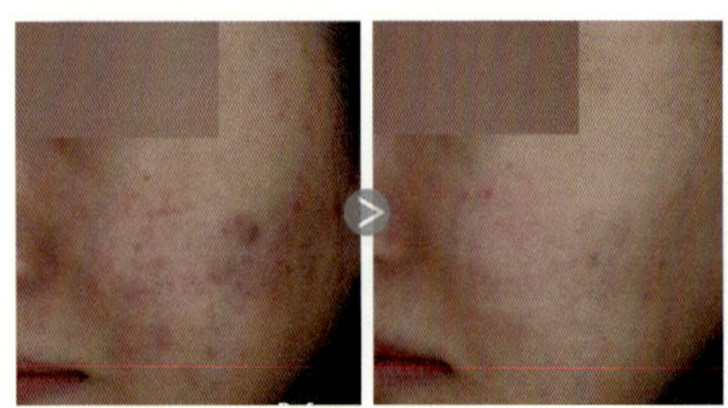

痤疮治疗前后

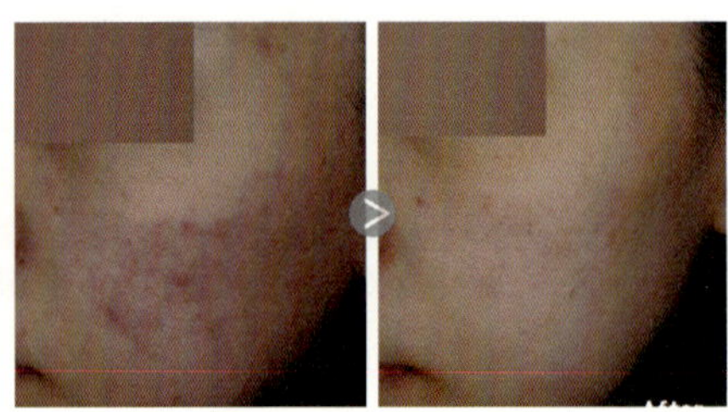

痤疮、红色疤痕治疗前后

时间内取得很好的治疗效果，还能防止留下疤痕，防止痤疮复发。这种治疗方法是在皮肤上涂抹一种药物（光敏剂），痤疮病灶会强烈吸收这种药物，然后用激光消灭痤疮细菌，收缩皮脂腺。光敏剂PDT痤疮治疗起效迅速，具有皮肤再生效果，可改善肤色，预防痤疮爆发和疤痕形成。

痤疮疤痕

无论男女老少，每个人都希望拥有光滑如瓷的肌肤，但那些患有严重炎症性痤疮或因忽略治疗导致皮肤坑坑洼洼、斑斑驳驳的人的困扰更大。但是，通过专业的皮肤治疗，问题皮肤也有可能变成白皙皮肤。首先，使用激光（MCL31 Spot）穿透痤疮疤痕部位的疤痕组织，并根据疤痕的深度和大小进行精细钻孔。痤疮疤痕聚集部位的肤质并不光滑，而是比较粗糙。

使用MCl31 Dermablate 激光治疗这些区域，可以抚平不均匀的皮肤纹理。激光不会对皮肤造成热损伤，因此治疗过程中没有疼痛感，只需涂抹麻醉膏，4 天后皮肤泛红几乎都可以退去。此外，RF射频能量可深入真皮层，帮助胶原蛋白再生，从而填平疤痕。这种治疗方法与 PRP 注射相结合，效果更佳。经过6~8次治疗，每次间隔两周，两个月后，就会发现深层疤痕、粗糙肤质和毛孔粗大等问题有明显改善。

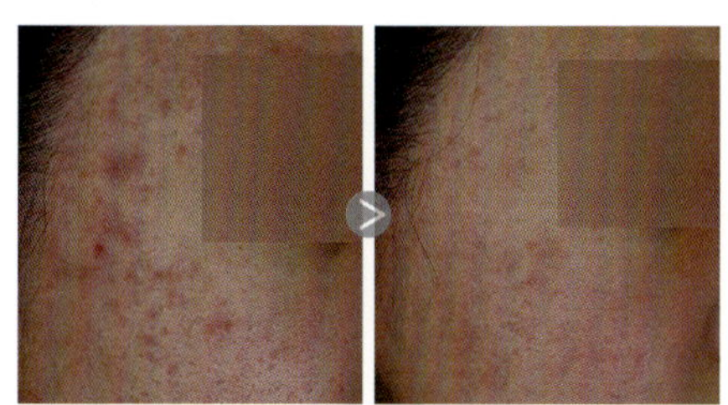

痤疮疤痕治疗前后

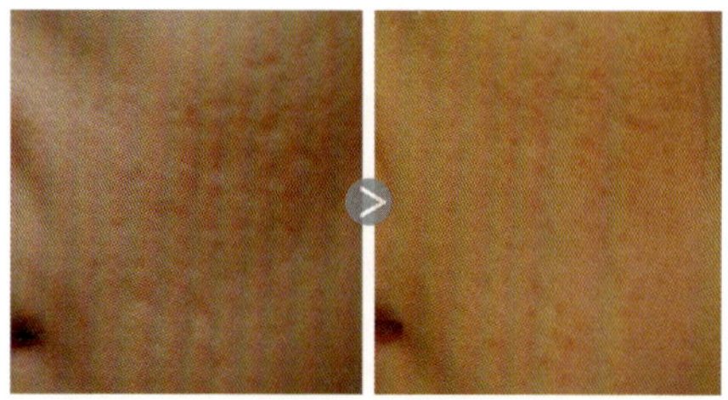

痤疮疤痕治疗前后

TIP_痤疮与痤疮疤痕治疗信息

治疗时间	麻醉方法	恢复期	频次	停留时间
1~1个半小时	敷麻膏30分钟	4~5天	5~10次/1年	1~2天

色素沉着（黄褐斑、晒斑）

黄褐斑是一种色素沉着症，有斑部位的皮肤颜色比周围的皮肤深，尤其是前额、脸颊和上唇，而且这些深色区域通常在脸部两侧几乎对称性出现。

黄褐斑治疗

迄今为止，黄褐斑的成因尚不明确，但人们认为紫外线、荷尔蒙、药物和压力都是原因之一。荷尔蒙变化，如怀孕或口服避孕药，导致黄褐斑的情况较多。重要的是要将黄褐斑与其他皮肤病（如太田母斑）区分开来。人们认为黄褐斑是无法治愈的，但在清潭恩皮肤科，我们已经成功治疗了黄褐斑。在大多数情况下，黄褐斑是分布在表皮层和真皮层的混合型黄褐斑。因此，针对表皮层和真皮层的上层、中层和下层的每种激光都采用美白方式进行治疗。

治疗方法

01　逐层色素沉着治疗（MLT）：使用对皮肤色素产生反应的红宝石激光（RubyLaser）、Alexandrite激光、nd:YAG激光、UltraPlus 等激光进行治疗。

02　去除皮肤表面的外层色素细胞，用正常皮肤细胞代替（清潭恩皮肤科自主研发的无皮肤刺激的安全轻松换肤法：每晚洁面后在皮肤上涂抹美白软膏和轻度换肤剂，并用去角质膏去除含有色素的死皮细胞，使粘着的斑点逐渐脱落，无刺激的家庭护理方案。换句话说，它是皮肤科医生保证的一种药妆，具有高效性和安全性，可作为家庭护理使用，恢复正常的皮肤新陈代谢周期，展现健康透明的肌肤。(www.mdpromise.co.kr)

晒斑和雀斑是位于表皮层的色素问题，因此，使用KTP激光针对表皮层的色素，每两个月进行 1–2 次治疗即可达到满意的效果。老年斑是表皮层向上增厚的皮肤

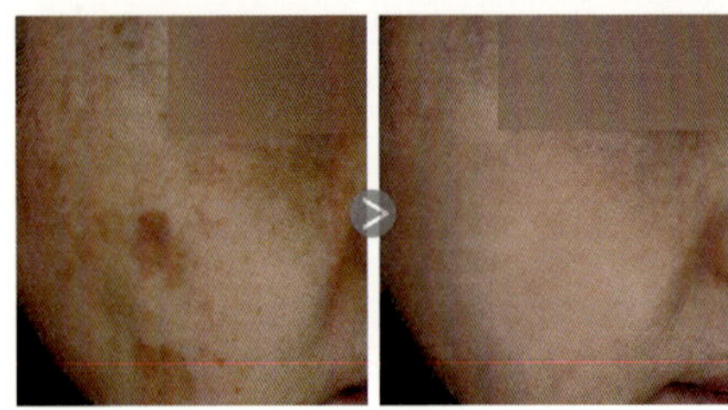

黄褐斑治疗前后

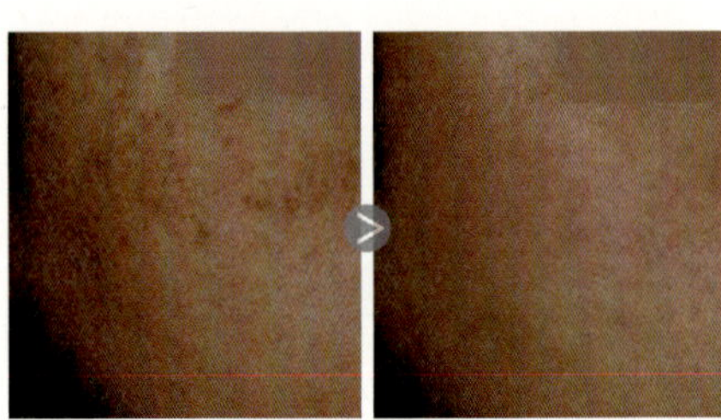

黄褐斑治疗前后

病变, 因此可以用二氧化碳激光灼烧老年斑来治疗。

治疗时间	麻醉方法	恢复期	频次	停留时间
1~1个半小时	敷麻膏30分钟	4~5天	2~10次/1年	1~2天

毛孔扩张症

导致毛孔粗大的原因大体分为两类: 一是青春期开始的性激素影响、遗传因素决定的油性皮肤以及痤疮皮肤; 二是因老化导致的皮肤失去弹性和松弛。

毛孔治疗

　　肤质细腻、光滑意味着毛孔小。年轻时, 我们的皮肤白皙靓丽, 没有明显的毛孔。然而, 青春期过后, 油性皮肤、易长痤疮的皮肤会变得更加油腻、缺乏弹性, 从而导致毛孔粗大。此外, 随着年龄的增长, 皮肤老化也会导致毛孔粗大。如果服用一种叫做异维A酸的药物来抑制皮脂腺分泌皮脂的能力, 就可以减少痤疮, 使毛孔变小。

　　不过, 对于那些因为担心副作用而不想服用药物的人来说, 有一种激光疗法可以在不损伤皮肤的情况下, 通过刺激真皮层弹性纤维的再生来缩小毛孔粗大。随着真皮层的再生, 皮肤的弹性增加, 皮肤变得更加紧致, 毛孔也会变小。这是因为皮肤从内部改善了健康状况, 使皮肤重新焕发了青春。

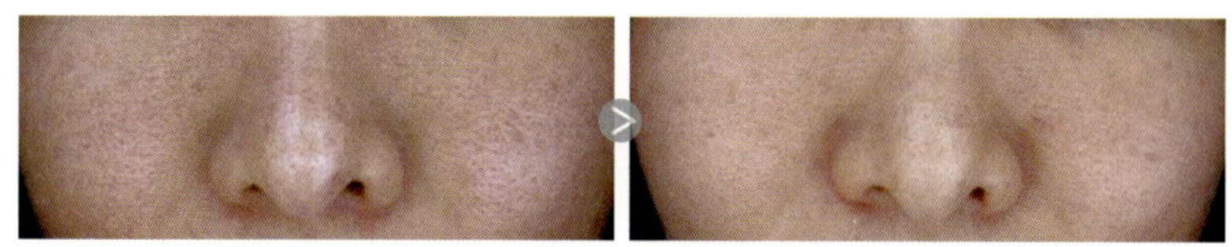

毛孔扩张症治疗前后

治疗时间	麻醉方法	恢复期	频次	停留时间
1~1个半小时	敷麻膏30分钟	4天	5~10次/1年	1~2天

松弛皮肤激光治疗

面部轮廓复原：利用新胶原生成和胶原重塑技术提升、收紧和嫩化肌肤

01　热玛吉，Oligio：利用聚焦单极射频（RF）强化胶原纤维、增加弹性、重塑真皮胶原蛋白的治疗方法，有助于提升、收紧、嫩肤、减少皱纹、提升面部下垂纹路、改善面部松弛。

02　超声刀，Thightan（用于皮肤提升和紧致的高强度聚焦超声波）：随着年龄的增长，脸部的重力承受能力逐渐减弱，肌肉也随之下垂。超声刀、Thightan超声波是一种聚焦超声波治疗方法，针对肌肉筋膜层，帮助减少下颌下垂、鼻唇沟、双下巴、眉头皱起和眼袋。

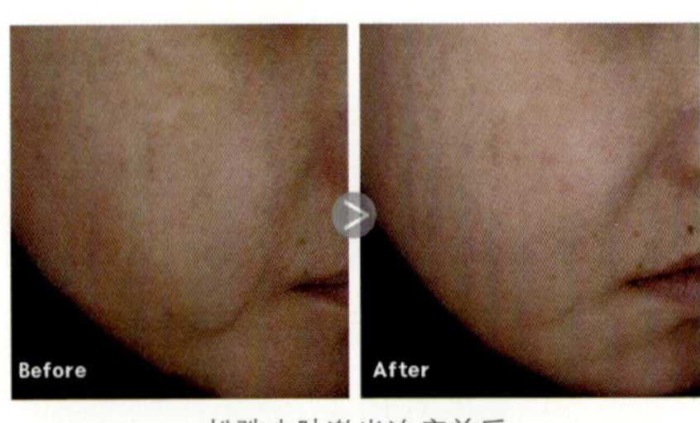

松弛皮肤激光治疗前后　　　　　　　松弛皮肤激光治疗前后

TIP_松弛皮肤激光治疗信息

治疗时间	麻醉方法	恢复期	频次	停留时间
1~1个半小时	敷麻膏30分钟	0~1天	3~4次/1年	1~2天

皮肤护理

01 Promise Skin Care

这是利用二极管激光对皮肤真皮层进行治疗的一种皮肤再生疗法。作为各种皮肤疾病治疗的延伸，是一种高端的抗衰老再生保养护肤方案。

02 Corage Skin Care

QMR 技术（Telea 在欧洲获得专利）是一种皮肤细胞再生治疗和护理方案，可通过 16 个多波长轻柔地收紧、提升和丰盈皮肤，而不会对皮肤造成任何损伤。

03 Home Care疗法（居家护理疗法）

敏感肌、有问题的皮肤，也可以安全地使用由皮肤科医生开具的药妆品（Cosmeceuticals，治疗概念的化妆品）进行治疗，并且可以通过使用皮肤科专门医承诺其功效和安全性的MD Promise 化妆品进行居家护理来保持治疗效果。

> 여성들이여,
> 출산 전으로 돌아가자!

> 姐妹们，一起重新
> 回到生孩子以前的样子吧！

2001년 리즈는 산부인과 성형에 레이저를 도입하여 레이저여성성형이라는 새로운 수술법을 개발하여 산부인과 학계에 소개함으로써 산부인과 성형의 새로운 paradigm을 열었다.

2001年丽姿妇科私密整形医院，利用激光新技术，开发了激光女性私密整形手术在妇科界开启了妇科和整形合并的新模式

리즈산부인과의원
丽姿妇科医院

www.womanlaser.com

이형근(李炯根)

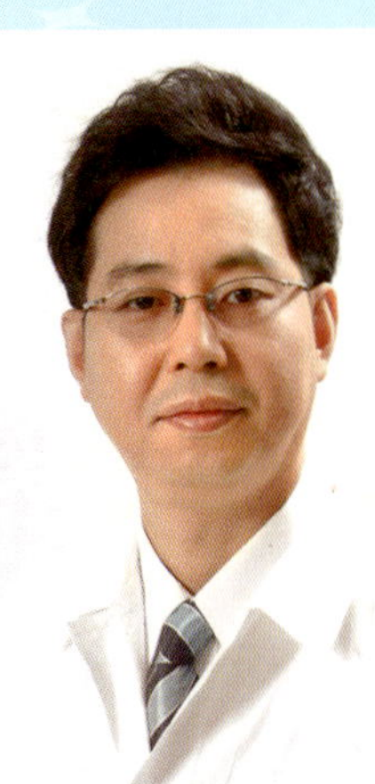

- 산부인과 전문의, 의학박사(妇科专门医, 医学博士)
- 가톨릭대학교 의과대학 대학원 졸업(加图立大学医学院 研究院毕业)
- 가톨릭대학교 의과대학 조교수 역임(加图立大学医学院 历任助教)
- Beverly Hills Ambulatory Surgery Center, in U.S.A.
- 서울대학교 보건대학원 H.P.M. 수료(首尔大学保健研究院 H.P.M. 毕业)
- 가톨릭대학교 의과대학 산부인과 외래교수(加图立大学医学院 妇产科门诊教授)

Wechat_riz44718812

16 미인의 새로운 기준, 레이저여성성형!

리즈레이저여성성형센터는 상담에서 수술, 수술 후 관리에 이르기까지 철저하게 환자 위주의 시스템으로 운영되며, 수준 높은 의료서비스를 제공하고 있다. 특히 예약된 환자만을 위한 시스템에서 수술하는 만큼 다른 환자의 진료시간에 쫓기지 않고 시술에 매진할 수 있는 안정적인 시술환경을 자랑한다.

2001년 레이저질성형, 디자이너레이저여성성형, 레이저여성성형이라는 명칭을 사용하여 특허를 받고, 수술전문병원으로 개원하였고, 현재까지 세계적으로 중국, 미국, 영국, 프랑스, 두바이, 독일, 이탈리아, 홍콩, 인도네시아, 싱가포르, 일본, 브라질, 아르헨티나, 러시아 등 많은 환자가 수술을 받고 있다.

이형근 박사는 예전 여성성형의 단점들을 보완하고 개선하기 위해 노력하였다. 특히 여성성형의 대표격인 이쁜이 수술은 회음성형이라 하여 출산으로 늘어난 회음부를 좁혀주는 수술로, 출혈 및 통증, 흉터, 천공과 같은 합병증을 초래하곤 하였다. 이러한 합병증을 줄이고 출산을 통해 손상된 구조를 출산 전의 기능적인 구조로 바꾸는 것이 필요했다. 이에 이형근 박사는 장손상을 줄이고 출혈을 줄이는 특수한 수술용 레이저를 사용하여 수술시야를 확보함으로서 합병증을 줄이고 골반저근육을 완전히 복원하는 레이저질성형 수술을 연구하고 개발하였다.

레이저여성성형수술

산부인과 성형의 새로운 패러다임인 레이저여성성형은 LVR(레이저질성형수술), DLV(디자인레이저여성성형수술/레이저소음순성형수술), LMH(레이저미세처녀막재생수술)로 나눌 수 있다.

LVR(Laser Vaginal Rejuvenation) : 레이저질성형수술

레이저질성형수술은 3가지로 표현할 수 있다.

- 출산 전으로 되돌리는 수술
- 20년 전으로 젊어지는 수술
- 성적으로 매력있는 여자로 태어나는 수술

레이저질성형은 선천적으로 이완되거나 출산을 통해 손상된 골반저근육을 기능적으로 재건하는 수술이다. 반면 이쁜이수술은 늘어난 회음부(bulbocavenous, superficial perineal muscle)를 위쪽으로 올려주는 수술이다.

출산으로 인한 골반저근육의 손상

골반장기는 자궁, 방광, 직장으로 구성되어 있다. 이러한 골반장기가 중력에 의해서 밑으로 빠지는 것을 막기 위해 골반저근육이 골반장기를 받치고 있다. 골반저근육은 PR(puborectalis), PC(pubococcygeus), IC(illeococcygeus) 근육으로 이뤄져 있다.

임신말기에 자궁은 약 2천 배 이상 커지며, 태아는 자궁경부가 10cm 열리고 얇은 IC근육이 이완되면서 질 안쪽에 깊은 부분에 손상없이 분만이 진행되지만, PC, PR근육은 두꺼운 근육이므로 태아머리가 통과할 경우 여러 방향으로 손상을 받게 된다. 그래서 회음절개를 시행하여 근육손상을 최소화하지만 급속분만이나 난산의 과정으로 골반저근육의 손상은 피할 수가 없다. 그 밖에 만성 기침, 무서운 짐을 드는 것, 심한 운동, 나이, 비만 등도 골반근육을 늘어나게 하는 요인이 된다.

골반저근육의 손상은 요실금(incontinence), 질이완증후군(vaginal relaxation syndrome)을 초래하며 직장탈(rectocele), 방광탈(cystocele), 자궁탈(prolapse uteri) 등 골반장기탈출증의 원인이 된다.

질이완증후군(Vaginal Relaxation Syndrome : VRS)은 질 입구나 질 안쪽에 탄력과 조여짐이 없어서 이완되어 있는 상태로 질염, 요실금, 질방귀, 골반장기탈출증, 성감저하, 성관계 불만족을 초래하므로 치료가 필요한 질환이다.

기존 수술과의 차이점

수술항목			WVR (웨이브질성형) (Wave, 3step Multilayer)	LVR (레이저질성형) (3step, 2layer)	P.P (이쁜이수술)
일반		질점막박리술	○	○	○
		질근막박리술	○	○	○
		RVS 박리술 (Recto vaginal space)	○	○	○
깊이		장 & PR / 장 & PC / 장 & IC / 근육박리술	All	장 & PR / 장 & PC 단계	장 & PR
		골반근육부위별 분리술 (PR, PC, IC)	All	장 & PC 단계	PR
밀착력 탄력감 성감도		인대박리술	Ⅲ Positive	Ⅰ Positive	X
		신경차단술 (pudendal)	Ⅲ Positive	Ⅰ Positive	X
		혈관차단술	Ⅲ Positive	Ⅰ Positive	X
		인대성형술	Ⅲ Positive	Ⅰ Positive	X
		혈관성형술	Ⅲ Positive	Ⅰ Positive	X
구조 변경		Pelvic diaphragm 재건술 (PD. reconstruction)	○	○	X
		PR / PC / IC / 근육거상술 (P.muscle elevation)	All	PR / PC 단계	PR
		PR / PC / IC / 근육성형술 (R-spot 성형술)	All	PR / PC 단계	PR
자극		(PR) R-ring 성형술 (R-ring plasty)	○	X	X
		Wave 질점막성형술 (Vaginal mucosal plasty)	○	X	X

  □육성형술

RIZ vaginal relaxation Grading System

- Grade 1 : 골반압력 검사 정상(normal)
- Grade 2 : 1/3 정도의 질 이완, 골반 압력 경도 저하(low vaginal relaxation)
- Grade 3 : 2/3 정도의 질 이완, 경도의 직장탈, 골반 압력중등도 저하(mid vaginal relaxation or low rectocele)
- Grade 4 : 완전한 질이완, 중등도의 직장탈, 골반압력 고도 저하(high vaginal relaxation or mid rectocele)
- Grade 5 : 요실금과 동반된 골반이완(Grade 3 or 4 combined with cystocele or stress incontinence)

		WVR (웨이브질성형) (Wave, 3step Multilayer)	LVR (레이저질성형) (3step, 2layer)	P.P (이쁜이수술)
수술내용	마취과	○	○	X
	다이오드레이저	○	○	X
	Step / layer	Multy	3-2	질 입구
	T.F.O	○	X	X
	Wave	○	X	X
	R-ring	○	X	X
	R-Spot	○	X	X
수술후효과	이완율	없음	낮음	높음
	흉터	X	X	○
	통증	△	△	○
	긴장성 요실금 개선	○	△	X
	변비 개선	○	△	X
	힙업(hipup) 효과	○	△	X
	직장탈(rectal prolapse) 예방	○	X	X
	탈자궁(Prolapse ut.) 예방	○	X	X
	치질 개선	○	X	X
	변실금 예방	○	X	X
	교감성	III Positive	I positive	X
	탄력성	III Positive	I positive	X
	성감도	III Positive	I positive	X
	파트너 성감도	III Positive	I positive	X
	kegel exercise(골반근육운동)	X	X	○

LVR 수술의 종류

- PP(Posterior Perineoplasty) : 이쁜이수술
- Petit(Miss) Laser Vaginal Rejuvenation : 쁘띠(미스) 레이저 질성형수술
- Miss Laser Vaginal Rejuvenation : 미스 레이저 질성형수술
- Laser Vaginal Rejuvenation : 레이저 질성형수술
- Wave Vaginal Rejuvenation : 웨이브 질성형수술

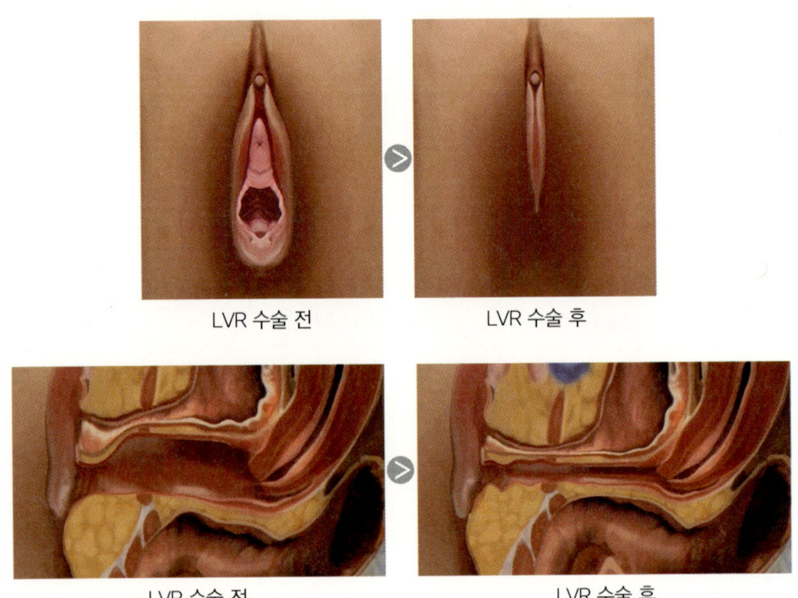

LVR 수술 전		LVR 수술 후
LVR 수술 전		LVR 수술 후

TIP_LVR 수술정보				
수술시간	마취방법	입원여부	회복기간	체류기간
1시간 30분	수면마취	입원없음	45~60일	3~5일

DLV(Designer Laser Vaginoplasty) : 디자인레이저여성성형수술(레이저소음순성형수술)

소음순비대를 가지고 있는 대부분의 여성들은 옷에 끼거나 관계시 말려 들어가는 불편함을 호소하고 있으며, 소음순 사이에 끼여있는 세균에 의한 질염을 유발하게 된다. 또한 모양에 대한 고민, 자신감 결여로 성관계시 문제점을 호소하고 있다. 그래서 소음순의 모양을 편하고 위생적이며 아름답게 성형하는 것이 DLV 이다.

RIZ labia minor hypertrophy Grading System

- Grade 1 : 정상(noraml range)
- Grade 2 : 소음순 늘어남(labia minora hypertrophy)
  2a_ 한쪽의 이상(unilateral) / 2b_ 양쪽의 이상(bilateral) / 2c_ 두터워진 형태(lipodystophy)
- Grade 3 : 소음순 늘어남을 동반한 클리토리스 주변 비대
  (grade 2 + clitoris crus area hypertrophy)
  3a_ 한쪽의 이상(unilateral) / 3b_ 양쪽의 이상(bilateral) / 3c_ 두터워진 형태(lipodystophy)
- Grade 4 : 소음순 늘어남을 동반한 소음순 비후 혹은 음순 후대의 비후
  (grade 2 + fourchette hypertrophy or lipodystrophy)
  4a_ 한쪽의 이상(unilateral) / 4b_ 양쪽의 이상(bilateral) / 4c_ 두터워진 형태(lipodystophy)
- Grade 5 : 소음순 늘어남, 비후, 클리토리스 주변 비대를 모두 가진 형태, 소음순 기형
  (grade 3 + grade 4, anomaly of labia minora)
  5a_ 한쪽의 이상(unilateral) / 5b_ 양쪽의 이상(bilateral) / 5c_ 두터워진 형태(lipodystophy)

기존 수술과의 차이점

　기존 소음순 절제술은 단순히 잘라내는 시술로 출혈의 부담 때문에 미용 성형이 거의 불가능하였다. 레이저소음순성형수술은 레이저를 이용하여 출혈 및 통증이 거의 없고, 수술의 흔적이 남지 않는다. 레이저미세지방조각술, 레이저주름제거술 등의 시술을 동반함으로써 보다 날렵하고 예쁜 모양의 소음순으로 조각할 수 있다.

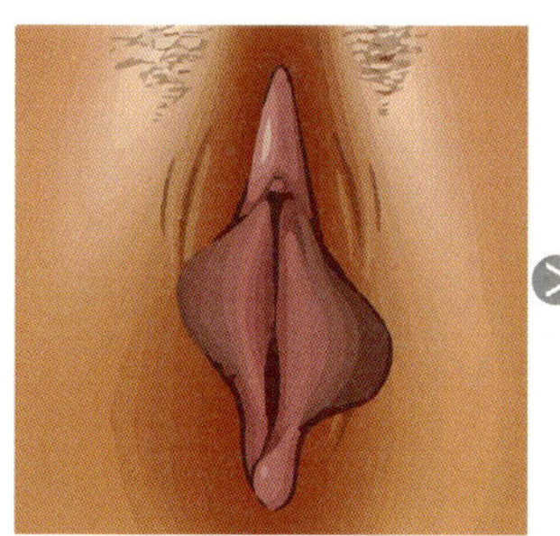

DLV 수술 전

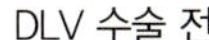

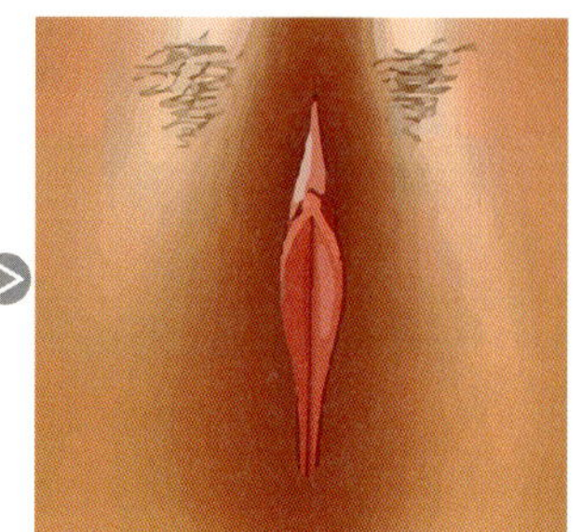

DLV 수술 후

TIP_DLV 수술정보				
수술시간	마취방법	입원여부	회복기간	체류기간
1~3시간	수면마취	입원없음	25~60일	1일

처녀막은 질 입구 초입을 감싸고 있는 얇은 조직이며 첫 관계 시 혈흔이 발생하므로 처녀성을 입증하는 상징성을 가지고 있다. 나라마다 처녀막의 의미부여를 달리하고 있는데, 일부 나라에서는 결혼 전 지켜야 할 가장 중요한 가치로 인정하고 있다. LMH는 손상된 처녀막을 손상되기 전의 상태로 레이저로 재생시켜주는 수술로 RIZ Method로 수술을 할 경우 99% 이상 첫날 밤에 혈흔을 확인할 수 있다.

RIZ hymenal rupture Grading System

- Grade 1 : 처녀막 손상 없음(hymenal ring intact)
- Grade 2 : 경도 혹은 중등도의 처녀막 파열(mild to moderate hymen ring rupture)
- Grade 3 : 심한 처녀막 파열 혹은 경도의 질 손상(severe hymen ring rupture or mild vaginal wall laceration)
- Grade 4 : 처녀막 파열과 심한 질 손상(hymen ring rupture and moderate or severe vaginal wall laceration)
- Grade 5 : 3시나 9시 방향으로의 처녀막 파열 또는 처녀막을 이루는 링이 늘어나 있으며, 전체적으로 질 입구가 늘어난 형태, 처녀막 기형(3 or/ and 9 o'clock hymenal ring rupture and vaginal wall laceration or hymen intact but hymenal ring relaxation and introitus relaxation/ hymen anomaly)

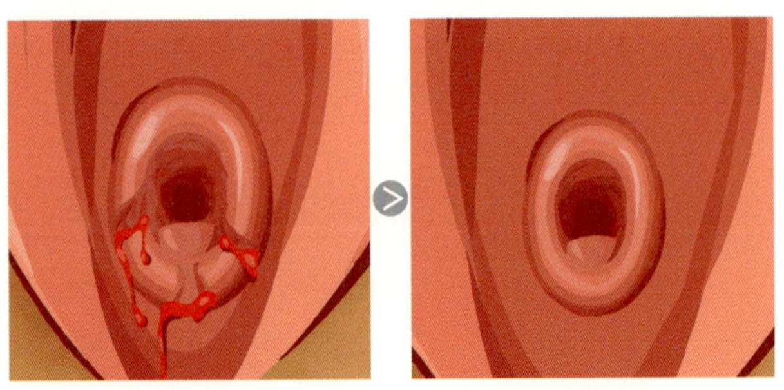

LMH 수술 전   LMH 수술 후

TIP_LMH 수술정보				
수술시간	마취방법	입원여부	회복기간	체류기간
1시간	수면마취	입원없음	30일	1일

PVT(Personal Vaginal Training) : 개인맞춤형질관리시스템

의학의 발전은 치료의학, 예방의학, 웰빙 의학으로 발전하여 인간의 수명을 100세 시대로 연장하고 있다. 모든 사람들이 원하는 것은 수명연장과 더불어 건강하게 젊게 기능하면서 살기를 원한다. 그래서 젊은 사람들은 헬스트레이닝을 생활화하고 있다. 한편, 성생활은 순환을 활성화함으로써 심혈관 및 전신에 산소공급을 원활히 하여줌으로써 안티에이징에 큰 도움을 준다. 특히 미혼, 기혼의 여성의 경우 물렁살로 인한 질 이완 때문에 사랑으로부터 멀어지거나, 소박을 맞는 경우가 많다. 급기야는 가정파탄에 이르는 게 현실이다. 또한 폐경이후 질 이완은 골반장기탈출을 초래하여 생활의 질 뿐만 아니라 노령건강에 악영향을 미치므로 질 건강관리는 모든 여성들이 필수적으로 신경 써야 한다. 그래서 개발된 것이 PVT이다.

PVT란 무엇인가?

이형근 박사가 레이저를 산부인과 영역에 처음으로 도입하여, 수많은 레이저수술 데이터를 축적하고 그것을 바탕으로 비수술적으로 질이완을 교정하는 새롭게 개발된 개인맞춤형질관리시스템이다. 그 시스템의 핵심이 VLT이며, VLT(vaginal laser tightening)는 특수하게 고안된 레이저를 이용하여 질 점막에 노후 된 콜라겐을 없애고 새로운 콜라겐을 형성하여 질 점막에 탄력을 불어넣는 프로그램이다.

VLT는 질을 타이트하게 변화시킬 뿐만 아니라, 긴장성 요실금, 만성 질염, 방광염의 증상 완화에도 도움을 주고, 그 외로 질 방귀, 불감증, 질 건조증에도 효험이 있다.

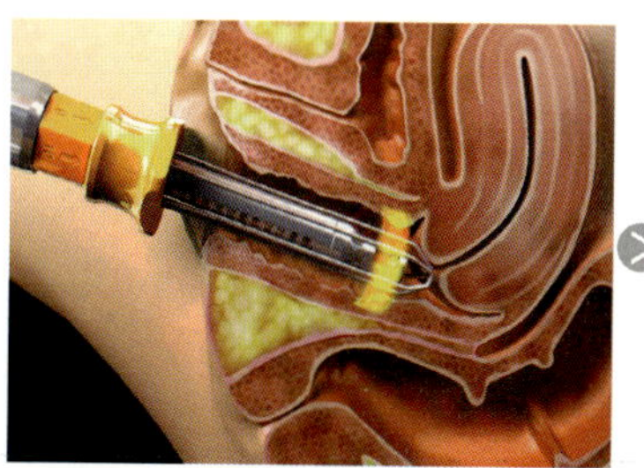

VLT 시술 전

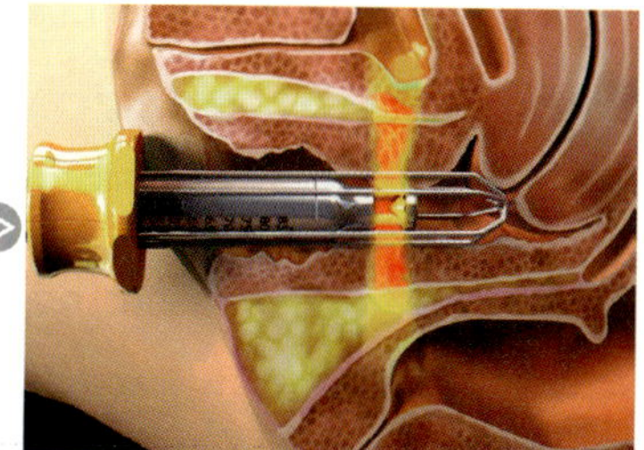

VLT 시술 후

16 美女的新标准，
激光女性私密整形！

RIZ Cosmetic Laser Vaginal Surgery Center

　丽姿激光女性私密整形中心，从术前商谈，手术，再到术后管理，采用全部以患者为主的医院运营系统，提供高水准的医疗服务。特别是医院的预约系统，与外来诊疗患者时间错开，让手术患者能够在一个安全，有效率的环境下接受手术。

　2001年激光阴道缩紧整形，激光设计小阴唇雕刻整形，获得了激光女性私密整形名称的专利权。专业性手术医院中心的开院，接受了来自中国，美国，英国，法国，迪拜，德国，意大利，中国香港，印度尼西亚，阿根廷，俄罗斯等全世界各个国家的患者。

　李炯根博士的不断努力，改善弥补了以前原有的女性私密手术的缺点。女性私密手术的代表性手术：会阴部手术。因为分娩的关系，被撑开的会阴部，通过手术重新恢复变窄。但是会导致出血，痛症，留疤痕，穿孔等并发症的出现。所以有必要，并且需要，减少这些并发症，将因为分娩造成的构造损伤，恢复到生孩子以前的肌能性构造状态。因此李炯根博士使用了特殊激光方法进行手术，研究和开发了激光阴道缩紧整形手术。确保了手术的视野开阔，减少了肠损伤和出血等并发症，完全恢复松弛的骨盆肌肉。

激光女性私密整形手术

妇科和整形的新模式 激光女性私密整形细分为三部分：LVR(激光阴道缩紧整形手术)，DLV(激光设计小阴唇雕刻整形手术/激光小阴唇整形手术)，LMH(激光微细处女膜再生手术)

LVR(Laser Vaginal Rejuvenation)：激光阴道缩紧手术

激光阴道缩紧整形手术的三大表现

· 让阴道回到生孩子以前的形态的手术
· 一次"睡眠"，年轻20岁的手术
· 变成性感有魅力的女性的手术

激光阴道缩紧整形手术是将先天性阴道松弛，或者因为分娩的关系，造成的骨盆肌肉损伤，进行肌能性重建的再生手术。而我们通常了解的所谓缩阴手术，只是将会阴部（bulbocavenous, superficial perineal muscle），阴道入口往上缝合的简单手术。

因为分娩造成的骨盆肌肉损伤

骨盆内脏器官由子宫，膀胱，直肠构成。因为重力的关系，骨盆内脏器官靠着骨盆肌肉的撑托，防止往下脱落。骨盆肌肉分为耻骨直肠肌PR(puborectalis)，耻尾肌PC(pubococcygeus)，髂骨尾骨肌IC(ileococcygeus)组成。

怀孕晚期，子宫会增大2000倍以上。在胎儿出生时，宫颈部会打开10厘米，相对比较薄的IC肌肉会被撑大，阴道深处部分在没有损伤的情况下进行分娩活动。在分娩的过程中，比较厚的PC, PR肌肉部分，在胎儿头部通过阴道时，会对阴道肌肉多方位造成损伤。为了最大限度减少阴道肌肉损伤，一般自然分娩时，会切开会阴部，但是分娩过快或者难产，骨盆肌肉的损伤是不可避免的。除此之外，慢性咳嗽，提重物，激烈运动，老化，肥胖等原因，也会造成骨盆肌肉变松弛。

骨盆肌肉的损伤会造成尿失禁(incontinence)，阴道松弛症候群(vaginal relaxation syndrome)，是导致直肠突出(rectocele)，膀胱脱出(cystocele)，子宫脱落(prolapseuteri)等骨盆内脏器官脱落的主要原因。

阴道松弛症候群(Vaginal Relaxation Syndrome: VRS)的症状表现为阴道入口或阴

道内部没有弹力, 使不上力气收紧。松弛的状态会引起阴道炎, 尿失禁, 阴道漏气, 骨盆内脏脱出, 性敏感度低下, 性满足度降低等, 需要接受治疗。

与一般手术的差别

			WVR (波纹状阴道整形)(Wave, 3step Multilayer)	LVR (激光阴道整形)(3step, 2layer)	P.P (会阴部手术)
手术项目	一般	阴道内膜分离术	○	○	○
		阴道肌肉膜分离术	○	○	○
		RVS分离术 (Recto vaginal space)	○	○	○
	深入	肠 & PR/ 肠 &PC/ 肠 & IC/ 肌肉分离术	All	肠 & PR/ 肠 & PC 阶段	肠 & PR
		骨盆肌肉部位分离术 (PR, PC, IC)	All	肠 & PC 阶段	PR
	抓力 弹力 性敏感度	韧带分离术	Ⅲ Positive	Ⅰ Positive	X
		神经阻断术(pudendal)	Ⅲ Positive	Ⅰ Positive	X
		血管阻断术	Ⅲ Positive	Ⅰ Positive	X
		韧带整形术	Ⅲ Positive	Ⅰ Positive	X
		血管整形术	Ⅲ Positive	Ⅰ Positive	X
	构造 变形	Pelvic diaphragm再造术 (PD.reconstruction)	○	○	X
		PR/PC/IC/肌肉再造术 (P.muscle elevation)	All	PR/PC 阶段	PR
		PR/PC/IC/肌肉整形术 (R-spot 整形术)	All	PR/PC 阶段	PR
	刺激点	(PR)R-ring 整形术 (R-ring plasty)	○	X	X
		Wave 阴道粘膜整形术 (Vaginal mucosal plasty)	○	X	X

RIZ vaginal relaxation Grading System

- Grade 1：骨盆压力检查正常(normal)
- Grade 2：1/3程度的阴道松弛, 骨盆压力轻度低下(low vaginal relaxation)
- Grade 3：2/3程度的阴道松弛, 轻度的直肠脱出, 骨盆压力中度低下(mid vaginal relaxation or low rectocele)
- Grade 4：阴道松弛, 中度的直肠脱出, 骨盆压力重度低下(high vaginal relaxation or mid rectocele)
- Grade 5：尿失禁及骨盆肌肉松弛, 阴道严重松弛(Grade 3 or 4 combined with cystocele or stress incontinence)

			WVR (波纹状阴道整形) (Wave, 3step Multilayer)	**LVR** (激光阴道整形) (3step, 2layer)	**P.P** (会阴部手术)
手术内容		麻醉科	○	○	X
		二极管激光	○	○	X
		Step / layer	Multy	3–2	阴道入口
		T.F.O	○	X	X
		Wave	○	X	X
		R-ring	○	X	X
		R-Spot	○	X	X
手术后效果		松弛度	阴道紧致	轻度松弛	松弛
		疤痕	X	X	○
		痛症	△	△	○
		紧张性尿失禁改善	○	△	X
		排便改善	○	△	X
		塑臀效果(hipup)	○	△	X
		直肠脱出预防(rectal prolapse)	○	X	X
		子宫脱落预防(Prolapse ut.)	○	X	X
		痔疮改善	○	X	X
		大便失禁预防	○	X	X
		交感性	III Positive	I positive	X
		弹力	III Positive	I positive	X
		性敏感度	III Positive	I positive	X
		对方敏感度	III Positive	I positive	X
		Kegel exercise(骨盆肌肉运动)	X	X	○

LVR 手术种类

- PP(Posterior Perineoplasty)：会阴部手术
- Petit(Miss) Laser Vaginal Rejuvenation：激光阴道微整形手术
- Miss Laser Vaginal Rejuvenation：少女激光阴道整形手术
- Laser Vaginal Rejuvenation：激光阴道缩紧整形手术
- Wave Vaginal Rejuvenation：波纹状阴道整形手术

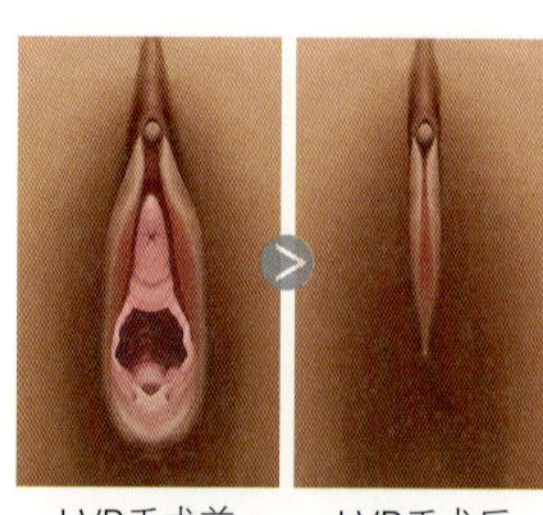

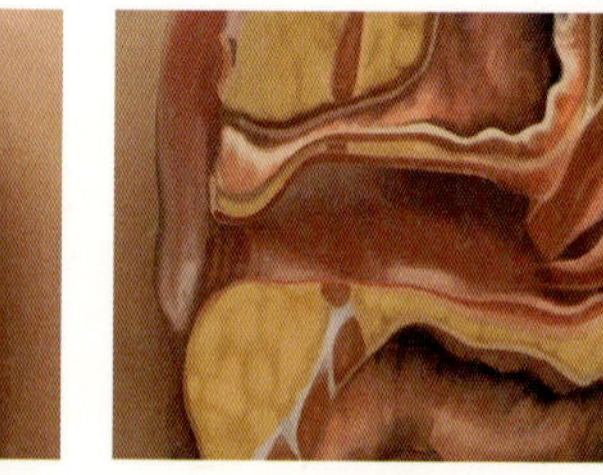

LVR手术前　　LVR手术后　　　　　　LVR手术前 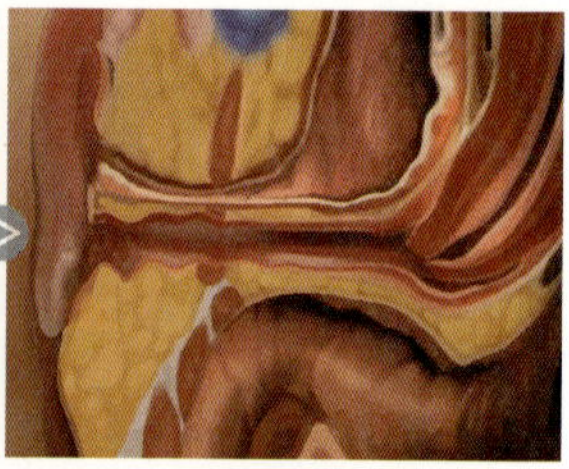　　　　　　　　LVR手术后

手术时间	麻醉种类	住院是否	恢复时间	在韩国停留时间
1小时30分钟	睡眠麻醉	无需住院	45~60天	3~5天

DLV(Designer Laser Vaginoplasty)：激光设计小阴唇雕刻整形手术(激光小阴唇整形手术)

小阴唇肥大的大部分女性，在穿紧身裤或者发生性关系时，会有小阴唇被夹住或者被卷入阴道的苦恼。肥大的小阴唇皱纹之间经常会有细菌存在，引发阴道炎。另外，小阴唇的模样不美观，在性关系时没有自信感，影响性生活质量，成为性生活不和谐的原因。DLV手术能改善小阴唇模样，变得美观，方便；解决卫生方面的困扰，减少阴道炎的发生。

RIZ labia minor hypertrophy Grading System

- Grade 1：正常(normal range)
- Grade 2：小阴唇过长(labia minora hypertrophy)
  2a_ 一边异常(unilateral) / 2b_ 两边异常(bilateral) / 2c_ 肥厚的形态(lipodystophy)
- Grade 3：小阴唇过长，阴蒂周围肥大(grade 2 + clitoris crus area hypertrophy)
  3a_ 一边异常(unilateral) / 3b_ 两边异常(bilateral) / 3c_ 肥厚的形态(lipodystophy)
- Grade 4：小阴唇过长肥厚,大阴唇肥厚(grade 2 + fourchette hypertrophy or lipodystrophy)
  4a_ 一边异常(unilateral) / 4b_ 两边异常(bilateral) / 4c_肥厚的形态(lipodystophy)
- Grade 5：小阴唇过长肥厚肥大，阴蒂周围包皮肥大，会阴部肥大，小阴唇畸形
  (grade 3 + grade 4, anomaly of labia minora)
  5a_ 一边异常(unilateral) / 5b_ 两边异常(bilateral) / 5c_肥厚的形态(lipodystophy)

与一般手术的差别

一般的小阴唇切割手术，只是单纯的切除手术，伤口在手术期间一直出血的关系，

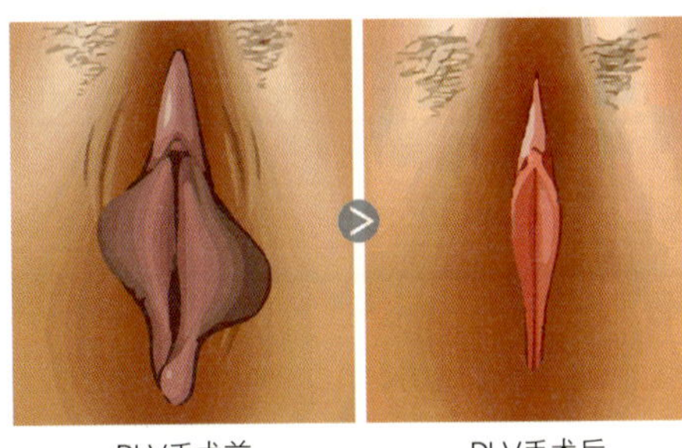

DLV手术前　　　　　DLV手术后

没有办法对小阴唇进行塑形。激光小阴唇整形手术利用激光技术，几乎不出血，没有痛症，也没有手术痕迹。手术时，激光细微脂肪雕刻术，激光皱纹去除术等一起进行，能雕刻出一个漂亮细巧的小阴唇。

TIP_DLV手术信息

手术时间	麻醉种类	住院是否	恢复时间	在韩国停留时间
1~3个小时	睡眠麻醉	无需住院	25~60天	1天

LMH(Laser Micro Hymenplasty)：激光微细处女膜再生手术

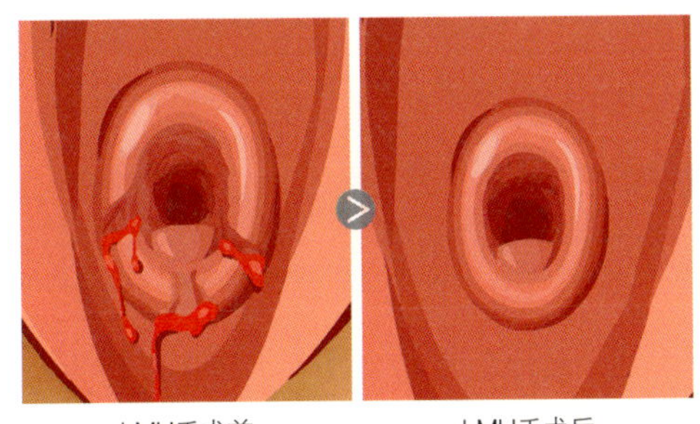

LMH手术前　　　　　LMH手术后

处女膜是包裹阴道入口的一层很薄的组织，第一次发生性关系时会出现出血，也可以作为一种处女的象征。每个国家对处女膜的定义不同，一部分国家认为处女膜是婚前绝对不能破坏的，有重要意义。LMH能恢复被损伤的处女膜，利用激光再生手术RIZ Method，在第一次关系时见血率达到99%。

RIZ hymenal rupture Grading System

- Grade 1：处女膜没有损伤(hymenal ring intace)
- Grade 2：轻度或者中度的处女膜破裂(mild to moderate hymen ring rupure)
- Grade 3：严重的处女膜破裂或者轻度阴道损伤(severe hymen ring rupture or mild vaginal wall laceration)
- Grade 4：处女膜破裂或者严重的阴道损伤(hymen ring rupture and moderate or severe vaginal wall laceration)
- Grade 5：3点或者9点方向的处女膜破裂或者处女膜破裂后悬挂的状态，阴道入口变长，处女膜形态畸形(3 or/and 9 o'clock hymenal ring rupture and vaginal wall laceration or hymen intact but hymenal ring relaxation and introitus relaxation/hymen anomaly)

手术时间	麻醉种类	住院是否	恢复时间	在韩国停留时间
1个小时	睡眠麻醉	无需住院	30天	1天

PVT(Personal Vaginal Training)：个人定制性阴道管理系统

治疗医学，预防医学，健康医学等医学的不断发展，人类的寿命几乎可以说是百岁时代了。所有的人都希望活得健康长久，所以人们去健身运动，提倡健康生活。另一方面，性生活的和谐也关系着人类的健康。性生活能促进血液循环，全身氧气充分供给，防止老化。尤其是未婚，已婚的女性因为没有弹力的阴道肌肉，阴道松弛等问题，和对方的距离感也会越来越大，影响双方的感情。另外闭经后，年龄的关系造成骨盆内脏脱出，不仅影响生活，也会影响健康。为了预防这些现象出现，借助PVT的力量，所有的女性都能及时的进行阴道健康管理。

PVT是什么？

李炯根博士最初将激光运用到妇科领域。多年积累的激光手术案例经验为基础，开发了新型的非手术阴道紧致个人管理系统。这套系统的核心技术VLT（vaginal laser tightening）利用特殊激光将老化的阴道胶原去除，生成新的胶原质，恢复阴道粘膜的弹力。VLT不仅能把阴道变得有弹力，还能改善紧张性尿失禁，慢性阴道炎，膀胱炎的症状。除此之外还能改善阴道漏气，无感症，阴道干燥的现象。

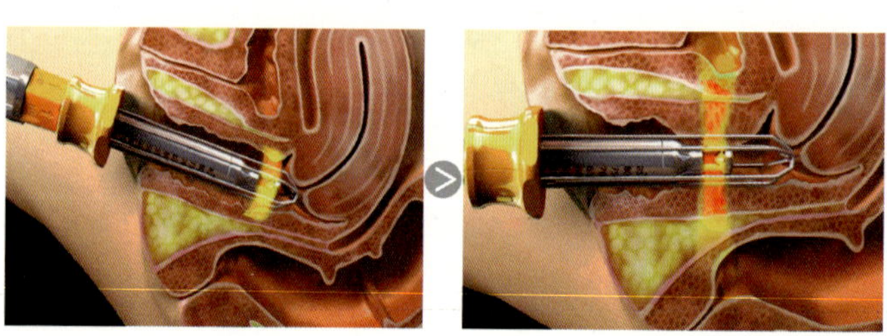

VLT 治疗前　　　　　　　　　　　VLT 治疗后

17 한 듯 안 한 듯 **자연스럽게**
그리고 '**귀티**' 나게
동안 피부&작은 얼굴 만들기

시간에 무너진 피부, 다시 어린 피부로 되돌리다

　노화 관련 고민은 깊은 주름을 인지하는 그 순간보다 어딘지 모르게 자신의 얼굴이 낯설어지면서 주로 시작 된다. 나이가 들다 보면 점차 팔자주름이나 턱살이 눈에 띄고, 얼굴 라인이 희미해지며, 눈이나 이마 등이 처지는 느낌이 들 수 있다. 이러한 변화가 시작되는 나이는 보통 20대 중반인데, 그 이유는 해당 연령대에 피부 속 구조물을 지탱하면서 기둥 역할을 하는 유지 인대 들이 달라지기 때문이다. 과거에는 이와 같은 상황에서 안면거상술과 같은 수술적 방식이 채택되기도 했지만 현재는 여러 가지 비수술적 안티에이징 시술로 개선할 수 있으며 빠른 회복을 기대 할 수 있다.

　레이저 리프팅은 사용하는 에너지가 무엇이냐에 따라 크게 두 종류로 나누어진다. 그 중 첫 번째는 RF에너지를 사용하는 종류들이다. 이 장비들은 진피층에 열에너지를 전달해 콜라겐과 엘라스틴 등을 활성화시켜 점진적으로 자연스럽게 탄력과 주름 개선에 도움을 준다. 대표적인 장비로는 써마지, 볼뉴머, 올리지오, 인모드 등이 있다.

　두 번째는 HIFU(하이푸)라는 높은 출력 세기의 에너지를 한 점에 집중시킬 수 있는 기술로 진피층보다 깊은 스마스(SMAS)층까지 에너지를 침투시킨다. 이는 콜라겐을 활성화시켜 탄력과 주름 개선뿐만 아니라 이중턱이나 심부볼같은 부위 개선에 도움을 준다. 대표적인 장비로는 울쎄라, 텐쎄라, 슈링크 유니버스, 리프테라 등이 있다.

탄력증진·피부처짐 개선:써마지(Thermage) FLX

써마지FLX는 고주파 에너지를 이용한 리프팅 시술이다. 진피층에 고주파 에너지를 전달해 열을 발생시키고, 콜라겐 생성을 활성화하면서 다양한 피부 노화 현상을 개선할 수 있다.

피부 노화를 치료하기 위한 다양한 안티에이징 방법들이 있다. 초음파를 근막층에 조사하여 조직 수축을 일으키는 HIFU(하이푸) 리프팅 시술, 고주파를 이용하여 진피층에 열에너지를 일으켜 콜라겐 생성을 촉진하여 피부 탄력에 도움을 주는 리프팅 시술, 빛 에너지를 이용하여 피부가 탱탱해지는 효과를 내는 레이저 시술, 진피층에 피부재생인자 또는 수분 성분 등 안티에이징에 효과 있는 영양분을 직접 주입하는 스킨부스터 등이 있다.

이처럼 열을 '어떤 방식(초음파, 고주파 등)'으로 피부 '어떤 부분(표피, 진피, 근막층 등)'에 전달하는지에 따라 써마지와 울쎄라가 차이가 나며 그중 요즘 피부 탄력 시술로 첫 번째로 손꼽히는 것이 써마지이다.

써마지 FLX 원리 : 고주파로 진피층에 작용해 피부를 탄력있게

써마지 FLX는 4세대 써마지로 기존 써마지 CPT의 업그레이드 버전이다. 고주파로 진피층에 조사하여 진피 조직에 열을 발생시키는 원리로 콜라겐 섬유의 변성 및 수축을 일으켜 콜라겐 재생이 이루어지면서 피부 탄력 개선에 도움을 준다.

처진 피부를 위로 올리는 눈에 띄는 리프팅 효과 보다는 흐물흐물한 피부를 쫀쫀하게 만드는 '타이트닝' 효과가 크다. 또한 피부 겉 모공 크기를 줄이고, 잔주름을 개선하는 데 효과가 좋다.

피부 노화는 25살부터 시작되기에 20대부터 50대까지 모두에게 적합하다. 주로 얼굴살이 적고 피부가 얇은 사람, 탄력이 떨어지고 주름이 고민인 사람에게 추천한다. 보통 600샷을 맞으며 30~40분이 소요된다. 시술은 별도의 마취없이 대부분 피부에 연고를 발라 마취한다. 시술 직후에는 멍, 빨개짐, 부기 등이 발생할 수 있지만 피부 표면에 상처가 생기지 않아 회복도 빠르다. 수술이 필요하지 않아 일상생활에 곧바로 복귀할 수 있다. 시술이 끝나고 즉각적으로 효과가 눈에 띄는 경우도 있지만 일반적으로 한두 달 후부터 큰 변화가 느껴진다. 시술 주기로는 6개월에 한번 추천한다.

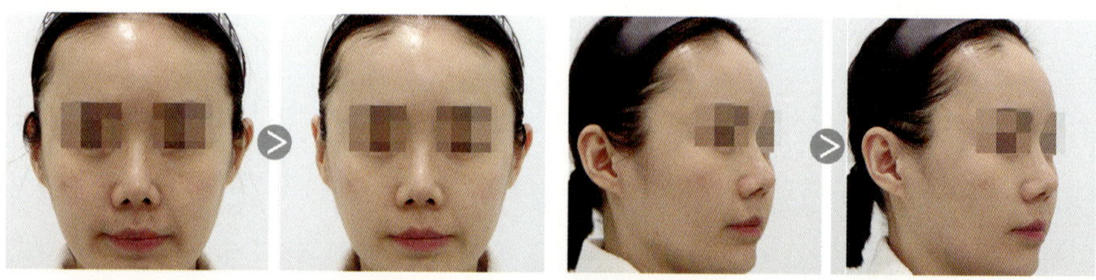

써마지 FLX 시술로 이마 볼 입가 주름 등 안모 전체가 밝아졌다

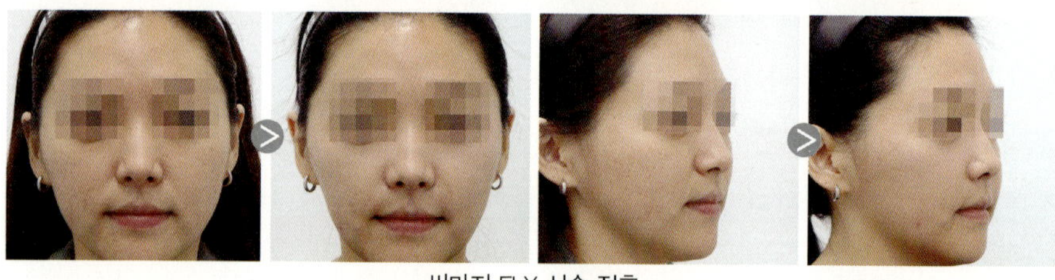

써마지 FLX 시술 전후

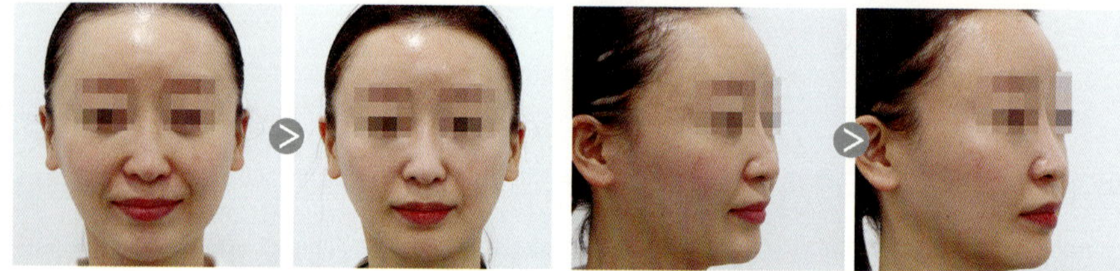

써마지 FLX 시술 전후

써마지 FLX 장점 및 통증 극복 방안

고주파를 얼굴에 흘려보내는 팁 사이즈가 커져 에너지가 깊게 침투하고, 볼·이마·턱 등 피부 두께가 각기 다른 얼굴 부위에 맞춰 전류 저항값을 조절해 얼굴 부위별 최적화된 고주파 전류를 흘려보낼 수 있는 장점이 있다.

써마지 FLX의 효과를 극대화하기 위해 피부 두께, 지방 정도, 주름 상태, 탄력 상태를 확인하고 필요한 정도의 에너지를 알맞게 시술하는 것이 중요하다. 써마지 FLX는 진피층에 고주파의 에너지가 전달되기에 통증이 동반된다. 높은 에너지가 전달될수록 효과는 좋으나 통증으로 인해 부담스러워 하는 사람들이 적지 않다.

BLS클리닉 본점에서는 다양한 통증솔루션으로 이를 극복하고 있다. 안전한 수면마취, 신경마취를 위해 BLS클리닉본점이 직접 개발한 마취칵테일주사, 통증감소진동기, 비수면 의식하진정기기, 마취연고도포 등 다양한 통증 감소 솔루션으로 시술하고 있다. 통증을 감소하게 되면 더 높은 에너지의 시술이 가능하기에 효과가 좋을 수 있다. 편안한 상태의 환자는 의료진과 더욱 호흡할 수 있고 이는 시술의 효과로 이어진다. 그러므로 리프팅 시술이라고 해서 대수롭지 않게 생각하지 말고 꼼꼼하게 많은 부분을 따져봐야 한다. 개인마다 피부 층의 두께와 노화의 정도, 얼굴 형태에 차이를 보이는 만큼 통증을 해결하기 위한 솔루션 또한 숙련된 의료진에게 받는 시술받는 것 이상으로 중요하다.

TIP_써마지FLX 시술정보

시술시간	마취방법	입원여부	회복기간	체류기간
30~100분	수면마취 or 비수면마취+신경마취+ 마취연고도포+통증감소진동기	입원없음	1~2일	1일

❙ 초음파 이용한 근막층 리프팅 : 울쎄라(Ulthera)

울쎄라는 강력한 초음파(HIFU)의 열에너지를 피부보다 깊이 위치한 근막층에 침투시켜 얼굴 리프팅, 윤곽라인 교정 효과를 기대할 수 있다.

울쎄라는 피부 표면에 자극을 가하는 레이저 시술이 아니다. 울쎄라는 HIFU(High Intensity Focused Ultrasound) 즉 '고강도 집적 초음파'라고 하며 강하게 초음파를 포커싱해서 열응고점을 만들어 주는 기기다.

초음파를 이용하여 피부 표면의 손상 없이 근막층(스마스층, SMAS)에 에너지를 집속시켜 생기는 60~70도 열로 콜라겐과 엘라스틴을 재생하게 된다. 울쎄라는 포커싱하는 깊이가 정해져 있기 때문에 피부 근막층까지 열응고점을 만들수 있는

4.5mm와 피부 진피를 포커싱하는 3mm를 주로 사용하며 눈가, 이마 같은 피부가 얇은 부위는 1.5mm 깊이의 트랜스듀서(Transducer)를 사용하여 시술하게 된다.

울쎄라 원리 : 강력한 초음파 에너지로 근막층 자극 & 피부 탄력 개선

강력한 초음파를 한 점에 모아 근막층에 에너지를 조사하면 뜨거운 열이 전달돼 피부 조직이 수축된다. 피부에 열을 가하게 되면 피부 진피쪽의 콜라겐에 단백질 변성이 일어나는데, 쉽게 설명하면, 불판에 고기를 올리면 익으면서 수축을 하게 되는 모습과 흡사하다.

이러한 원리로 피부에 탄력이 생기고 힘이 생기면서 주로 턱 라인/볼/광대 라인 등의 처짐 개선, 늘어진 조직을 수축해 리프팅효과를 기대할 수 있다.

일반적으로 울쎄라는 중력 방향으로 처짐이 있는 피부나 근골격 노화도가 심한

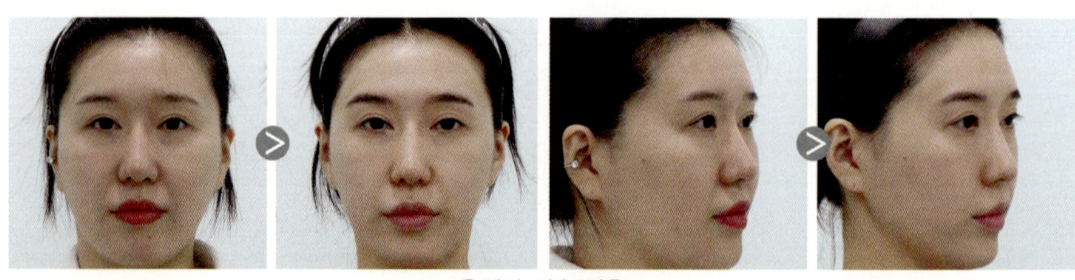

울쎄라 시술 전후

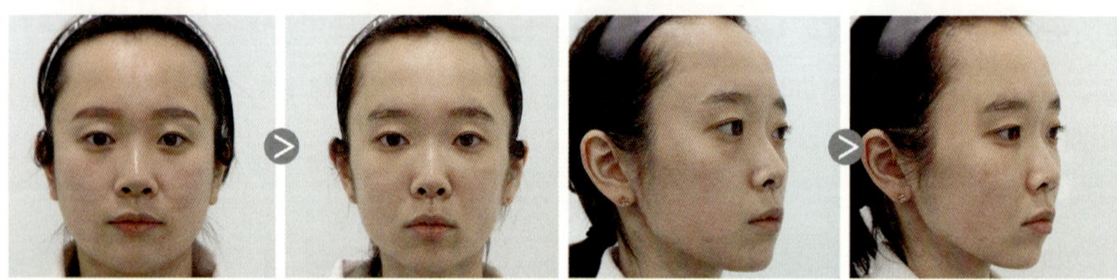

울쎄라 시술 전후

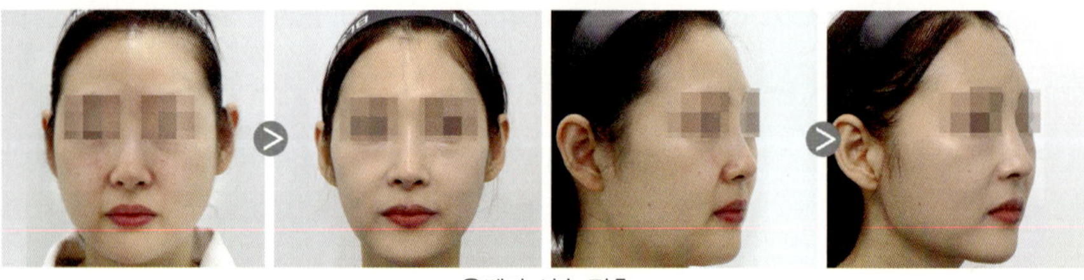

울쎄라 시술 전후

40대 이상에게 권장된다. 하지만 근래들어서는 갑작스러운 다이어트로 얼굴 윤곽이 늘어지거나 지방이식 후 피부 처짐이 생긴 경우, 좌우 비대칭이 심한 20~30대에게도 추천되고 있다.

울쎄라 장점 및 통증 극복 방안

울쎄라는 실시간 영상기술(Deep See)로 1.5㎜(아이울쎄라)와 3.0·4.5㎜ 다수의 깊이로 시술 가능하다. 다시 말해 표면층과 깊은 기저층에 이르기까지 피부의 정확한 깊이를 확인하여 안전하고 적절한 시술이 가능하다는 장점이 있다.

울세라 시술 또한 통증을 동반한다. BLS클리닉 본점에서는 다양한 통증감소솔루션으로 환자가 편안한 상태에서 시술을 받을 수 있도록 돕고 있다. 만일 환자가 통증으로 인하여 움직인다면 에너지 전달이 정확하게 될 수 없어 효과가 줄어들 수 밖에 없다. 울쎄라는 6개월~12개월 간격으로 추천하며 효과는 한달후부터 보다 탄력있는 피부를 느낄 수 있다.

TIP_울쎄라 시술정보

시술시간	마취방법	입원여부	회복기간	체류기간
30~100분	수면마취 or 비수면마취+신경마취+ 마취연고도포+통증감소진동기	입원없음	1~2일	1일

써마지 또는 울쎄라를 하면 처음에는 살짝 수축을 하며 얼굴이 작아 보이고 얼굴선이 살아난다. 시간이 지나면 열이 가해져 변성된 콜라겐(=상처를 입은 콜라겐)을 재생하기 위해 콜라겐이 생성되고 단백질이 타이트하게 재생되면서 더 단단해진다.

써마지, 울쎄라 시술은 충분한 에너지를 피부에 정확한 깊이에 전달해야 효과를 제대로 볼 수 있다. 똑같은 써마지를 600샷을 시술하더라도 총 에너지가 차이가 날 수 도 있고, 똑같이 울쎄라 400샷을 하더라도 피부 부위에 따라 정확한 깊이에 시술하지 않아 탄력이 생기기보다 오히려 얼굴살만 빠져 보일 수도 있다. 두 기기 모두 매우 효과적인 치료를 하는데 도움을 주는 반면 고가의 시술이기 때문에 피부과 전문의의 정확한 상담을 받고 시술하는 것을 권한다.

써마지 vs 울쎄라 특징

구분	써마지	울쎄라
효과	타이트닝	리프팅
방식	고주파	초음파
적용 부위	진피층	근막층
주 타깃	눈가 주름, 팔자주름	처진볼살 팔자주름이중턱
효과 발현 시기	1~2개월 후	2주~1개월 후
참고 사항	효과가 눈에 띄지 않고 미미하다고 호소하는 경우가 있다.	시술시 자방층이 꺼질 수 있으므로 근막층을 잘 조준해야 한다.

┃ 피부 탄력 개선 : 리쥬하이(Reju-HIGH)

피부 조직재생물질인 PN(Polynucleotide)을 피부 진피층에 직접 주사하여 피부 재생 능력을 활성화시켜 자극 받고 손상된 피부조직을 재생시키는 시술이다.

리쥬하이는 피부 항산화 재생 능력 활성화에 뛰어난 리쥬란 힐러와 피부 장벽 강화, 보습효과를 기대할 수 있는 하이알포르테로 건강하고 탄력 있는 동안 피부에 도

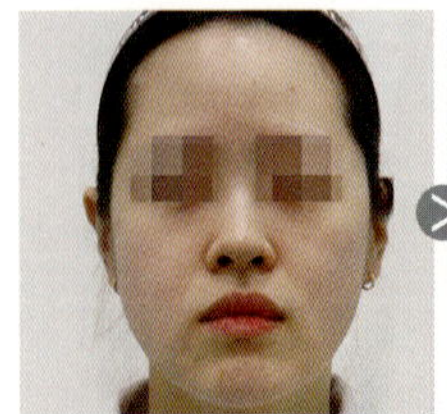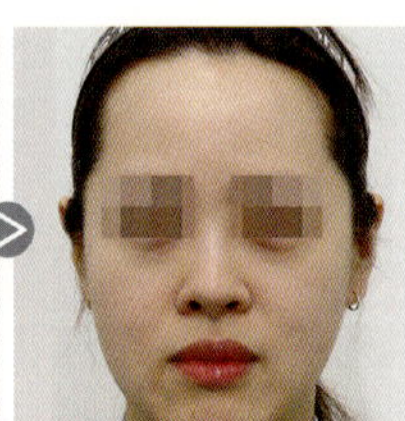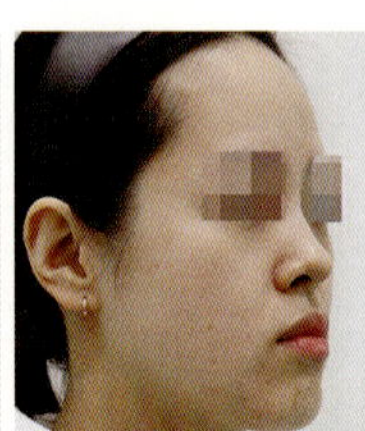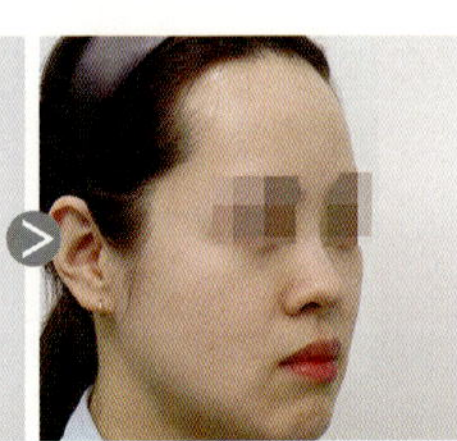

울쎄라 시술 전후

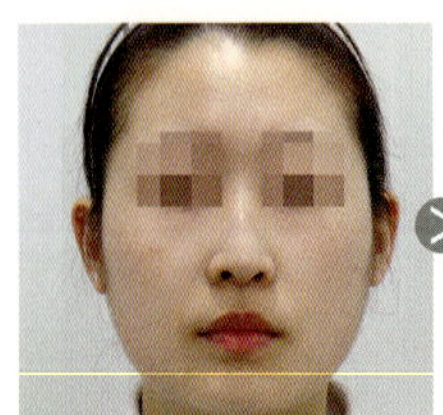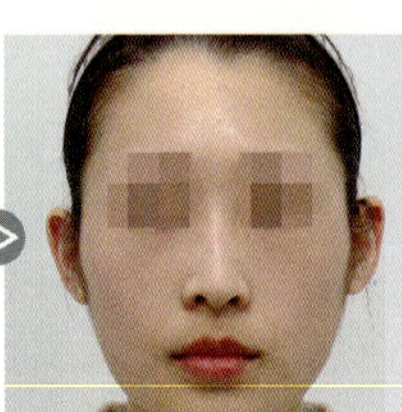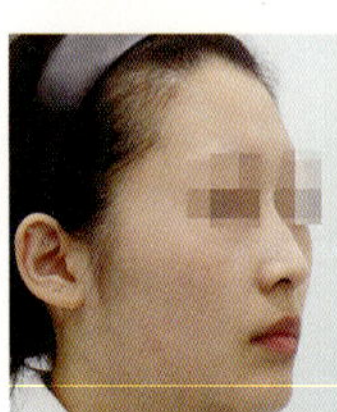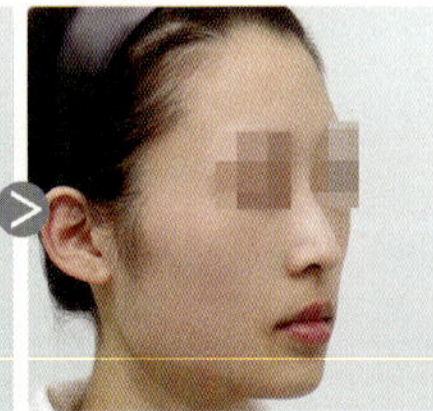

울쎄라 시술 전후

움을 주는 스킨부스터 시술이다.

조직 재생 물질인 PN(Polynucleotide)과 보습효과가 뛰어난 히알루론산 성분이 피부 속 진피까지 전달돼 손상된 피부 내부의 생리적 조건을 개선, 손상된 피부 개선 및 피부톤, 피부결, 피부 탄력 등 근본적 피부 문제 개선 효과를 기대할 수 있으며 건강한 동안 피부로 거듭날 수 있도록 도와준다.

시술은 리쥬란힐러 2cc, 마취칵테일용액 1cc, 하이알포르테 1cc를 혼합하여 총 4cc를 한 번에 주입하고 있다.

리쥬하이란의 주요 특징 및 효과

리쥬하이(REJUHIGH)는 노화나 여러 가지 이유로 손상된 진피층에 피부재생 성분을 직접 주입하는 주사이다. 피부 항산화 재생 활성화에 뛰어난 리쥬란 힐러와 피부 장벽 강화, 보습효과를 기대할 수 있는 하이알포르테(히알루론산) 그리고 마취칵테일까지 더해 통증을 줄이게 특징이다. 얼굴, 목, 이중 턱 등 다양한 부위에 적용가능하며, 특히 처진 피부를 타이트닝하는 데 효과적이다.

시술 직후 일시적으로 피부가 붉어질 수 있고, 시술 중 약간의 불편함이나 따끔거림을 느낄수 있다. 추천 시술 주기로는 한달 1번, 총 3회를 추천하고 있으며 3회차까지 시술 후 에는 잔주름개선, 피부결 및 모공 개선, 탄력개선, 피부의 물광 효과, 안색의 개선 등 다양한 효과를 느낄 수 있다.

리쥬하이는 BLS클리닉본점 이동진 원장의 시그니처 시술이다. 이로인해 대한민국에서 단일 병원 기준 리쥬란힐러를 가장 많이 시술하는 병원이기도 하다. 리쥬하이(Reju-Hy)는 리쥬란힐러 2cc, 마취칵테일용액 1cc, 하이알포르테 1cc를 혼합하여 총 4cc를 피부재생, 피부보습, 통증감소를 한 번에 주입하고 있다.

TIP_리쥬하이 시술정보

시술시간	마취방법	입원여부	회복기간	체류기간
30~60분	수면마취 or 비수면마취+신경마취+마취연고도포+통증감소진동기	입원없음	1~2일	1일

17 打造似做非做般自然 高级的童颜皮肤&小脸

因岁月松垮的肌肤，重返青春年轻的状态

与衰老相关的苦恼通常是从看着自己的脸变得陌生开始的，而不是看到很深的皱纹的那一刻开始。随着年龄的增长，逐渐会意识到鼻唇沟或双下巴越来越明显，面部线条不清晰，眼周或额头等部位的下垂。这些变化通常始于二十五六岁，因为支撑皮肤底层结构并起到支柱作用的支持韧带在这个年龄段发生了变化。过去，人们选择拉皮手术等手术方法来改善这种情况，但现在，有多种非手术的抗衰老方法来改善问题，而且恢复很快。

根据所使用能量的不同，激光提升主要分为两种类型。第一种是使用射频能量的类型。这些设备将热能传递到真皮层，激活胶原蛋白和弹性蛋白，从而逐渐自然地改善肌肤弹性和皱纹。具有代表性的设备有热玛吉、volnewmer、oligio、inmode（超塑）等。

第二种是利用HIFU的技术，可以将高输出强度的能量集中在一个点上，并将能量渗透到比真皮层更深的SMAS层。这会激活胶原蛋白，有助于改善弹性和皱纹以及双下巴和口角囊袋等区域。代表性的仪器有超声刀、10THERA、SHURINK UNIVERSE（舒丽可宇宙版）、Liftera等。

增强弹力·改善皮肤下垂：热玛吉FLX

热玛吉FLX是一种使用射频能量的提升项目。通过将高频能量传输到真皮层，产生热量，通过激活胶原蛋白的生成，可以改善各种皮肤老化症状。

目前有多种抗衰老方法可用于治疗皮肤的老化。其中包括利用超声波使筋膜层组织收缩的HIFU（高频超声波）提升术；利用射频在真皮层产生热能，刺激胶原蛋白生成，有助于增强皮肤弹性的射频提升术；利用光能紧致皮肤的激光术；将皮肤再生因子或水分等营养物质直接注入真皮层，以达到抗衰老的效果的皮肤促进剂等。

像这样，根据对皮肤的哪一层次（表皮、真皮、筋膜层等）通过哪种方式传递热量（超声波、射频等）的原理来区分热玛吉和超声刀的差异，其中在收紧皮肤领域，热玛吉是首选项目。

热玛吉FLX的原理：将射频作用于真皮层，从而收紧皮肤

热玛吉FLX是第四代热玛吉，是过去热玛吉CPT的升级版。其原理是将射频照射到真皮层，使真皮组织产生热量，导致胶原纤维变性和收缩，随着胶原蛋白的再生，有助于增强皮肤弹性。

它的"收紧"效果更多在于使松软的皮肤变得紧致有弹力，而不是明显地提升松垂的皮肤。此外，还能有效缩小皮肤外部毛孔，有效改善细纹。

施术无需麻醉，一般敷麻醉软膏进行。施术后即刻可能会有於伤、发红、肿胀等情况，但皮肤表面不会有创伤，因此恢复较快。不需要进行手术，可以即刻恢复日

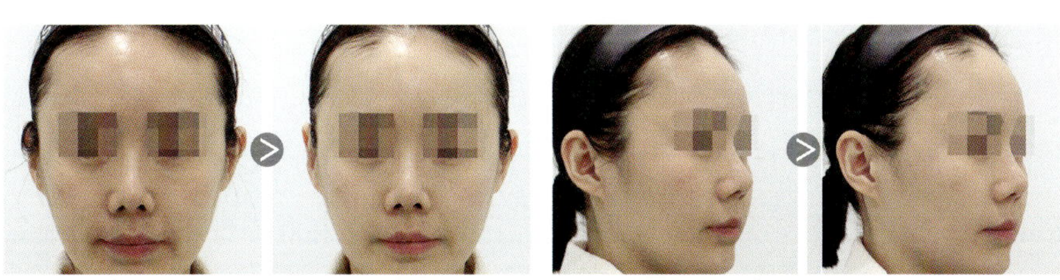

做完热玛吉FLX后，额头、脸颊、嘴角、皱纹等整体容貌有所提亮。

常生活。在某些情况下，做完后即刻效果比较显著，但通常都是在一两个月后会感觉到明显的变化。治疗周期建议每6个月做一次。

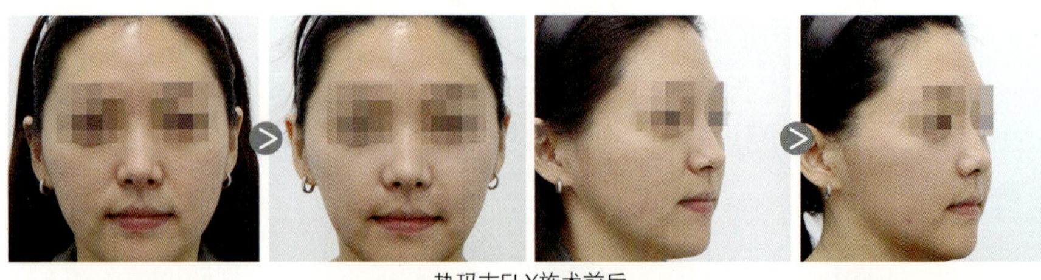

热玛吉FLX施术前后

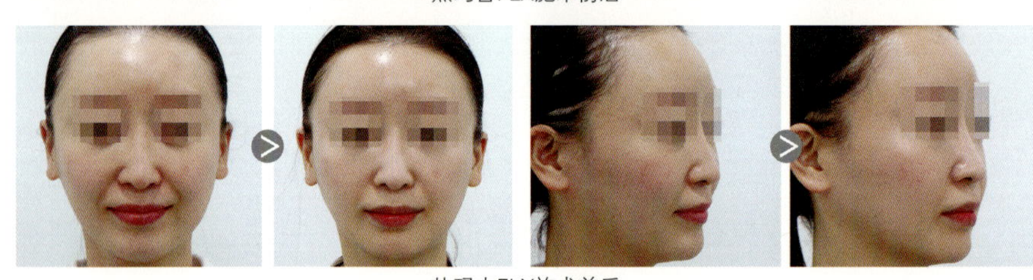

热玛吉FLX施术前后

热玛吉FLX的优势和克服痛症的方法

热玛吉的优势在于向面部输送高频电波的接触面尺寸增大，以实现更深层的能量穿透，并在脸颊、额头、下巴等不同皮肤厚度的不同区域调整电流电阻值，将最佳的射频能量传输到面部不同部位。

为了最大限度地发挥热玛吉FLX的效果，确认皮肤厚度、脂肪程度、皱纹状况和弹性状况并施加适当的能量非常重要。

热玛吉FLX是将高频能量传递到真皮层，因此会伴有痛症。释放的能量越高，效果越好，但许多人会因为疼痛而感到担忧。

在BLS医院总部会通过各种疼痛解决方案克服这一问题。为了实现安全的睡眠麻醉和神经麻醉，BLS医院总部采用各种减轻疼痛的解决方案，包括自主研发的麻醉鸡尾酒注射、减轻疼痛振动器、非睡眠意识下镇静机和麻醉药膏。减轻疼痛是有益的，因为这样可以进行更高能量的操作。患者在放松状态能更好的与医生配合, 从而提高施术的效果。因此不要对提升施术掉以轻心, 而是要仔细考虑到各种因素。每个人的皮肤层次不同、衰老程度不同、脸型也不同, 因此, 找到解决减少痛症的方法与由技术精湛的专业医生施术同样重要。

TIP_热玛吉FLX施术信息

施术时间	麻醉方法	是否住院	恢复期	停留时间
30~100分钟	睡眠麻醉or非睡眠麻醉+神经麻醉+麻醉膏+减轻痛症振动器	无需住院	1~2天	1天

▌利用超声波的筋膜层提升：超声刀(Ulthera)

超声刀是将高强度聚焦超声波（HIFU）的热能穿透到比皮肤更深的筋膜层，从而达到面部提升和矫正轮廓线条的效果。

超声刀不是刺激皮肤表面的激光治疗。 超声刀的全称为High Intensity Focused Ultrasound（HIFU），即高强度聚焦超声, 是一种通过强聚焦超声波产生热凝固点的设备。

利用超声波, 能量聚焦于筋膜层（SMAS层）所产生的60~70度的热量可使胶原蛋白和弹性蛋白再生, 而不会损伤皮肤表面。由于超声刀有固定的聚焦深度, 因此经常使用对皮肤筋膜层产生热凝点的4.5mm的头和聚焦于真皮层的3mm的头, 眼周和额头等皮肤较薄的部位, 使用1.5mm深度的换能器（Transducer）进行施术。

超声刀的原理：利用强力超声波能量刺激筋膜层&改善皮肤弹性

当强大的超声波聚焦于一点射向筋膜层时, 热量被传递, 皮肤组织就会收缩。对皮肤加热会导致皮肤真皮层中的胶原蛋白的蛋白质变性, 简单来说, 这与烤肉在烹饪过程中受热收缩的原理类似。

利用这一原理可使皮肤更紧致、更结实, 主要改善下颌线/脸颊/颧骨的松弛, 并通过收缩下垂组织来获得提升效果。

　　一般情况下，超声刀推荐给皮肤因重力方向下垂或肌肉骨骼严重老化的40岁以上人群。不过，最近也推荐给二三十岁因突然减肥而导致面部轮廓下垂、脂肪移植后皮肤松垂或左右严重不对称的人群。

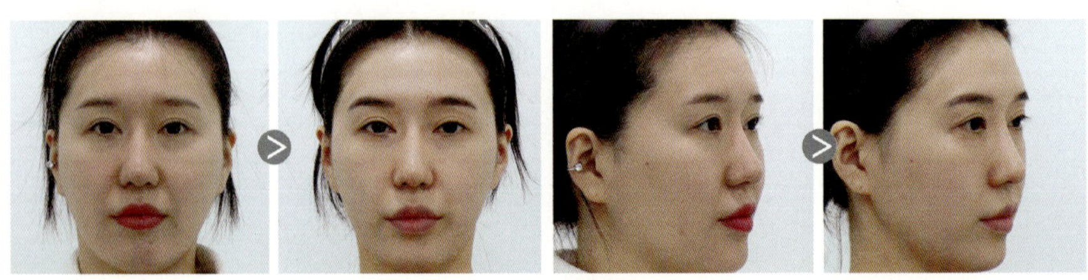

超声刀施术前后

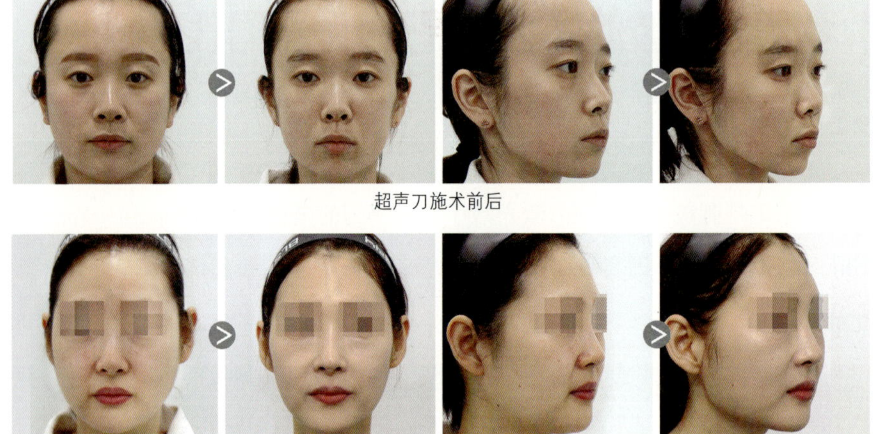

超声刀施术前后

超声刀施术前后

超声刀的优势和克服痛症的方法

　　超声刀采用实时成像技术（Deep See），可以在1.5mm（眼周超声刀）、3.0~4.5mm的多个深度进行治疗。换句话说，它的优点是通过确认皮肤从表层到深层基底层的准确深度，可以进行安全且适当的治疗。

　　超声刀施术也会伴随疼痛。在BLS医院总店，我们提供各种减轻疼痛的解决方案，帮助患者在舒适的条件下接受施术。如果患者因疼痛而活动，能量输送就无法准确进行，效果必然会降低。

超声刀建议每6~12个月进行一次，施术一个月后就会发现皮肤开始变得紧致。

TIP_超声刀施术信息

施术时间	麻醉方法	是否住院	恢复期	停留时间
30~100分钟	睡眠麻醉or非睡眠麻醉+神经麻醉+麻醉膏+减轻痛症振动器	无需住院	1~2天	1天

做完热玛吉或者超声刀，初期会有轻微的收缩，使脸看上去更小，线条更生动。随着时间的推移，为了再生因受热变性的胶原蛋白（=受损的胶原蛋白），会新生胶原蛋白，蛋白质更紧实更坚硬。

热玛吉和超声刀施术需要将足够的能量传递到皮肤的正确深度才能有效。相同的600发热玛吉可能会产生不同的总能量水平，相同的400发超声刀也可能无法将能量传递到不同皮肤区域的正确深度，从而导致只有面部脂肪消失，而不是更紧致。这两种设备都是非常有效的治疗方法，但施术价格昂贵，因此建议与皮肤科专门医进行精准的咨询后再进行施术。

热玛吉 vs 超声刀 特点

区分	热玛吉	超声刀
效果	弹力	提升
方式	射频	超声波
适用部位	真皮层	筋膜层
针对部位	眼周细纹、鼻唇沟	下垂的面颊、鼻唇沟、双下巴
显效时期	1~2个月后	2周~1个月后
参考事项	可能会抱怨效果不明显微乎其微的情况	施术时可能会让脂肪层凹陷，因此要精准射向筋膜层

改善皮肤弹力：Reju-HIGH

这是通过将皮肤组织再生材料PN（多核苷酸）直接注射到皮肤真皮层，激活皮肤的再生能力，使受刺激和受损的皮肤组织再生的施术。

Reju-HIGH是将具有强效皮肤抗氧化再生能力的丽珠兰和强化皮肤屏障以及保湿效果的Hyalforte Injection（透明质酸钠）搭配，有助于健康并富有弹力的童颜皮肤的促进剂施术。将组织再生物质PN（多核苷酸）和具有优异保湿效果的透明质酸输送到皮肤真皮层，改善受损皮肤内部的生理状况，改善受损皮肤，以及从根本上改善肤色、肤质、皮肤弹性等皮肤问题，帮助皮肤恢复健康的年轻皮肤。

施术时将2cc丽珠兰、麻醉鸡尾酒溶液1cc、Hyalforte Injection（透明质酸钠）1cc混合后，一次性注射4cc。

Reju-HIGH的主要特点及效果

REJU-HIGH是一种将皮肤再生成分直接注射到因衰老或其他原因受损的真皮层中的注射剂。其特点是含有能够有效激活皮肤抗氧化再生的丽珠兰、有望增强皮肤屏障和保湿的透明质酸，以及减轻疼痛的麻醉鸡尾酒。

施术后皮肤即刻可能会暂时发红，施术过程中可能会感到一些不适或刺痛。建议治疗频率为每月一次，共治疗三次，第三次治疗后，可以感受到各种效果，如细纹、皮肤纹理和毛孔、弹性、皮肤水润效果和肤色改善等。

Reju-HIGH是BLS医院总店李东真院长的招牌施术。因此，该医院是韩国单一医院中进行Reju-HIGH治疗最多的医院。Reju-HIGH是将2cc丽珠兰、麻醉鸡尾酒溶液1cc、Hyalforte Injection（透明质酸钠）1cc混合后，一次性注射4cc，以达到皮肤再生、皮肤保湿、减少痛症的效果。

TIP_Reju-HIGH施术信息

施术时间	麻醉方法	是否住院	恢复期	停留时间
30~60分钟	睡眠麻醉or非睡眠麻醉+神经麻醉+麻醉膏+减轻痛症振动器	无需住院	1~2天	1天

목, 턱밑, 안면부 탄력 리프팅(颈部、颌下区、面部弹力提升)
비수술 필러 제거(非手术去除填充剂)

> ## 목처짐, 목주름, 안면부, 목탄력 … 필러 부작용까지
> # 콜드 레이저와 플라즈마 탄력 강화로 효과적으로 개선한다.
>
> ## 从颈部下垂、颈纹、面部及颈部弹力到玻尿酸的副作用，
> # 利用cold激光和等离子增强弹力进行有效改善。

다이오드 레이저 시술로 필러 녹이는 주사와 절개 제거 수술로도 해결이 어려운 이물질을 제거해보자

使用二极管激光去除溶解酶和切除手术也无法解决的异物质

큐오필 앤 결의원
Q.O.Fill&Gyul医院

www.qofill-clinic.com

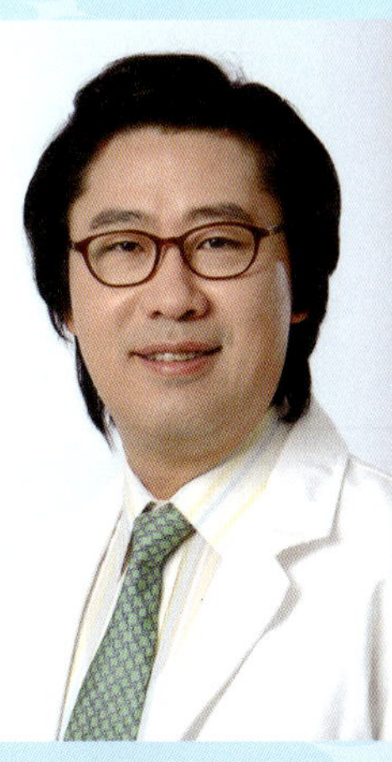

최철(崔哲)

- 이탈리아 GMV사의 핑거롤(니들 쉐이핑), 플라즈마 프렉사 아시아 키닥터
 (意大利GMV公司FINGER ROLL(Needle Shaping)、Plasma Plexr 亚太地区 指导医生)
- 미국 Apix사의 리뉴비온(Renuvion) 플라즈마 한국 키닥터
 (美国Apix公司Renuvion等离子韩国 指导医生)
- 미국 Acclaro사의 울트라클리어(Ultraclear) 레이저 한국 키닥터
 (美国Acclaro公司Ultraclear激光韩国 指导医生)

18 헬륨 플라즈마, 콜드 레이저 **탄력 강화** & 이식된 지방, 필러 육아종 **비수술 제거**

목과 턱밑 부위는 피부가 얇은 데다가 근육층도 약하고, 움직임이 많아 주름과 처짐이 생기기 쉽다. 특히 40대부터 콜라겐 섬유 조직이 본격적으로 줄면서 주름이 굵어지고 처짐이 발생한다. 지금까지 부분적으로 필러와 보톡스를 목 부위에 사용했지만 효과적인 시술이 없었다. 최신 기술 발전으로 목, 턱밑에 혁신적인 레이저와 플라즈마 장비가 개발되어 목 부위도 효과적인 시술이 가능해졌다.

자연스럽고 건강한 아름다움을 위해 필러를 맞은 사람들이 많았지만 그만큼 부작용을 겪는 사람들도 많다. 이를 해결 가능한 것이 다이오드 레이저 시술로 필러 녹이는 주사와 절개 제거 수술로도 해결이 어려운 이물질 제거도 가능하다.

목, 턱밑, 안면부 탄력 리프팅

보톡스와 필러와 같은 일시적인 시술만으로는 목주름을 크게 개선하기 어렵고, 유지 기간도 짧다. 그 한계를 극복한 혁신적인 레이저와 플라즈마 장비가 개발되어, 목 부위도 효과적인 시술이 가능하다.

리뉴비온(Renuvion) 플라즈마 시술

미국 에이픽스(Apix) 사에서 개발한 플라즈마 장비로 기존 리프팅 장비와는 전혀 다르게 개발된 플라즈마를 이용한 최신식 스킨 타이트닝 리프팅 장비이다. 장비와 연결된 팁을 피부밑으로 삽입하여, 일정하게 팁을 움직이면 팁에서 헬륨가스가 나오면서 연속적인 스파크 플라즈마 일으킨다. 이때 콜라겐 섬유층에 응고 수축 발생하며 그 결과로 스킨 타이트닝 효과 일으킨다. 안면부와 목의 주름이 옅어지고, 처짐, 굴곡도 개선된다. 살 처짐 개선에 탁월한 효과를 기대할 수 있다.

이때 조직에서는 85도 열이 발생하지만, 주변 피부, 피하 지방층에는 41도 이하로 유지되어 주변 조직에 손상을 주지 않아, 지방 제거술과 같은 다른 시술과 동시에 시행할 수 있다.

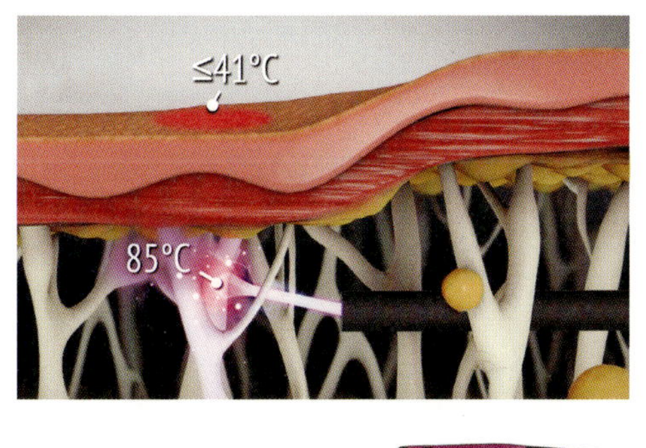

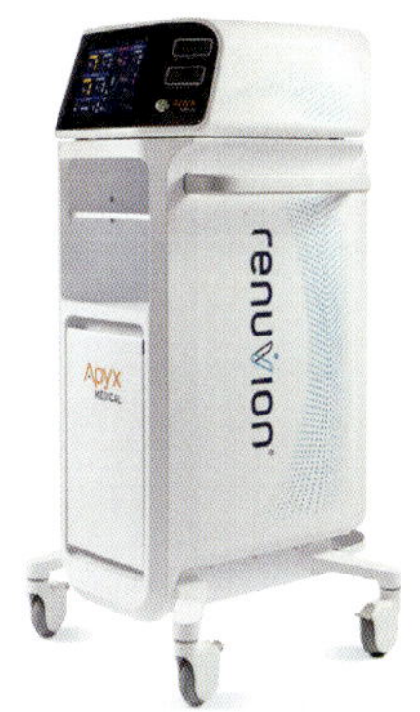

리뉴비온 장비 외관과 팁

울트라클리어 (Ultraclear) 레이저 시술

미국 Acclaro 사에서 개발한 2910nm 에르븀 프락셔널 파이버 레이저다. 기존의 프락셔널 레이저와 다르게 열이 발생하지 않아 콜드(cold) 레이저라 불리고 색소침착 발생이 적어 모든 피부 타입에 사용할 수 있다. 안면부, 목의 잔주름 개선, 피부 처짐, 검버섯과 같은 색소, 흉터에 사용할 수 있다. 콜라겐 리모델링을 통해 피부결 안색도 밝아진다.

또한 기존의 프락셔널 레이저와 달리 통증이 매우 적어 따로 국소마취나 수면 마취 없이 편안히 시술받을 수 있고, 회복시간이 매우 빨라 사회생활에 지장이 적다. 안면부, 목 부위에 드라마틱한 효과를 보이면서 모든 피부 타입에 안전하여 부작용 우려 또한 적다.

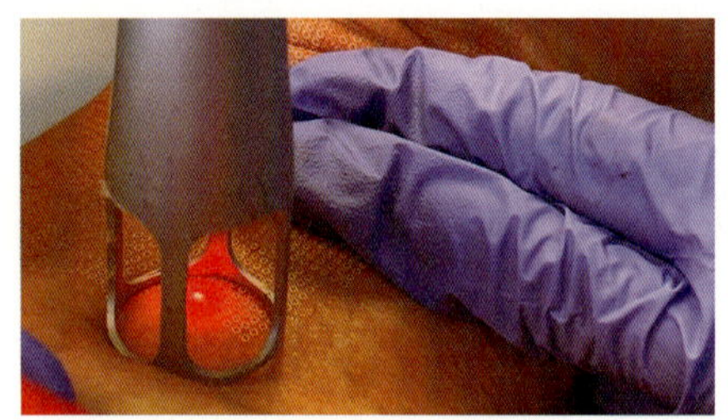

울트라클리어(Ultraclear) 레이저 시술 장면&장비

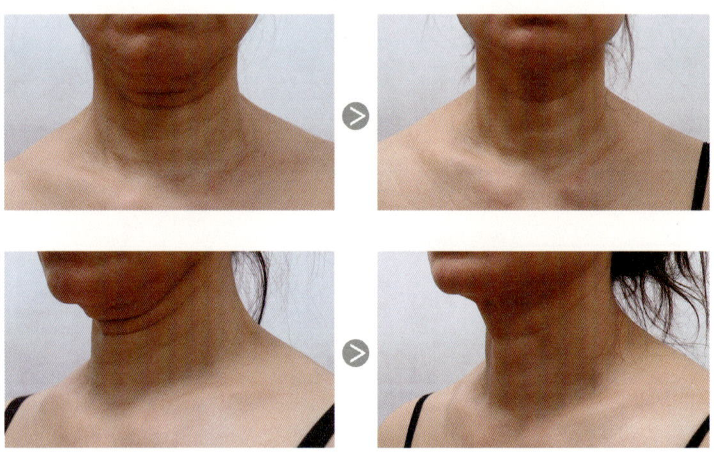

목부위 주름, 처짐 시술 전후
리뉴비온과 울트라클리어 시술을 시행하여 목부위 주름과 피부 처짐이 크게 호전 되었다.

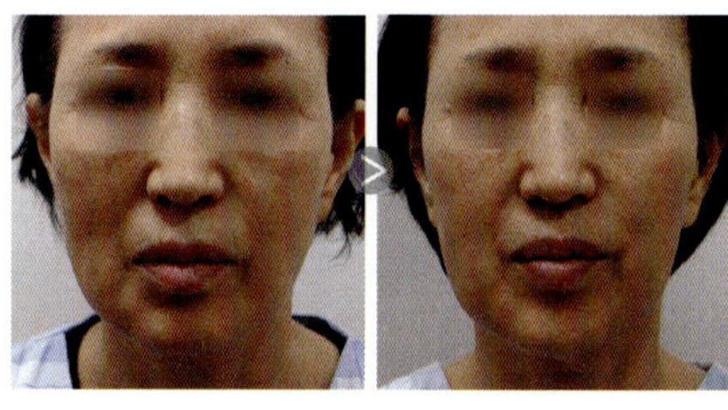

안면부 잔주름, 처짐 시술 전후
얼굴 하관부위 처짐은 리뉴비온 시술로 호전시키고,
얼굴전체 울트라클리어로 시술하여, 눈주위, 입주위
잔주름 뿐만아니라 전체적인 얼굴 모양이 크게 개선

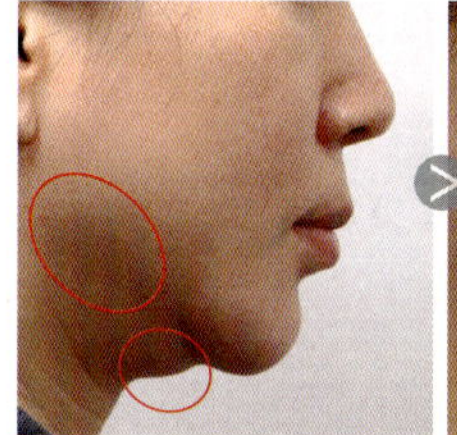
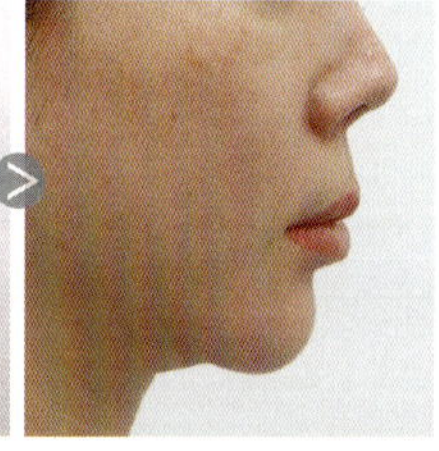

턱밑과 턱선 처짐 시술 전후
턱밑과 턱선 부위를 다이오드 레이저로 지방 제거하
고 리뉴비온으로 목까지 피부 탄력 시술을 동시에 시
행해서 얼굴 하관과 목까지 리프팅 효과를 준다.

TIP_목 턱밑 안면부 탄력 리프팅 정보 (안면부 전체 기준)

구분	시술시간	마취방법	입원여부	회복기간	체류기간
리뉴비온	30분 전후	수면, 국소마취	불필요	5일	3~5일
울트라크리어	10~15분	크림마취	불필요	1~2일	1일

| 비수술 이물질 제거술

다이오드 레이저는 수술이나 절개 없이 얼굴 지방 제거를 목적으로 개발되었지만, 이물질화된 필러 육아종,
이식된 지방 제거도 가능한 비수술 치료법이다.

필러나 지방이식의 주된 목적은 볼륨감을 회복시키는 것이고 이것은 노화된 인
상의 개선에 필수적이다. 또한 젊은 나이라도 미적 개선을 위해 다양한 부위에 사
용되고 있다. 하지만 가능한 문제로는 필러가 주입된 후 이물질로 인식하게 되면
과민반응이 일어날 수 있다는 점이다. 과민반응이 있던 없던 면역 세포가 필러 입
자에 달라붙어 막을 형성하게 되는데 이를 캡슐화(Capsularization)라고 한다.

이러한 과정에서 만성 염증 상태가 발생할 수 있고 이를 치료하라는 과다한
신호가 발생하면서 콜라겐이 주변에 과형성되는데 이를 섬유화(Fibrosis)라 한
다. 이렇게 캡슐화, 섬유화가 반복되며 조직변성이 발생하게 되어 커지면 육아종

(Granuloma)이라 한다. 이를 제거 하기 위해 절개 수술을 고려하는 이들도 있지만, 효과적으로 제거가 되지 않고, 수술 흉터에 대한 부담감과 수술 후 모양이 더 나빠지는 부작용도 간과할 수 없다.

다이오드 레이저 수술 절차

다이오드 레이저는 본체에서 광섬유가 나오는데, 이를 피부를 관통시켜 육아종 부위에 조사하는 방식이다. 필러 부작용을 겪고 있다면 다이오드 레이저 후 흡입을 고려할 수 있다.

다이오드 레이저 수술 절차를 간단하게 설명해 드리면 다음과 같다
01 초음파 검사를 통하여 육아종의 크기, 위치 등을 미리 파악한다.
02 필러 입자들을 붙잡고 있는 캡슐화, 섬유화 같은 조직 변성을 다이오드 레이저로 해체시키고, 외부로 흡입해서 제거한다.

광섬유를 삽입하여 이러한 육아종 제거를 위해서는 기술과 풍부한 임상경험이 필요하다. 필러 부작용으로 인한 이물질 제거 수술을 고려하고 있다면 무엇보다 숙련된 의료진과 정밀 진단이 우선적으로 이뤄져야 할 것이다. 이물질 제거 노하우와 오랜 경험을 지닌 의료진이 필러 부작용의 상태를 정확히 파악한 후 필러를 제거하는 것이 중요하다.

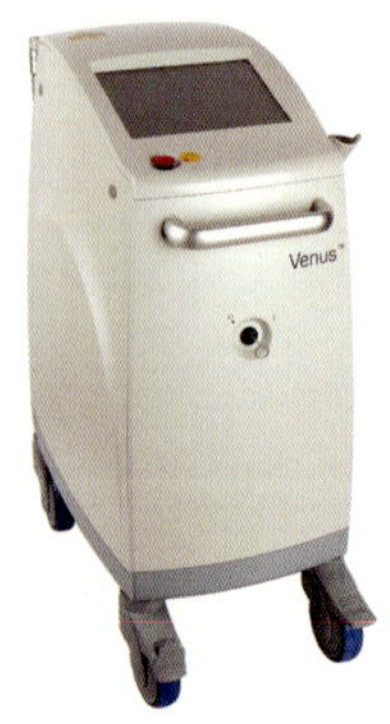

다이오드 레이저

장비에서 광섬유가 나오는 데, 이를 시술 부위 근방에서 삽입해서 조직에 레이저를 조사한다.

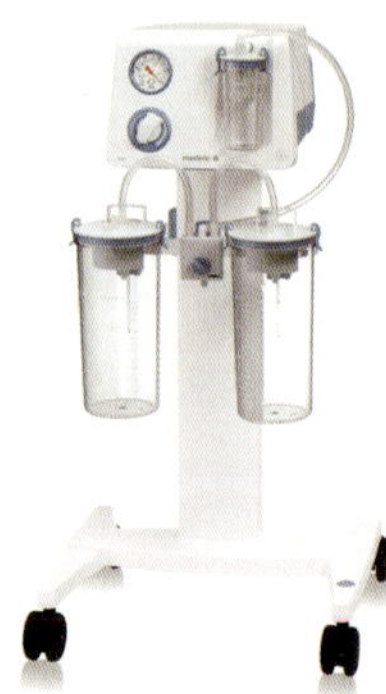

메델라 흡입기

다이오드 레이저가 육아종 주변 캡슐화, 섬유화를 해체하고, 이후 메델라 흡입기로 흡입해서 제거한다.

이물질 제거 후 모양회복을 위한 조직 재건

핑거롤(니들쉐이핑)

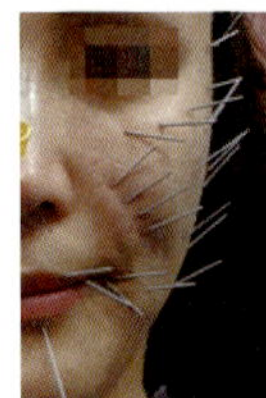

필러 육아종, 지방이식 부작용을 제거한다고 해서 필러 시술 이전의 모양으로 회복되는 것은 아니다. 모양을 회복하기 위해서는 조직 재건술(핑거롤)이 필요하다. 핑거롤(Finger Roll)은 유럽 이탈리아의 GMV사에서 개발한 니들쉐이핑 장비를 이용한 시술로써 무너진 콜라겐 구조를 복구시키는데 도움 주는 장비이다.

핑거롤 시술은 피부 진피층 밑으로 수평으로 얕게 바늘을 삽입하고, 이 바늘에 니들 쉐이핑 장비에서 나오는 직류 전기가 흐르는 상태에서 바늘을 회전시키면 콜라겐이 생성되고, 조직이 회복되어 필러 시술 이전의 모양으로 회복을 돕는다. 또한 바늘 주변의 섬유조직들이 전기적 힘에 의해 감기게 되며 주변 조직을 위아래로 끌어당겨, 피부가 팽팽하게 만드는 리프팅 효과가 있다. 이와 더불어 피부 볼륨을 증가하는 효과도 있어 필러 부작용 이전의 얼굴 모양으로 회복시키는 효과가 있다.

다이오드 레이저 부위별 필러 부작용 개선 사례

필러의 대표적인 조직변성, 육아종 개선 시술 사례이다. 이마, 미간 볼 광대 등 다양한 부위의 시술로 만족감이 높다.

이마 필러 육아종

필러의 대표적인 부작용인 조직변성, 육아종(granuloma) 개선 시술 사례이다.

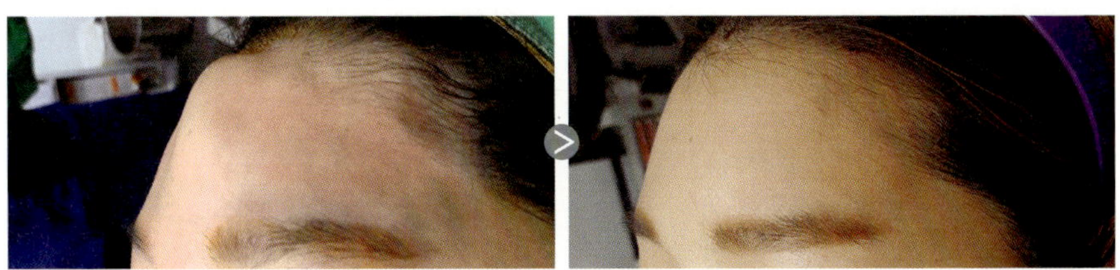

이마 히알루론산 필러 육아종 다이오드 레이저 제거 전후

이마, 미간, 볼, 광대 등 다양한 부위의 시술로 만족감이 높다. 히알루론산 필러 생산과정에서 가교결합이 지나치게 많이 생성된 불량품을 맞은 경우에 육아종으로 발전하는데, 이런 불량 구조를 다이오드 레이저로 해체하고, 흡입해서 제거한다.

입술 필러 육아종

오래 전 무면허 의사에게 야매(비합법적)로 필러를 맞은 경우다. 점차 육아종이 커져서 눈에 띄게 아래 입술 전체가 커지고, 튀어나와 다이오드 레이저로 제거했다.

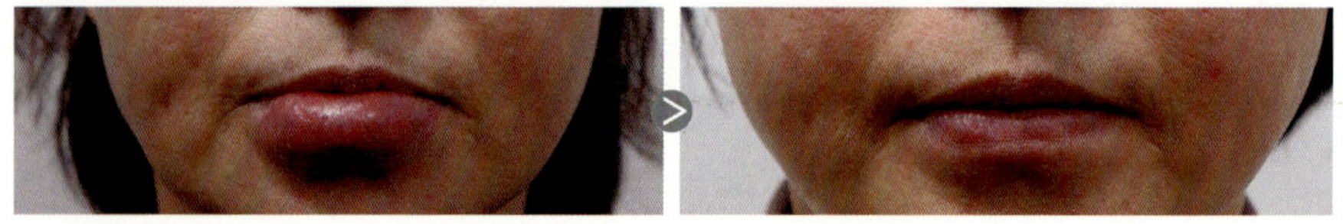

아랫 입술 영구 필러 육아종 제거 전후

볼 필러 육아종 & 조직 재건

우측 볼 영구 필러 육아종을 다이오드 레이저로 제거 후, 핑거롤(Needle shaping) 시술로 손상된 조직을 재건시켜 필러 시술 이전으로 얼굴 모양 회복한 케이스이다.

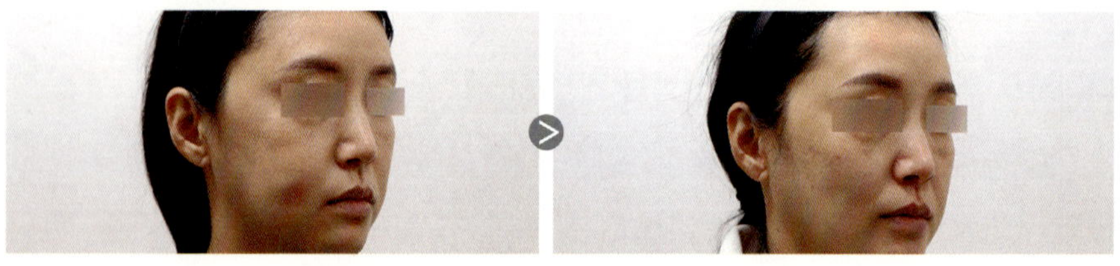

볼 필러 육아종 제거 & 핑거롤 조직 재건술 전후

애교 필러 육아종

오래전 히알루론산 필러를 시술 받았지만 점차 애교 모양이 변형된 모습이다. 이후 필러 녹이는 주사인 히알라제 주사를 3번 시도하였으나 우측 애교는 거의 변화가 없고, 좌측 애교 역시 일부가 녹았으나 눈꼬리 쪽은 여전히 남아있어 오히려 좌우 눈이 비대칭인 모습이다. 본인 스스로 너무 불만족스러운 외모 탓에 히알라제 주사 치료를 중단하고 본원 방문하여 다이오드 레이저로 제거한 케이스이다. 애교 부위는 조직이 약한 부위라서 다이오드 레이저로 제거 시 섬세한 기술이 필요하다.

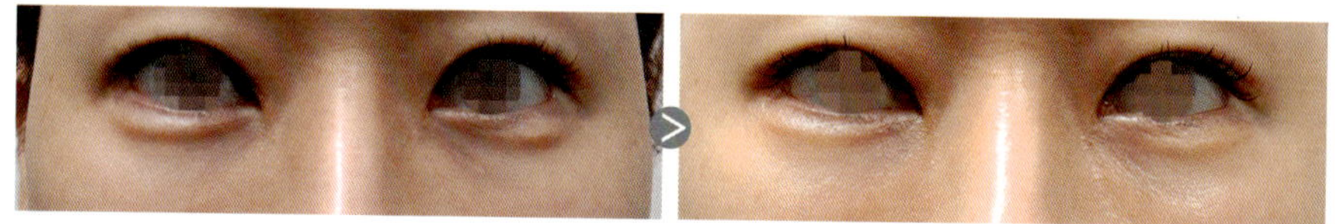

애교 필러 육아종 제거 전후

코, 미간 필러 육아종

　코 성형 후 높이가 낮아 만족스럽지 못 해, 콧대 실리콘 보형물 위에 반영구 필러를 주입해 코를 높였다. 하지만 면역 거부 반응으로 부종 발적 통증을 호소하며 내원, 면역 억제 치료로 염증을 사라지게 만든후, 보형물 제거 없이 다이오드 레이저로 반영구 필러를 제거한 케이스이다.

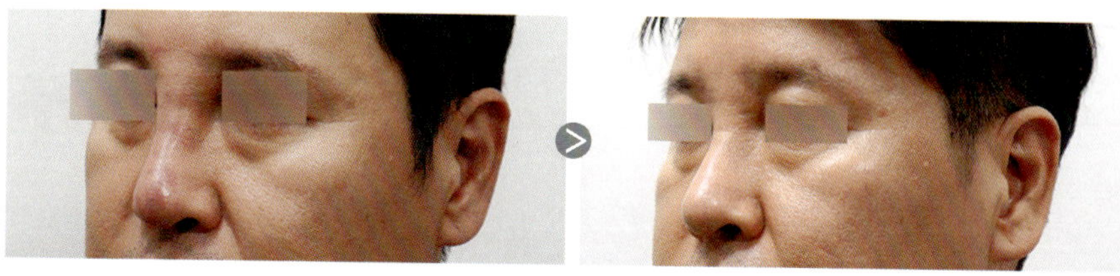

코, 미간 영구 필러 과민반응, 육아종 제거 전후

중앙안면부 지방이식 후 과다 볼륨

　볼, 앞광대, 팔자 부위에 지방이식후 이식된 지방으로 과다한 볼륨을 다이오드 레이저로 제거한 후 핑거롤 시술로 모양 회복한 케이스이다.

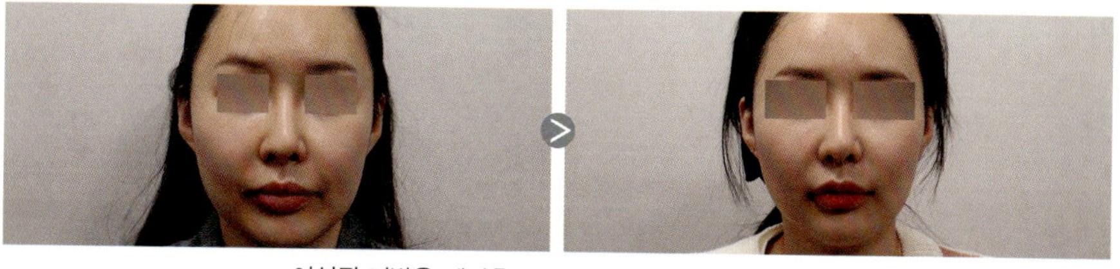

이식된 지방을 제거후 핑거롤로 모양 회복 시술 전후

TIP_다이오드 레이저 시술정보				
시술시간	마취방법	입원여부	회복기간	체류기간
30분 ~1시간	수면, 국소마취	입원없음	7일	3~5일

18 用氦等离子体、Cold激光增强弹力 & 非手术去除移植的脂肪和玻尿酸肉芽肿

颈部和颌下区域由于皮肤薄、肌肉层薄弱、运动频繁, 容易产生皱纹和下垂。尤其是从40岁开始, 胶原纤维组织急剧减少, 导致皱纹变粗和下垂。迄今为止, 玻尿酸和肉毒杆菌毒素被部分用于颈部, 但效果都不佳。随着最新技术的发展, 针对颈部和颌下区域的创新型激光和等离子设备已经问世, 使有效治疗颈部也成为可能。

为了实现自然健康的美丽, 注射玻尿酸的人很多, 但也有很多人因此受到副作用的困扰。而解决副作用问题的是二极管激光治疗, 此治疗解决了溶解酶和切开去除异物质的手术也无法解决的问题。

颈部、颌下区、面部弹力提升

肉毒杆菌毒素和玻尿酸等临时施术方法无法显著改善颈部皱纹，而且其效果持续时间较短。 创新的激光和等离子设备的开发克服了这些局限性，可以对颈部进行有效治疗。

Renuvion等离子施术

这是由美国Apix公司开发的等离子设备，是一种与过去提升设备完全不同的利用等离子的最先进的皮肤紧致提升设备。把与设备连接的尖端插入皮肤，恒定地移动尖端时，氦气就会从尖端释放，产生连续的火花等离子体。此时，胶原纤维层发生凝固和收缩，从而产生紧致皮肤的效果。面部和颈部的皱纹会变淡，下垂和弯曲也得到改善。可以期待改善下垂组织的出色效果。

此时，组织内产生85度的热量，但周围皮肤和皮下脂肪层的温度保持在41度以下，不会对周围组织造成损伤，因此可以与去除脂肪等手术同时进行。

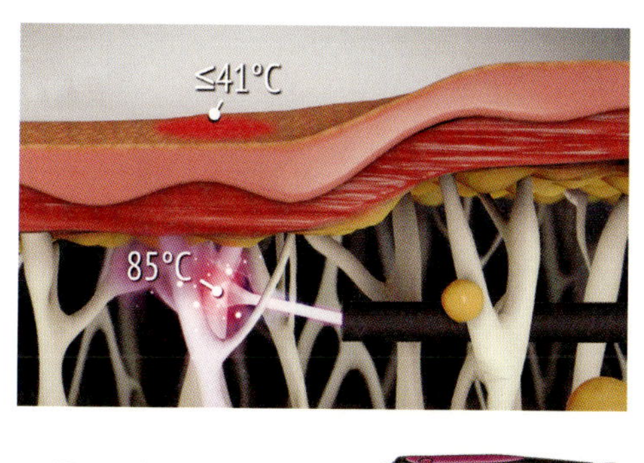

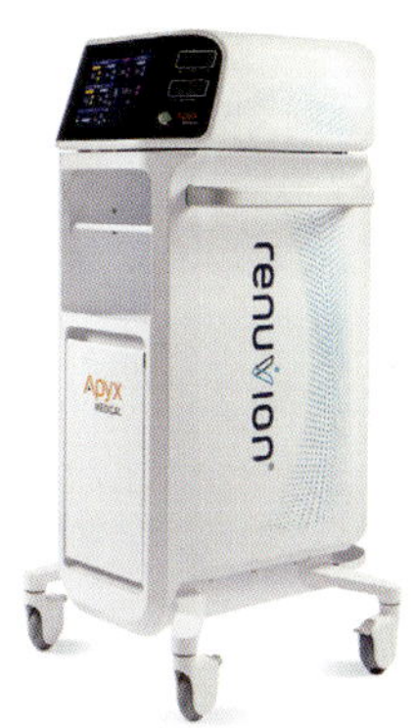

Renuvion设备外观和尖端

Ultraclear激光施术

这是由美国Acclaro公司开发的2910nm铒点阵光纤激光，与现有的点阵激光不同，它不会产生热量，因此被称为冷激光，由于引起的色素沉着较少，所以适用于所有皮肤类型。可用于改善面部和颈部的细纹、皮肤下垂、老年斑等色素沉着以及疤痕。还可以通过重塑胶原蛋白改善肤质和提亮肤色。

　　此外，与现有的点阵激光不同，它的疼痛感非常小，无需局部麻醉或睡眠麻醉也可以舒适地接受施术，并且恢复时间非常快，对日常生活几乎无影响。对面部和颈部有显著的效果，并且对所有皮肤类型都是安全的，因此副作用的风险很小。

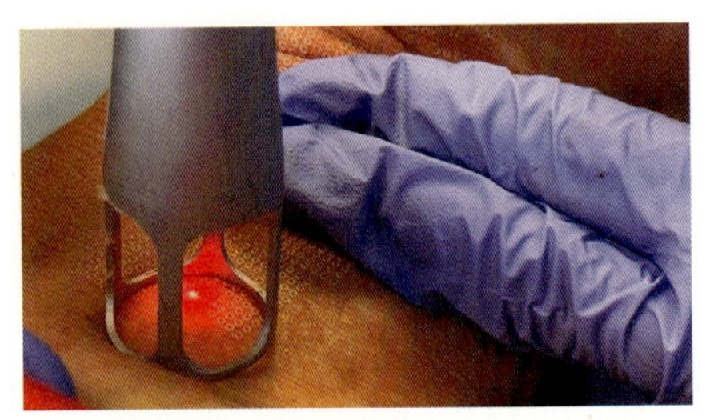

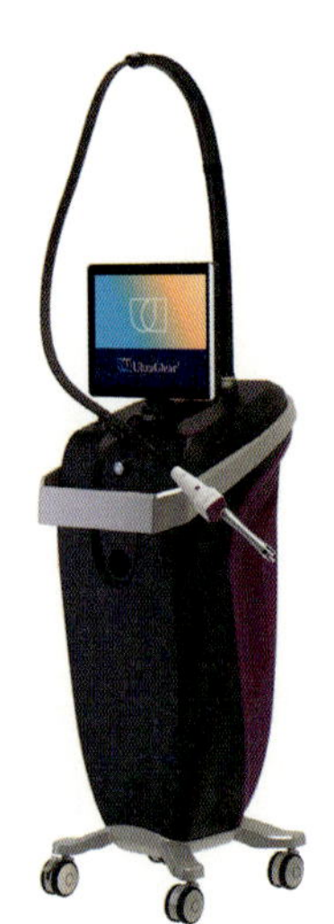

Ultraclear激光操作画面&设备

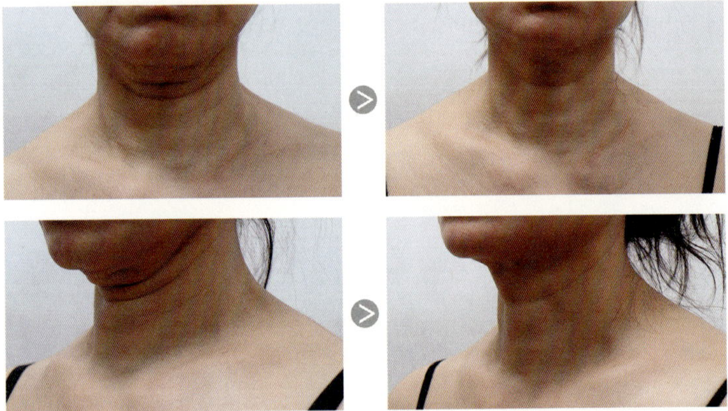

颈部皱纹和下垂施术前后
进行Renuvion和Ultraclear施术，颈部周围皱纹和皮肤松垂得到显著的改善。

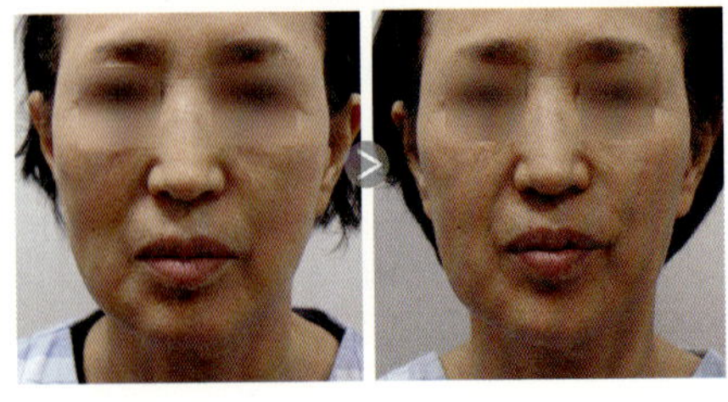

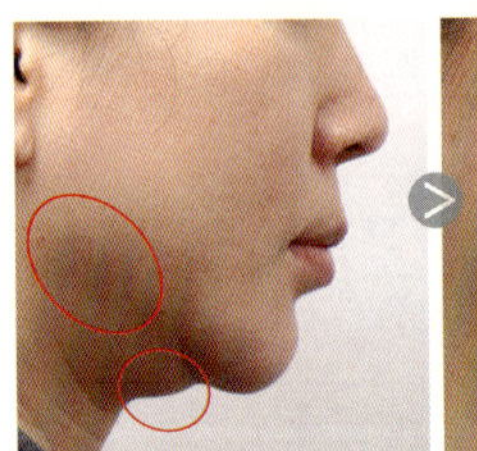

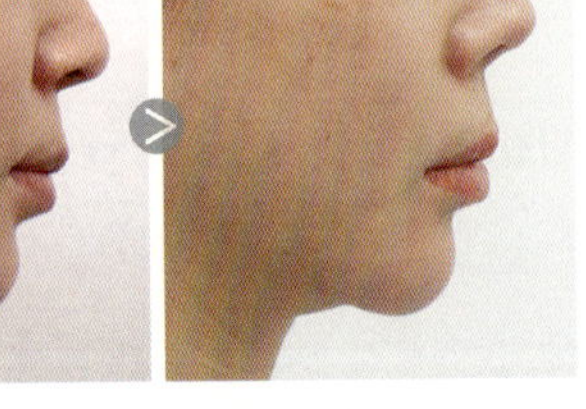

下面部松垂用Renuvion进行改善，全面部通过Ultraclear施术，不仅改善眼周、口周细纹，整体的脸型也得到改善

颌下区和下颌线松垂施术前后
颌下区和下颌线部位用二极管激光去脂，同时用Renuvion进行至颈部的弹力施术，达到下面部到颈部的提升效果。

TIP_颈部、颌下区、面部弹力提升信息（以面部整体为基准）					
区分	施术时间	麻醉方法	是否住院	恢复期	停留时间
Renuvion	30分钟左右	睡麻、局麻	无需住院	5天	3~5天
Ultraclear	10~15分钟	麻醉膏	无需住院	1~2天	1天

非手术去除异物质

二极管激光的开发目的是为了在不进行手术或切口的情况下去除面部脂肪，但它也是一种可以去除异物质化的玻尿酸肉芽肿和移植脂肪的非手术治疗方法。

玻尿酸或脂肪移植的主要目的是恢复饱满度，而这对于改善衰老的外观至关重要。 此外，对于年轻人群，为了美观的改善，也多用于各个部位。然而，可能存在的一个问题是，一旦注射了玻尿酸，如果身体将其视为异物质，就会引起超敏反应。无论是否超敏，免疫细胞都会粘附在玻尿酸颗粒上，形成一层薄膜，这一过程被称为胶囊化。在这样的过程中，将会引起慢性炎症状态，而过度的修复信号会导致胶原蛋白在其周围过度生长，被称为纤维化。这种胶囊化、纤维化反复进行，就会出现组织变性，当它变得很大时，就被称为肉芽肿。有些人想通过切开手术将其切除，但这种方法效果不佳，而且因手术留下的疤痕担忧和术后外观变差的问题也不容忽视。

二极管激光的施术步骤

二极管激光是从主体发射光纤，穿透皮肤并照射肉芽肿区域的方式。如果出现了玻尿酸副作用，可以考虑二极管激光施术后进行抽吸。

二极管激光施术步骤简要说明如下

01 通过超声波检查，提前确定肉芽肿的大小和位置。

02 用二极管激光分解粘附在玻尿酸颗粒的胶囊化、纤维化的组织变性，并通过外部抽吸将其去除。

通过插入光纤去除这些肉芽肿需要技术和丰富的临床经验。如果因玻尿酸副作用而考虑手术去除异物，应优先考虑由经验丰富的医务人员进行精确诊断。具有对于去除异物拥有技术和长期经验的医疗团队，在准确识别玻尿酸的副作用后再进行去除手术非常重要。

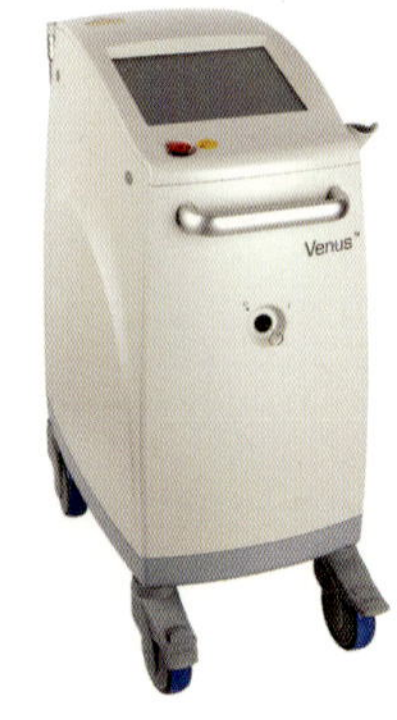

从设备中发出光纤，将其插入治疗区域附近，用激光照射组织。

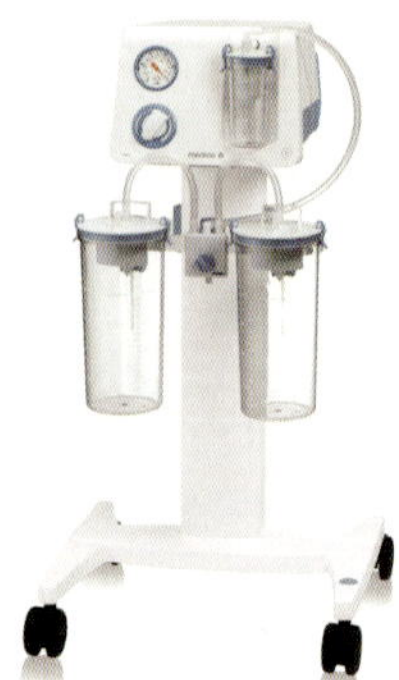

二极管激光分解肉芽肿周围的包膜和纤维化，然后用美德乐(Medela)吸入器将其吸出后去除。

去除异物后进行组织重建以恢复形状

Finger Roll(Needle Shaping)

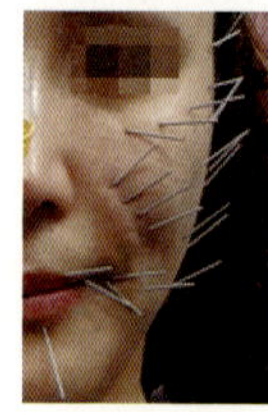

去除玻尿酸肉芽肿和脂肪移植的副作用并不能恢复填充治疗前的形状。要恢复形状，就需要进行组织重建（Finger Roll）。 Finger Roll是一种使用意大利GMV公司开发的Needle Shaping设备的施术，有助于修复塌陷的胶原结构。

Finger Roll施术是将针水平表浅地插入皮肤真皮层下，当Needle Shaping设备发出直流电时旋转针头，就会产生胶原蛋白，帮助组织恢复到填充前的形状。 此外，针头周围的纤维组织会被电流缠绕，并上下拉动周围组织，从而产生提拉效果，紧致皮肤。与此同时，还有增加皮肤饱满度的效果，有助于恢复到玻尿酸副作用以前的脸型。

二极管激光改善不同部位玻尿酸副作用的案例

这是玻尿酸的代表性组织变性即肉芽肿的改善案例。额头、眉间、脸颊、颧骨等各个部位的治疗满意度很高。

额头玻尿酸肉芽肿

这是玻尿酸的代表性组织变性即肉芽肿的改善案例。额头、眉间、脸颊、颧骨等各个部位的治疗满意度很高。如果注射了在透明质酸填充剂生产过程中交联剂过多的缺陷产品时，就会发展成肉芽肿，用二极管激光将这种缺陷结构分解并通过抽吸去除。

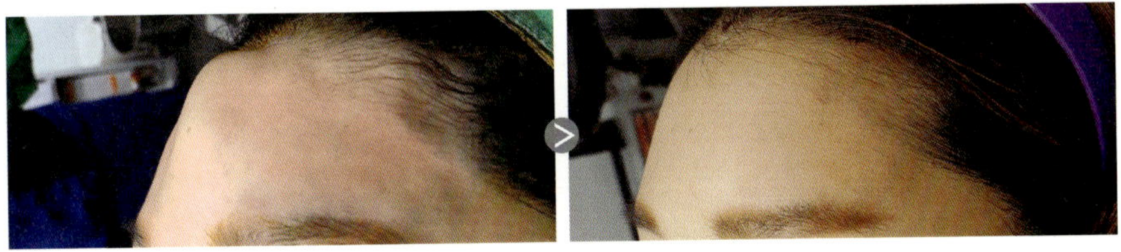

用二极管激光去除额头透明质酸玻尿酸肉芽肿前后

嘴唇玻尿酸肉芽肿

很多年前由无证医生非法注射玻尿酸的案例。肉芽肿逐渐变大，使下唇整体明显增大并突出，用二极管激光去除。

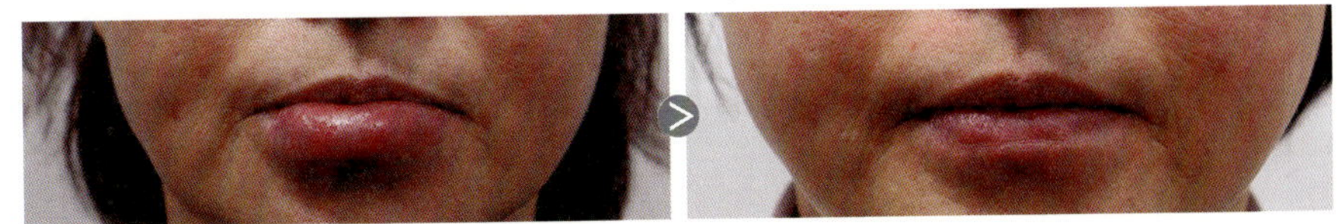

下唇永久性玻尿酸肉芽肿去除前后

脸颊玻尿酸肉芽肿&组织重建

右侧脸颊永久性玻尿酸肉芽肿用二极管激光去除后，通过Needle shaping施术重建损伤的组织，将脸型恢复到注射玻尿酸以前的案例。

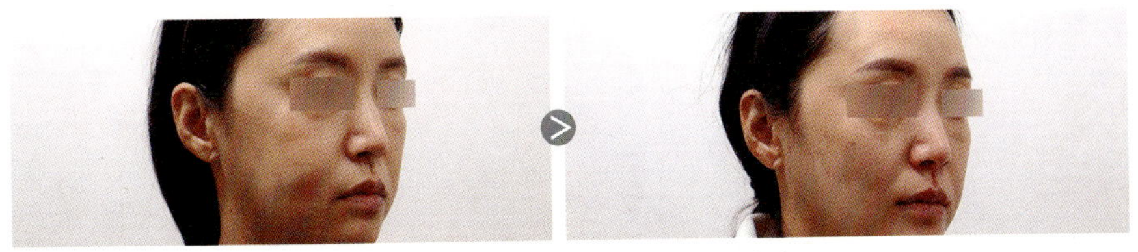

脸颊玻尿酸肉芽肿去除&Finger Roll组织重建前后

卧蚕玻尿酸肉芽肿

很久以前注射透明质酸玻尿酸后，卧蚕形状逐渐变形的案例。随后尝试了三次溶解酶注射, 但右侧卧蚕几乎没有变化, 左侧卧蚕溶解了一部分, 眼尾部位还有些残留, 导致左右两侧眼睛不对称。本人由于对自己的外表极其不满, 因此中断了溶解酶注射后到本院用二极管激光去除的案例。卧蚕部位组织较薄, 用二极管激光去除时需要精细的技术。

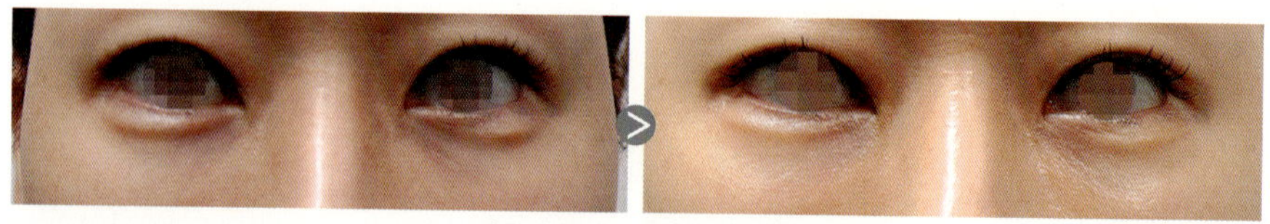

卧蚕玻尿酸肉芽肿去除前后

鼻部、眉间玻尿酸肉芽肿

该患者对隆鼻后的鼻梁高度不满意, 在鼻梁有硅胶假体的基础上注射了半永久玻尿酸来垫高鼻梁。但由于出现免疫排斥反应到院哭诉浮肿、泛红和痛症的案例, 经过免疫抑制治疗使炎症消失后, 用二极管激光取出了半永久玻尿酸, 但并没有取出假体。

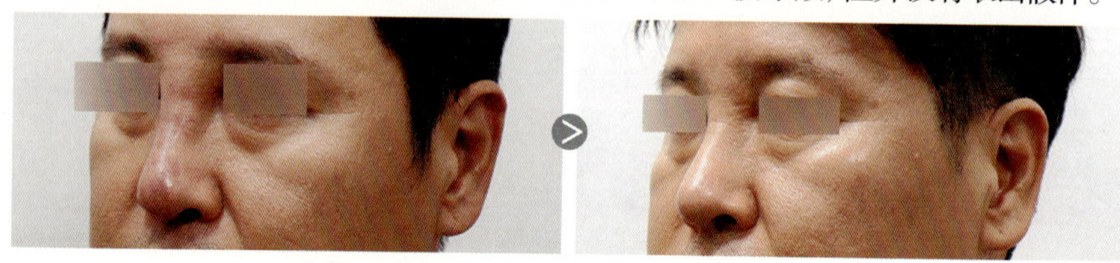

鼻部、眉间永久性玻尿酸过敏反应, 肉芽肿去除前后

中面部脂肪移植后过度饱满

脸颊、苹果肌、鼻唇沟部位脂肪移植后, 过度饱满的脂肪用二极管激光去除后又进行了Finger Roll, 恢复以前形态的案例。

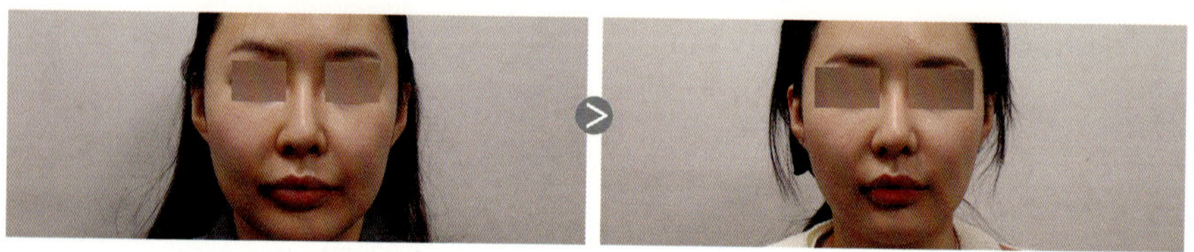

去除移植的脂肪后用Finger Roll施术恢复形态前后

TIP_二极管激光施术前后

施术时间	麻醉方法	是否住院	恢复期	停留时间
30分~1个小时	睡麻、局麻	无需住院	7天	3~5天

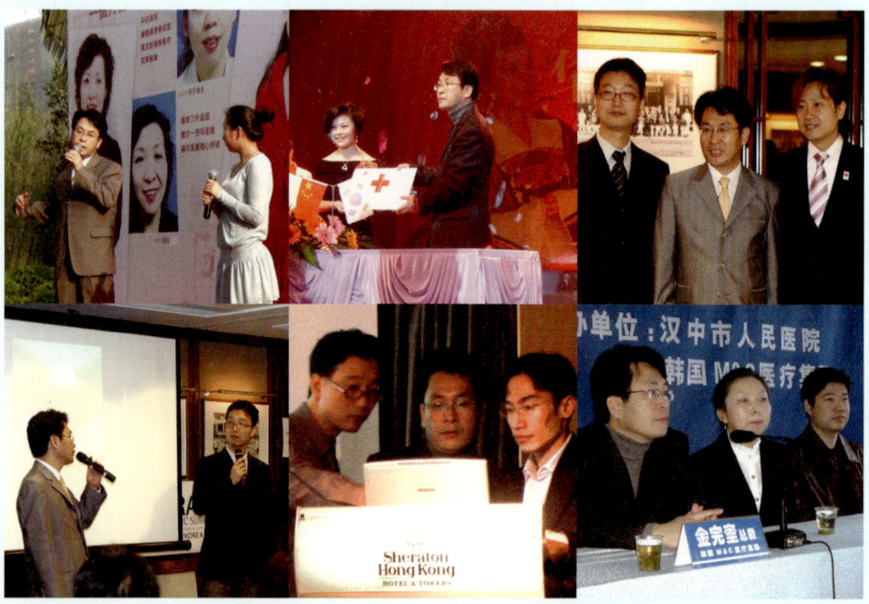

- 韩国美容整形研讨会以及VIP咨询(香港，中国，蒙古等)
- 中韩合作医疗推广咨询业务
- 国内外整形外科、皮肤科推广咨询
- 医疗器材以及化妆品进出口业务

- Korea plastic surgery seminar and VIP consultation
  (Hong Kong, China, Mongol etc.)
- Collaborative medical treatment consultation of Korea and China
- Marketing and consultation of national and international plastic surgery and dermatology
- Import and Export of medical appliances and cosmetic products

M&C Korea e-mail. mnc_korea@naver.com
Unit 549, 202 Jagok-ro Gangnam-gu Seoul Republic of Korea(Zip 06373)
Tel : 82-2-459-7060

《韩国美容整形高手18》于2014年出版，至今已有10年。

首次编辑出版了韩中双语版书籍，并在中国广泛传播，作为撰稿人参与的院长们被介绍到中国的整形外科研讨会和整形外科网站，引起了很大反响。

然而，由于韩中两国的政治背景、萨德事件以及经历全球疫情的影响，尽管在困难时期，为了满足读者的需求并推广韩国美容整形，决定继续出版，并在今年年初，出版并发行了韩英双语版。

一本书中有20位院长参与，经过5年的时间，因海外移民或疾病等原因，其中几位院长的信息会发生变化，因此决定在7年后重新编辑出版升级版。

我有一个非常要好的兄长，他是一家整形外科医院的院长，现在正准备退休。他经营了30年医院，是真正的眼部整形高手。他是一位隐藏的整形外科高手，但他没有被我们写进书里。因为他即将退休，而且对后辈也怀有一颗关爱之心。每年见一两次面，总会聊起年轻时的回忆。像这样，没有被收入书中的隐藏的整形高手还很多。

提起上世纪90年代，江南只有几家整形医院，而明洞才是整形圣地的时代。现在他们中大部分院长已成为元老隐退或搬到江南，但当时明洞是整形圣地。韩国整形外科在短短20年间取得了长足的发展。期间培养了很多整形专家，来自海外的顾客也大幅增加。

这本虽然是《韩国美容整形高手18》中文版的升级版，但最近来访韩国的外国人不仅有中国人，还有不少来自越南、泰国、马来西亚、日本等东南亚国家的人。我们切实感受到，首尔江南已成为名副其实的全球整形圣地。 然而，由于人口减少，国内患者的数量下降也是现实存在的。

《韩国美容整形高手18》在10年内共出版了8本书，其中包括一本英文版。

这本《韩国美容整形高手18》，用15岁孩子的阅读水平都能理解的通俗易懂的方式解释了医学术语。

另外，书中有很多对比图，因此无论是谁都比较容易理解。如今，手机上有很多翻译功能，因此任何人都能看懂这本书。

不久前，一位越南整形外科相关负责人想在越南出版我们的书，我答应了他的请求，并表示感谢和支持。

他惊讶于书中大量丰富的对比图，好奇是如何把这些图片汇集在一起的，其答案是，要归功于作为撰稿人参与的各位整形外科医院院长的帮助。

真心感谢迄今为止阅读本书的读者，以及参与出版的各位院长们的积极支持。

我承诺将继续与致力于韩国整形外科全球化的院长们，以及众多喜爱这本书的读者们携手并进。

2024. 9. 18

M&C Korea 代表 金完奎

新韩国美容整形高手 18

신(新) 한국 미용성형의 고수 18

新韩国美容整形高手18告诉你整形前必读！

증보판 · 增补版

초판 인쇄(第一次印刷) 2024年 9月 18日
초판 발행(第一次发行) 2024年 9月 19日

지은이(编者) 심영기 외 19인(沈荣基 外 19人)

펴낸이(出版人) 김완규(金完奎)
펴낸곳(出版发行) M&C KOREA
출판등록(出版登记) 1991年 11月 20日(第301-1991-101号)
인쇄(印刷) 현대원색문화사(現代原色文化社)
기획(企划) M&C KOREA 김완규, 신동호(金完奎, 申東鎬)
번역(翻译) 정현숙 외(郑贤淑 外)
주소(地址) 06373 서울특별시 강남구 자곡로 202 강남 힐스테이트 에코 549호
전화(电话) 02)459-7060   **이메일**(电子邮件) mnc_korea@naver.com

ISBN 978-89-97029-26-6

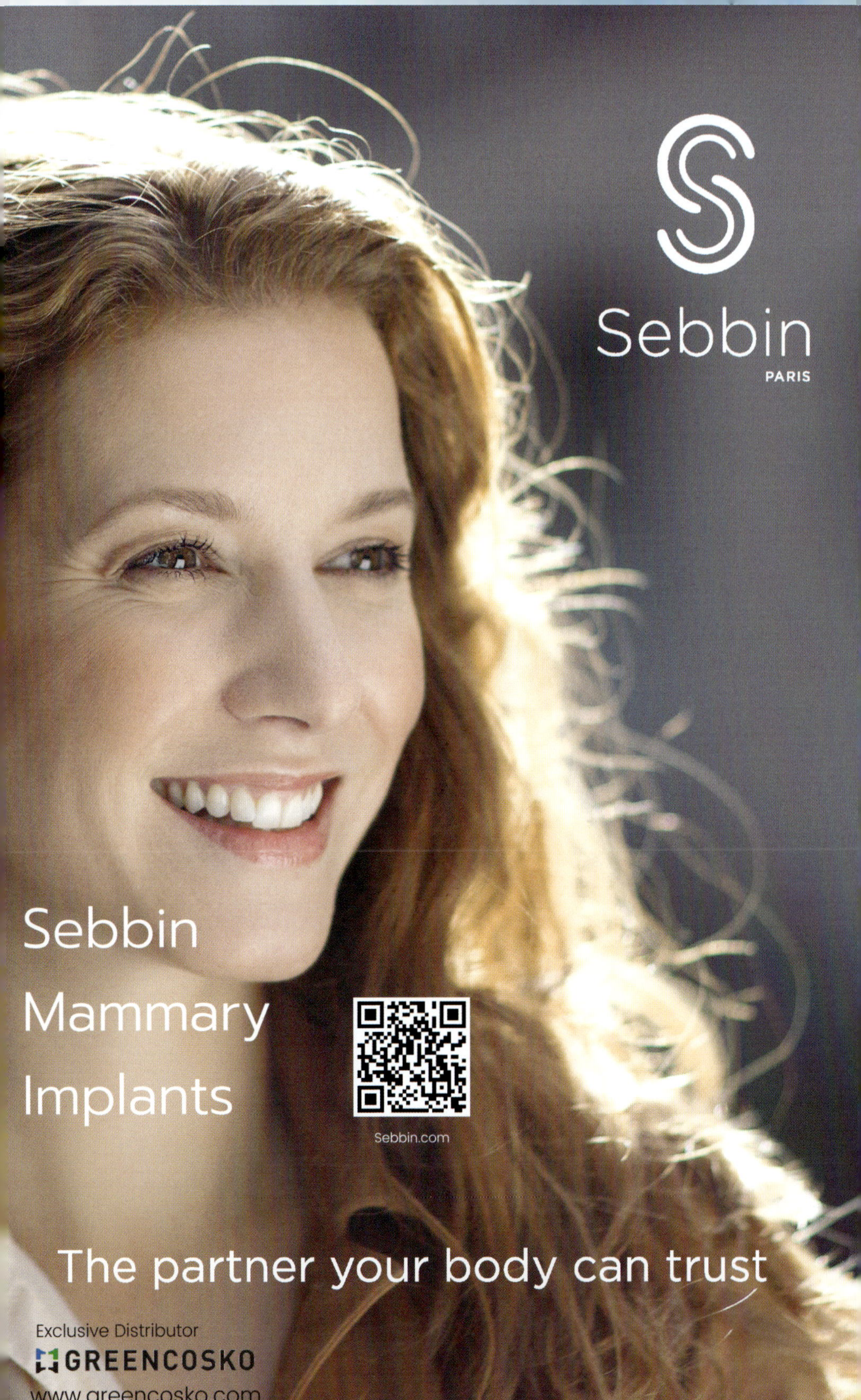

Sebbin
PARIS
Sebbin
Mammary
Implants
Sebbin.com
The partner your body can trust
Exclusive Distributor
GREENCOSKO
www.greencosko.com

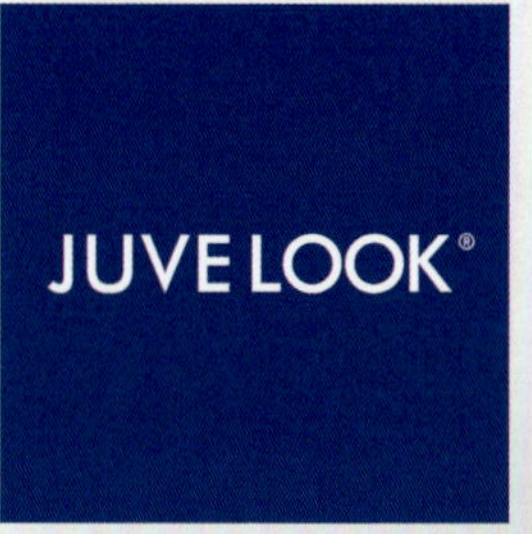

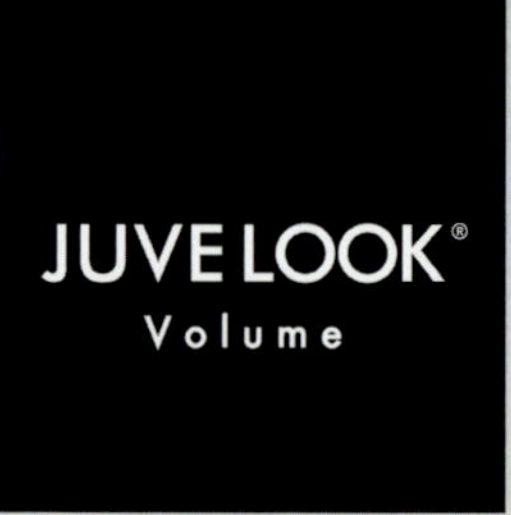

그물 구조를 따라 차오르는 콜라겐

가장 이상적인 PLA 테라피

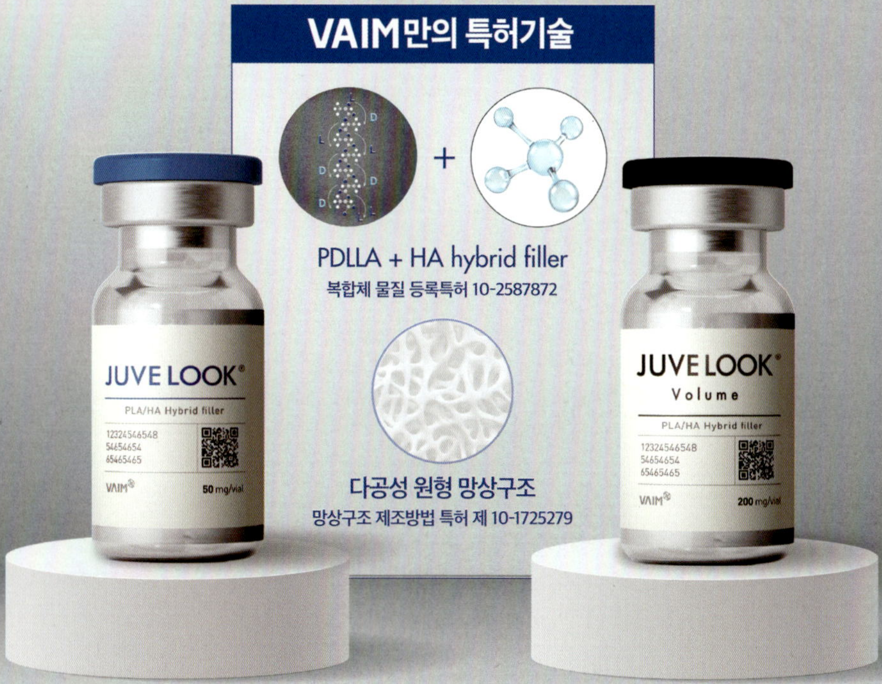

VAIM만의 특허기술

PDLLA + HA hybrid filler

복합체 물질 등록특허 10-2587872

다공성 원형 망상구조

망상구조 제조방법 특허 제 10-1725279

이 제품은 '의료기기'이며, '사용상 유의사항'과 '사용방법'을 잘 읽고 사용하십시오.

[제조업자] (주)바임 충북 옥천군 옥천읍 의료단지길 79, 옥천군의료기기보육센터 103호, 대전광역시 유성구 테크노3로 14

[제조업허가번호] 제 4728호 [품목허가번호] 제허 17-972호 [제품명] 쥬베룩(Juvelook) [품목명] 조직수복용재료, B04230.02(4)

[모델명] 쥬베룩(Juvelook) [포장단위] 50 mg/vial [의료기기] 일회용 의료기기, 재사용 금지 [사용목적] 폴리락타이드와 히알루론산을 피하에 주입하여 물리적인 수복을 통해 성인의 안면부 주름을 일시적으로 개선하기 위해 사용

[저장방법] 서늘하고 건조한 실온(1 ~ 30℃ 이하)에서 포장이 개봉되지 않는 상태로 보관한다. [작성년월] 2022.04 (Rev.4)

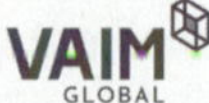

4F 239, Yeoksam-ro, Gangnam-gu, Seoul, Republic of Korea
02-6214-0857

더 많은 정보를 가져가세요!

K-AURA HA FILLER

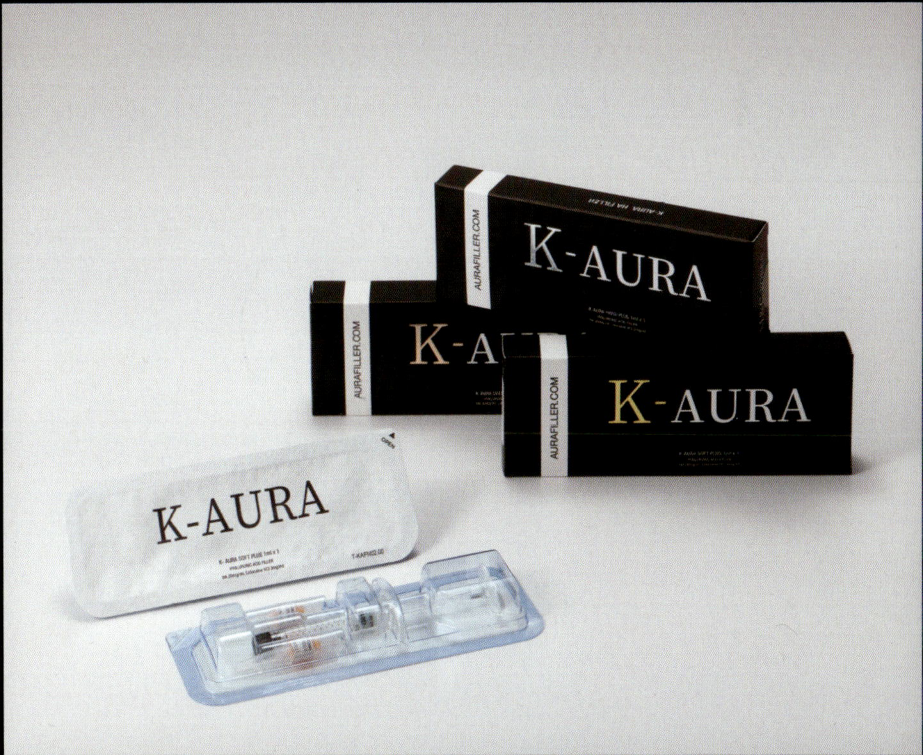

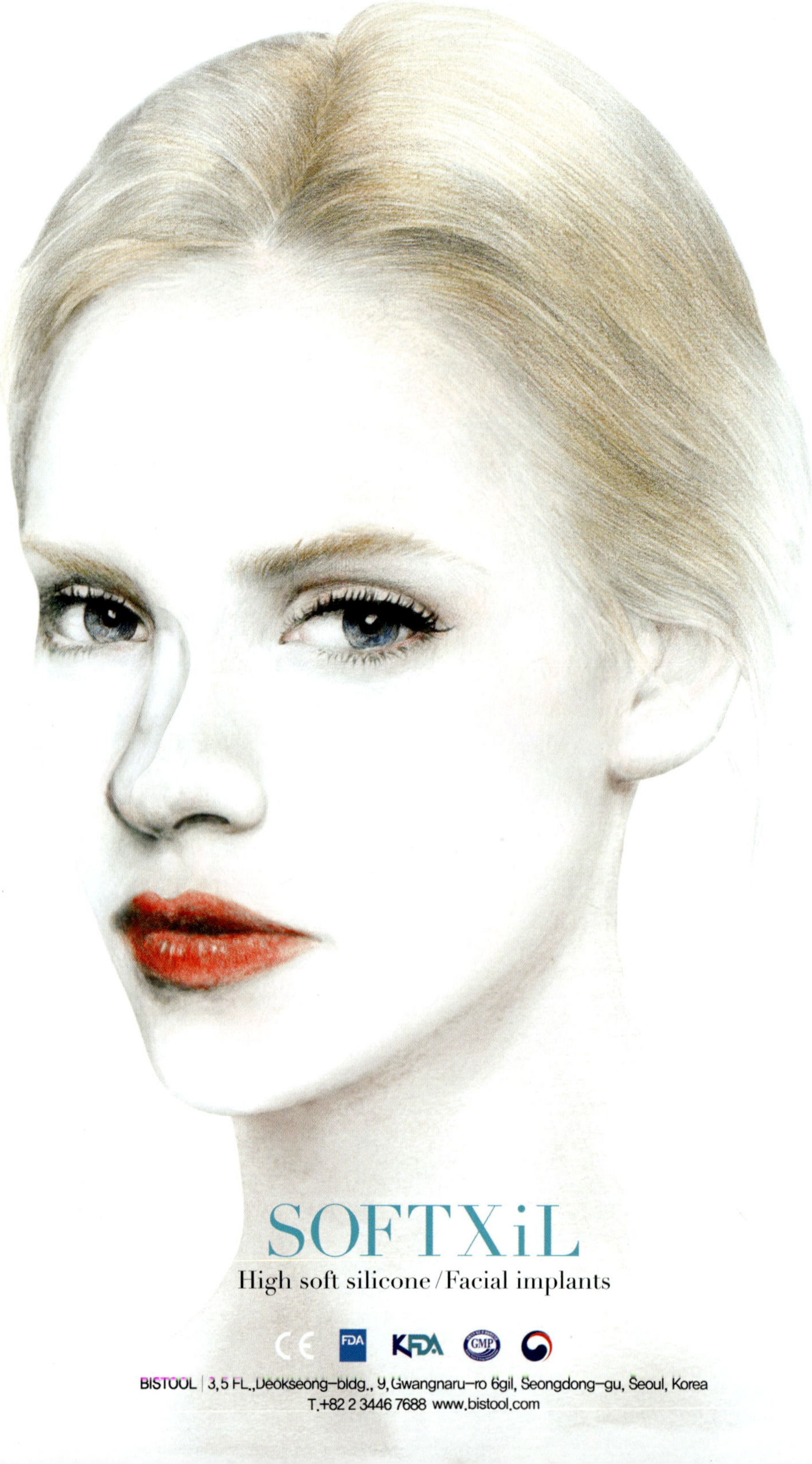

SOFTXiL

High soft silicone / Facial implants

C E 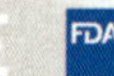  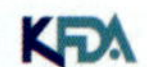  

BISTOOL | 3,5 FL.,Deokseong–bldg., 9, Gwangnaru–ro 6gil, Seongdong–gu, Seoul, Korea
T.+82 2 3446 7688 www.bistool.com